察微析疑　探案在消化
——消化科疑难疾病病案集

主　　编：蒋建霞　姜柳琴

副 主 编：叶必星　唐娜娜　王 云

顾　　问：张国新　张红杰

参编人员：（按姓氏笔画排序）

马晶晶	王　云	叶必星	司新敏	华　杰	朱峰毅
汤玉蓉	张伟锋	张红杰	张国新	李学良	李璐蓉
杨树平	陈晓星	陈　涵	周希乔	林　琳	姜　亚
姜柳琴	倪金良	党旖旎	唐娜娜	徐顺福	袁　琳
黄霞玥	焦春花	焦健华	程文芳	蒋建霞	熊文婕
衡　定					

东南大学出版社
SOUTHEAST UNIVERSITY PRESS

·南京·

内容提要

本书以临床病例诊治的写作方式系统地介绍了纳入的每一个消化系统疑难疾病的临床表现、辅助检查、诊治分析，并附有病例讨论以及专家视野。本书将生动的病例、缜密的临床思维及规范的诊治有机融合，结合作者的自身经验，系统全面地描述其诊治过程和思路，指出诊断与鉴别诊断要点，并通过专家视野对疾病做出综合解析，努力为读者呈现最真实有效的诊治思路，期望能提高临床医生对类似病例的诊治能力。本书纳入的病例主要包括三类：诊断困难的病例、诊断明确但治疗困难的病例，以及急症需尽快做出正确诊断及治疗的病例。本书临床资料齐全、分析全面、图文并茂，对培养消化科医师正确的诊断思路、提高诊断与鉴别诊断的能力具有重要的指导意义，是一部有价值的临床参考书。

图书在版编目（CIP）数据

察微析疑　探案在消化：消化科疑难疾病病案集 ／ 蒋建霞，姜柳琴主编 ． — 南京：东南大学出版社，2020.12
　　ISBN 978-7-5641-9312-6

　　Ⅰ．①察… Ⅱ．①蒋… ②姜… Ⅲ．①消化系统疾病－疑难病－诊疗 Ⅳ．① R57

中国版本图书馆 CIP 数据核字 (2020) 第 257991 号

察微析疑　探案在消化——消化科疑难疾病病案集

主　　编	蒋建霞　姜柳琴
出版发行	东南大学出版社
社　　址	南京市玄武区四牌楼 2 号（邮编：210096）
出 版 人	江建中
责任编辑	张　慧
经　　销	全国各地新华书店
印　　刷	南京工大印务有限公司
开　　本	787 mm × 1092 mm　1/16
印　　张	25
字　　数	530 千字
版　　次	2020 年 12 月第 1 版
印　　次	2020 年 12 月第 1 次印刷
印　　数	1～2000 册
书　　号	ISBN 978-7-5641-9312-6
定　　价	80.00 元

东大版图书若有印装质量问题，请直接与营销部联系。电话（传真）：025-83791830

前　言

随着消化系统的内镜诊断和治疗技术的飞速发展，消化系统疑难病例的明确诊断率和有效治疗率得到了明显的提高，临床领域对于过去认识模糊的一些疾病有了更深入的了解，并且对于某些无法治疗的疾病有了更具针对性的治疗措施。

本书主要介绍了江苏省人民医院消化科临床工作中遇到的部分疑难病例，其中多为少见、罕见疾病，部分为常见疾病但临床表现不典型。各病案通过逐层展开临床表现、鉴别诊断、诊治经过、治疗方案、总结归纳等，将缜密的临床思维穿插于整个诊治过程中。所选大部分病例的诊治过程都是一波三折，往往经过抽丝剥茧、反复推敲，最终至"真相大白"。本书中"病例讨论"后附有"专家视野"，由科室专家详细阐述每一病例相关疾病的临床知识和精髓，有助于读者系统了解相关资料及最新进展。通过总结归纳这些疾病的诊断和治疗经验，促进临床医生不断学习。读来将受益匪浅。

希望通过详细介绍这些疾病的诊治思路，能够抛砖引玉，给大家的临床工作带来一定的启发和警示，更好地解决临床问题，为患者服务。

由于时间仓促，且本书编写人员均承担着繁重的临床工作，因此文中难免有纰漏和瑕疵，希望广大同仁能够海涵并斧正。

张国新

2020 年 10 月

目　录

病例 1　区域性门静脉高压

【一般情况】

患者，男，63 岁，已婚，汉族。

【主诉】

上腹不适伴黑便 3 天。

【现病史】

患者 3 天前始出现上腹不适，伴解黑便 3 次，不成形，每次量约 150 g，无恶心、呕吐，当时自觉头晕、心悸、多汗、伴黑矇，被家人急送至医院就诊，就诊时再解黑便。查血常规：白细胞计数 $24.61 \times 10^9/L$，中性粒细胞百分比 94.10%，红细胞计数 $2.31 \times 10^{12}/L$，血红蛋白 67 g/L，血小板计数 $394 \times 10^9/L$。腹部 B 超示"肝囊肿，肝回声增粗，脾大，右肾切除术后"。头颅 CT：左侧基底节区少许腔梗灶可能。予禁食、补液、护胃、止血、输血及对症支持等药物治疗，为进一步诊治收住入院。

【既往史】

有"右肾切除史"30 年，半年前曾行胃镜发现食管胃底静脉曲张。

【个人史及家族史】

饮酒史 10 余年，100～200 g/日，已戒半年。

【入院查体】

BP 91/56 mmHg。神志清，精神萎，贫血貌，浅表淋巴结无肿大，结膜苍白，双肺呼吸音清，未闻及干、湿性啰音及哮鸣音，心界不大，心音清、律齐、各瓣膜听诊区无杂音，腹平坦，右侧腹部见一长约 5 cm 疤痕，未见肠型、蠕动波，腹壁软，无压痛及反跳痛，未触及包块，肝未触及，脾肋下 1 指，肝区无叩痛，Murphy 征（－），肠鸣音正常。其余体格检查大致正常。

【入院分析】

老年男性，黑便 3 天，须首先鉴别消化道出血来源。

（1）食管胃底静脉曲张破裂：该患者既往胃镜已发现食管胃底静脉曲张，此次出现黑便，无腹痛，考虑曲张静脉破裂出血可能性大，可行胃镜检查明确，但该患者腹部 B 超不支持肝硬化，静脉曲张原因尚待查。

（2）消化性溃疡：是消化道出血常见病因之一，典型病例表现为周期性和节律性上腹部疼痛，也可有反酸、嗳气、胃灼热、上腹饱胀不适等消化不良症状，诊断依据不足，但老年患者症状可不典型，或可表现为沉默性溃疡，可查胃镜排除无症状型消化性溃疡合并出血。

（3）急性糜烂出血性胃炎：也是引起上消化道出血常见的病因，患者常有服用非甾体抗炎药（NSAIDs）史、严重疾病状态或大量饮酒史。该患者否认服用 NSAIDs 史及近期饮酒史等，因此暂不考虑该诊断。

（4）消化道肿瘤：常有纳差、厌食、上腹部饱胀不适、体重减轻等非特异性症状，诊断主要依赖 X 线钡剂造影检查和胃镜检查加活检。

因此，入院后拟在生命体征平稳状况下行胃镜检查。

【院内观察及治疗】

入院后查胃镜（图 1-1）：胃底及胃体见多条静脉曲张团，见血凝块及陈旧性出血，予三明治夹心法注射黏合剂 4 ml，拔针后喷血，再注射 2 ml 出血停止。

查腹部 CT（图 1-2）：脾肿大，局部斑片状低密度影，梗死可能性大；食管胃底静脉曲张（脾静脉明显增宽，胃底部静脉局部增粗扭曲）。请放射介入科会诊建议患者转入介入科行经颈静脉肝内门静脉内支架分流术（TIPS）降低再出血风险。

患者转介入科后行 TIPS（图 1-3），术中见门静脉主干及其分支血流通畅，胃冠状静脉未显影，术后造影见门静脉血流经肝内分流道向肝右静脉、下腔静脉回流，术前及术后测得门静脉主干压力分别为 16 cm H_2O 及 14 cm H_2O。

术后第 9 天患者再次解黑便 3 次，不成形，每次量约 200 g，当时血常规：白细胞计数 11.3×10^9/L，红细胞计数 2.73×10^{12}/L，血红蛋白 76 g/L，血小板计数 423×10^9/L。

复查胃镜：食管未见曲张静脉，胃底见连片状曲张静脉团，一处见黏合剂注射后溃疡形成，表面少量渗血。动脉造影见：腹腔动脉、肠系膜上下动脉、左肾动脉、脾动脉未见活动性出血。

10 天后患者转至外科行脾切除术＋贲门周围血管离断术，术后病理符合慢性淤血性脾肿大。

【病情分析】

患者有长期饮酒史，但无肝炎病史，肝功能正常，CT 未提示肝硬化表现，胃镜见孤立性胃底静脉曲张，考虑区域性门脉高压。患者反复查血常规示白细胞及血小板计数增高，再次追问病史，患者有"血小板增高病史"3 年余，外周血涂片：白细胞总数明显增高，分类分叶核细胞比例增高，淋巴细胞比例降低，阅片可见晚幼粒细胞及分叶核细胞多分叶现象，成熟红细胞大致正常，血小板成簇可见。骨髓常规：粒系、红系增生活跃，巨核系增生减低，血小板成簇可见。基因检测：*JAK2*V617 基因突变（＋）。血液科会诊：骨髓增殖性肿瘤。

【诊断】

1. 上消化道出血：胃底静脉曲张破裂出血；2. 区域性门静脉高压；3. 骨髓增殖性肿瘤；4. 脾功能亢进。

【治疗及随访】

口服羟基脲 0.5 g，每日三次；口服阿司匹林 100 mg，每晚一次。随访未再出血。

病例讨论

该患者以消化道出血为主要表现，行胃镜检查见胃底及胃体多条静脉曲张成团，见血凝块及陈旧性出血，遂可明确黑便系胃底静脉曲张破裂出血所致。肝硬化是导致食管胃底静脉曲张最主要、最常见的原因，但该患者肝功能正常，B 超及腹部 CT 均无肝硬化表现，静脉曲张原因令人困惑。再次回顾总结这个患者的临床特点，除胃底静脉曲张外，该患者伴有脾大、血小板计数升高，这三者是否是同一疾病的表现呢？这时候我们联想到了区域性门静脉高压的诊断。区域性门脉高压是一种肝外型门静脉高压症，常为多种原因引起单纯性脾静脉梗阻致门静脉脾胃区压力增高超过正常，它除了可引起脾淤血、肿大外，还可形成孤立性胃底静脉曲张，而门静脉、肠系膜静脉及食道静脉则较少受影响。本病与引起肝内型门静脉高压症的原因无关，故肝功能正常。该症针对病因治疗则临床可治愈。因此，对该类患者来说，原发病的诊断至关重要。重新复习区域性门脉高压的原因，主要有以下几个方面：① 胰源性（80%～90%）。急慢性胰腺炎、胰腺假性囊肿及脓肿、胰腺肿瘤、胰腺结核、假性动脉瘤等。② 脾源性。脾静脉海绵样变、脾动脉瘤、先天性脾动脉狭窄等。③ 腹膜后源性。腹膜组织的肿瘤、炎症等。④ 其他。遗传性血小板增多症、骨髓增殖性疾病、淋巴瘤、创伤等。该患者腹部 CT 未提示胰腺疾病及腹腔占位等表现，既往"血小板增高病史"3 年余，此为寻因切入点，遂进一步行骨髓穿刺检查，最终明确诊断。该患者胃底静脉曲张、脾大、血小板增多系同一疾病所致，骨髓增殖性肿瘤才是导致这个患者消化道出血的罪魁祸首。这个病例提示我们，当患者有食道胃底静脉曲张尤其是孤立性胃静脉曲张，且有出血，脾肿大而无肝病史，肝功能检查正常时，应该想到区域性门脉高压这个诊断。在临床工作中，我们需加强对区域性门脉高压的认识，为患者寻因治本，争取缩短确诊时间，使诊治过程更加顺利。

专家视野

区域性门脉高压（regional portal hypertension，RPH）指各种原因引起脾静脉阻塞、脾静脉血液回流障碍，继发脾胃区静脉压增高导致的一类肝外型门脉高压症，亦称为"左侧门脉高压""局限性门脉高压"，该病患者占门脉高压症患者的 5%。

RPH 发生率低，但为可治愈的门脉高压症，易造成误诊、漏诊。RPH 临床特点：① 兼有原发疾病本身的特点，如胰源性为常见病因，患者常有慢性上腹痛及腰背部疼痛等胰腺疾病的表现；② 肝功能正常，无肝硬化；③ 脾肿大；④ 胃镜提示孤立性胃底静脉曲张。

区域性门脉高压症的治疗主要在于：① 治疗原发病；② 脾切除/脾动脉栓塞。

参考文献：

［1］姚亚奔. 区域性门脉高压［J］. 岭南现代临床外科，2005，5（4）：313.

［2］PEREIRAA P, PEIXOTO A. Left-sided portal hypertension：a clinical challenge［J］. GE Port J Gastroenterol, 2015, 22（6）：231-233.

病例 2 结核性腹膜炎

【一般情况】

患者，男，76岁，已婚，汉族。

【主诉】

腹胀20天，加重一周。

【现病史】

患者于2014-07-01日无明显诱因下出现腹胀不适，且持续性加重，伴全身皮疹、瘙痒感，一周后出现发热（体温未测），自觉胸闷、气喘，轻微咳嗽伴少量白痰，双下肢高度水肿，破溃后有渗液，于2014年7月18日在外院住院治疗3天效果不佳转入我院。病程中无腹痛腹泻，食纳欠佳，夜间睡眠差。

【既往史】

高血压病、冠心病病史10年余；糖尿病史2年；脑梗死2月；2014年3月我院诊断乙肝肝硬化失代偿期；否认"结核、伤寒"等传染病史；否认药物、食物过敏史。

【个人史及家族史】

无特殊。

【入院查体】

T 38.6℃。神清，精神萎，端坐位推入病房，全身红色斑疹，部分融合，巩膜稍黄染。右肺呼吸音粗，左上肺呼吸音低，左下肺叩诊呈浊音，听诊呼吸音消失。心率90次/分，律齐。全腹膨隆，腹壁张力大，无腹壁静脉曲张，肝、脾触诊欠满意，Murphy征（－），全腹轻压痛、无反跳痛，腹部未及包块，移动性浊音（＋），肠鸣音4次/分。双下肢重度凹陷性水肿，膝关节以下皮肤破溃伴大量渗液。

【入院分析】

该患者系老年男性，既往有肝硬化病史，此次因腹胀入院，查体示腹膨隆，移动性浊音（＋），提示腹水，因此腹胀最直接的原因系大量腹水。可能原因：

（1）肝硬化失代偿期：出现门脉高压及低蛋白血症等因素可致大量液体进入组织间隙形成腹水。

（2）肝硬化并发细菌性腹膜炎：常表现为短时间内腹水迅速增加，可伴有腹泻、腹痛、腹胀、发热等症状，腹部可有压痛甚至反跳痛，对利尿剂反应欠佳。

（3）恶性腹水：如消化道肿瘤、腹膜原发性肿瘤等，可通过腹水、CT、内镜等检查判断有无恶性肿瘤倾向。

（4）结核性腹膜炎：患者多有结核病史或其他器官结核病灶，可伴有发热、盗汗等毒血症状，血清及腹水中结核相关指标检查有助诊断，极少数患者血清式腹水可培养出结核杆菌。

【入院初步诊断】

1. 肝炎后肝硬化失代偿期：① 腹腔积液，② 胸腔积液；2. 双下肢湿疹？ 3. 高血压病；4. 心功能Ⅲ级；5. 2 型糖尿病；6. 脑梗死。

【入院治疗】

治疗方案：① 低盐饮食。② 积极控制肺部感染，雾化平喘，保持呼吸道通畅。③ 呋塞米、螺内酯口服利尿。④ 输注白蛋白，并静推托拉塞米（泽通）。⑤ 监测心功能，维持电解质平衡。⑥ 治疗皮炎：地氯雷他定（恩里思）、赛庚啶口服，调节微循环。⑦ 艾司唑仑口服改善睡眠并缓解皮炎瘙痒症状。

【院内观察】

血常规：血红蛋白 91 g/L；尿常规：尿蛋白（+），尿隐血（+）。生化：ALT 14 U/L，AST 32 U/L，LDH 295 U/L，TB 37 μmol/L，DB 18 μmol/L，白蛋白 30 g/L，A/G 0.7，K^+ 3.5 mmol/L。输血前八项：HBsAb（+），HBeAb（+），HBcAb（+）。凝血功能：D- 二聚体 19 mg/L。肿瘤标志物：CA125 309.8 U/ml（0～35），AFP、CEA、CA19-9、cyfra2、NSE、CA72-4 均正常。胸部 CT（2014 年 7 月 23 日）：左侧胸腔积液，左下肺膨胀不全，右肺上叶见少许条索影。纵隔、两侧腋窝、右心膈角见小淋巴结。两侧肺门未见明显肿大淋巴结或肿块影，心影增大，以左心室增大为主。腹部 CT（2014 年 7 月 23 日）：肝脏缩小，肝缘呈锯齿状，肝裂增宽，肝比例失调，门脉增宽，腹腔积液。脾脏增大。胆囊、胰腺未见异常。

患者入院后疗效不佳，表现为：① 仍腹胀明显；② 胸闷气喘无缓解，夜间睡眠差；③ 双下肢水肿及渗液无明显减少；④ 每日发热，体温 37.9～38.1℃，午后开始，凌晨热退。

【入院疑惑】

肝硬化为何左侧胸腔积液？为何对常规利尿、输注白蛋白等治疗应答差？是否肝硬化合并其他原因导致多浆膜腔积液？胸腹水、双下肢浮肿＋心影增大，是否合并心衰？D- 二聚体 19 mg/L，是否有门静脉 / 腔静脉血栓？是否有腹内异位曲张静脉破裂？CA125 309.8 U/ml，是否有 CT 不易发现的肿瘤？每日午后发热，是否合并结核？是否合并自发性 / 继发性腹膜炎？或者需转换思路，从多浆膜腔积液原因出发究因：积液为心源性、肝源性还是肾源性？形成积液的原因是肿瘤、结核、自身免疫性疾病、血管栓塞，还是淋巴管阻塞？

胸／腹穿（2014 年 7 月 25 日，28 日）：均抽出血性液体，常规：红色，浑浊，李凡他试验（+），细胞 500 个 /μl，单核细胞占 30%，多核细胞占 70%。生化：总蛋白 44.2 g/L，LDH、ADA 正常。培养：5 天无细菌生长。肿瘤标志物：cyfra2 8.6（0 ~ 3.3），AFP、CEA、CA19-9、NSE、CA72-4 均正常。细胞学检查：未见恶性肿瘤细胞。结核抗体均阴性；γ 干扰素正常范围。T-Spot（结核感染 T 细胞斑点试验）：有反应性。PPD1U 阳性。

胸科医院会诊 2014 年 8 月 6 日：患者老年男性，肝炎后肝硬化，糖尿病合并多浆膜腔积液，目前胸腔积液、腹水 ADA/γ 干扰素 / 结核抗体均阴性，结核性多浆膜腔积液诊断依据不足。

PET/CT（2014 年 8 月 6 日）：① 肝硬化、脾大表现；腹腔大量积液。腹腔脂肪密度增高、模糊，散在斑点状 FDG 代谢增高影，与肠管分界不清，继发腹膜炎症可能大，建议腹水细胞学检查排除肿瘤性病变。② 双侧颈部、锁骨窝、腋窝、纵隔、肝左叶前方、肠系膜根部及腹膜后多枚稍大淋巴结，考虑炎性增生可能性大。③ 左侧胸腔大量积液，左肺下叶压迫性膨胀不全；右肺炎症。④ 椎体呈竹节样改变，两侧骶髂关节间隙消失，符合强直性脊柱炎后遗改变。

【院内外会诊】

感染科、皮肤科、呼吸科、消化科、PET/CT 和胸科医院医生建议：① 试验性抗结核治疗，监测肝功能；② 自身免疫检查，淋巴结活检，排除自身免疫及肿瘤病变；③ 反复行胸腹水脱落细胞检查、胸腹水培养、痰培养 + 药敏试验；④ 皮肤活检 + 病理检查；⑤ 血液科、风湿免疫科会诊；⑥ 必要时腹腔镜检查。

【完善检查】

① 查全身免疫指标均阴性。② 胸腹水送细胞学检查、细菌培养：送检 10 次，9 次阴性，1 次见可疑异型细胞；细菌培养阴性。③ 行皮肤活检：见真皮层淋巴单一核细胞及嗜酸性粒细胞浸润，提示为湿疹。

【调整治疗】

2014 年 8 月 18 日 "异烟肼 + 利福平" 抗结核治疗；利尿、输注白蛋白，维持水、电解质平衡；调节微循环；口服抗组胺药及外用药膏治疗湿疹及皮肤瘙痒；雾化化痰，促进肺扩张；糖、氨基酸、脂肪乳营养支持；调节免疫。

【转归】

患者胸闷、气喘及腹胀情况较前好转，夜间睡眠可，白天可自由活动；抗结核治疗 2 周、7 周复查胸片较入院明显好转；2014 年 10 月 9 日胸部 B 超：双肺均未见胸腔积液；2014 年 10 月 15 日可耐受胃肠镜检查，胃镜示慢性胃炎，肠镜：多发息肉 +EMR 术；

2014 年 10 月 17 日腹部 B 超未见腹腔积液；随访肝功能正常，血白蛋白 36 g/L；全身皮疹消退，双下肢轻度浮肿，皮肤愈合。

【最终诊断】

1. 结核性腹膜炎、胸膜炎；2. 肝炎后肝硬化失代偿期；3. 双下肢湿疹；4. 肺部感染；5. 2 型糖尿病；6. 脑梗死。

病例讨论

临床中不明原因腹水的鉴别诊断很多时候都十分困难。本例患者既往明确诊断为肝硬化失代偿期，此次病程中出现胸腹腔积液、双下肢水肿，初步考虑肝硬化失代偿期低蛋白血症、门脉高压等所致腹水、肝性胸腔积液可能，但肝性胸腔积液多以右侧为主。此患者胸腔积液以左侧为主，入院检查白蛋白 30 g/L，予常规利尿、输注白蛋白等治疗应答差，与肝硬化所致胸腹水不符，这时我们需要进一步反思胸腹水形成的原因，胸腹水检查如腹水性状、常规、生化、脱落细胞、腹水培养等均有助于诊断。

继之，胸腹水穿刺见血性液体、李凡他试验（＋），以多核细胞为主。诊断思路从血性腹水着手：① 恶性腹水。血性腹水以恶性肿瘤居多，其中以消化道肿瘤多见，如合并肝癌、胃肠道肿瘤、腹膜肿瘤等，但该患者血清及腹水肿瘤标志物、腹水找脱落细胞、全身 PET/CT 均未见肿瘤征象。② 非恶性腹水。常见于结核性腹膜炎，该病发病隐袭，患者可有低热、乏力、纳差、盗汗、体重减轻等症状，腹水为渗出液，可有血性腹水，以淋巴细胞为主，细胞数大于 500 个 /ml，腹水中结核指标可增高，结核菌素试验阳性，极少数可培养出结核杆菌，试验性抗结核治疗 2 ~ 3 周症状好转。其他非恶性血性腹水原因有急性重症胰腺炎、门静脉血栓形成、自身免疫性疾病如系统性红斑狼疮等，但该患者完善自身免疫相关抗体及影像学检查，结果均阴性。结合上述检查，该患者胸、腹腔积液原因仍无法明确，但基本暂不考虑肿瘤、自身免疫性疾病、血管性疾病等。虽然胸腔积液、腹水 ADA/γ 干扰素 /结核抗体均阴性，但 T-Spot 有反应性；PPD1U 阳性，腹水为渗出性，多核细胞为主，结核感染仍是不能完全排除的。患者高龄，一般情况不佳，经综合考虑予试验性抗结核治疗 2 周。该患者经抗结核治疗后症状及胸片均较前明显好转，遂继续行正规抗结核治疗，患者胸腹水消失，诊断也随之明朗。待患者症状改善，进一步完善胃肠镜检查亦辅助排除胃肠道肿瘤。

血性腹水的病因复杂多样，在临床上处理血性腹水时，思路要开阔，除了要考虑本专业疾病外，还要考虑其他专业疾病，以免延误诊断。

专家视野

结核性腹膜炎（tuberculous peritonitis，TBP）是由结核分枝杆菌感染引起的一种慢性弥漫性腹膜感染，多继发于腹膜外结核，由于该病无临床特异性，故早期诊断困难。

诊断技术主要包括以下几个方面：① 腹水检查。腹水通常为草黄色渗出液，少数患者可见浑浊或淡血性液，偶见乳糜样者。由于 TBP 腹水为渗出液，其蛋白质含量较高，血清腹水白蛋白梯度（SAAG）< 11 g/L。结核性腹膜炎时机体受到结核杆菌抗原的刺激，腹水腺苷酸脱氨酶（ADA）活性增加，因此，腹腔积液 ADA 含量对结核的诊断有辅助价值，ADA > 40 IU/L 为最佳诊断阈值。而腹水抗酸染色阳性率很低且结核杆菌培养需时长，对早期诊断帮助不大。② 结核菌素皮肤试验。目前国内均采用国产结核菌素纯蛋白衍生物（purified protein derivative，PPD），但结核菌试验结果假阴、假阳性率普遍较高，特异度与灵敏度较差，故对活动性结核病诊断无典型性，其测定结果仅作为诊断参考。③ T-Spot。作为新型结核感染检测确诊途径，该试验对诊断 TBP 具有较高的检测敏感度和阴性预测率，辅助该试验型诊断法，对结核性腹膜炎的诊断有较大意义。④ 有创诊断技术。在超声或 CT 诊断基础上，临床已开始联合腹膜活检来确诊 TBP，主要是在超声穿刺探头或 CT 引导下，于疑似 TBP 病例腹膜增厚处实施活检，该超声 /CT 引导活检法风险小、并发症发生少，而且阳性诊断率极高。此外，于原因不明的早期腹水而言，腹腔镜探查有重要诊断意义。在腹腔镜直视下，可探查出多数腹水患者体内有腹膜结节，并且经活检均可确诊，通常仅有少数患者镜下探查无任何发现，而其中多数为良性腹水患者。随着腹腔镜被较普遍地投入 TBP 诊断中，将软式内镜经过患者腹腔、脐及胃等自然腔道入路的探查手术，在 TBP 及不明原因腹水的诊断上有创伤小、恢复快及无疤痕等优势，但尚未被普遍用于临床诊断中。

结核性腹膜炎缺乏特异性的临床表现及体征，早期诊断困难，故临床中易造成误诊、漏诊，建议可采用 TBP 联合诊断，以提高 TBP 的综合诊治效果。若疑为结核，而诊断依据不足，可在排除其他相关疾病（如结缔组织病、肿瘤、感染性疾病）的基础上，权衡利弊行诊断性抗结核治疗观察。

参考文献：

李志华，张建. 结核性腹膜炎诊断技术的研究进展［J］. 医学信息，2018, 31（11）：721-723.

病例 3　腹水待查，胃癌

【一般情况】

患者，男，16 岁，未婚，汉族。

【主诉】

进食后呕吐伴反复腹胀 1 月余。

【现病史】

患者于 1 月余前受凉后出现进食后呕吐，呕吐为胃内容物，无明显腹痛，后患者出现大便次数增多，约 3~4 次/d，起初大便成形，后为糊状便，无肉眼血便，未见脓液，后就诊于当地卫生所，对症处理后未见明显好转。后患者自觉腹部膨隆，感腹胀明显，就诊于当地医院查粪便常规示隐血阳性，反应蛋白（CRP）39.45 mg/L。予以抽取腹水并检查，未见明显异常，建议行胃肠镜检查，患者拒绝，后就诊于当地中西医结合医院，予以抽放腹水、抗结核及中成药物（具体不详）治疗，症状未见明显好转，腹水抽取后 3~4 天复现，为进一步诊治收入我院消化科。病程中患者有腹痛腹胀，食欲差，大小便如常，近 1个月体重下降 5 kg。

【既往史】

体健。

【个人史及家族史】

无特殊。

【入院查体】

T 36.8℃，BP124/61 mmHg。神志清，浅表淋巴结无肿大，双肺呼吸音清，未闻及干、湿性啰音及哮鸣音，心界不大，心律齐、各瓣膜听诊区无杂音，腹膨隆，未见胃肠蠕动波及腹壁静脉曲张，全腹壁柔韧感，未及包块，无明显压痛、反跳痛及肌紧张，肝脾肋下未及，Murphy 征（－），肝、肾区无叩痛，移动性浊音（＋），肠鸣音正常。其余体检结果大致正常。

【入院初步诊断】

腹水待查：① 结核性腹膜炎？ ② 腹膜肿瘤？

【入院分析】

青少年男性，进食后呕吐伴反复腹胀 1 月余，查体示腹部膨隆，移动性浊音（＋），提示腹腔大量积液，可从腹腔积液着手鉴别诊断：

（1）结核性腹膜炎：发病隐袭，患者可有低热、乏力、纳差、盗汗、体重减轻等症状，有脐周、上腹或全腹不适、钝痛、排便不规律和便秘或腹泻、腹壁柔韧感或腹部肿块，一般有原发灶，腹水为渗出液，可有血性腹水，以淋巴细胞为主，细胞数大于 500 个 /ml，腹水中结核指标可增高，结核菌素试验阳性，极少数可培养出结核杆菌，试验性抗结核治疗 2～3 周症状好转。

（2）腹腔肿瘤：可为来源于消化道、泌尿生殖系统的恶性肿瘤，亦可为腹膜原发性或转移性肿瘤，查血清及腹水肿瘤标志物、腹水找脱落细胞、腹部 CT 有助于协助诊断，必要时可剖腹探查。

（3）肝硬化：肝硬化失代偿期门脉高压及低蛋白血症等可致腹水、脾肿大，腹水性质为漏出液，腹部 CT 可诊断。

（4）肾源性腹水：肾病综合征致低蛋白血症可有腹水形成，为漏出液，尿蛋白阳性，肾穿刺活检可明确。

（5）结缔组织病：可出现发热，多浆膜腔积液，光敏性红斑，皮下结节，多发性关节炎，口、眼干燥等症状，血清自身抗体、风湿免疫指标异常有鉴别意义。

【院内观察及治疗】

入院予阿米洛利（武都力）、螺内酯保钾利尿，以健胃消食口服液、伊托必利（为力苏）、胰酶肠溶胶囊改善消化功能，维持电解质平衡等对症支持治疗。完善相关检查。尿常规：尿蛋白（＋）。粪便常规：粪隐血试验弱阳性。电解质：钾 3.48 mmol/L，钠 129.1 mmol/L，氯 84.8 mmol/L，钙 2.04 mmol/L。血沉 18.0 mm/H。C 反应蛋白 45.59 mg/L。肿瘤标志物：细胞角蛋白 19 片段 5.2 ng/mL，神经元特异性烯醇化酶 21.9 ng/mL，AFP、CEA、CA19-9、CA72-4 阴性。凝血五项：D- 二聚体 4.87 mg/L，血 β_2 微球蛋白 2.65 mg/L，血常规、输血前八项、抗 ENA 组套未见异常。腹水常规：黄色、浑浊，细胞计数 280 个 /μl，单核细胞百分比 88%，李凡他试验（＋），癌胚抗原 38.2 ng/mL，细胞角蛋白 19 片段 152.3 ng/ml，细菌涂片、细菌培养、结核抗体、T-Spot 试验（－）。膜式液基薄层细胞采集术（腹水）：见少数异形细胞。胸部 CT：左侧胸腔内少量积液，腹腔大量积液，胃壁稍增厚。上腹部 CTA+CTV 示（图 3-1）：门静脉及肠系膜上静脉近端局限性狭窄，受压所致可能；大量腹水，左侧少量胸腔积液；所示肠管向肠系膜根部聚拢，管壁增厚，网膜增厚，腹膜炎可能；乙状结肠管壁增厚，周围结构紊乱；胆囊底部分隔，憩室可能。胃镜示（图 3-2）：胃体腔明显缩小，黏膜肿胀粗大，胃窦黏膜肿胀粗大。超声胃镜示（图 3-3）：腹腔内见大片液性暗区，胃底、胃体交界至胃体大弯侧胃壁增厚，第 2~4 层呈低回声改变，局部融合层次不清，浆膜层未见异常，胃大弯侧最厚处达 10.8 mm，完成大块活检送病理。大块活检病理示：胃体大弯病变考虑低分化腺癌。免疫组化：肿瘤细胞 CK-pan（＋），CK-L（＋），CK7（＋），CDX-2（＋），Her-2（－），LCA（－），E-cad（－），Ki-67（＋），结合 HE 切片，本例为低分化腺癌。本次活检 Lauren 分型：弥漫型。遂进一步行 PET-CT 以明确原发灶及转移情况：① 胃容积较小，胃壁增厚，部分胃壁见斑片状 FDG 代谢增高影，请结合胃镜活检结果。② 腹腔内部分腹膜、肠系膜、大网膜不均匀增厚，形成条块状软组织密度影，部分层面与邻近肠管较难区分，FDG 代谢不同程度增高；小网膜囊、脾胃间隙及腹盆腔肠管间脂肪间隙模糊伴积液，FDG 代谢片状增高；考虑炎性病变（结核等）所致可能性大，来源于腹膜或胃恶性肿瘤转移不能完全排除。③ 腹腔、盆腔大量积液，见引流管高密度影。④ 胰尾部增大，密度稍欠均匀，FDG 代谢未见增高，结合本院增强 CT 需排除良性占位性病变。⑤ 两侧腹股沟区多发短径小于 0.8 cm 淋巴结，FDG 代谢未见增高，考虑炎症所致可能性大。⑥ 两侧下颈部、上纵隔少许积气。前纵隔见少许胸腺残留。⑦ 腰 3 椎体靠近左侧椎弓根部位小骨岛可能。⑧ 右侧阴囊见小点状钙化。结肠、直肠内见对比剂高密度影。

【诊断】

胃恶性肿瘤。

【治疗及随访】

患者自动出院，建议普外科、肿瘤科、放疗科等相关科室继续治疗。

病例讨论

该患者系青少年男性，因呕吐、腹胀入院，查体腹膨隆明显，移动性浊音阳性，提示有大量腹水。对于一位青少年，往往并不将肿瘤性疾病置于首位诊断考虑，虽然患者有消化道症状，但患者及家属最初均不愿意接受内镜检查，因此，入院首先拟排除感染性疾病及自身免疫性疾病。腹腔穿刺是诊断腹水性质非常重要的方法，该患者腹水相关检查提示渗出液，腹水中 CEA 明显升高，结合腹部 CT 提示胃壁增厚，遂再次强烈建议行内镜检查。该患者内镜下胃腔明显缩小，黏膜肿胀粗大，为非典型病变表现。此种情况下病理是诊断的金标准，但一般活检标本不易取到足够的组织，加上挤压变性等影响，致使常规活检诊断困难，这时内镜下多次、多点、深凿活检及内镜下黏膜切除术行大块活检可取到全层黏膜，可提高疾病的确诊率。

胃癌起病多隐匿，早期胃癌可无症状，或只有轻微的上腹不适、纳差、恶心、胃灼热、疲倦等消化不良症状，常被误诊为慢性胃炎，直至癌肿发展至中晚期，方相继出现报警症状，如食欲下降、反复呕吐、消瘦、消化道出血、贫血，体重下降等。青年胃癌发生率相对较低，且无报警症状发生率相对较高，因此青年胃癌漏诊率与一般胃癌比相对较高。不少青年胃癌患者，早期并无症状，直至进展为晚期，腹膜广泛转移，出现大量腹水、肿瘤性肠粘连而就诊，诊断时已失去根治可能，预后极差。

　　本病例是一例典型的胃癌晚期伴转移，致恶性腹水。虽然此例待查腹水诊断并不疑难，但却提醒我们，对于青年患者，出现上述报警症状，仍需警惕胃癌可能，及时行内镜检查，尽早明确诊断。

专家视野

　　目前胃癌总体发病率逐年上升，同时呈现出越来越年轻化的特点。大多数研究认为青年胃癌与中老年胃癌相比，症状上无明显区别。青年胃癌报警症状以体重下降最为多见，其次为消化道出血引起的黑便和贫血、梗阻引起的吞咽困难或反复呕吐。肿瘤发生部位方面，与中老年胃癌相比，青年胃癌在胃体胃窦部的发生率明显增高，而胃食管连接处发生率相对较低。青年胃癌在生长方式上与中老年胃癌存在明显区别，青年胃癌弥漫浸润性生长明显较中老年胃癌增多，胃镜下 Borrmann 大体分型以Ⅲ、Ⅳ型为主，提示预后不良。肿瘤组织类型与临床病理分期方面，青年胃癌以分化差的腺癌为多见。青年胃癌虽然分化差，具有浸润生长的生物学行为，但是在淋巴结转移及腹膜种植方面，多数学者认为青年胃癌与中老年胃癌相比没有明显区别。

　　青年胃癌患者症状隐匿，不易发现，恶性度高，肿瘤侵袭性强，往往发现时患者病期已较晚。因此在临床工作中，必须对青年胃癌患者做到早期发现、早期诊断。我们在加强对消瘦、黑便等报警症状筛查的同时，也不能忽视对上腹部不适、消化不良等非特异性表现的青年患者，应对他们进行胃镜检查。

参考文献：

　　[1] THEUER C P, KUROSAKI T, TAYLOR T H, et al. Unique features of gastric carcinoma in the young：a population-based analysis [J]. Cancer, 1998, 83（1）：25–33.

　　[2] MAETA M, YAMASHIRO H, OKA A, et aL. Gastric cancer in the young, with special reference to 14 pregnancy-associated cases：analysis based on 2,325 consecutive cases of gastric cancer [J]. J Surg Oncol, 1995, 58（3）：191–195.

　　[3] KIM D Y, RYU S Y, KIM Y J, et al. Clinicopathological characteristics of gastric carcinoma in young patients [J]. Langenbecks Arch Surg, 2003, 388（4）：245–249.

病例 4　慢性肥厚性胃炎

【一般情况】

患者，男，54 岁，已婚，汉族。入院时间 2016 年 11 月 1 日。

【主诉】

反复呕血、黑便半年余。

【现病史】

患者于 2016 年 2 月始无明显诱因下出现呕血，量约 10 ml，伴头晕、心慌，在外院行胃镜检查未见明显异常，同年 5 月再次出现黑便 3 次，伴呕血 2 次，暗红色，量约 1 000 ml，无恶心、呕吐、黑矇，无胸痛、腹痛等，因身体虚弱未做胃肠镜检查，当地医院急诊处理后好转。同年 9 月患者再次出现黑便，外院胃镜示：胃息肉（已钳除），浅表性胃炎。同年 10 月再次出现黑便伴头晕、心慌、大汗等症状，后出现晕厥，查电子肠镜、胶囊内镜未见明显异常，胃镜示：① 胃体黏膜皱襞粗大，性质待定；② 胃息肉。查血常规示：白细胞计数 2.93×10^9/L，中性粒细胞计数 1.84×10^9/L，血红蛋白 76 g/L，血小板 156×10^9/L。患者反复消化道出血，原因未明，为求进一步诊治拟"消化道出血"收住我院消化科。

【既往史】

2015 年 7 月起反复有进食后腹胀、嗳气，行胃镜检查提示胃黏膜肥厚，病理示中度慢性非萎缩性胃炎伴急性活动。有输血史。

【个人史及家族史】

无特殊。

【入院查体】

生命体征平稳，神志清，贫血貌，浅表淋巴结无肿大，心肺检查无特殊，腹平坦，未见肠型、蠕动波，腹壁软、无压痛及反跳痛，未触及包块，肝、脾未触及，肝区无叩痛，肠鸣音 3 次/分。其余体格检查大致正常。

【入院分析】

患者为中老年男性，反复呕血、黑便半年余，须首先鉴别上消化道出血原因。患者病程中查胃镜、肠镜及胶囊内镜均未见异常，基本可排除消化性溃疡、食管胃静脉曲张破裂、急性糜烂出血性胃炎等常见病因所致出血，小肠出血可能性亦小。患者胃镜曾提示胃体黏膜皱襞粗大，此发现可作为入院进一步检查及诊断的切入点，胃淋巴瘤、肥厚性胃炎、胃癌等不能排除，可行超声胃镜辅助诊断，病理是诊断的金标准。

【院内观察与分析】

完善相关检查。血常规：白细胞计数 $3.05×10^9$/L，血红蛋白 80 g/L，血小板计数 $166×10^9$/L，红细胞计数 $3.2×10^{12}$/L。粪隐血试验：阳性。2016 年 11 月 2 日胃镜示（图 4-1）：胃底黏膜充血，见巨大黏膜隆起，表面光滑。胃体后壁下段皱襞纠集明显。胃角切迹黏膜光滑，未见溃疡。窦体交界前壁及大弯近胃角见巨大不规则条状隆起，黏膜纠集，局部见一枚大小约 0.2 cm×0.3 cm 息肉。胃窦部黏膜红白相间。诊断：① 胃窦体交界病变性质待定；② 胃底隆起（外压可能）；③ 慢性胃炎。超声胃镜示胃窦体交界隆起处胃壁一、二、三层明显增厚，内可见多个无回声血管影。上腹 CTA（图 4-2）：① 上腹部 CTA 未见明显异常；② 肝脏尾状叶小囊肿；③ 左肾小囊肿。2016 年 11 月 4 日行胃镜下粗大肥厚黏膜 EMR 大块活检，病理报告：（窦体交界大弯、窦体交界前壁）移行区黏膜，可见黏膜全层，慢性浅表性炎，轻 - 中度，伴淋巴滤泡增生，局灶腺体囊性扩张，黏膜下可见少量厚壁小血管畸形增生，符合增生性息肉。

【诊断】

慢性肥厚性胃炎/Menetrier 病（Menetrier disease，MD）。

【治疗及随访】

出院医嘱：半流质软食一月左右后逐步过渡到普食；口服磷酸铝凝胶 1 日 3 次，1 次 10 ml；口服艾普拉唑肠溶片 1 日 1 次，1 次 2 粒；口服胃苏颗粒 1 日 3 次，1 次 1 袋。定期复查胃镜，未再出血。

病例讨论

本例患者临床表现为反复发作的呕血、黑便，伴贫血，常规胃镜、肠镜及胶囊内镜均未见异常，胃镜曾提示胃体黏膜皱襞粗大，因此入院初步诊断方向可以此为切入点，需考虑到以下特殊疾病导致上消化道出血：肥厚性胃炎、胃淋巴瘤、浸润型胃癌、卓 - 艾综合征、胃淀粉样变性等。主要鉴别点如下：① 胃淋巴瘤。胃壁增厚，胃腔狭窄，胃壁粗大，组织质脆，活检易出血，胃蠕动通常无明显减弱，组织学检查明确诊断。② 浸润型胃癌。胃黏膜皱襞粗大，可有不规则溃疡，僵硬，蠕动消失，胃腔明显缩小，充气不能撑开，超声胃镜下胃壁多层次不清，病理可明确诊断。③ 卓 - 艾综合征。为胃泌素分泌增多所致，可有胃黏膜皱襞粗大肥厚，伴顽固性溃疡，组织学有胃腺体增生，主细胞及壁细胞增多，引起高胃酸分泌。④ 胃淀粉样变性。此病临床罕见，且症状无特异性，亦可有黏膜皱襞粗大，淀粉样蛋白向毛细血管沉积，可因血管障碍引起缺血、糜烂，乃至溃疡。消化管的任何部位都可能发生溃疡，溃疡出血可出现呕血、便血、黑便。取舌或胃镜下多点活检，病理切片刚果红染色有助诊断。病理是诊断的金标准，但一般活检标本不易取到足够的组织（如入院前患者胃镜下病理示浅表性胃炎），再加挤压变性等影响，致使常规活检诊断困难，这时内镜下多次、多点、深凿活检及内镜下黏膜切除术行大块活检可取到全层黏膜，提高本病的确诊率。活检前超声胃镜检查亦有助于评估病变层次结构、分界，对区分黏膜浅层病变及黏膜下病变有重要意义，同时可排除胃底静脉曲张性病变，确保活检的安全性。该患者胃镜及病理均支持肥厚性胃炎的诊断，最终确诊。

专家视野

　　Menetrier病是一种罕见的胃黏膜腺体过度增生性疾病，病因不明，多发生于40～60岁成年人，男性多见，主要累及胃底和胃体，以大弯侧较明显，以粗大、肥厚、隆起的胃黏膜皱襞为主要特点，常伴有低蛋白血症、腹痛腹胀、恶心呕吐、消瘦乏力、浮肿等不典型临床症状。少数病例可出现消化道出血，病变黏膜可有出血点、糜烂，甚至溃疡，当侵蚀大血管时可发生大出血。目前国内对Menetrier病的治疗方式仍较为传统，如胃黏膜发生糜烂、出血或溃疡时，可用质子泵抑制剂及胃黏膜保护剂，频繁呕吐可给予胃肠减压，低蛋白血症可予外源性补充白蛋白等。当内科保守治疗无效或伴有癌变时，外科手术治疗是主要的根治手段。

病例 5　多浆膜腔积液，肾损害，多发淋巴结肿大，肝、脾肿大（Castleman 病）

【一般情况】

患者，男，40 岁，汉族，职员。

【主诉】

腹胀、下肢浮肿 15 天。

【现病史】

近 15 天来感腹胀，为全腹胀，与饮食无关，并有乏力、盗汗、下肢浮肿，无发热、呕吐、腹泻、腹痛、胸闷、心慌、气喘、咳嗽、咳痰等。在外院查 B 超示：肝脏体积增大，胆囊壁厚，脾肿大，腹腔大量积液。病程中患者睡眠欠佳，食欲稍减退，大小便正常，无明显消瘦。

【既往史】

对磺胺药过敏。

【个人史及家族史】

无特殊。

【入院查体】

T 36.8℃，P 76 次 / 分，R 18 次 / 分，BP 140/100 mmHg。神志清，精神欠佳，皮肤黏膜无黄染，浅表淋巴结未及肿大。双瞳孔等大等圆，对光反射灵敏。口唇无发绀。颈软，胸廓无畸形，双肺呼吸音清，未闻及干、湿性啰音，心律齐，未闻及病理性杂音。腹稍膨隆，无压痛、反跳痛，肝、脾触诊不满意，移动性浊音（＋），肠鸣音正常，双下肢轻度浮肿，神经系统未见异常。

【入院分析】

患者表现为腹胀、下肢浮肿，体检及 B 超提示腹腔积液，似乎就是腹水的鉴别诊断。然而，B 超还提示肝脾肿大，则为诊断增添很多疑点及不确定性，因为肝、脾肿大原因的鉴别也较为复杂。初步考虑，首先要明确有无肝硬化，此外肿瘤、结核感染、自身免疫性疾病、血管性疾病（尤其是巴德－基亚里综合征）以及血液病也要一一鉴别，而心源性腹水似乎无充足依据。

【院内观察与分析】

入院后围绕腹水和肝脾肿大的鉴别展开检查。血、粪常规基本正常。尿常规示：尿隐血（++），尿蛋白（++）。血Alb 34.6 g/L（稍下降），ALT、AST、GGT、ALP、LDH、TBIL、DBIL、甘油三酯均正常，总胆固醇下降（2.00 mml/L），BUN稍增高（7.92 mml/L），Cr正常。24 h尿蛋白定量为1.509 g/d，尿蛋白电泳提示以白蛋白为主，尿微量白蛋白/肌酐 > 104 mg/g，内生肌酐清除率（Ccr）213.4 ml/min。至此，患者明确存在轻度肾损害，但肾内科会诊认为肾脏疾病不足以导致出现大量腹水。血抗核抗体、ENA多肽谱、线粒体抗体、肝肾微粒体抗体均（-）。免疫五项示：IgA升高（12.8 g/L），IgG、IgM、C3、C4正常。ESR 30 mm/h。风湿三项示：ASO 268.2 U/ml，CRP 13.2 mg/L。自身免疫性疾病依据不足。腹腔穿刺抽出腹水为黄色微浑液体，细胞数152个/mm^3，单核细胞占70%，多形核细胞占30%，李凡他试验（-）。腹水Alb 10.5 g/L，LDH 86 U/L，ADA 4.2 U/L，AFP、CEA、CA50、CA19-9均正常，CA125 380 kU/L。腹水结核抗体、干扰素均（-），两次腹水培养与两次腹水脱落细胞检查均（-）。结核感染或其他细菌感染导致本病的可能基本排除，癌症腹腔转移虽不能排除，但原发病灶似乎难以发现。入院后发现血球蛋白、尿素氮逐渐增高。胸部正侧位片仅提示右侧胸腔积液。超声心动图未见异常。腹部超声提示肝脾肿大，肝静脉、门静脉、下腔静脉未见异常，肾脏、输尿管未见异常。全腹CT示：腹膜后、膈肌脚后方、盆腔内、双腹股沟区多发肿大淋巴结，右侧胸腔、盆腹腔积液，心包少量积液，肝脾肿大。结合肝脾肿大、多发淋巴结肿大，我们将诊断指向血液系统疾病。骨髓穿刺、骨髓常规检查未见异常。进一步仔细体检发现颈部及双侧腹股沟多个淋巴结肿大，入院体检时未能及时发现。于是动员患者行淋巴结活检。

【活检及病理】

行右颈部淋巴结活检示：淋巴结内滤泡CD20（++）；滤泡旁细胞CD3（+），CD792（+），CD43（+），CD5（+）；滤泡之间大量浆细胞CD38（++），CD138（+），EMA（+），CD10（-），CKpan（-）；CD45RO背景细胞（+）。符合Castleman病，浆细胞为主型。

【诊断】

Castleman病（多中心型，浆细胞型）。

【治疗及随访】

请血液科会诊后予"COP"方案化疗一个周期：环磷酰胺1g D1+长春新碱2 mg D1+泼尼松30 mg每日两次D1-5，辅以水化、碱化尿液，活血利尿，低分子肝素抗凝及调节免疫治疗。患者浅表淋巴结明显缩小变软，腹水明显减少，复查血常规及生化电解质基本正常。患者诉右耳下半部及右颈部感觉减退，予弥可保及维生素B$_6$营养神经治疗，嘱继续观察。予出院，并建议出院后血液科继续化疗。

病例讨论

本病例主要表现为腹水、肝脾及淋巴结肿大，以及轻度肾损害。围绕腹水的鉴别诊断做了很多努力，都没有指向可靠的、有说服力的诊断。腹水常规需考虑感染性与非感染性、良性与恶性。在感染性因素的鉴别方面，患者腹水为漏出液，细菌培养无细菌生长，结核抗体、干扰素与 ADA 均无异常，则提示普通细菌感染或结核感染都没有充足依据。两次腹水脱落细胞学检查均未见异常形态细胞，腹部 CT 虽提示腹腔多发淋巴结肿大，但未提示明确肿瘤病灶，胸片除提示右侧胸腔积液外未见异常病变，胸腹部肿瘤腹腔转移的依据也不足。血常规与骨髓常规检查无异常，可基本排除白血病的诊断。

在良性、非感染性胸腹水的鉴别方面，需考虑心源性、肾源性、肝源性胸腹水。患者虽有少量心包积液、胸腹水，但无气喘，无夜间呼吸困难，行走无障碍，肺部无湿啰音或哮鸣音，超声心动图无异常，故心源性可以排除。患者 Alb 稍下降，总胆固醇下降，提示肝合成功能轻度损害，但肝形态、门静脉直径及血流均正常，不存在肝硬化或其他严重肝病。肝静脉、下腔静脉无异常，也不支持巴德－基亚里综合征。患者有轻度蛋白尿，但肾脏大小形态正常，Ccr 正常，不足以解释多浆膜腔积液。多浆膜腔积液的常见病因还有自身免疫性疾病，此患者虽有 ESR、CRP、IgA 增高，但多项自身免疫抗体均（－），故自身免疫性疾病的诊断很难确定。

至此，诊断似乎陷入僵局。然而，山重水复疑无路，柳暗花明又一村。我们重新整理思路，考虑到患者不是单纯的多浆膜腔积液，还有肝脾及淋巴结肿大，需高度怀疑血液系统疾病。白血病虽不支持，但淋巴瘤、多发性骨髓瘤及其他少见病需要考虑。在腹部 CT 的提示下，我们再次仔细查体，发现右颈部有一枚肿大淋巴结，最终淋巴结活检为确诊起了决定性作用。反过来也说明对于疑难病例，认真、仔细的体格检查多么重要。如果在入院之初就发现颈部淋巴结肿大，患者确诊时间可能会缩短，并使诊断过程更顺利。

患者病程中出现右耳及右颈部感觉减退，考虑可能为神经病变。当时感觉此点似乎与 Castleman 病不一致，后查阅文献，发现多中心型浆细胞型 Castleman 病表现多种多样，可以有神经病变，症状甚至可以与 POEMS 综合征重叠。

专家视野

Castleman 病又称巨大淋巴结增生症或血管滤泡性淋巴组织增生，是一种罕见的类似淋巴瘤病变，有潜在恶变可能。其临床上以无痛性淋巴结肿大为突出特点。

全身淋巴结均可累及，也可累及淋巴结外器官。

目前多中心型 Castleman 病的诊断多采纳 Frizzera 提出的诊断标准：① 具有特征性的属增生性的组织病理学改变，② 显著的淋巴结肿大并累及多处外周淋巴结，③ 多系统受累，④ 排除已知的可能病因。

多中心型浆细胞型 Castleman 病更为罕见。该型发病高峰年龄在 50~60 岁，男性多见，临床表现为全身多发散在的淋巴结肿大，肝大，脾大，水肿，胸腹腔积液，皮疹，神经系统病症。病人多有乏力、贫血、白细胞减少、血小板减少、发热、体重减轻、白蛋白减低、球蛋白增高、蛋白尿阳性等表现。可衍变为肿瘤（淋巴瘤、浆细胞瘤）或伴发肿瘤，预后差，死亡率高（平均存活 29 个月），易合并各种感染。本病例特点：多浆膜腔积液，多部位淋巴结肿大，脾大，肾损害，IgA 增高，颈淋巴结活检行病理及免疫组化确诊为 Castleman 病。本病例提示对顽固性腹水、脾大、淋巴结肿大患者除应考虑常见病因（如肝硬化、巴德－基亚里综合征、结核性腹膜炎、癌性腹水等）外，还要考虑少见病如 Castleman 病。

治疗方面，尽管 Castleman 病尚无公认的治疗方案，一般可采取以下措施进行治疗：① 手术切除增生的淋巴结肿块。局灶型 Castleman 病首选手术切除已明确，术后症状和实验室检查指标可迅速恢复正常，预后良好，复发者少；多中心型 Castleman 病并发肾脏损害病例，若能切除所有瘤体亦有较好疗效，肾脏损害的临床表现和病理改变均可随之好转，但必须同时切除周围淋巴结以防复发。② 肾上腺皮质激素和免疫抑制剂。适用于病变范围广泛或与重要器官粘连，难以完全切除病例，常用泼尼松、环磷酰胺及硫唑嘌呤等。③ 由于多中心型 Castleman 病临床生物学行为具有侵袭性，且有相当病例与恶性淋巴瘤并存或向其转化，据报道联合化疗可获得较高的治愈率。不过，化疗仅能使大多病例取得暂时的疗效，如试用马法兰、长春新碱、秋水仙碱、小剂量 CHOP 方案等。④ α 干扰素治疗被认为是治疗本病的一线药物。⑤ 近年来文献报道试用 Rituximab（抗 CD20 单克隆抗体）与化疗或泼尼松联合应用治疗多中心型 Castleman 病，取得较好疗效。⑥ 放疗对 Castleman 病的疗效尚不确定。

参考文献：

［1］CASTLEMAN B, IVERSON L, MENENDEZ V P. Localized mediastinal lymph node hyperplasia ［J］. Cancer, 1956, 9：822-830.

［2］KELLER A R, HOCHHOLZER L, CASTLEMAN B. Hyaline-vascular and plasma cell types of giant lymph node hyperplasia of the mediastinum and other locations ［J］. Cancer，1972, 29（3）：670-683.

［3］BUCHER P, CHASSOT G, ZUFFEREY G, et al. Surgical management of abdominal and retroperitoneal Castleman's disease［J］. World J Surg Oncol, 2005, 3：33.

［4］SHAHIDI H, MYERS J L, KVALE P A, et al. Castleman's disease［J］. Mayo Clin Proc, 1995, 70（10）：969–977.

［5］韩少良，张培趁，黄颖鹏，等. 腹部 Castleman 病的临床特点与外科治疗. 外科理论与实践, 2009, 14（1）：76–78.

［6］宾怀有. Castleman 病［J］. 医学文选, 2005, 24（5）：538–540.

［7］FRIZZERA G. Castleman disease and related disorders［J］. Semin Diagn Pathol, 1988, 5（5）：346–364.

［8］井丽萍，梁勇，张凤奎. 多中心 Castleman 病临床病理分析［J］. 白血病·淋巴瘤, 2004, 13（5）：269–271.

［9］GERMAINE L M, NEWHOUSE J H. Castleman's disease［J］. Clin Imaging, 2003, 27（6）：4312434.

［10］ENOMOTO K, NAKAMICHI I, HAMADA K, et al. Unicentric and multicentric Castleman's disease［J］. Br J Radiol, 2007, 80（949）：e24–e26.

［11］梁英魁，川玲，赵文锐，等. 多中心型 Castleman 病 ^{18}F-FDG PET-CT 显像一例［J］. 中国医学影像技术, 2009, 25（2）：326–327.

［12］赵振华，冯国灿，王伯胤，等. Castleman 病的影像和临床病理分析［J］. 肿瘤学杂志, 2006, 12（6）：498–500.

［13］张晖，俞清，杜红，等. Castleman 病的影像学诊断［J］. 中华超声影像学杂志, 2005, 14（6）：441–444.

［14］井丽萍，梁勇，张凤奎. 多中心 Castleman 病五例分析［J］. 天津医药, 2004, 32（9）：579–580.

［15］朱森勇，胡理明，陈萍，等. 多中心性浆细胞型 Castleman 病（附 2 例报告）［J］. 江西医药, 2004, 39（1）：30–32.

［16］朱轶楠，华宝来，周道斌，等. POEMS 综合征的临床表现及诊断［J］. 基础医学与临床, 2007, 27（3）：337–341.

［17］DISPENZIERI A, KYLE R A, LACY M Q, et al. POEMS syndrome：definitions and long term outcome［J］. Blood, 2003, 101（7）：2496–2506.

［18］NAKANISHI T, SOBUE I, TOYOKURA Y, et al. Crow-Fukase Syndrome：A study of 102 cases in Japan［J］. Neurology, 1984, 34（6）：712–720.

［19］潘宁，付海燕，郝茂林，等. 以 POEMS 综合征为表现的 Castleman 病 2 例［J］. 疑难病杂志, 2009, 8（2）：120–122.

［20］陈文婷，姚红霞，林丽娥. Castleman 病并 POEMS 综合征 1 例［J］. 中国热带医学, 2009, 9

（8）：154-155.

　　[21] 韩潇，周道斌. Castleman 病的发病机制和治疗进展 [J]. 中国医学科学院学报，2009，31（5）：639-643.

　　[22] NISHIMOTO N, SASAI M, SHIMA Y, et al. Improvement in Castleman's disease by humanized anti-interleukin-6 receptor antibody therapy [J]. Blood，2000，95：56-61.

　　[23] CHRONOWSKI G, HA C, WILDER R, et al. Treatment of unicentric and multicentric Castleman disease and the role of radiotherapy [J] . Cancer, 2001, 92（3）：670-676.

病例 6　肝硬化并肝结核

【一般情况】

患者，女，76 岁，已婚，汉族。

【主诉】

腹痛腹胀 3 日，发热 1 日。

【现病史】

患者 3 天前无明显诱因下自觉腹痛，初位于右下腹，后扩散至全腹，呈持续性隐痛，伴腹胀不适，无恶心、呕吐，无腹泻，入院前 1 日下午 4 时许自觉发热，查体温 39.5 ℃，遂至我院就诊。近来无咳嗽咯血，无盗汗乏力，睡眠尚可，纳差，二便如常，体重无明显减轻。追溯病史，患者 4 年前因"肝硬化，腹水"于外院住院治疗，CT 检查提示肝右叶占位，腹水消退后出院，此后未复查治疗。

【既往史】

有"高血压"病史 40 余年，"高心病"史 10 余年。

【个人史及家族史】

无特殊。

【入院查体】

T 38.8 ℃，BP 170/110 mmHg。神志清，全身皮肤黏膜无黄染，浅表淋巴结未及肿大。两肺呼吸音清，未闻及干、湿性啰音。心脏叩诊浊音界向左侧扩大，听诊心率 92 次 / 分，律齐，二尖瓣区可闻及 3/6 级收缩期杂音。腹部膨隆，脐部见 3 cm×3 cm 大小紫色肿块，左中腹部见 10 cm×8 cm 大小肿块，腹壁静脉无曲张。腹软，右下腹压痛（＋），无反跳痛。肝脏肋下 2.0 cm，边缘钝，质地 Ⅱ 度，肝区叩击痛（＋）。脾脏肋下 3.0 cm。移动性浊音（－），肠鸣音 5 次 / 分。双下肢无水肿。

【院内观察与分析】

入院后查红细胞计数 2.61×10^{12}/L，白细胞计数 7.8×10^9/L，血红蛋白 80 g/L，AST 325.1 U/L，ALT 384.5 U/L，ALP 90 U/L，GGT 43.3 U/L，TBIL 72.7 μmol/L，DBIL 30.0 μmol/L，白蛋白 21.4 g/L，白球比 0.5，红细胞沉降率 80 mm/h，C 反应蛋白 29.2 mg/L，

血清结核抗体阳性，血清腺苷脱氨酶 41.0 U/L，结核菌素试验强阳性，甲型、乙型、丙型及戊型肝炎标志物均阴性。胸片示：两肺未见明显实变影，主动脉型心脏。上腹 MR3T 平扫示：肝脏体积偏小，表面不光整，呈结节样改变，T1WI 以高信号为主，中央可见低信号，T2WI 以等信号为主，内可见斑片状高信号影，肝脏右后叶见一类圆形约 11 cm×9.5 cm×9 cm 大混杂信号影，突出于肝脏下缘，脾脏体积明显增大，肝脾周围可见液体信号影环绕，考虑肝硬化、脾肿大、腹水；肝右叶占位（肝细胞癌伴出血、肝内转移可能性大）。由于患者及家属拒绝肝穿刺活检，为进一步明确诊断，查抗核抗体、抗 ENA 多肽谱阴性；免疫五项中 IgG 24.5 g/L（7～16）、IgA 6.43 g/L（0.7～4）增高，C3 0.77 g/L（0.9～1.8）下降；甲肝抗体、乙肝两对半、丙肝抗体、戊肝抗体、CMV 均（−），甲胎蛋白 1.13 μg/L。根据病史、症状、体征及辅助检查，诊断考虑肝结核可能，遂请胸科医院结核科会诊，同意高度怀疑肝结核诊断。

【诊断】

1. 肝结核？ 2. 肝硬化失代偿期；3. 高血压病 2 级；4. 高血压心脏病，心功能不全 II 级；5. 左腹壁脂肪瘤；6. 脐疝。

【治疗及随访】

鉴于患者肝功能损害严重，先行保肝、支持治疗，待肝功能恢复后给予试验性抗结核治疗。经保肝、支持治疗两周后患者肝功能改善，考虑患者高龄、合并肝硬化，予左氧氟沙星 0.3 g 静脉滴注每日一次，乙胺丁醇 0.75 g 口服每日一次，对氨基水杨酸异烟肼 0.2 g 口服每日三次。三日后体温降至正常，腹痛消失，抗结核治疗一周无不适后出院。出院后嘱继续口服乙胺丁醇与对氨基水杨酸异烟肼抗结核。出院后一月复查 B 超，提示肝右叶占位性病灶较前明显缩小。

病例讨论

大多数肝结核患者症状轻微或无症状，临床表现主要有轻度发热、右上腹痛、肝大、乏力、盗汗等，与恶性肿瘤相似，缺乏特异性症状，因此容易被误诊为肝癌，临床诊断十分困难。本病例患者 4 年前由 CT 提示肝右叶占位，现有发热、腹痛，发热呈午后低热，腹痛则为持续性隐痛，与劳累无关，伴有腹胀、腹水、纳差。而未出现黄疸、乏力、盗汗、消瘦等症状，亦无呼吸系统表现。体检时肝脾肿大，肝区有叩击痛。血常规示轻度贫血，白细胞计数正常。血生化检查提示肝细胞损害。B 超提示肝右叶占位，考虑肝癌伴液化、肝脓肿可能。MRI 发现肝右叶类圆形大混杂信号肿物，首先考虑肝细胞癌伴出血可能。但经进一步检查发现血沉增快，C 反应蛋白升高，血清结核抗体阳性，血清腺苷脱氨酶升高，结核菌素试验强阳性，提示结核感染不能除外，我们仍需考虑肝结核的诊断。但是肝结核的最终确诊常需行组织活检以提供病理学依据。本病例虽然未获得病理资料，但在试验性抗结核治疗后，患者的症状、体征及肝功能明显改善，肝占位逐渐缩小，证实了肝结核的诊断。本例患者未发现肝外结核的表现，可能是发生肝结核时，其他部位的结核病灶已经自愈或非常隐蔽而未被发现，也可能与我们所进行的检查不够全面有关。因为患者不愿行小肠造影与大肠镜检查，故有无肠结核无法明确。在治疗上，由于患者合并肝硬化，肝功能较差，在选择抗结核治疗方案时，经慎重考虑，选择副作用较小的异烟肼、对氨基水杨酸、乙胺丁醇与左氧氟沙星，取得较好的疗效而无明显副作用。

专家视野

　　肝结核是一种继发性疾病，肺、肠道或其他脏器结核经过肝动脉、门静脉和淋巴途径散播至肝脏，也可以由邻近器官直接蔓延侵及肝脏。尽管结核杆菌易侵及肝脏，但肝组织环境相对缺氧，不利于结核分枝杆菌生长，同时胆汁有抑制结核杆菌生长的作用，加上肝脏的再生修复能力较强，故不易形成病灶。有人推测肝结核的发生可能与肝脏本身的抵抗、修复能力下降有关。近年来发现HIV感染者或艾滋病病人易患肝结核，说明机体免疫功能降低在发病中的重要性。肝结核通常分为肝浆膜结核和肝实质结核，前者实质上为结核性腹膜炎的一部分。肝实质结核分为三型：① 粟粒型肝结核。病变呈小而孤立的灰色结节，散布于全肝。此型最常见，为全身血行散播性粟粒型结核的一部分。② 肝结核瘤（含大结节型和结核性肝脓肿）。为粟粒型结核融合成的单个或多个结节，其内充满肉芽肿和干酪样坏死，周围有纤维组织包膜，这种病变可长期不液化或不吸收，在一定条件下又可发生液化形成结核性肝脓肿。③ 肝胆管结核。结核性脓肿破入胆道所致，病变呈局限性，可沿胆管扩散，此型极少见。本病例根据其MRI表现应属于肝结核瘤。

病例 7 肠梗阻，低蛋白血症，胶囊内镜潴留

【一般情况】

患者，女，41 岁，公务员。入院时间：2008 年 8 月 2 日。

【主诉】

反复双下肢浮肿 1 年，加重伴腹胀、尿少 1 周。

【现病史】

患者反复双下肢浮肿 1 年，多家医院就诊，诊断"低蛋白血症"，病因不明。补充白蛋白、利尿等对症处理，未见明显改善。1 周前，患者双下肢浮肿加重，伴有腹胀、尿少，无发热、关节疼痛，无皮肤红斑，无腹痛。大便 3～5 次 /d，黄色稀便，无脓血，无黏液。尿量少，无肉眼血尿，无浑浊，无泡沫。食欲可，无明显偏食。

【既往史】

半年前曾因类似症状就诊于我院急诊科，立位腹部平片示肠管积气，余检查未发现异常，考虑"急性肠扭转可能"，经对症治疗好转。1987 年行阑尾切除术，1989 年行卵巢囊肿切除术。一年前发现乙肝"小三阳"，肝功能正常。2006 年 12 月因腹痛、肠梗阻入住我院外科，术中发现肠道粪石梗阻，治疗后好转出院。

【个人史及家族史】

无特殊。

【入院查体】

T 36.6 ℃，P 88 次 / 分，R 18 次 / 分，BP 107/75 mmHg。一般情况尚可。消瘦貌（BW 47 kg），颜面无浮肿，巩膜无黄染，结膜稍苍白。全身皮肤无黄染、无皮疹、无紫癜；全身浅表淋巴结未及。心率 88 次 / 分，律齐，心浊音界正常，各瓣膜区未闻及杂音，无心音遥远。两肺呼吸音清，未闻及干、湿性啰音。腹部稍膨隆，全腹无压痛，无反跳痛，肝、脾肋下未及，全腹未及包块，双肾区无叩击痛，移动性浊音（＋），肠鸣音正常。四肢关节无肿胀、畸形。双下肢可凹陷性水肿。

【入院分析】

患者主要表现为水肿与低蛋白血症，并有肠梗阻和手术的病史，而无明显心、肾疾

病的表现，考虑从低蛋白血症的病因着手寻求明确诊断。主要怀疑慢性肝病、蛋白丢失性胃肠病、内分泌代谢疾病与自身免疫性疾病，入院后即围绕上述方面的鉴别诊断展开检查，并予以支持治疗。同时考虑患者既往肠梗阻可能与疾病有关，需要对 1 年多前的肠梗阻手术予以关注，详细了解当时的病情。

【院内观察与分析】

入院后查血常规：白细胞计数 3.5×10^9/L，中性粒细胞百分比 58.7%，淋巴细胞百分比 29.3%，红细胞计数 4.1×10^{12}/L，血红蛋白 93 g/L，血小板计数 240×10^9/L。尿常规：胆红素（＋），白细胞计数（＋）。大便常规及隐血：黄稀便，隐血弱阳性。肝生化检查：ALT、AST 正常，TBIL 下降（4.8 μmol/L），CHOL 下降（2.35 μmol/L），Alb 16.7 g/L。肾功能：Urea 4.81 mmol/L，Cr 43.1 μmol/L，UA 209 μmol/L，24 小时尿蛋白定量 0.09 g/d。输血前八项：乙肝"小三阳"，丙肝抗体阴性。凝血功能：PT 13.40 s，APTT 37.80 s，FIB 3.53 g/L，TT 15.9 s。

自身免疫及风湿性疾病方面做了如下检查：

风湿三项：CRP 17.6 mg/L，RF 10.3 U/L，ASO 152.0 U/ML。

免疫五项：IgG 6.5 g/L，IgA 1.28 g/L，IgM 0.28 g/L，C3 0.67 g/L，C4 0.231 g/L。

自身抗体：抗 Sm 阴性，nRNP 阴性，SSA 阴性，SSB 阴性，ScL-70 阴性，JO-1 阴性。

抗核抗体组套：ANA 阴性，ACMA 阴性，APCNA 阴性。

抗线粒体抗体 AMA：AMA-M2 阴性，AMA-M4 阴性，AMA-M9 阴性。

内分泌代谢方面做了如下检查：

甲状腺功能：FT3 2.3 pmol/L，FT4 13.8 pmol/L，TSH 6.040 mIU/L，TPOAb 5.0 IU/ML，TRAb 6.8 U/L。皮质醇组套：TF 0.40 μmol/L，ACTH 23.20 ng/L。

生长激素：6.89 mIU/L。降钙素：36.0 pg/mL。性激素：FSH 56.2 IU/L，LH 23.9 IU/L，PRL 10.22 μg/L，E2 71.00 pmol/L，TESTO 0.12 nmol/L，PROG 2.17 nmol/L。

影像学检查：

腹部 B 超：少量腹水，肝、胆、胰、脾、双肾未见明显异常。外院超声心动：未见异常（未见心包积液）。全腹部 CT 平扫＋增强：① 腹腔、两侧胸腔内积液，肠系膜区多发肿大淋巴结，部分小肠壁水肿增厚，结肠有不同程度扩张；② 肝胆胰脾及双肾未见明显异常。小肠造影：未见明显异常。胃镜、肠镜：未见明显异常。

至此，由于患者肝损伤指标正常，凝血功能基本正常，我们认为慢性肝病导致白蛋白合成减少的情况不存在，患者低蛋白血症系蛋白丢失所致，而自身免疫疾病（系统性红斑狼疮、嗜酸性肉芽肿、血管炎等）与内分泌代谢疾病（诸如糖尿病、甲状腺功能减退症、席恩综合征等）皆无确切依据，诊断指向蛋白丢失性胃肠病，重点怀疑克罗恩病与原发性小肠淋巴管扩张症。查阅患者既往因肠梗阻手术的住院病案，当时患者发病前无明显的腹痛、腹泻，系突发腹痛，术中发现粪石嵌顿于回肠末段，术者将粪石挤碎通过回肠末段进入结肠后关腹。术中未发现其他明显病变，也未做活检。因此虽然小肠造影未见异常，仍需对小肠进一步仔细检查。因患者在胃、肠镜检查后拒绝行小肠镜检查，故决定行胶囊内镜检查，并交代了胶囊滞留、梗阻的可能性和手术的必要性。胶囊内镜发现小肠多发性溃疡性质待定，克罗恩病可能，小肠梗阻。由此，诊断考虑克罗恩病可能性极大。胶囊内镜检查后胶囊滞留于小肠末段无法排出，胶囊内镜检查后 3 天仍滞留于右下腹。考虑克罗恩病导致肠腔狭窄，遂行剖腹探查，见小肠壁外及肠系膜大量脓苔附着，小肠壁高度水肿，并呈节段性的狭窄与扩张，胶囊嵌顿于回肠末段近回盲瓣处，位置与上次肠梗阻粪石嵌顿位置接近。取出胶囊，并切取小块回肠壁活检。

病理：（回肠）黏膜重度急慢性炎，伴溃疡形成及脓性渗出，黏膜下肉芽组织增生，肌层少量慢性炎细胞浸润。需要说明的是，由于患者非常消瘦、白蛋白较低，术者担心肠瘘，并没有在病变最严重的部位活检，而是在病变程度相对较轻的部位取材。

【诊断】

1. 克罗恩病；2. 肠梗阻。

【治疗及转归】

术后予口服美沙拉嗪缓释片，静脉营养，补充谷氨酰胺，并积极补充白蛋白。患者顺利拆线出院，出院时患者可以进少渣饮食，食欲佳，排黄软便 1～2 次/d，血红蛋白 104×10^{12}/L，血小板计数 344×10^9/L，ALB 41 g/L，CHOL 3.11 mM，血 Ca^{2+} 2.26 mM，血 P 1.94 mM。

出院 2 个月后，ALB 降至 20 g/L，4 月后升至 24 g/L（未补充白蛋白）。出院时 BW 35 kg，出院 4 个月后 BW 46 kg，大便成形，1～2 次/d，无脓血便，未再发肠梗阻。复查 B 超无腹水，继续口服颇得斯安 1.0 g 每日三次，维持治疗。

病例讨论

本病例此次入住消化科后，因无明显的慢性肝病、内分泌代谢或自身免疫性疾病导致低蛋白血症的依据，重点考虑为蛋白丢失性胃肠病。蛋白丢失性胃肠病是一大类疾病的总称，具体包括以下几方面的疾病：

黏膜通透性增加：过敏性胃肠病、嗜酸性粒细胞性胃肠炎、Menetrier 病、小肠细菌污染综合征。

黏膜糜烂或溃疡：可以是局限性或弥漫性、良性或恶性淀粉样变性，食管、胃、结肠的癌症及类癌综合征、溃疡性结肠炎、克罗恩病等。

淋巴管阻塞或压力过高：充血性心衰、缩窄性心包炎、小肠淋巴管扩张症、淋巴瘤、

Whipple 病等。

蛋白丢失性胃肠病的诊断主要是通过一系列的实验室检查证实血浆蛋白从胃肠道丢失，而目前 α_1-抗胰蛋白酶血浆清除率测定是评价胃肠道蛋白丢失的最佳实验室检查指标。没有腹泻的患者 α_1-抗胰蛋白酶清除率大于 24 ml/d，腹泻患者大于 56 ml/d 提示蛋白丢失性胃肠病存在。可惜笔者所在医院不能开展此项检查，因此只能从具体的疾病着手加以鉴别。

原发性小肠淋巴管扩张症是蛋白丢失性胃肠病中一个最重要、最具特异性的疾病。诊断的主要依据为小肠造影、小肠镜检查和小肠活检。小肠造影可见空肠和回肠皱襞均匀增厚，可见光滑的小结节状突起或多数细小针尖样充盈缺损，空肠轻度扩张伴有节段气液平。小肠镜下有 4 个特点：白色绒毛，散在白色斑点，白色结节，黏膜下层隆起。即使黏膜活检阴性，如有上述表现也应考虑小肠淋巴管扩张症。小肠活检的组织学特征是肠壁淋巴管扩张，一般以黏膜浅层及小肠绒毛内的淋巴管扩张最为显著，但也可遍布整个黏膜层、黏膜下层，甚至浆膜下层。小肠淋巴管扩张也可能是淋巴瘤等引起，即继发性小肠淋巴管扩张症。所以当小肠淋巴管扩张症的诊断明确时，尤其是有发热、体重减轻的患者，还应行腹部 CT 等以排除淋巴瘤等。

克罗恩病当然也是重点怀疑的疾病，但是因为患者消化道症状极不典型，腹泻在低蛋白血症、小肠水肿的情况下也不能视为特异性的消化道症状，小肠造影与肠镜检查未见异常，而且一年多以前的剖腹手术也没有更多的提示，因此并未列为首选诊断考虑。

胶囊内镜检查后，克罗恩病的诊断被高度怀疑，最后手术及病理结果进一步证实。诊断明确后，治疗也取得较为满意的效果。顺便一提，5-ASA 治疗对此例患者有效，故未联用糖皮质激素或免疫抑制剂。5-ASA 治疗对患者有效，似乎也与起病隐匿、毒血症状不明显相印证。

至于本病例在确诊 1 年余之前发生肠梗阻并手术，现在回顾分析，当是克罗恩病的并发症。由于当时术前未对患者既往病情做综合分析，术中也未做活检，错失早确诊的良机，不免遗憾。但也不能过于苛求。

专家视野

中华医学会消化病学分会对于克罗恩病的诊断标准有如下共识：

1. 临床表现：慢性起病、反复发作的右下腹或脐周腹痛、腹泻，可伴腹部肿块、肠瘘和肛门病变，以及发热、贫血、体重下降、发育迟缓等全身症状。克罗恩病家族史有助于诊断。

2. 影像学检查：根据临床表现确定做钡剂小肠造影或钡剂灌肠，必要时可结合进行。

可见多发性、节段性炎症伴僵硬、狭窄、裂隙状溃疡、瘘管、假息肉形成及鹅卵石样改变等。B超、CT、MRI检查可显示肠壁增厚、腹腔或盆腔脓肿等。

3. 内镜检查：内镜下可见节段性、非对称性黏膜炎症、纵行或阿弗他溃疡、鹅卵石样改变，可有肠腔狭窄和肠壁僵硬等，病变呈跳跃式分布。超声内镜检查有助于确定病变范围和深度，发现腹腔内肿块或脓肿。

4. 活检：可见裂隙状溃疡、结节病样肉芽肿、固有膜底部和黏膜下层淋巴细胞聚集，而隐窝结构正常，杯状细胞不减少，固有膜中量炎症细胞浸润及黏膜下层增宽。

5. 切除标本：可见肠管局限性病变、跳跃式损害、鹅卵石样外观、肠腔狭窄、肠壁僵硬等特征；镜下除以上病变外，更可见透壁性炎症、肠壁水肿、纤维化及系膜脂肪包绕病变肠段等改变，局部淋巴结亦可有肉芽肿形成。

此外，世界卫生组织（WHO）结合克罗恩病的临床、X线、内镜和病理表现，推荐了6个诊断要点（见表7-1）。

表7-1 WHO推荐的克罗恩病诊断要点

项目	临床表现	X线表现	内镜表现	活检	切除标本
① 非连续性或节段性病变		+	+		+
② 铺路石样表现或纵行溃疡		+	+		+
③ 全壁性炎症病变	+（腹块）	+（狭窄）	+（狭窄）		+
④ 非干酪性肉芽肿				+	+
⑤ 裂沟、瘘管	+	+			+
⑥ 肛门部病变	+			+	+

在排除肠结核、阿米巴痢疾、耶尔森菌感染等慢性肠道感染、肠道淋巴瘤、憩室炎、缺血性肠炎及白塞（Behcet）综合征等疾病的基础上，可按下列标准诊断克罗恩病。

1. 具有WHO诊断要点①②③者为疑诊，再加上④⑤⑥三项中之任何一项可确诊。有④项者，只要加上①②③三项中之任何两项亦可确诊。

2. 根据临床表现，若影像学、内镜及病理表现符合，可以诊断为本病。

3. 根据临床表现，若影像学或内镜表现符合，可以拟诊断为本病。

4. 临床表现符合为可疑，应安排进一步检查。

5. 初发病例，根据临床、影像学或内镜表现及活检改变难以确诊时，应随访观察3～6个月。与肠结核混淆不清者应按肠结核做诊断性治疗，以观后效。

克罗恩病的诊断一直是困扰临床医生的棘手难题。究其原因，首先克罗恩病的表现千差万别，很多表现极不典型，不像溃疡性结肠炎多有明显的腹痛、腹泻与脓血便。其次，克罗恩病多累及小肠，而小肠病变本身的检查就有难度，检查手段与设备不易推广。近来，随着胶囊内镜和双气囊小肠镜的日益推广与逐渐普及，累及小肠的克罗恩病更多地被诊断出来。最后，确诊有赖于非干酪性肉芽肿的病理诊断结论，而由于克罗恩病是累及胃肠道的全层性炎症，消化内镜活检不易获得期望的结果。而且国内病理学界对于内镜活检标本非干酪性肉芽肿的报告率极低，因此，很多病例中克罗恩病往往都在因并发症行剖腹探查之后才明确诊断。

参考文献：

［1］中华医学会消化病学分会炎症性肠病协作组，欧阳钦，胡品津，等．对我国炎症性肠病诊断治疗规范的共识意见（2007 年，济南）［J］. 中华消化杂志，2007, 27（8）：445-450.

［2］庞文碌，宋丹丹，袁耀宗．克罗恩病诊断状况的调查研究［J］. 中华消化杂志，2009, 29（3）：148-151.

［3］英国胃肠病学会炎症性肠病组．成人炎症性肠病处理指南［J］. 胃肠病学，2005, 10（1）：57-61.

［4］常玉英，欧阳钦．胶囊内镜在克罗恩病诊断中的应用［J］. 国际消化病杂志，2006, 26（2）：78-80.

［5］钟捷，张晨莉，金承荣，等．双气囊小肠镜在诊断小肠克罗恩病中的价值［J］. 中华消化内镜杂志，2006, 23（2）：86-89.

病例 8　腹痛，低血钠，抽搐，昏迷（卟啉病）

【一般情况】

患者，女，19 岁，学生，喜好舞蹈。

【主诉】

脐周绞痛 5 天。

【现病史】

患者 5 天前开始无明显诱因出现脐周持续性绞痛，阵发性加剧，伴恶心、呕吐少量胃内容物，与饮食无关，排便、排气正常，便后腹痛无缓解，无发热。否认不洁饮食及受凉史。就诊于我院急诊科，呕吐物隐血（－），血常规正常。尿常规：尿胆原（＋＋＋），尿胆红素（＋＋＋），粪便常规正常，隐血（－）。肝功能：ALT 74.1 U/L，AST 58.9 U/L，TBIL 23.2 μmol/L（5.8～24.6），DBIL 4.0 μmol/L（1.7～6.9）。电解质：K^+ 3.75 mmol/L，Na^+ 141.5 mmol/L，Cl^- 97.7 mmol/L。肾功能及免疫相关指标正常。胸片及立位腹部平片、心电图正常。胃镜：反流性食管炎、慢性胃炎。幽门螺杆菌（HP）（＋）。以"腹痛待查"收住院。病程中患者精神差，乏力、纳差，睡眠不佳，无口腔溃疡、脱发、皮疹、关节痛、关节肿胀。体重无明显变化。

【既往史】

半年前曾因类似症状就诊于我院急诊科，立位腹部平片示：肠管积气，余检查未发现异常，考虑"急性肠扭转可能"，经对症治疗好转。否认药物、毒物接触史。

【个人史及家族史】

无特殊。

【入院查体】

T 36.8℃，P 68 次/分，R 14 次/分，BP 100/60 mmHg。急性病容，神志清，精神萎靡；皮肤黏膜无异常；心肺检查无特殊；腹平软，脐周压痛明显，无反跳痛，肝脾肋下未及，移动性浊音（－），肠鸣音 4 次/分；双下肢不肿；生理反射存在，病理反射未引出。

【入院分析】

患者以脐周绞痛阵发性加剧为主要临床表现，伴恶心、呕吐，结合相关检查，考虑：

① 急性胃（肠）炎。急性胃肠炎是指有害因素进入胃肠道，引起胃肠黏膜的急性炎症，是夏秋季节常见的急性胃肠道疾病，以腹痛、呕吐、腹泻及脐周阵发性绞痛为主，可伴发热，多有不洁饮食或受凉史。该患者具备脐周阵发性绞痛及恶心、呕吐症状，但缺乏典型的诱因，呕吐物检查无异常，无腹泻，血常规及粪便常规均正常，因此诊断急性胃（肠）炎依据不足，有待进一步观察病情变化。② 急性肠扭转。急性肠扭转发病急、变化快，是外科常见的急腹症之一，根据国内病因统计，约 10% 的肠梗阻是肠扭转所引起。急性肠扭转是指一段肠袢沿着其系膜的长轴旋转，扭转发生后肠袢两端均受压迫，从而形成闭袢型肠梗阻，同时肠系膜血管受压形成绞窄性肠梗阻，扭转肠袢很快发生血循环障碍，闭袢的肠腔又高度膨胀，容易造成肠穿孔和急性腹膜炎。本病诱因常见于剧烈运动、重体力劳动及暴食暴饮后，肠腔内蛔虫病史，习惯性便秘及肠壁较大肿瘤等。该患者为喜好舞蹈，突发急性腹痛，需要考虑到急性肠扭转可能，但患者无肠梗阻的相应症状如恶心、呕吐、排便、排气的停止等，立位腹部平片不支持肠梗阻的诊断，也没出现急性腹膜炎的症状和体征，因此需要密切观察患者的症状和体征的演变。③ 急性缺血性肠病。指肠系膜动脉或静脉栓塞导致的一种少见急腹症，早期诊断困难，病情发展迅速，一旦造成大量小肠坏死，死亡率可高达 70% ~ 90%。以下要点有助于早期诊断：与本病有关的诱因，如动脉硬化、心脏瓣膜病、心房纤颤、血黏度高、高凝状态、肝硬化、腹腔感染和长期卧床等；年龄较大，难以控制的腹痛及排便习惯改变；腹痛剧烈，其程度与体征不相符，解痉剂及吗啡类止痛药效果不佳；病情进行性加重，腹穿抽出血性液体；表现为剧烈脐周腹痛，但腹部体征可仅有压痛。该患者为年轻女性，属于免疫病好发者，腹痛表现为脐周剧烈腹痛，且症状重、体征轻，因此需要考虑是否存在肠系膜血管栓塞，但患者无自身免疫病相关症状，所查相关免疫指标无异常，因此需要观察症状、体征的演变及完善相关指标检测以助鉴别诊断。④ 炎症性肠病、肠结核。表现为反复发作的脐周周期性腹痛，需要考虑累及小肠的炎症性肠病或结核，尤其可能发生梗阻或内瘘并发症，但该患者病程中大便正常，无黏液脓血便，无发热等结核中毒症状，不支持上述诊断。⑤ 肠道肿瘤。尤其是小肠肿瘤，也可以脐周腹痛为主要表现，但该年轻患者并非肿瘤易发人群，而且小肠肿瘤发病率相对低，因此不是首要考虑的诊断，可进一步通过肠镜、小肠镜，甚至胶囊内镜等相关检查以明确。⑥ 泌尿系结石。可以出现腹痛、腰痛、肉眼血尿及尿常规红细胞（+），但该患者仅有腹痛，无其他相应症状，尿常规检查未发现红细胞，因此诊断依据不足。综上所述，患者目前诊断不明，最可能的诊断包括：急性胃肠炎、急性肠扭转、急性缺血性肠病等。需要全面系统的检查、分析，寻找新的诊断线索与依据，根据诊断原则，确立合适诊断。

【院内观察与分析】

入院后嘱患者进软饭、流质，予质子泵抑制剂抑酸，静脉补液 2 000 ml/d，以及营养支持（约 5 023 kJ/d）治疗，包括补充钠 4.5 g/d，钾 4 g/d。腹痛加剧时予山莨菪碱、盐酸屈他维林注射液解痉，但效果差。患者纳差，反复诉脐周剧烈腹痛，阵发性加剧，甚至痛不欲生，腹痛加剧时声嘶力竭叫喊，伴纳差、恶心、呕吐少量胃内容物，未出现腹泻。入院第 3 天夜间患者突然出现双眼上翻、四肢抽搐，随后神志不清，进入浅昏迷状态，呼之能醒，不能对答，检查双侧瞳孔等大等圆，对光反射灵敏，病理反射征（－），急查电解质：K^+ 3.91 mmol/L，Na^+ 111.3 mmol/L，Cl^- 74.5 mmol/L，Ca^{2+} 2.21 mmol/L。遂下病危，安定、苯巴比妥治疗后抽搐好转，同时予 2% ~ 3% NaCl 溶液缓慢静滴补钠治疗。10 小时后复查电解质：K^+ 2.99 mmol/L，Na^+ 112.4 mmol/L，Cl^- 76.1 mmol/L，Ca^{2+} 2.21 mmol/L。尽管积极补充钠、钾，低钠、低钾血症仍无改善。血气分析 pH 7.577，PO_2 97 mmHg，PCO_2 21 mmHg，呼吸性碱中毒，予精氨酸静滴及面罩呼吸以纠正呼吸性碱中毒，患者始终处于浅昏迷状态。

请神经内科、ICU、内分泌科会诊，考虑患者病史以剧烈腹痛为主要表现，伴恶心、呕吐少量胃内容物，尽管存在纳差，但每天有较充分的补液、补充电解质、营养支持治疗，因此呕吐、纳差等不能完全解释短时间电解质严重紊乱，推测可能在不明原发病基础上并发了抗利尿激素分泌不适当综合征（SIADH），进一步检查结果示：尿钠 105 ~ 135 mmol/L，24 小时尿钠 210 ~ 258 mmol，尿渗透压 429 ~ 491 Osm/kg H_2O，血钠 111.3 ~ 119.5 mmol/L，血浆渗透压 268 ~ 282 Osm/kg H_2O，确诊 SIADH。首先限制每日补液量在 1 000 ml 以内，以鼻饲营养为主，并积极补钠、补钾。72 小时后患者意识逐渐恢复，电解质基本正常，可自行进食，但仍反复剧烈腹痛。

再次分析患者为年轻女性，剧烈腹痛，且出现意识障碍，腹部体征仅表现为脐周压痛，需要与腹型癫痫相鉴别。于是在腹痛期间查脑电图示：正常范围脑电图（额部见少量 4 ~ 7 Hz θ 波）；头颅 MRI 未见明显异常。请脑科医院会诊，认为腹型癫痫不成立，考虑癔症可能，但癔症并不能解释 SIADH 的发生，因此腹型癫痫和癔症的诊断都不成立。

SIADH 常在肿瘤、结核、慢性感染等疾病基础上继发，因此为排除肠道恶性肿瘤、肠结核等，进一步行相关检查：肿瘤标志物 CEA、AFP、CA19-9、CA50、CA72-4、CA242、CA15-3、CA125 均正常；结核相关检查 PPD、TB 抗体、ADA、ESR、CRP 及胸片均正常；胸部 CT 未见明显异常；全腹部 CT 示胆囊炎，右侧附件区一囊性病灶，内有分隔，B-US 示右卵巢囊肿，经妇科会诊考虑为黄体。总结上述检查结果，未发现有利于诊断的线索，原发病的诊断再次陷入迷茫之中，对患者的处理仍限于解痉、维持电解质平衡、营养支持等对症处理。入院第 10 天，患者值经期，脐周腹痛较平常更为剧烈，伴恶心、呕吐，查体：全腹平软，无肌卫，脐周压痛明显，无反跳痛，镇痛、解痉等对症处理效果差，并且再次出现低钠、低钾血症。

再次总结患者病史特点：① 以剧烈腹痛为主，症状和体征不平行，既往有类似发作；② 并发 SIADH，功能性疾病不能解释；③ 患者在剧烈腹痛的基础上出现抽搐等神经症状以及声嘶力竭的叫喊等精神异常表现；④ 辅助检查多次查尿常规均提示：尿胆红素 +～+++，尿胆原+～+++，其他指标均基本正常。当顽固性腹痛、症状和体征不平行时，要考虑到以下几种罕见疾病：腹型癫痫、铅中毒、腹型紫癜、肠系膜血管炎或栓塞、卟啉病等，卟啉病患者腹痛时甚至会痛不欲生，有自杀倾向。该患者的腹痛剧烈，发作时声嘶力竭地叫喊、痛不欲生，而且多次体检均提示体征很轻，症状和体征不平行，因此该患者确有必要排除上述少见病，尤其是卟啉病。

再次反复追问病史，患者从未出现皮肤紫癜及关节痛，查血铅正常，既往无癫痫病史，脑电图正常，腹型癫痫、铅中毒、腹型紫癜都无诊断依据。院前分析也考虑到肠系膜血管栓塞等疾病的可能，但患者无动脉硬化或自身免疫病等基础病，而且病情未发生演变，仍表现为剧烈腹痛，未出现新的体征。所以重点需要明确有无卟啉病。于是回顾卟啉病相关文献，了解到患者尿液日晒后尿色会加深，恰逢患者自病危起，每天因统计尿量需要收集一定量的尿液，仔细观察患者所留尿液，新鲜时无异于正常尿液，随着时间的推移，颜色有加深趋势。时值隆冬下雪天气，无法将尿液暴露于阳光下，笔者所在医院并不能行其他卟啉病相关检查。再次检索文献得知，有简单易行的检查办法，即将卟啉病患者的尿液酸化煮沸，可以发现尿液会呈典型的樱桃红色。于是将生理盐水、正常人尿液、患者尿液滴入稀盐酸溶液数滴，pH 试纸检测呈酸性后煮沸，在数分钟后患者尿液经酸化煮沸后呈典型的樱桃红色（图 8-1）。结合患者既往曾经有类似发作病史，诊断为急性间歇性卟啉病，抗利尿激素不适当分泌综合征。

【诊断】

1. 急性间歇性卟啉病；2. 抗利尿激素不适当分泌综合征。

【治疗及转归】

治疗方面根据文献总结，予维生素 C 0.1 g 口服每日三次，高糖溶液静脉滴注，氯丙嗪肌注止痛治疗，3 天后患者腹痛及精神症状完全消失。随访 2 年余，患者曾再次发作 2 次，多以经期发作症状更加明显，均予积极对症处理后好转，在发作期间注意适当限水及补钠治疗，未再并发 SIADH。

病例讨论

本例患者表现为反复发作性剧烈腹痛，腹部检查除压痛明显外无其他体征，症状和体征不平行，通过详细的问诊、查体及辅助检查，排除常见病所致的腹痛后，要考虑到一些特殊疾病：如铅等重金属中毒、肠血管血栓或栓塞、肠系膜血管炎、腹型紫癜、腹型癫痫、尿毒症、糖尿病酮症酸中毒、卟啉病、暴发性心肌炎等等。本病例的诊断，从其临床表现、辅助检查方面排除了消化系统常见疾病及常见急腹症，既往史及血铅检查结果等不支持铅中毒的诊断，无过敏性紫癜、血管炎或其他自身免疫病所致肠道血管栓塞性疾病的依据，临床表现及辅助检查不支持腹型癫痫的诊断。肾功能、血糖均正常，而且功能性疾病如癔症不能解释 SIADH 所致的严重低钠血症，因此要考虑到卟啉病的可能，而且本病例卟啉病的诊断还是有蛛丝马迹可循，如患者尿色偏深，血胆红素正常，但反复尿常规检查均显示不同程度的尿胆原及胆红素阳性，原因是卟胆原（PBG）等代谢障碍，光照下 PBG 等转变为尿卟啉或粪卟啉，尿色逐渐加深，若能检测尿卟啉，更有助于诊断。血卟啉病临床表现多样，早期诊断困难，容易漏诊和误诊。文献报道一例误诊长达 30 年。本例患者半年前曾有类似发作，虽然经对症治疗好转，但并未获得明确诊断，此次发作症状加重，并出现 SIADH，通过详尽的病史采集和体格检查，仔细观察患者的病情变化，并且对尿液检查的异常倍加关注，查阅和复习文献，最终对卟啉病及并发症 SIADH 做出了确诊。

SIADH 是本病例的严重并发症之一。临床上由于某些疾病和危重病使下丘脑 - 垂体受损，导致抗利尿激素（antidiuretic hormone，ADH）分泌异常增多或肾脏对 ADH 超敏引起水、钠紊乱而出现一组相应的临床综合征，称为抗利尿激素分泌异常综合征或抗利尿激素分泌不当综合征（SIADH）。本例患者病情在入院后急转直下，迅速转入昏迷状态，所幸诊断及时、治疗得当，避免了不可逆的对中枢神经系统的损害。

急性腹痛的诊断和鉴别诊断：急性腹痛的鉴别诊断涉及多个系统，不仅见于外科，还涉及消化内科、心血管科、儿科、妇科、神经内科、内分泌科等多个专科，如急性阑尾炎、急性胃肠炎、消化性溃疡、泌尿系结石、胆囊炎、胆石症、宫外孕、肠套叠、系膜扭转等等是常见病因。需要详尽询问病史、体检，仔细分析各项辅助检查，在排除了常见病、多发病后方可考虑少见病、疑难病。根据曾运卿的分析，腹痛的常见易误诊疾病有：过敏性紫癜、血卟啉病、系统性红斑狼疮、铅中毒、流行性出血热、糖尿病酮症酸中毒。误诊原因有：临床思维局限，不重视病情演变；缺乏横向联系，缺乏全面的问诊和体检；临床症状不典型；实验室检查及诊断措施不全面等等。

因此对大部分急性腹痛患者，准确诊断的要点在于：① 通过详尽的病史采集及全面的体格检查即可确定诊断或基本确定诊断，从而给予及时而恰当的治疗，既可缓解病情，又可减轻患者经济负担。对于危重患者而言，经过详细的病史采集和体格检查，能较准确地评估病情，判断预后，并有利于抢救方案的制定。② 血、尿、便常规结合生化检查，包括肝肾功能、淀粉酶、胆碱酯酶、心肌酶、肿瘤指标、CRP、凝血功能等，对于一些急腹症，如急性胰腺炎、急性心肌梗死、原发性肝癌的病因诊断具有确诊价值，初步判断急性炎症、恶性肿瘤、血液系统疾病等所致急性腹痛。③ 合理选择实验室检查如 B 超、腹部平片、CT 等影像学检查及相应生化指标的检查，对于急性腹痛病因诊断具有重要价值。如 B 超检查作为无创、快速、经济的检查手段，患者易接受，可在床边进行，对很多急腹症如急性胆囊炎、输尿管结石、异位妊娠、肝癌结节破裂等有确诊价值。X 线、CT、内镜检查则在腹痛病因的诊断中具有独特的价值。腹部透视或立位腹部平片是明确有无胃肠穿孔、肠梗阻最传统检查方法；CT 在肝脏、胆管疾病，胰腺、腹腔肿瘤诊断方面有其独特优势，是急性胰腺炎诊断和鉴别诊断、病情严重程度评估的最重要检查手段；内镜检查如胃镜、结肠镜及小肠镜、腹腔镜检查等对于胃肠疾病所致腹痛的诊断具有不可替代的作用。

　　腹痛伴意识障碍，需要与腹型癫痫进行鉴别：腹痛的同时出现意识障碍，甚至昏迷，首先要考虑腹型癫痫。腹型癫痫综合征是以发作性腹痛为特点的一种癫痫，1944 年首先由 Moore 报道，故又称 Moore 综合征。其病因尚未明了，有学者认为可能因头部外伤、肿瘤及注射白喉抗毒素等原因所致，也有学者认为部分患者与缺氧、早产、严重感染性疾病有关，Moore 则认为这种发作性肠蠕动亢进与脑皮质异常放电有关，另外常有癫痫或头痛等病史。临床上表现为反复发作性腹痛，部位多在脐周及上腹部，少数可放射至下腹部及腹侧面，疼痛多较剧烈，如绞痛或刀割样，持续几分钟，也可持续几小时以上。发作时常伴有一定程度的意识障碍，如定向障碍、知觉障碍或精神模糊等，但无完全的意识丧失，常伴有食欲不振、恶心、呕吐、腹泻等胃肠道症状，还可有其他自主神经功能失调症状，如恶心、呕吐等。如果脑电图网状结构的上行激活系统阻断，也可出现意识障碍。腹痛型癫痫一般以腹痛为主诉，疼痛剧烈时易与急腹症相混淆。故对出现周期性腹痛的患者，做体格检查和有关辅助检查无异常时，应考虑到该病，做脑电图进行诊断。脑电图异常患者约占该病患者的 67% ~ 80%，可在腹痛发作时出现，也可在间歇期出现。抗癫药物如苯妥英钠、苯巴比妥、丙戊酸钠等有良好的效果。

专家视野

1. SIADH 的诊断、临床表现和治疗

　　1957 年 Schwartz 首先报道了这一综合征，10 年后 Bartter 和 Schwartz 对此综合征进行了综述，将其命名为 SIADH，并制定了诊断标准。SIADH 的诊断标准为：① 稀释性低钠血症（血清钠 < 130 mmol/L）、低血浆渗透压（< 280 mOsm/L）、低尿素氮血症、低肌酐血症、低尿酸血症和低蛋白血症；② 在低血浆渗透压情况下尿渗透压仍 > 100 mOsm/L，尿钠 > 30 mmol/L；③ 尽管有低钠血症，但尿钠仍 > 20 mmol/L；④ 临床上无低血容量和水肿。

　　SIADH 病因包括：① 恶性肿瘤，如肺癌、胸腺瘤等；② 中枢神经系统疾病，如颅脑外伤、脑肿瘤、脑炎等；③ 肺部疾病，如肺炎、肺结核、慢性阻塞性肺病等；④ 药物，如卡马西平、氯磺丙脲等；⑤ 其他，如胆囊切除术、外伤性颅内血肿清除术等，而

卟啉病并发 SIADH 报道甚少。

SIADH 无特异的临床症状和体征。有时低钠血症与中枢神经系统疾病、慢性呼吸衰竭等引起的胃肠道症状和神经精神症状很难区分开来，如临床上不引起足够重视，极易造成漏诊、误诊，延误治疗时间。Arieff 等证明人体内低钠血症（血钠在 95～109 mmol/L）如持续 3 天，即可导致不可逆的脑损害，故早期诊断治疗 SIADH 是治疗成功的关键。积极治疗引起 SIADH 的原发病，随着基础疾病治愈，SIADH 亦会自愈。针对严重水电解质紊乱，首先要严格限制水的入量，对轻症患者只需限水就可以奏效，对重度低钠血症或伴有神经精神症状者，需静滴 3% 高渗盐水，但应注意防止诱发心衰、肺水肿，必要时加用呋塞米效果会更好，切不可迅速纠正血钠及血浆渗透压至正常水平。Gross 认为血钠浓度的提升应每小时不超过 0.5 mmol/L，否则可导致脑损害，如 "脑桥中央髓鞘溶解综合征"（central pontine myelinolysis syndrome）。去甲金霉素、碳酸锂等药物可拮抗 ADH 对肾小管的作用而利尿，但副作用大，应慎用。如合并低钾、低钙、低镁及酸碱平衡紊乱须同时治疗。

2. 血卟啉病发病机制、临床表现及预防和治疗

血卟啉病是 1889 年 Stokvis 首次描述的一种少见的涉及神经或（和）皮肤的代谢性疾病。卟啉病是卟啉及其前体代谢障碍，并在体内蓄积的一种遗传代谢性疾病，主要为表现为皮肤损害、腹痛及神经症状，早期诊断困难，容易误诊或漏诊。由于体内 δ-氨基-γ-酮戊酸（ALA）合成酶活性增高及卟胆原（PBG）脱羧酶缺乏，PBG 不能正常代谢而在体内积聚。ALA 和 PBG 除对神经元有直接损害外，还可致神经细胞的线粒体及微粒体色素酶或过氧化物酶合成减少。血红素是肝色氨酸吡咯酶的辅助物，此酶是色氨酸分解代谢的限速酶，因色氨酸是 5-羟色胺的前体，因此当血红素缺乏时，色氨酸吡咯酶活性降低，色氨酸不能正常代谢，导致脑、胃肠等组织内 5-羟色胺增加，引起神经传递功能异常。此外 ALA 和 PBG 堆积过多，可使神经系统的保护性因子耗尽而致神经损害。

临床表现：腹痛发生机制除与神经损害因素有关外，还与 ALA 和 PBG 直接刺激胃肠道平滑肌引起痉挛有关。此种腹痛多为持续性或周期性剧痛，以脐周为主，可放射腰背部，无固定压痛点，但患者主诉与体征多不相称。卟啉病发作时，大量 ALA 和 PBG 由尿中排出，在阳光照射下 PBG 转变为尿卟啉或粪卟啉，尿色逐渐加深而呈咖啡色。尿卟啉定性试验有特异性，对诊断有较大意义。所以诊断本病的关键是提高对本病的认识和警惕性。

预防及治疗：急性间歇性卟啉病往往有明显的诱因，有报道在无卵或月经期前发作时应用 GnRH 类似物可预防急性间歇性卟啉病经前期发作，也有资料表明在月经周期的黄体期，间隔数周或数天应用亚铁血红素治疗也可预防该病周期性发作。同时应避免应用以下药物：巴比妥、磺胺类药物、达那唑、酒精、雌激素和孕激素、眠尔通、导眠能、非巴比妥酸盐镇静安眠药、美芬妥因、琥珀酰亚胺、卡马西平、丙戊酸、吡唑啉酮、灰黄霉素、

麦角碱等。急性发作期的处理包括静脉补充葡萄糖和亚铁血红素。建议静脉补充葡萄糖（至少 300 g/d），据文献，AIP 给予高渗糖可以抑制 ALA 合成酶活性。腹痛常需麻醉药物控制。用小剂量、短疗程的氯丙嗪和其他吩噻嗪类药物可有效治疗恶心、呕吐、焦虑和精神兴奋。

参考文献：

［1］宋凡，王喜宽，雷征霖，等. 卟啉代谢异常并发神经系统损害 5 例临床分析［J］. 临床神经病学杂志，2002，15（5）：300–301.

［2］DE BLOCK C E, LEEUW I H, GAAL L F. Premenstrual attacks of acute intermittent porphyria：hormonal and metabolic aspects–a case report［J］. Eur J Endocrinol, 1999, 141（1）：50–54.

［3］金益梅，何时军，张小鸥，等. 以腹痛为突出表现的危重病例临床分析［J］. 中国小儿急救医学，2008，15（4）：364–365.

［4］李春艳，张成有，李春丽. 卟啉病六例误诊分析［J］. 临床内科杂志，2003，20（5）：236–236.

［5］刘晓光. 急性腹痛的病因诊断分析［J］. 检验医学与临床，2006，3（6）：279–280.

［6］曾运卿，内科急腹症常见误诊对策分析［J］. 中国医药导报，2008，5（10）：152–153.

［7］胡亚美，江载芳. 诸福棠实用儿科学［M］. 7 版. 北京：人民卫生出版社，2002：1850–1863.

［8］张国凯. 腹型癫痫误诊为慢性阑尾炎［J］. 临床误诊误治，2007，20（10）：95–95.

［9］BARTTER F G, SCHWARTZ W B. The syndrome of inappropriate secretion of antidiuretic hormone［J］. Am J Med, 1967, 42（5）：790–806.

［10］SMITZ S. Hyponatremia and SIADH［J］. CAMJ, 2002, 167（5）：449–450.

［11］赵长华，王云娥，王波，等. 急性间歇型血卟啉病合并低钠、低氯、低钾和意识障碍一例［J］. 中华内分泌代谢杂志，2006，22（1）：90–91.

［12］刘玮，张红，廖二元，等. 急性间歇性卟啉病伴严重低钠血症一例［J］. 中华内分泌代谢杂志，2006，22（4）：397.

病例 9 胆囊－十二指肠－横结肠瘘

【一般情况】

患者，男，79 岁，已婚，汉族。

【主诉】

间断腹泻伴黑便 20 余天。

【现病史】

患者 20 余天前进食不洁食物后出现腹泻，5～6 次 /d，便为黄色稀水样便，混有黏液，无脓血，无里急后重，近期大便呈黑色水样便，无黏液、脓血，伴恶心、呕吐，呕吐物为黄色液体，每天呕吐 20 余次，无明显腹痛、腹胀，至当地医院就诊，予抗感染、补液等对症支持治疗后未见好转，患者为求进一步治疗收住入院。病程中患者偶有反酸、嗳气，无畏寒、发热，无心慌、胸闷，无咳嗽、咳痰，睡眠、食纳尚可，小便正常，体重未见明显减轻。

【既往史】

患者既往有"高血压"病史 20 年，血压最高达 180/80 mmHg，"糖尿病"病史 18 年，皮下注射胰岛素，自诉血压、血糖控制尚可。对"青霉素"过敏。

【个人史及家族史】

无特殊。

【入院查体】

T 37.0℃，P 75 次 / 分，R 18 次 / 分，BP 126/74 mmHg。神志清，营养中等，形体偏胖，皮肤黏膜无黄染及出血点，眼球震颤（－），心肺无异常，腹软、略膨隆，未及明显压痛，无反跳痛，胃内振水音（＋），肝脾未及，Murphy 征（－），麦氏点（－），肝区、肾区无叩击痛，移动性浊音（－），肠鸣音 2～3 次 / 分，未闻金属高调肠鸣音及气过水声，双下肢不肿，生理反射正常，病理反射未引出。

【入院分析】

老年男性，间断腹泻伴黑便，病程不足一月，主要从以下方面着手：

（1）肠道感染：患者可有不同程度腹泻，大便可有黏液，甚至脓血，常伴有发热、营养不良等症状，该患者起病前有进食不洁食物史，肠道感染不能排除，遂应行大便涂片及培养以助明确诊断。

（2）消化道肿瘤：尤其是肠道肿瘤可表现为大便性状改变、大便带血、腹痛、消瘦等，因此可行进一步内镜检查，必要时予病理活检明确诊断。

（3）缺血性肠病：多见于年龄大于 60 岁的老年人，主要危险因素包括高血压病、糖尿病、动脉粥样硬化、心功能不全、高血脂、低白蛋白血症等，该症可致腹痛、腹泻、便血，该患者高龄伴高血压、糖尿病至少两个危险因素，该诊断亦需考虑，结肠镜检查是其诊断的最佳手段。

（4）肠结核：多以腹痛、腹泻、便秘及腹部肿块为主要表现，可伴有乏力盗汗及消瘦等结核中毒的全身症状，常有肠梗阻及瘘管形成等并发症，查结肠镜见病变黏膜充血、水肿伴环形或鼠咬状溃疡，活检找到干酪样坏死性肉芽肿可确诊；其余常见腹泻原因还有胰源性腹泻、炎症性肠病等等，暂不支持。

【院内观察与分析】

入院完善检查。血常规：白细胞计数 13.80×10^9/L，中性粒细胞百分比 81.60%，中性粒细胞计数 11.26×10^9/L，血红蛋白 98 g/L。尿常规：尿糖（++++），尿蛋白（+），尿隐血（+++），尿酮体（+++），红细胞 460/μL。粪常规：稀便，粪隐血试验（+）。生化：血钙 1.98 mmol/L，血磷 0.60 mmol/L，血糖 14.77 mmol/L，尿素 9.13 mmol/L，总蛋白 53.8 g/L，白蛋白 26.0 g/L，AST 11.0 U/L，高密度脂蛋白胆固醇 0.70 mmol/L，低密度脂蛋白胆固醇 1.90 mmol/L，脂蛋白 a 373 mg/L，降钙素原 0.062 ng/ml。凝血五项：纤维蛋白原 4.57 g/L，D-二聚体 3.28 mg/L。甲状腺功能五项：游离三碘甲状腺原氨酸 1.82 pmol/L，甲状腺球蛋白 3.37 ng/mL。前列腺肿瘤 2 项：无异常。输血前八项：无异常。肿瘤标志物：CEA 5.8 ng/mL。心肌标志物：高敏肌钙蛋白 T 32 ng/L。一般细菌涂片（大便）：球杆比异常。真菌涂片（大便）：未见真菌孢子。厌氧菌培养及鉴定（粪便）：培养无艰难梭菌生长。感染性腹泻检测组套：艰难梭菌 A&B 毒素 0.01。胃镜检查：食管炎；贲门炎；慢性胃炎伴胆汁反流；十二指肠球部前壁见两枚溃疡灶，大小约 0.4 cm×0.5 cm 至 0.5 cm×0.6 cm，覆白苔，降部见大量潴留物。肠镜检查：肠镜退至横结肠近肝曲（距肛门约 70 cm 处），可见一瘘口样改变，周围黏膜明显充血、水肿，余未见明显异常（图 9-1）。为明确横结肠瘘的原因，查全腹部 CT，回报：胆囊显示欠清，胆囊窝周围见较多气体影，十二指肠降部与水平部交界处见结节状高密度影，大小约 4.2 cm×2.8 cm，其上端肠腔稍扩张（图 9-2）。结合以上检查考虑胆囊结石穿透胆囊壁致胆囊十二指肠瘘、横结肠瘘可能，遂转外科行剖腹探查术以明确诊断。术中探查右上腹粘连严重，分离粘连后十二指肠球部可见一直径约 2 cm 瘘口，右侧横结肠可见一直径约 0.5 cm 瘘口，胆囊窝及粘连区域未见明显胆囊，十二指肠近端扩张，十二指肠水平部可及一直径约 4 cm 结石。结合术前检查，考虑患者诊断为胆囊十二指肠瘘、胆囊结肠瘘、十二指肠梗阻。

【诊断】

1. 胆 - 十二指肠 - 横结肠瘘；2. 十二指肠结石梗阻；3. 十二指肠球部多发溃疡；4. 食管炎；5. 贲门炎；6. 慢性胃炎伴胆汁反流；7. 腔隙性脑梗死；8. 2 型糖尿病；9. 高血压。

【治疗及随访】

经十二指肠瘘口取石术，十二指肠瘘口修补术，结肠瘘口修补术。患者已去世。

病例讨论

该患者系老年男性，以腹泻伴黑便为主诉，入院首先考虑以下疾病：肠道感染、肠结核、缺血性肠病、消化道肿瘤等，内镜检查势在必行。而进一步内镜检查结果出乎意料：胃镜发现十二指肠球部前壁见两枚溃疡灶，降部见大量潴留物，肠镜见横结肠近肝曲（距肛门约 70 cm 处）有一瘘口样改变，结合腹部 CT 怀疑胆囊十二指肠瘘，最终手术明确诊断。胆囊十二指肠瘘是胆囊慢性疾病的并发症，是胆囊与十二指肠之间形成的病理性通道。主要病因是结石性胆囊炎长期反复发作，与十二指肠壁发生粘连、穿孔，在胆囊结石症患者中发病率为 0.3% ~ 5.0%。其他少见的病因为胆道和十二指肠肿瘤、溃疡病以及胆道医源性创伤。Prochotsky 等的报道认为胆囊十二指肠瘘为胆肠瘘最常见的类型。本病例不仅形成胆囊十二指肠瘘，而且横结肠出现瘘口。我们猜测：胆囊因性胆囊炎长期反复发作，加之结石对胆囊壁的直接压迫，与十二指肠水平部肠壁发生穿孔，而解剖上十二指肠水平部恰与横结肠毗邻，在胆囊十二指肠瘘的基础上同时发生横结肠瘘。

专家视野

胆囊十二指肠瘘无特异性的临床症状，有时症状颇似胆囊炎、胆管炎或胆石梗阻而表现为十二指肠梗阻，诊断比较困难，多在手术中被发现。在临床工作中，若有以下表现，则应考虑此病：① 有反复的胆结石或慢性胆囊炎等胆系病史或无症状性胆结石引起幽门梗阻伴呕胆汁的患者；② 餐后剧烈体位改变时出现腹痛，腹痛发作时体位改变可减轻或缓解症状；③ 胃镜发现十二指肠部有较深的溃疡，并伴有反复出血现象；④ B 超、CT 检查提示胆囊萎缩、胆汁暗区消失、胆管积气，排除既往行 Oddi 括约肌切开或胆肠吻合术；⑤ B 超检查胆囊结石自行消失或位置改变，尤其是直径 1.5 cm 以上胆囊结石经胆道排出者；⑥ ERCP 检查十二指肠降部有异常开口并有胆汁溢出，或胆囊与十二指肠有异常通道。

　　本病治疗上以手术治疗为主，治疗原则是切除胆囊、清除结石、切断瘘管、修补瘘口，手术过程中应根据探查情况再做相应补充处理。术后应加强基础护理，密切观察患者病情，严防术后感染。

参考文献：

PROCHOTSKY A, OKOLICANY R, DOLAK S, et al. Cholecystoduodenal fistule as a consequence of calculouse cholecystitis in a female elderly patient [J]. Rozhledy v chirurgii：mesicnik Ceskoslovenske chirurgicke spolecnosti, 2011, 90（6）：329－332.

病例 10　肝占位，弥漫性大 B 细胞淋巴瘤

【一般情况】
患者，男，77 岁，已婚，汉族。入院时间：2015 年 12 月 10 日。

【主诉】
右上腹隐痛伴发热 2 月余。

【现病史】
患者 2 月余前无明显诱因下出现右上腹隐痛，伴反复发热，最高达 39.0 ℃，曾于当地医院查腹部 CT 示：肝内多发低密度影，考虑转移可能，CEA、AFP 正常。后至我院消化科就诊及放射科门诊会诊，考虑肝脓肿可能性大，建议经皮穿刺＋引流。后患者回当地医院查 PET-CT：肝多发低密度，部分中心坏死，摄取率增高。考虑感染性病变可能性大，予以头孢地嗪＋莫西沙星抗感染治疗一周后，仍有间断发热，为求进一步诊治收住院。病程中，患者无咳嗽、咳痰，无恶心、呕吐，无腹泻，食纳差，二便如常，近期体重减轻约 5 kg。

【既往史】
2 个月前曾有"急性胰腺炎"。

【个人史及家族史】
无特殊。

【入院查体】
T 37.7℃，P 94 次 / 分，R 18 次 / 分，BP 117/79 mmHg。全身无黄染，浅表淋巴结无肿大，双肺呼吸音清，未闻及干、湿性啰音，心音清、律齐、各瓣膜听诊区无杂音，腹平坦，未见胃肠型、蠕动波，腹软，无压痛，未触及包块，肝、脾未触及，肝区叩痛（＋），肠鸣音正常。其余体格检查大致正常。

【入院分析】
患者系老年男性，主要表现为右上腹痛伴发热，查体肝区有叩痛，已行腹部 CT 及 PET-CT，均提示有肝脏多发占位，AFP 阴性，而暂无其他病症及阳性影像学发现，因此考虑从肝脏多发占位着手以求明确诊断。首先需纳入考虑的疾病为肝脓肿，可表现为寒战、高热、肝区疼痛、恶心、呕吐、乏力、纳差，对机体消耗大；其次，患者系老年男

性，肝多发占位系转移癌亦不能排除，该病病情发展一般较慢，AFP 一般阴性，常发生肝转移的肿瘤有胃癌、结肠癌、胆囊癌、胰腺癌等，因此，必要时可进一步完善胃肠镜检查。

【院内观察与分析】

入院完善检查。血常规、输血前八项：无明显异常。肿瘤标志物：NSE 46.6 ng/ml，降钙素 0.582 ng/ml。血生化：总蛋白 56.5 g/L，白蛋白 25.6 g/L，谷丙转氨酶 55.1 U/L，谷草转氨酶 69.8 U/L，乳酸脱氢酶 735 U/L，γ-谷氨酰转肽酶 443.0 U/L，碱性磷酸酶 449.1 U/L，胆红素 10.1 μmol/L。予哌拉西林钠他唑巴坦钠、奥硝唑、莫西沙星抗感染，胸腺五肽增强患者免疫力，白蛋白、氨基酸等对症支持治疗后，患者仍时有发热、右上腹隐痛不适。再次复查上腹部 CT（平扫＋增强，图 10-1）（2015 年 12 月 14 日）：肝内多发低密度区，考虑肝脓肿可能，较前（2015 年 10 月 7 日）新发；胰腺炎，胰周少量渗出，较前相仿；腹腔多发钙化淋巴结，较前相仿；两侧胸腔积液伴两下肺膨胀不全，较前新发。患者 2 个月内反复予广谱抗生素加强抗感染并加强对症支持治疗等效果欠佳，因此考虑予 CT 引导下穿刺以明确诊断。再次请肝脏外科会诊，建议肝占位考虑转移性肿瘤可能性大，不排除原发性肿瘤可能，建议 MRI 上腹部平扫＋增强及胃镜检查，同意予肝穿刺＋引流治疗。完善胃镜：慢性胃炎伴胆汁反流。遂进一步行 CT 引导下肝穿刺，先对肝脏膈顶部占位行穿刺，CT 证实针尖位于病灶后抽吸，未抽出脓性物质，同样对肝脏右下极病灶行穿刺，也未抽出脓性物质，用少量生理盐水冲洗后亦未见脓性液体流出，抽出少量血性组织置入培养瓶，遂改为活检，18G 切割针切割数条组织。术后加大扶康（氟康唑胶囊）抗真菌治疗，病理回归示肿瘤细胞 CD20（++），Pax-5（++），Ki-67（约 90%+），CD10（+），Bcl-6（+），MUM1（散+），Bcl-2（－），CD38（散+），C-myc（－），CD56（－），CD3（背景细胞+），CD5（背景细胞+）。结合 HE 切片，本例应为 B 细胞性恶性淋巴瘤，免疫表型符合弥漫性大 B 细胞淋巴瘤，生发中心来源。

【诊断】

弥漫性大 B 细胞淋巴瘤。

【治疗及随访】

转血液科治疗。患者化疗 4 个疗程后淋巴瘤进展，3 个月后死亡。

病例讨论

原发性肝脏弥漫大 B 细胞淋巴瘤（primary hepatic diffuse large B cell lymphoma，PHDLBCL）是一种病灶仅局限于肝脏，而无外周淋巴结病变的非霍奇金淋巴瘤，临床非常罕见。其临床症状、体征和辅助检查均无特异性，主要表现为上腹部不适、腹胀、腹痛、发热、黄疸、消瘦，以及肝、脾肿大及肝区包块，部分病例可累及肝周围淋巴结，甚至侵犯骨髓组织，但无外周淋巴结病变。患者肝功能多正常或轻度异常，主要是LDH和谷氨酰转肽酶、碱性磷酸酶升高，AFP和CEA多正常。因此，在疾病初步诊断时极易被误诊为肝脏炎性病变、原发性肝癌、肝转移瘤。

本病例患者右上腹痛、反复发热，病程中有体重渐轻，查体肝区叩痛阳性，影像学表现倾向于感染性病变可能性大，因此早期易误诊为肝脓肿，但该患者经长时间的全身抗感染及支持治疗效果欠佳，诊断及治疗方向值得深思。其一，若患者诊断仍考虑肝脓肿可能性大，则目前治疗方案仅药物保守治疗已然不足以缓解病情。为避免病情迁延导致进一步肝肾功损害、肺部感染等风险和并发症的发生，可予穿刺引流治疗。其二，我们需谨慎考虑该患者肝脏占位为非感染性病变。若为实质性占位，在临床表现与影像学表现无特异的情况下，病理是诊断的金标准，可予行穿刺活检甚至手术以明确诊断。在此情况下，CT引导下肝穿刺操作简单、创伤小、安全性高，是该患者下一步诊断与治疗的最佳选择。最终CT引导下肝穿刺未见病灶内有脓性物质，而活检明确诊断为弥漫性大B细胞淋巴瘤。

PHDLBCL的临床表现、实验室检查及影像学表现无特异性，多数病例进展较快、预后较差。尽早选择肝穿刺活检结合免疫组化染色，可早期确诊，根据患者情况及时选择合适的治疗方法，有望改善预后。

专家视野

结外型淋巴瘤是指发生于淋巴结外淋巴组织或器官的恶性淋巴瘤，约占全部恶性淋巴瘤的30%，最常累及的部位为胃肠道、皮肤、鼻咽等。原发性肝脏淋巴瘤是一种较为罕见的结外型淋巴瘤，病因尚不明确，可发生于任何年龄，以中年男性患者多见，平均发病年龄为55岁。该症临床表现及影像学表现无特异性，因此容易与肝炎、肝脓肿、肝脏原发和继发性肿瘤混淆，临床诊断相对困难。病理是诊断的金标准，手术活检后组织做病理检查最佳，但手术创伤大、耗时长，且部分患者因瘤体巨大或呈弥漫性分布而不宜手术。对于此类患者，若影像学检查疑似肝脏淋巴瘤，可采用超声或CT引导下穿刺活组织检查明确诊断。

参考文献：

徐理华，刘瑞明，黄群爱，等.原发性肝淋巴瘤诊断与治疗［J］.中华肝脏外科手术学电子杂志，2016，5（3）：173-176.

病例 11　突发胸背部疼痛 2 天（主动脉夹层）

【一般情况】

患者，男，30 岁，已婚，汉族，2017 年 1 月 8 日入院。

【主诉】

突发胸背部疼痛伴便血 2 天。

【现病史】

患者 2 天前无明显诱因下出现胸背部疼痛症状，为撕裂样疼痛，疼痛剧烈，自觉手脚无力，被动活动受限，于当地医院急诊科就诊，入院时出现腹痛、便血，粪便为暗红色稀便，查腹部 B 超未见明显异常，查胃镜提示：十二指肠活动性出血。后转入我院急诊就诊，查胸 + 腹部 CTA 提示（图 11-1）：主动脉夹层（Stanford A 型），腹腔干及肠系膜上动脉、肠系膜下动脉均起自假腔，起始部管腔内充盈缺损，考虑血栓。为求进一步治疗收住我院心脏大血管外科。病程中少尿。

【既往史】

无特殊。

【个人史及家族史】

无特殊。

【入院查体】

BP：右上肢 156/85 mmHg，左上肢 146/67 mmHg，右下肢 71/43 mmHg，左下肢 161/62 mmHg。心率 104 次 / 分，神志清，精神萎，被动卧位，双肺呼吸音清，未闻及干、湿性啰音，心律齐，各瓣膜听诊区无杂音，腹平坦，上中腹部轻压痛，未见胃肠蠕动波，肝、脾肋下未扪及，未触及包块，双肾区无叩痛，移动性浊音（－），肠鸣音无异常。

【院内观察与治疗】

入院予控制血压、心室率，抑酸护胃，保肝等治疗，完善相关检查。血常规：白细胞 25.63×10⁹/L↑，中性粒细胞计数 17.04×10⁹/L↑，红细胞 3.87×10¹²/L↓，血红蛋白 83.0 g/L↓，血小板 68×10⁹/L↓。凝血五项：凝血酶原时间 25.8 s↑，PT 国际化标准化比值 2.35，部分凝血活酶活化时间 57.7 s↑，纤维蛋白原 1.61 g/L↓，凝血酶时间 21.3 s↑，

D-二聚体 >40 mg/L↑。心肌标志物：高敏肌钙蛋白 T 70.44 ng/L↑，肌酸激酶同工酶 13.9 U/L↑，肌红蛋白 70 μg/L↑。降钙素原 12.53 ng/ml↑，脑钠肽 >9 000 ng/Y↑，生化：谷丙转氨酶 3 422.0 U/L↑，谷草转氨酶 4 925.4 U/L↑，碱性磷酸酶 156.1 U/L↑，γ-谷氨酰转肽酶 75.0 U/L↑，乳酸脱氢酶 5 960 U/L↑，α-羟丁酸脱氢酶 1 987 U/L↑，总胆红素 98.9 μmol/L↑，直接胆红素 53.2 μmol/L↑，间接胆红素 45.7 μmol/L↑，高密度脂蛋白胆固醇 0.44 mmol/L↓，低密度脂蛋白胆固醇 0.9 mmol/L↓，总蛋白 46.2 g/L↓，白蛋白 29.3 g/L↓，球蛋白 16.9 g/L↓，尿素 11.7 mmol/L↑，肌酐 202.7 μmol/L↑，尿酸 477.0 μmol/L↑。入院次日突发意识丧失，深大呼吸，血压进行性下降，急查动脉血气示：pH 7.07，BE⁻ 23.1 mmol/L，PCO_2 18 mmHg，PO_2 79 mmHg。立即联系麻醉科行气管插管，动脉置管监测血压变化，机械通气，予以碳酸氢钠静脉滴注，多巴胺持续静脉泵入，加用维生素 K 及血浆改善凝血功能障碍，患者病程中无尿，予床边 CRRT 治疗。病程中患者伴发热，T_max 39.0 ℃，间断呕吐暗红色血性液体，解红褐色血便。痰培养提示 MRSA，加万古霉素抗感染治疗。2017 年 1 月 15 日复查，血常规：白细胞计数 16.38×10⁹/L↑，淋巴细胞计数 4.77×10⁹/L↑，单核细胞计数 0.25×10⁹/L，中性粒细胞计数 10.66×10⁹/L↑，血红蛋白 98.0 g/L↓，血小板 65×10⁹/L↓。生化：钾 3.36 mmol/L↓，钠 131.6 mmol/L↓，氯 94.3 mmol/L↓，钙 2.0 mmol/L↓，ALT 179.7 U/L↑，AST 122.3 U/L↑，尿素氮 29.97 mmol/L↑，肌酐 453.5 μmol/L↑，总胆红素 235.5 μmol/L↑，结合胆红素 147.9 μmol/L↑，ALP 120 U/L，GGT 60 U/L。2017 年 1 月 16 日自动出院。

【诊断】

主动脉夹层（Stanford A 型）。

病例讨论

该患者以胸痛、便血为主诉就诊，曾于外院行胃镜检查发现十二指肠活动性出血，遂转入我院。转入我院后，消化科会诊考虑该患者有消化道出血无法解释的胸痛，疼痛剧烈，且出现活动受限，不能排除系主动脉夹层所致，遂建议迅速完成胸+腹部 CTA 以助诊断。明确诊断后，我们回顾该病的起因、发展，患者出现血便考虑为：① 腹主动脉夹层波及肠系膜上动脉时，在动脉内形成假腔，假腔由于血液充盈扩大，使内膜片突入真腔，造成真腔缩小或闭塞，影响小肠的血液供应；② 夹层血肿压迫邻近相关器官的供应血管，引起机械性闭塞，致缺血性改变；③ 血压骤然升高，脏器滋养血管压力随之升高，破裂出血。急性主动脉夹层起病突然，临床表现复杂多变，早期诊断和治疗是降低该病死亡率的关键。

专家视野

主动脉夹层（aortic dissection，AD）即主动脉动脉壁夹层形成，指各种原因造成主动脉壁内膜破裂，血流进入主动脉壁内，导致血管壁分层，剥离的内膜片分隔形成"双腔主动脉"。由于受累的部位及范围不同，可引发不同的分支动脉闭塞，临床表现复杂且缺乏特征，可伴单一或多个脏器缺血表现。例如：脑血管缺血致偏瘫、言语障碍；肾动脉缺血致少尿、血尿、肾衰竭；肠系膜动脉缺血致腹部疼痛、便血或消化道大出血；肢体血管缺血致双腿苍白、无力、花斑等。此外，夹层穿透气管和食管时可出现咯血和呕血；夹层压迫上腔静脉可出现上腔静脉综合征；夹层压迫气管可表现为呼吸困难；夹层压迫肺动脉可出现肺栓塞体征。有时主动脉夹层"撕裂""刀割"样痛、移走性痛等临床表现不典型，而其他不典型症状可以有多重表现，给临床医师诊断带来极大难度，易被误诊，且预后不良。专科专治后，临床医生对常见症状的诊断习惯性局限于本科常见病，查体覆盖面不广。该病例提醒临床医生对急性期出现的无法解释的多系统表现，尤其伴有血压增高者应考虑发生主动脉夹层的可能。

参考文献：

杨茹，朱红涛. 腹主动脉夹层动脉瘤表现为消化道出血一例［J］. 中外医疗，2009（23）：197.

病例 12　消化道出血，梅克尔憩室

【一般情况】

患者，男，17 岁，未婚，汉族。2016 年 7 月 19 日首次入院。

【主诉】

腹痛、便血伴头晕乏力半月余。

【现病史】

2016 年 7 月初无明显诱因出现中腹部绞痛，间断性发作，与饮食无关，于当地医院查胃镜示慢性浅表性胃炎，经对症治疗后好转。2016 年 7 月 7 日再次出现中腹部绞痛，后解血便 1 次，糊状量约 100 ml，伴明显头晕乏力，住院查血常规示：红细胞计数 2.89×10^9/L，血红蛋白 60 g/L。全腹部增强 CT 示：① 脾大，腹腔少量积液；② 直肠壁增厚。住院期间反复黑便，每日 1 次。2016 年 7 月 15 日无明显诱因突发头晕、乏力后晕倒，无意识障碍，无呕血，无明显腹痛腹胀，无便血、黑便，当地治疗无好转遂转入我院。

【既往史】

患者 10 年前诊断为"缺铁性贫血"，予"铁剂"口服治疗，复查血常规正常后停止用药，近几年未再监测血常规。

【个人史及家族史】

无特殊。

【入院查体】

BP 112/45 mmHg，HR 76 次 / 分，神志清，贫血貌，心肺未及明显异常，腹平坦，全腹无压痛及反跳痛，未见胃肠蠕动波，肝、脾肋下未扪及，未触及包块，双肾区无叩痛，移动性浊音（－），肠鸣音无异常。

【入院分析】

患者系青少年男性，主因消化道出血入院。青少年上消化道出血的常见原因有食管炎、贲门黏膜撕裂综合征、消化性溃疡、胃炎（尤其是幽门螺杆菌感染性胃炎）、曲张静脉出血等，下消化道出血的主要原因为细菌性肠炎、炎症性肠病、结肠息肉等。

【院内观察与分析】

入院予兰索拉唑抑酸护胃，卡络磺钠＋矛头蝮蛇血凝酶止血，生长抑素减少内脏血流，输红细胞悬液及营养支持等治疗，完善相关检查：血生化、输血前八项、肿瘤标志物未见异常。血常规：白细胞计数 $4.56 \times 10^{12}/L$，中性粒细胞百分比 72.2%，红细胞计数 $2.64 \times 10^9/L$，血红蛋白 65 g/L，血小板计数 $202 \times 10^9/L$。粪便常规：隐血（＋）。凝血五项：D- 二聚体 1.55 mg/L，FIB1.66 g/L。胃镜（2016 年 7 月 20 日）：慢性胃炎。肠镜（2016 年 7 月 20 日）：结直肠黏膜大致正常。该患者入院查胃肠镜未见明显异常，考虑有小肠出血可能，遂进一步完善小肠 CT 检查。小肠 CT 平扫＋增强（2016 年 7 月 22 日）：右中腹部肠系膜根部多发肿大淋巴结，较大者直径约 1.6 cm。脾脏增大。患者有行胶囊内镜指征，但 7 月 23 日早晨于肠道准备期间解暗红色血便约 150 ml，7 月 24 日中午解暗红色血便约 200 ml，伴头晕乏力，无腹痛腹胀，无恶心、呕吐，予 8% 去甲肾上腺素溶液分次灌肠止血，辅以抑酸护胃、止血、营养支持等治疗，患者未再有活动性出血。因患者有活动性出血，遂先予行双气囊小肠镜检查（2016 年 7 月 26 日）：自横结肠以下肠腔内见较多血迹，乙状结肠及直肠血迹明显，反复冲洗观察，距肛门 10 ～ 12 cm 散在弥漫性点状出血点，冲洗时可见少量新鲜血液渗出。此次肠道准备期间再解血便约 20 ml。结合小肠镜考虑患者系直肠出血可能大，遂继续予 8% 去甲肾上腺素溶液分次灌肠止血治疗，病情好转，大便转黄。2016 年 8 月 2 日行胶囊内镜检查示：① 小肠血管发育不良；② 小肠炎；③ 结肠血管发育不良可能。患者此次肠道准备顺利，无不适主诉，予出院。出院后予泮托拉唑（每日一次，一次 1 粒）＋卡络磺钠（每日三次，一次 3 粒）＋枯草杆菌二联活菌（每日三次，一次 2 粒）治疗。

【第一次诊断】

直肠出血，小肠血管发育不良可能。

【随访与治疗】

2016 年 9 月 5 日患者再次因便血入住我院，进一步完善抗核抗体、抗 ENA 抗体、抗中性粒细胞胞浆抗体、免疫五项、血沉，未见明显异常。血常规：白细胞计数 $3.27 \times 10^9/L$，红细胞计数 $3.01 \times 10^{12}/L$。肠镜（2016 年 9 月 9 日）：回肠末端、回盲部、升结肠、横结肠、降结肠、乙状结肠及直肠见散在多量咖啡色样液体及新鲜血迹附着，反复予清水冲洗，黏膜未见明显病变。洗肠过程中有解暗红色血便。肠镜后予试验性驱虫治疗：甲苯咪唑每日两片，连予 3 日，效果不明显，继续给予抑酸、止血、输血、营养支持等对症治疗，患者好转出院。2016 年 9 月 23 日再次因便血入院，症状好转后行单气囊小肠镜（2016 年 10 月 12 日）：经口顺利插镜至回肠上段（距幽门约 250 cm），退镜观察，所见空、回肠、十二指肠黏膜散在点片状充血，空肠中段局部黏膜稍粗糙，见白色颗粒样增生。总结患者既往辅助检查，经科室讨论后决定行核素异位胃黏膜显像 ECT，排查是否有由胃黏膜异位症引发的出血。胃黏膜异位症为先天畸形性疾病，常见于部分梅克尔（Meckel）憩室和肠重复畸形。核素异位胃黏膜显像 ECT 示：胃和大血管显像，5 分钟起大约回盲部有一类圆形放射性分布浓聚区，随着时间延长，该部位相对固定，图像清晰。诊断考虑：胃黏膜显像示异位胃黏膜症（梅克尔憩室可能性大）。遂再次行双气囊小肠镜（2016 年 10 月 12 日）：经肛顺利插入距回盲瓣回肠侧 150 cm 处，退镜观察，回肠黏膜散在点片状充血，黏膜下血管显露、迂曲（图 12-1），距回盲瓣 50 cm 处见一憩室，镜身无法到达憩室盲端，所见憩室内黏膜尚光滑、整齐（图 12-2）。于憩室旁以一枚钛夹标记。回盲瓣口未见异常。回盲部及直肠见散在点片状充血及小糜烂。排除手术禁忌后于 2016 年 11 月 4 日行手术治疗，距十二指肠悬韧带约 160 cm 处肠管形成闭袢性肠梗阻，肠管颜色发黑、坏死，长约 10 cm，决定行肠切除。术后病理检查，部分肠管 + 憩室切除标本：（小肠憩室）胃体黏膜示慢性炎，符合梅克尔憩室之改变。

【最终诊断】

梅克尔憩室。

病例讨论

　　患者系青少年男性，主要症状为腹痛、便血，入院拟诊为消化道出血，原因待查。消化道出血通常以十二指肠悬韧带为界，分为上消化道出血和下消化道出血。一般来讲，下消化道出血主要为便血，其颜色取决于出血的部位和出血量。如果出血部位靠近十二指肠悬韧带，血液在肠道内停留的时间足够长，下消化道出血也可以表现为柏油样便。但亦不能排除上消化道出血量大且速度快所致便血。常规需首先完善胃肠镜检查。然而该患者首次入院查胃肠镜未见明显异常，此时检查重点就应扩展至小肠，检查方法的选择取决于出血的严重程度、患者的年龄以及已进行的检查，遂拟进一步相继予完善小肠 CT、胶囊内镜检查，必要时予小肠镜检查。患者小肠 CT 未见明显异常，遂拟行胶囊内镜检查。肠道准备期间，患者再次出现活动性便血，此时行经肛小肠镜检查发现大肠自横结肠以下肠腔内见较多血迹，乙状结肠及直肠血迹明显，反复冲洗观察，距肛门 10～12 cm 散在弥漫性点状出血点，冲洗时可见少量新鲜血液渗出。该患者表现为便血，在其有活动性出血表现时行内镜检查所见直肠黏膜有新鲜渗血表现，经对症治疗后患者未见再出血表现。因此，此时极易考虑便血系直肠出血可能性大。为进一步排除小肠出血可能，完善胶囊内镜检查结果仅发现小肠血管发育不良、结肠血管发育不良可能，遂予该患者出院。但该患者出院后仍有反复便血，此时我们认为胃肠道血管扩张性病变虽然是不明原因消化道出血（OGIB）的主要原因，但不足以解释患者反复发作的急性的大量的失血，伴腹痛。不明原因的消化道出血中，对于小于 25 岁的患者，Meckel 憩室是最常见的小肠出血原因，在已行小肠内镜相关检查暂未支持条件下，核素异位胃黏膜显像 ECT 仍是辅助诊断的可选措施。该患者胃黏膜显像示异位胃黏膜症（梅克尔憩室可能性大），为再次复查小肠镜提供了依据及方向，小肠镜下病变位置的定位为外科手术探查提供了有力保障。最终该患者外科手术后明确诊断，未再复发。Meckel 憩室术前确诊率低，其导致的下消化道出血应与结肠恶性肿瘤、息肉、炎性病变及血管畸形等疾病相鉴别。临床医生应不断拓宽诊断思维，重视多种影像学检查结果的综合判断，详细询问病史，当下消化道出血患者的病因诊断不明确时，应充分考虑 Meckel 憩室存在的可能，从而提高 Meckel 憩室诊断的准确率。

专家视野

Meckel 憩室是卵黄囊的残留物，一般处于距回盲部 100 cm 范围以内，憩室中异位的胃组织分泌酸性液体，可能为导致溃疡并引起急性消化道出血的原因，男女发病率比例为 2∶1，是年龄小于 25 岁患者小肠出血最常见原因。成人 Meckel 憩室所致下消化道出血的临床特征与憩室所在部位、出血速度及出血量密切相关，即：憩室位置高、出血速度慢、出血量小者多表现为黑便，憩室位置低、出血速度快、出血量大者则表现为鲜血便，而介于二者之间则通常表现为暗红色血便，但有些患者亦可呈现出黑便、暗红色血便及鲜血便三者交替的表现。憩室出血和憩室炎症是两个病理状态，所以憩室出血常常表现为无痛性出血，憩室出血量大时常伴血流动力学改变。Meckel 憩室炎或溃疡并发感染时，可以出现发热、腹痛、便血等表现。由于病变好发于回肠远端，通常可伴有右下腹压痛，甚至反跳痛和腹肌紧张。在便血的同时，伴有类似于急性阑尾炎的症状者，要高度警惕 Meckel 憩室炎或溃疡。目前，积极的外科干预仍然是成人 Meckel 憩室致下消化道出血最有效的治疗手段。

参考文献：

曲凤智，曹成亮，王刚，等. 成人 Meckel 憩室致下消化道出血 37 例诊治分析［J］. 中国实用外科杂志，2017，37（10）：1176–1178.

病例 13　消化道出血，小肠淋巴管瘤

【一般情况】

患者，女，82 岁，已婚，汉族。入院时间 2015 年 7 月 18 日。

【主诉】

黑便 1 月余。

【现病史】

患者 1 月余前无明显诱因下出现黑便，2～3 天排便 1 次，粪便成形，伴头晕、心慌、全身乏力，就诊于外院反复查血常规提示贫血，血红蛋白最低至 50 g/L，均予输注 2U 悬浮红细胞纠正贫血，现为进一步诊治收住入院。追溯患者病史，患者既往脑梗死病史 20 年，长期口服拜阿司匹林。

【既往史】

高血压、脑梗死病史，有干燥综合征病史。

【个人史及家族史】

无特殊。

【入院查体】

BP 130/80 mmHg，HR 78 次/分，神志清，贫血貌，睑结膜苍白，心肺未及明显异常，腹平坦，全腹无压痛及反跳痛，未见胃肠蠕动波，肝、脾肋下未扪及，未触及包块，双肾区无叩痛，移动性浊音（－），肠鸣音无异常。

【入院分析】

患者系老年女性，黑便 1 月余，既往脑梗死病史，长期口服拜阿司匹林，首先考虑常见原因，如下：

（1）NSAIDs 相关胃肠病：该患者长期服用 NSAIDs，而 NSAIDs 对整个消化道（食管、胃、十二指肠、小肠及结肠）黏膜均有损伤作用，内镜下可表现为单发或多发黏膜糜烂、溃疡，甚至狭窄、穿孔、梗阻等。

（2）消化道肿瘤：常有纳差、厌食、上腹部饱胀不适、体重减轻等非特异性症状。该患者高龄，是肿瘤高危人群，诊断主要依赖内镜检查加活检。

（3）消化性溃疡：是消化道出血常见病因之一，长期口服 NSAIDs 亦是消化性溃疡的高危因素，典型病例表现为周期性和节律性上腹部疼痛，也可有反酸、嗳气、胃灼热、上腹饱胀不适等消化不良症状，但老年患者症状可不典型，或可表现为沉默性溃疡，可查胃镜排除无症状型消化性溃疡合并出血。

【院内观察与分析】

入院予兰索拉唑抑酸护胃、卡络磺钠止血、营养支持等对症治疗，完善相关检查：生化、凝血五项、肿标六项未见明显异常。血常规：白细胞计数 2.05×10^9/L，红细胞计数 2.01×10^{12}/L，中性粒细胞百分比 34.6%，中性粒细胞计数 0.71×10^9/L，嗜酸性粒细胞计数 $0.00\ 10^9$/L，淋巴细胞百分比 56.6%，血小板计数 116×10^9/L，血红蛋白 64 g/L。尿常规：尿白细胞 +-。电解质：钠 134.6 mmol/L。凝血功能：D-二聚体 1.39 mg/L。降钙素原 0.203 ng/ml。胸部平扫 CT：两肺间质性改变；左肺下叶少许支气管扩张；两肺多发钙化灶，双侧胸膜肥厚伴钙化；两肺数枚小肺大泡；肺动脉主干稍增粗，结合临床；胆囊结石。全腹部增强 CT：肝脏小囊肿；胆囊结石，胆囊炎；左肾小囊肿；右下腹部分肠管疝入腹壁皮下；盆腔内结节样高密度影，考虑钙化灶；腰椎骶化，S2 椎体前缘病灶，考虑血管瘤可能；两下胸腔少许积液。胃镜（8 月 6 日）：慢性胃炎；十二指肠球部前壁见一线性溃疡（A2 期），覆白苔，直径约 1.2 cm，周边黏膜充血、水肿。结肠镜（8 月 6 日）：全结肠可见咖啡色粪渣，肠镜插镜至回肠距回盲部约 20 cm 处，所见肠道无异常，距肛门 10 cm 见一大小约 2.0 cm × 1.0 cm 宽蒂扁平隆起，表面充血糜烂。病理：黏膜慢性炎，伴腺上皮高级别上皮内瘤变（高度怀疑癌变）。胶囊内镜（8 月 10 日）：十二指肠近空肠处见新鲜血迹。经口推进式小肠镜（8 月 10 日，图 13-1）：十二指肠近空肠处及空肠上段黏膜分别见一隆起性病变，表面白色颗粒样改变，其中十二指肠近空肠处表面伴片状充血糜烂，见新鲜血迹流出，予以 5 枚钛夹夹闭出血部位，局部反复冲洗观察，未见活动性出血。诊断：小肠多发隆起伴出血（小肠淋巴管瘤？）。超声肠镜（8 月 20 日）：肠镜插镜至距肛门 10 cm 处见直肠隆起性病变，隆起处呈稍低回声改变，内部回声欠均匀，一、二、三层增厚，层次结构不清，固有肌层尚完整；予以靛胭脂肾上腺素盐水于病变周围分两点注射后，病灶抬举尚可。多学科讨论意见：患者出血病灶位于十二指肠水平部近空肠处，内科处理有部分效果，考虑该部位外科处理较困难，以及患者高龄、体质较弱及目前出血不较前明显，建议内科处理，对于患者直肠癌变问题，建议内科在做好基础支持情况下内镜下处理。超声肠镜检查提示病灶抬举尚可，考虑有内镜下治疗指征，遂排除禁忌后于 2017 年 8 月 25 日行肠 ESD 术，术中：肠镜插至距肛门 20 cm 处，退镜观察，距肛门 10 cm 见隆起性病变，表面分叶、充血，插管麻醉下进行手术，内镜前端置放透明帽，病灶基底部注射生理盐水 + 靛胭脂 + 肾上腺素，部分抬举征良好，KD-620LR 刀切开病灶边缘，KD-611L 刀分离，完整切除病灶，创面 KD-610L 电凝及 APC 止血处理，后予 6 枚钛夹部分缝合创面，确认没有活动性出血后退镜，手术顺利，历时 40 min，出血少，切除标本大小约 1.5 cm × 1.0 cm。术后病理：免疫组化结果：（距肛门 10 cm 处）肿瘤细胞 CK20（+），CK7（−），CDX-2（+），Villin（++），Ki-67（>75%+），CD31（−），CD34（−），D2-40（−），SMA（−）。距肛门 10 cm 处腺上皮重度不典型增生，癌变，癌组织浸润至黏膜下层，浸润深度约 0.1 mm，基底及侧切缘未见病变累及。

【诊断】

1. 消化道出血：小肠淋巴管瘤；2. 直肠癌；3. 重度贫血；4. 高血压；5. 脑梗死；6. 干燥综合征。

【随访与治疗】

术后第一天患者即出现发热，T_{max} 39.6 ℃，伴有胸闷、呼吸困难、咳嗽、咳痰，白细胞总数进行性下降。考虑可能继发于粒细胞缺乏及感染的骨髓抑制，予丙种球蛋白提高免疫力，重组人粒细胞刺激因子（瑞白）升白细胞，少白细胞红细胞悬液纠正贫血，抑酸、止血，美罗培南（美平）抗感染，雾化化痰及营养支持治疗，但治疗效果不佳。2015 年 8 月 27 日查胸部 CT：两肺炎症，转至 EICU 进一步治疗，予"亚胺培南西司他丁、莫西沙星（拜复乐）"抗感染、"伏立康唑（粉针）"抗真菌，无创辅助通气。2015 年 8 月 31 日行骨髓穿刺，BM 见噬血细胞，请血液科会诊，结合患者血清铁蛋白升高、有短暂发热、肺部严重感染，有"噬血可能"，予地塞米松 5 mg 静脉推注每日一次。2015 年 9 月 1 日患者胸部 CT 提示肺部感染较前加重，且 GM 试验提示曲霉菌生长，将抗生素改为"亚胺培南西司他丁钠、替考拉宁（加立信）"抗感染、"伏立康唑（粉针）"抗真菌。2015 年 9 月 24 日转入普通病房后，患者体温正常，抗生素调整为头孢唑肟钠（益保世灵），地塞米松减量为 3 mg 静脉推注每日一次。2015 年 10 月 9 日复查胸部 CT：两肺散在陈旧灶，左下肺少许间质性改变；心影增大，心包少量积液，肺动脉高压；两侧胸膜肥厚，局部钙化；主动脉及冠脉壁钙化；胆囊结石。患者未再排黑便。

病例讨论

淋巴管瘤（lymphangioma，LA）是发生于淋巴系统的少见良性肿瘤，最常见于头部、颈部和腋窝，也常发生于脾脏、骨骼等实质性器官。小肠淋巴管瘤发生率不到总淋巴管瘤的 1%，病因尚未明确，现多认为是先天性淋巴管畸形或发育障碍，淋巴液未能正常流入静脉系统所致。

小肠 LA 早期无明显症状，多在体检时偶然发现。当肿瘤增大后可引起各种不同的临床表现：① 肠道激惹引起腹痛，后者是 LA 最常见的症状。② 当 LA 增大使肠黏膜受压时，可引起肠黏膜出血、坏死或形成溃疡，导致黑便、便血、贫血等下消化道出血表现。③ 肿瘤沿肠管近环状生长或累及肠系膜时可出现肠梗阻、肠套叠等。④ 偶继发小肠淋巴管扩张症，引起低蛋白血症、下肢水肿、乳糜性腹水或胸腔积液、继发感染等。⑤ 临床上还可出现恶心、呕吐、腹胀、腹泻、纳差等消化道症状。⑥ 体征：部分患者因腹部包块或胸部包块被诊断。由于小肠特殊的解剖位置与生理结构，传统影像学方法对小肠疾病的诊断存在缺陷，近年来胶囊内镜与小肠镜的广泛应用弥补了这一不足，对小肠疾病的诊断有重要价值。

　　小肠 LA 缺乏特异性表现，临床医师单纯依赖临床表现非常容易漏诊和误诊。LA 诊断主要依靠临床表现、内镜所见及病理。本例患者长期慢性失血，有反复黑便史 1 月余，行胃肠镜检查虽有发现十二指肠球部线性溃疡，但无出血征象，尚无法解释患者的出血表现。对于这种慢性消化道出血且胃镜和结肠镜检查未能明确出血原因的患者，胶囊内镜可作为首选筛查手段。如胶囊内镜检查发现病变，小肠镜检查可明确病灶位置和范围，视情况可取活检得到病理诊断，或者进一步内镜下治疗止血。遵循上述诊治原则，我们进一步予胶囊内镜检查，发现十二指肠近空肠处见新鲜血迹，由此再精准地选择了经口推进式小肠镜，于十二指肠近空肠处及空肠上段黏膜见多发隆起性病变，部分表面有新鲜血迹流出，同时予内镜下治疗后未再有出血表现。由此病例可见，对小肠出血患者而言，胶囊内镜具有定位价值，小肠镜不仅可作为重要的诊断方法，也实现了微创治疗。

专家视野

　　对不明原因消化道出血、贫血或腹痛患者应考虑小肠淋巴管瘤可能，疑诊患者建议积极行消化道内镜检查尤其是小肠镜检查。在治疗方面，虽然 LA 是良性肿瘤，但可表现出交界性改变，也有恶变为淋巴管肉瘤的风险，其他并发症如肠扭转、肠梗阻、继发感染、破裂出血等，故多认为确诊后应积极治疗。病变局限者，手术为主要治疗方式，预后良好；病变广泛者，手术难以完全切除，预后不佳。但亦有学者认为在病变未引起临床症状前可不予处理。

参考文献：

［1］TSENG C M, SU Y C, TAI C M. An unusual cause of obscure gastrointestinal bleeding ［J］. Gastroenterology. 2016, 150（2）：e9–e10.

［2］丁雪丽，荆雪，于亚男. 小肠淋巴管瘤的临床特点及诊治进展［J］. 胃肠病学和肝病学杂志，2018，27（2）：232–235.

［3］黄勃，王雪梅，刘玉兰，等. 小肠淋巴管瘤临床分析［J］. 胃肠病学和肝病学杂志，2015，24（1）：83–87.

病例 14 结肠溃疡，原发性轻链型淀粉样变性

【一般情况】

患者，女，61 岁，入院时间 2017 年 9 月 4 日。

【主诉】

左下腹疼痛伴呕吐、大便次数增多 2 月余。

【现病史】

患者 2 月余前无明显诱因下感左下腹部疼痛，进食后呕吐，为胃内容物，呕吐后患者腹痛较前好转，伴大便次数增多，3~5 次 /d，成形与不成形交替，粪便为脓液黏液便，未明确是否有血便，排便后患者腹痛可缓解。患者曾就诊于当地诊所，予口服药物治疗（具体不详）后病情无明显改善。2017 年 8 月 18 日患者于当地医院住院治疗，查胸腹增强 CT 示：升结肠局部肠壁稍增厚；腹腔淋巴结稍大；盆腔少量积液；两侧胸腔积液；心包积液。进一步查肠镜：升结肠、脾曲、降结肠、乙状结肠、直肠充血明显，黏膜水肿，肝曲、横结肠可见多发浅表溃疡，不融合，覆白苔，肠腔内见较多黏稠胶冻状液体，未见隆起灶，考虑溃疡性结肠炎可能。病理：（横结肠）黏膜组织慢性炎症。胃镜示：慢性胃炎。病理：（胃窦）中度浅表性胃炎伴淋巴组织增生，局灶见有异型细胞。Hp（－）。患者为进一步诊治来我院门诊就诊，我院病理科会诊：（结肠）黏膜慢性炎；（胃窦）中度慢性浅表性炎，伴黏膜层平滑肌组织增生。入院前 1 个月患者左下腹痛较前加重，2017 年 9 月 2 日患者查腹部立位平片示：肠道少量积气，左上腹部见下腹部数枚液平面，两侧未见明显游离气体。诊断为：肠梗阻待排。当地医院予禁食、肠外营养等对症治疗后，患者腹痛较前好转，诉 2017 年 9 月 3 日复查腹部立位平片：未见明显急腹症征象。住院期间查抗线粒体抗体亚型、抗心磷脂抗体、抗 ENA 抗体、抗核抗体等免疫指标均未见明显异常，后患者为进一步诊治收住入院。病程中患者稍有胸闷，活动后加重，无胸痛，偶有咳嗽、心悸，无头痛、头晕，入院前 1 周禁食，伴有胃灼热，睡眠可，小便外观未见明显异常，近期体重未见明显改变。

【既往史】

13 年前因"子宫肌瘤"行"子宫＋左侧附件切除术"。1 年前患"左面神经麻痹"。

2017 年 5 月 2 日因"甲状腺腺瘤"行甲状腺大部切除术，术后予左甲状腺素钠片 100 μg 口服每日一次，服药近 1 周患者因呕吐自行停服。

【个人史及家族史】

无特殊。

【入院查体】

神志清，口角右偏，左侧鼻唇沟稍浅，伸舌左偏。颈软，颈部可见一长 8 cm 左右手术疤痕，颈前可见数枚瘀斑，最大约 1 cm × 2 cm，下腹部可见一长 8 cm 左右手术疤痕，左下腹部有压痛，无反跳痛，腹部未及包块。全身水肿，双下肢明显凹陷性水肿。

【入院分析】

该患者系中老年女性，因腹痛、呕吐、大便次数增多就诊，外院已行肠镜检查，提示升结肠、脾曲、降结肠、乙状结肠、直肠充血明显，黏膜水肿，肝曲、横结肠可见多发浅表溃疡，不融合，覆白苔，肠腔内见较多黏稠胶冻状液体，外院考虑溃疡性结肠炎可能，然治疗效果不佳，遂转入我院。首先我们回顾溃疡性结肠炎（UC），UC 最常发生于青壮年期，发病高峰年龄约为 20 ~ 49 岁。临床表现为持续或反复发作的腹泻、黏液脓血便伴腹痛、里急后重和不同程度的全身症状，病程多在 4 ~ 6 周以上，可有皮肤、黏膜、关节、眼和肝胆等的肠外表现。结肠镜检查并活组织检查是 UC 诊断的主要依据。结肠镜下 UC 病变多从直肠开始，呈连续性、弥漫性分布，表现为：① 黏膜血管纹理模糊、紊乱或消失，黏膜充血、水肿、质脆、自发或接触出血和脓性分泌物附着，亦常见黏膜粗糙、呈细颗粒状；② 病变明显处见弥漫性、多发性糜烂或溃疡；③ 可见结肠袋变浅、变钝或消失以及假息肉、桥黏膜。该患者内镜下表现并非典型，这时我们需要思考：

（1）内镜下表现为结直肠多发溃疡，并不一定就是 UC，治疗效果不佳，首先需明确诊断是否正确，目前仍需与其他疾病鉴别，如结核、自身免疫性疾病累及肠道等等。

（2）若为 UC，但治疗效果不佳，是否合并感染如巨细胞病毒（CMV）感染是 UC 鉴别的重点，原发的 CMV 感染导致类似 UC 的肠道改变；或考虑该患者治疗力度是否不够。

【院内观察与分析】

入院予埃索美拉唑抑酸护胃，蒙脱石散止泻，地衣芽孢杆菌活菌胶囊调整菌群，丙氨酸谷氨酰胺修复肠道黏膜，营养支持等对症治疗。入院查体发现患者中重度低钠，血钠波动于 123 ~ 128 mmol/L，伴有严重甲状腺功能减退（甲状腺功能示游离三碘甲状腺素 1.26 pmol/L↓↓，游离甲状腺素 6.69 pmol/L↓↓，促甲状腺激素 21.3 mIU/L↑，甲状腺球蛋白 0.37 ng/mL↓）、低蛋白血症（ALB 23.0 g/L）。遂于 2017 年 9 月 5 日加用优甲乐每日一次，每次 100 μg，并嘱患者高钠饮食，口服 + 静脉泵 3% 浓钠充分补钠，外源性补充人血白蛋白以纠正低蛋白血症、减轻水肿。上述治疗效果欠佳，患者仍有反复腹痛、腹泻，全身水肿明显，血钠不升。2017 年 9 月 6 日夜间患者出现胸闷，查心电图提示胸前导联低电压。查 B 型钠尿肽前体：6 298 pg/ml↑（较入院当天升高）。心肌标志物：高敏肌钙蛋白 T 176.3 ng/L↑，肌红蛋白 56↑ μg/L。请心脏科会诊考虑有心衰可能，遂于 2017 年 9 月 7 日告病重。患者入院持续低血压状态，血压多波动于 80～90/50～56 mmHg 之间，遂予限制入量，暂未予利尿。但住院期间监测 B 型钠尿肽前体及高敏肌钙蛋白 T 进行性升高，充分补钠基础上血钠不升，遂于 2017 年 9 月 11 日起加用苏麦卡保钠排水治疗，治疗剂量初为每日两次，每次 0.25 片，视血压情况于 2017 年 9 月 13 日起改为早 0.5 片晚 0.25 片，完善超声心动图：左室舒张功能减退，轻度二尖瓣关闭不全，中等量心包积液。经治疗后患者腹泻、腹痛好转，但病程中仍反复发作胸闷，双下肢水肿加重，乏力明显，精神萎靡，继之颈部甲状腺手术切口周围及颈前区出现新发瘀斑（图 14-1），有触痛，口腔黏膜出现多处大面积糜烂，可见散在瘀斑、瘀点，舌缘出现暗红色大血疱（图 14-2）。遂于 2017 年 9 月 18 日组织全院大会诊，多学科（心内科、肾内科、血液科、内分泌科、口腔科、风湿免疫科）讨论协作。综合多学科意见，消化科继续完善免疫五项：免疫球蛋白 A 0.58 g/L↓，免疫球蛋白 M 0.283 g/L↓，补体 C3 0.58 g/L↓。T 细胞亚群：淋巴细胞比例 41.6%↑，CD3（总 T 淋巴细胞）比例 81.6 %↑，CD3$^+$CD4$^+$（辅助 T 细胞）比例 29.3 %↓，CD3$^+$CD8$^+$（抑制性 / 细胞毒 T 细胞）比例 47.1 %↑，CD19（B 细胞）比例 2.9 %↓。血清轻链：血 KAP/LAM 2.72↑。血清免疫固定电泳：K 轻链。送检外院肠镜下结肠溃疡病理切片加做刚果红染示：（肠黏膜组织）刚果红染色可见苹果绿折光物质，提示存在淀粉样变性。结合患者肠道溃疡、全身水肿、蛋白尿、心脏损害、心功能不全、有自主神经异常表现如假性肠梗阻、体位性低血压、皮肤黏膜淤斑、血清免疫固定电泳提示 κ 轻链及肠黏膜病理，临床基本明确诊断为原发性轻链型淀粉样变。

【诊断】

原发性轻链型淀粉样变性。

【随访与治疗】

血液科会诊后建议可行化疗，但患者生存期短。患者及家属最终放弃治疗出院，以临终关怀为主。患者出院后于 2017 年 10 月死亡。

病例讨论

该患者以腹痛、呕吐、大便次数增多等消化道症状起病，病程中间断发作不完全性肠梗阻，外院行肠镜检查提示有结肠溃疡，但入院评估病情发现其除外结肠溃疡、反复发作不完全性肠梗阻等消化道疾病外，有其他多脏器受累表现。主要表现如下：

（1）内分泌系统。① 顽固性重度低钠血症，血钠最低 124.4 mmol/L，予高盐饮食、充足口服 + 静脉补钠基础上，血钠持续低水平状态，无明显改善；② 严重甲状腺功能减退，入院甲状腺功能示游离三碘甲状腺素 1.26 pmol/L↓↓，游离甲状腺素 6.69 pmol/L↓↓，促甲状腺激素 21.3↑ mIU/L，甲状腺球蛋白 0.37 ng/ml↓。

（2）不明原因的心脏损伤、心功能不全、循环不稳定。入院患者持续低血压状态，血压多波动于 80 ～ 90/50 ～ 56 mmHg 之间，病程中诉胸闷，查心肌标志物及 BNP 同步进行性升高，高敏肌钙蛋白 T 最高 320.1 ng/L↑↑，同时 BNP 最高至 8 030 pg/ml，查心电图持续显示为胸前导联低电压，超声心动图提示有中等量心包积液。

（3）皮肤及口腔问题。病程中曾有颈部甲状腺手术史，病程中发现切口周围及颈前区淤斑，此次住院期间可见新发淤斑，有触痛，口腔黏膜出现多处大面积糜烂，可见散在淤斑、淤点，舌大，舌缘出现暗红色大血疱。

（4）肾功能损害。入院尿常规示隐血（+++），尿蛋白（++），重度低白蛋白血症，全身水肿，多浆膜腔积液。结合以上，该患者有多脏器损害：肠道溃疡、全身水肿、蛋白尿、心脏损害、心功能不全、有自主神经异常表现如假性肠梗阻、体位性低血压、皮肤黏膜淤斑等等，需高度警惕淀粉样变性。组织病理是诊断淀粉样变性的重要依据，因该患者曾于外院行肠镜检查，并已取得病理活检，因此对这样一位病情复杂、电解质紊乱的患者，我们暂未积极拟再次肠镜检查。借阅外院病理切片后行刚果红染色可见苹果绿折光物质，提示存在淀粉样变性。综合以上，该患者诊断得以明确。

淀粉样变性为罕见病，胃肠道淀粉样变性更为罕见，可表现为消化道出血、恶心、呕吐、纳差、腹痛、腹胀、腹泻等非特异性症状，临床上易漏诊、误诊，导致多数患者确诊时已存在多器官损伤和功能障碍，失去早期控制疾病进展的机会，远期生存率较低。临床工作者应提高对该病的认识，以期早期发现、早期诊断、早期干预，改善患者生活质量。

专家视野

淀粉样变性是一组由多种原因造成的蛋白错误折叠形成的淀粉样物质在脏器细胞间浸润、沉积，最终导致多组织损伤、进行性多器官功能障碍的疾病。淀粉样变性可累及多个器官，临床表现与受累脏器有关，受累脏器包括肾脏（肾病综合征）、心脏（限制性心肌病、心功能不全）、皮肤（淤点、淤斑）、肝脏（肝大）、鼻咽部（间歇性鼻出血）、口腔（巨舌症、舌运动受限）、淋巴结（肿大）、关节（对称性进行性关节炎）、胃肠道（腹泻、呕吐、便秘、吸收不良、出血、穿孔、急性肠梗阻等并发症）、周围神经（麻木、疼痛）、脾脏（脾功能减退、血小板减少、紫癜）、肺（气短、咳血）、外分泌腺（干燥综合征）、血管（合并凝血因子，主要是 X 因子缺乏或纤维蛋白溶解增强，导致出血风险增加）。

淀粉样变性的诊断主要包括以下几个方面：① 有相关脏器受累的临床表现。② 组织活检：a. 刚果红染色阳性；b. 免疫球蛋白游离轻链抗体免疫组化或免疫荧光检查结果为单一轻链阳性；c. 电镜下可见细纤维状结构，无分支，僵硬，排列紊乱。

　　治疗以化疗为主，但该症预后差异很大。在众多的预后标志物中，心脏受累的程度对预后的影响大于其他任何器官、肾脏次之。目前临床常用梅奥分期系统（表 14-1）进行预后评估。

表 14-1　轻链型淀粉样变性的分期系统

分期系统	标志物及阈值	分期	预后
标准梅奥分期	（1）NT-proBNP > 332 ng/L （2）TnT > 0.035 μg/L 或 TnI > 0.01 g/L	I 期：指标均低于阈值 II 期：1 个指标高于阈值 III 期：2 个指标均高于阈值	I 期：中位生存期 ≥ 26 个月 II 期：中位生存期 11～49 月 III 期：中位生存期 4～6 个月
严重心脏受累患者的欧洲分期	梅奥分期 III 期患者增加： （1）收缩压 < 100 mmHg （2）NT-proBNP > 8 500 ng/L	III a 期：没有高危因素 III b 期：有 1 个高危因素 III c 期：有 2 个高危因素	III a 期：中位生存期 26 个月 III b 期：中位生存期 6 个月 III c 期：中位生存期 3 个月
梅奥分期修订版	（1）NT-proBNP > 1 800 ng/L （2）TnT > 0.025 μg/L （3）dFLC > 180 mg/L	I 期：指标均低于阈值 II 期：1 个指标高于阈值 III 期：2 个指标均高于阈值 IV 期：3 个指标均高于阈值	I 期：中位生存期 94 个月 II 期：中位生存期 40 个月 III 期：中位生存期 14 个月 IV 期：中位生存期 6 个月
肾分期	（1）eGFR < 50 ml/（min · 1.73 m²） （2）尿蛋白 > 5 g/24 h	I 期：eGFR 高于阈值同时尿蛋白低于阈值 II 期：eGFR 低于阈值或尿蛋白高于阈值 III 期：eGFR 低于阈值同时尿蛋白高于阈值	I 期：2 年内进展至透析的风险为 0%～3% II 期：2 年内进展至透析的风险为 11%～25% III 期：2 年内进展至透析的风险为 60%～75%

　　注：NT-proBNP- N 端脑钠肽前体；TnT- 肌钙蛋白 T；TnI- 肌钙蛋白 I；dFLC- 血清受累轻链和非受累轻链差值；eGFR- 估算的肾小球滤过率。

　　胃肠道局限性淀粉样变性经手术治疗可获得长期缓解，但系统性淀粉样变性累及胃肠道患者的总体预后较差，即使接受药物化疗，总体生存期亦仅为 12～15 个月。

参考文献：

　　[1] 刘晓霞，武金宝. 胃肠道淀粉样变性研究进展［J］. 胃肠病学，2018，23（2）：116-119.

　　[2] 中国系统性淀粉样变性协作组. 系统性轻链型淀粉样变性诊断和治疗指南［J］. 中华医学杂志，2016，96（44）：3540-3548.

病例 15　系统性硬化病

【一般情况】

患者，女，64 岁。

【主诉】

进食梗噎 17 年。

【现病史】

患者 17 年前无明显诱因下出现进食梗噎感，伴有反食，多于进食固体食物时加重，进食液体或者半流质饮食时好转，偶有反酸、胃灼热，无胸痛，无恶心、呕吐，无呕血，无黑便，无便血。患者至当地医院就诊，查胃镜示：食道出血、糜烂，予"果胶铋胶囊"口服后患者症状好转 3 年。2004 年前，患者再次出现进食梗噎，进食"茶水"即出现梗噎。患者至当地医院 2 就诊，行 X 线钡剂造影检查示 2 个充盈缺损（具体报告未见）。查胃镜示：距门齿 40 cm 处见黏膜结节样增生隆起，潮红、糜烂，质脆，易出血，活检 4 次。胃镜病理示：黏膜慢性炎症。予"奥美拉唑、雷尼替丁、果胶铋"等药物改善症状后患者症状好转。近 2 年来，患者症状加重，只能进食流质、半流质食物。2015 年 9 月，患者至当地医院 3 就诊，查胃镜示：距门齿 25 cm 处见一憩室，内呈现紫蓝色，距门齿 35 cm 处见食管明显狭窄，表面潮红、糜烂，内镜不能通过，活检 3 次。镜下诊断为：食管憩室；食管狭窄，结合病理。病理示：黏膜慢性炎症及炎性肉芽组织和少量坏死组织，小灶上皮轻度不典型增生。2016 年 8 月，患者至当地医院 3 行"食管狭窄扩张术"。2017 年 4 月 24 日，患者再次至当地医院 3 就诊，查胃镜示：距门齿约 38 cm 处见管腔狭窄，管腔内见食物残留，予以冲洗后见有新鲜血液，反复冲洗后见多发潮红、糜烂，仍有少量渗血。为求诊治，患者于 2017 年 5 月 22 号至我院查胸部 CT 示：食管下段狭窄，管壁增厚，请结合内镜检查；两肺感染，建议治疗后复查；两肺散在陈旧灶；纵隔及两侧肺门多发钙化淋巴结；肝内见不规则低密度影，请结合超声检查。查胃镜示：食管壁蠕动正常，食管腔大量食物残留，距门齿 39 cm 处食管腔狭窄，黏膜表面光滑，镜身无法通过。镜下诊断为：食管狭窄原因待查。为求进一步诊治转入我院消化科。

【既往史】

既往有关节疼痛、红肿，手指指端发凉、发紫病史。

【个人史及家族史】

无特殊。

【体格检查】

神志清，营养较差，两肺呼吸音正常，未闻及干、湿啰音。心率 90 次 / 分，律齐，各瓣膜区未闻及病理性杂音。腹部平坦，未见胃肠型及蠕动波，无腹壁静脉曲张；腹软，无压痛，无反跳痛，肝、脾肋下未及，全腹未及明显包块，Murphy 征（-）。移动性浊音（-），肝区、肾区无叩击痛，肠鸣音 5 次 / 分。脊柱生理弯曲存在，双手手指关节僵硬，手指关节间皮肤光滑，紧贴指骨，无杵状指。双下肢无水肿，生理反射存在，病理反射未引出。

【入院分析】

该患者长期进食障碍，主要与以下疾病相鉴别：

（1）自身免疫性疾病如系统性硬化病累及食管：该患者查体见双手手指关节僵硬，手指关节间皮肤光滑，紧贴指骨，有皮肤硬化表现，因此该症需首先考虑。

（2）贲门失弛缓症（AC）：一种食管神经肌肉功能障碍性疾病，主要由食管下端括约肌（LES）无法松弛及食管体部失去蠕动等造成。临床主要表现为吞咽困难、食物反流及胸痛症状。内镜下可发现食管内潴留较多食物及唾液，贲门紧闭；而钡剂显影呈特征性"鸟嘴征"。该患者外院行 X 线钡剂造影检查示 2 个充盈缺损，无 AC 表现。

（3）胃食管反流（GERD）：部分 GERD 患者也可能存在吞咽困难，24 小时食管 pH 联合阻抗检测可以监测到从胃到食管腔的病理性的酸反流和非酸反流。

（4）食管恶性肿瘤：该患者病程有 17 年，多次胃镜检查未见新生物，但内镜下活检病理方是诊断的金标准，必要时进一步病理排除。

【院内观察与分析】

入院后予抑酸护胃、营养支持等对症治疗。完善相关检查：风湿三项、输血前八项、凝血功能未见异常。血常规：白细胞计数 3.87×10^9/L，血红蛋白 94.00 g/L↓，血小板计数 159×10^9/L。生化：丙氨酸氨基转移酶 6.9 U/L↓，总蛋白质 56.8 g/L↓，球蛋白 15.5 g/L↓，白球比 2.7↑，葡萄糖 3.85 mmol/L↓。免疫五项：IgG 6.32 g/L↓，IgA 0.42 g/L↓，C3 0.77 g/L↓。肿瘤标志物：CA 72-4 8.06 U/mL↑。排除手术禁忌后于 2017 年 6 月 16 日行"食管狭窄扩张术 +ESD 术"（图 15-1），内镜下见食管内见大量食物潴留，胃镜插至距门齿 40 cm 处见食管狭窄，超细内镜无法通过，顺利插入导丝，退出胃镜。沿导丝用沙氏探条扩张，从 9 mm、11 mm、13 mm 扩张至 15 mm，每次扩张 2 min。再次行胃镜观察，狭窄段扩张良好，普通内镜可通过，观察食管狭窄段为距门齿 40～45 cm 处，在其基底部注射肾上腺素盐水 + 靛胭脂溶液后，抬举欠佳，无法行圈套大块活检，后予钩刀剥离局灶黏膜及部分黏膜肌层，创面予热钳止血处理，观察无活动性出血后退镜。术后予埃索美拉唑抑酸护胃，头孢地嗪钠抗感染，卡络磺钠 + 氨甲环酸止血，七叶皂苷钠消肿，营养支持等对症治疗。术后病理示：（距门齿 40～45 cm 处黏膜肌）镜下示少量肌肉以及血管、神经纤维结缔组织；（距门齿 40～45 cm 处贲门黏膜、食道黏膜）黏膜慢性炎。进一步完善风湿免疫相关指标检查，抗核抗体分型组套：抗核抗体（ANA）着丝点型，抗核抗体滴度（ANA-T）1∶1 000，抗干燥综合征 A/Ro52 抗体（A-SSA/Ro52）弱阳性，抗着丝点 B 蛋白抗体（A-CenpB）阳性。于 2017 年 6 月 20 日请风湿科会诊，风湿科会诊意见示：患者有雷诺现象，并伴有食指皮肤硬化、进食梗噎，根据患者体检结果及胃镜检查结果，患者系统性硬化病诊断较为明确，但患者病情已经发展至硬化期，无特异性治疗方法可逆转食管狭窄。建议对症改善循环、抗纤维化等。患者扩张术后进食梗噎症状较前明显好转，进食半流质无不适，遂出院。

【诊断】

系统性硬化病。

【治疗与随访】

2017 年 8 月患者于当地医院 3 置入永久性支架，目前进食可，当地医院风湿科随诊治疗原发病。

病例讨论

系统性硬化病（ systemic sclerosis，SS）是一种慢性结缔组织病，主要通过血管损害及胶原沉积侵犯皮肤及全身各系统内脏器官，约 98% 的患者有消化系统受累。食管是 SS 最常见受累的消化道部位，占 70%～90%。临床表现为进食梗噎感、胸骨后梗阻感，伴胃灼热、反酸及恶心、呕吐等。随着病情的进展，上述症状可逐渐加重并引起食欲减退、体重下降甚至吞咽功能丧失。

临床可行的辅助检查如下：① 消化道造影：早期 SS 患者仅在卧位发现食管轻度扩张、蠕动减缓，随着病情进展逐渐出现食管壁僵硬、食管蠕动微弱或消失的表现，立位即能看到食管内食物潴留、食管明显扩张，部分晚期患者可出现食管蠕动完全消失的现象。② 食管测压：可表现为食管下 2/3 段蠕动波速度减弱伴幅度下降，蠕动波与 LES 的协调障碍和（或）LES 静息压下降。③ 24 h pH 检测：54%～86% 的 SS 患者存在异常表现，其每次反流持续的时间较食管炎程度相同的非 SS 患者明显延长。④ 胃镜：镜下可见食管下端黏膜糜烂、发红、出血、溃疡等食管炎的表现及食管蠕动异常，同时行病理活检可明确是否出现 Barrett 食管或癌变。

本例患者以吞咽困难为主要症状，临床较为少见。反复追问病史，发现患者有雷诺现象，但平素未予重视，同时该患者查体见食指皮肤硬化，胃镜下见距门齿 39 cm 处食管腔狭窄，但黏膜表面光滑，完善自身免疫指标提示抗核抗体（ANA）着丝点型，滴度（ANA-T）1∶1000，抗干燥综合征 A/Ro52 抗体弱阳性，抗着丝点 B 蛋白抗体阳性。同时，进一步内镜下大块活检以排除恶性病变。虽然本例患者未进一步行食管测压及 24 小时 pH 监测，尚有缺憾，但综合以上基本可以明确诊断为系统性硬化症。

作为消化科医生，需要增强对 SS 的认识，对于以吞咽困难为主诉的患者，胃镜排除器质性疾病时，需更加仔细地了解病史，如雷诺现象、皮肤损害，若仅考虑本专科疾病，易误诊为反流性食管炎、贲门失弛缓症等等。

专家视野

系统性硬化病（SS）是指结缔组织的异常增生，它不仅在皮肤真皮层内增生造成皮肤肿胀，继以变厚、变硬，最终萎缩，且可累及多系统、多器官，如消化道、血管、肺、肾脏、心脏等器官。皮肤硬化是 SS 标志性症状，一般早期表现为雷诺现象，且贯穿疾病始终。消化道受累是 SS 的常见表现，仅次于皮肤改变及雷诺现象，且全消化道均可累及，其中食管病变最常见。

SS 患者的食管运动功能异常依据其机制可分为以下几类：① 食管下段括约肌（lower esophageal sphincter，LES）压力下降或消失；② 食管蠕动波减弱或消失；③ 食管平滑肌与 LES 运动失调。

由于 SS 消化系统受累的表现与常见的消化系统疾病无明显差异，因此对于有腹部不适、吞咽梗噎、胃灼热、腹泻、排便异常等症状并伴有皮肤异常改变者，我们也应考虑到 SS 或其他结缔组织病的可能性，以期早期发现、早期诊断、早期处理。

参考文献：

［1］LAHCENE M, OUMNIA N, MATOUGUI N, et al. Esophageal involvement in scleroderma：clinical, endoscopic, and manometric features［J］. IS-RN Rheumatol, 2011, 2011：325826.

［2］金梦，徐东，杨红. 系统性硬化症的消化系统表现及其机制［J］. 胃肠病学和肝病学杂志，2015, 24（9）：1137-1140.

病例 16 消化道出血，巴德－基亚里综合征

【一般情况】

患者，男，28 岁，入院时间 2017 年 7 月 13 日。

【主诉】

呕血、黑便 6 天

【现病史】

患者 2017 年 7 月 7 日凌晨 2：00 左右自觉恶心，随后间断呕出咖啡色胃内容物 2 次，共计 300 ml，呕血后患者头晕、乏力，无黑矇、晕厥，随后解黑便 1 次，约 70 g，遂于 2017 年 7 月 8 日至当地医院就诊，住院期间解黑便 2 次，共计 100 g 左右，胃镜示：胃底曲张静脉瘤。上腹 CT 示：肝脾肿大。血常规示：红细胞计数 3.62×10^{12}/L，血红蛋白 66 g/L，血小板计数 154×10^9/L。白细胞计数 5.92×10^9/L。肝肾功能、电解质、输血前八项均未见明显异常。予悬浮少白红细胞输注，泮托拉唑抑酸，卡洛磺钠、蛇毒止血，补液等对症支持治疗。7 月 10 日后患者无活动性消化道出血症状，为求进一步诊治，收治我院消化科。病程中患者无反酸、嗳气，无腹胀、腹痛，无腹泻，小便可，精神稍差，睡眠可，近期体重无明显改变。

【既往史】

2017 年 2 月饮酒 50～100 g 后呕吐咖啡色胃内容物，约 500 ml，未予特殊治疗。有输血史。

【个人史及家族史】

无特殊。

【入院查体】

神志清，精神萎，面色晦暗，两肺呼吸音粗，未闻及明显干、湿性啰音。心率 75 次／分，律齐，各瓣膜听诊区未闻及明显病理性杂音。腹软，无压痛、反跳痛，肝、脾肋下未触及，叩诊鼓音，肝区、肾区无叩痛，移动性浊音（－），肠鸣音正常。四肢肌力、肌张力正常，双下肢无水肿，生理反射存在，病理反射未引出，克氏征、布氏征阴性。

【院内观察与分析】

入院完善相关检查：肿瘤标志物、异常凝血酶原、凝血功能未见明显异常。血常规：红细胞 3.86×10^{12}/L，血红蛋白 84.00 g/L，红细胞比容 27.0%，平均红细胞体积 69.9 fL，平均血红蛋白含量 21.80 pg，血小板 101×10^9/L。尿常规：尿胆原（+），尿酮体（++），尿蛋白（+）。生化：总胆红素 32.6 μmol/L，直接胆红素 14.5 μmol/L，总蛋白质 59.3 g/L，白蛋白 34.5 g/L。全腹 CT 直接增强示：肝脏右叶及尾叶密度减低，考虑局限性脂肪肝可能，弥漫性肝癌待排查，请结合临床 AFP 检查；脾肿大，胃底及脾静脉明显扩张；胆囊炎；盆腹腔积液。CTA+CTV 示：上腹部 CTA 未见明显异常；下腔静脉肝后段第二肝门处段变窄，必要时 DSA 检查；门静脉高压，肝门处少许侧支循环，门静脉血栓形成可能，请结合临床；胃底静脉及脾静脉扩张迂曲；双侧肾静脉增粗；脂肪肝；脾大。介入科会诊后建议行肝血管造影排除禁忌后，于 2017 年 7 月 2 日在局麻下行选择性血管造影术。常规介入术前准备，患者取仰卧位，局麻后，消毒铺巾后穿刺右侧股动脉和右侧股静脉，分别置入 5F 血管鞘，经动脉鞘插入导管先后至脾动脉和肠系膜上动脉造影显示脾动脉迂曲，脾影明显增大，脾静脉增粗、扭曲，脾静脉回流延迟，胃底静脉曲张明显，门静脉主干及分支见显影，后经静脉鞘置入猪尾巴导管造影显示下腔静脉回流通畅，下腔静脉肝段无明显狭窄，跨肝段下腔静脉的压力均为 18 cm H_2O，探查肝静脉未能找到肝静脉开口，后插管至第三肝门的副肝静脉造影显示副肝静脉开口处明显狭窄，肝内肝静脉近端闭塞，插管至左肾静脉显示左肾静脉明显增粗，同时采用微导管探查造影显示存在胃肾分流，术毕退出导管，拔除导管鞘，右侧股动、静脉压迫止血，加压包扎，顺利结束手术，造影诊断为巴德-基亚里综合征（肝静脉型）。后于 7 月 25 日行"副肝静脉球囊成形术"，在局部麻醉下穿刺右侧股静脉，置入 8F 导管鞘，经鞘插管分别至副肝静脉造影显示：副肝静脉汇入下腔静脉处明显狭窄，其后拟交换入超硬导丝失败后，在局麻下于约第九肋间腋中线用 22G 穿刺针穿刺肝静脉成功，引入微导丝，使微导丝通过副肝静脉狭窄段进入下腔静脉，再通过鹅颈抓捕器捕获微导丝后经右侧股静脉鞘引出体外，其后经微导丝引入 12 mm×4 cm 的球囊导管扩张副肝静脉汇入下腔静脉处至球囊"腰征"消失，最后造影见副肝静脉汇入下腔静脉处狭窄基本消失，肝静脉血流速度明显增快，术毕以 1.5 mm×2 cm 的普通微弹簧圈封堵肝脏穿刺道，拔除右侧股静脉鞘，压迫止血，加压包扎。

【诊断】

1. 上消化道出血：胃底静脉曲张破裂出血；2. 巴德-基亚里综合征（肝静脉型）。

【随访与治疗】

出院后口服华法林，3 个月后停药。治疗后未再有出血表现。

病例讨论

巴德－基亚里综合征（BCS）是因肝静脉流出道阻塞所导致窦后性门脉高压的一组综合征，阻塞可发生于从小肝静脉（hepatic veins，HV）至肝后段下腔静脉（inferior vena cava，IVC）入右心房口处的任何部位，但要排除心源性肝脏淤血和肝窦阻塞综合征。其病因复杂，发生于各种年龄，多发于青年人，超过 1/2 患者在 20～39 岁发病。

巴德－基亚里综合征的临床表现和症状各不相同，并且取决于回流受阻的范围和发生速度。该综合征的表现多种多样，从无症状到暴发性肝衰竭或伴有并发症的肝硬化。超过85% 的患者可出现肝大和腹水，40%～60% 的患者出现食管静脉曲张、脾肿大以及明显的侧支血管。常根据右上象限疼痛、恶心、肝大及腹水来确定急性阻塞。急性阻塞可出现黄疸和脾脏增大，但通常是轻度的。大多数患者表现为少于 6 个月的亚急性过程，以不确切的右上象限不适、肝脏肿大、轻到重度腹水及脾脏增大为特征。亚急性巴德－基亚里综合征如果出现症状超过 6 个月，并且伴有疲劳、静脉曲张出血、脑病、凝血病、肝肾综合征或营养不良，患者很有可能有慢性静脉回流阻塞。因此任何急性或慢性肝病患者都必须考虑这种诊断。

本例患者为青年男性，无肝炎、肝硬化病史并否认肝毒性药物服用史，有肝脾肿大、门静脉高压伴胃底静脉曲张，行 CTA+CTV 示下腔静脉第二肝门部狭窄，影像检查未见明显肝灌注不全征象，遂需考虑巴德－基亚里综合征，行经皮肝穿刺肝静脉造影和单向顺行性下腔静脉造影可确立诊断。在治疗方面，介入治疗由于创伤小、操作简单、并发症少而轻、可重复性强等优点，已在临床普及推广应用，且已成为 BCS 的首选治疗方法。该患者接受介入治疗后下腔静脉处狭窄基本消失，随访未再出血，效果可。

在临床工作中，我们不能仅限于考虑直接引起消化道出血的表象——静脉曲张，也须对其溯源。帮助患者早期明确根本原因，对因治疗方是治疗之本。

专家视野

巴德－基亚里综合征（BCS）是肝静脉或其开口以上的下腔静脉阻塞导致的门静脉高压伴或不伴有下腔静脉高压综合表现的临床综合征，病因复杂。目前在国内对于下腔静脉、肝静脉阻塞型患者，应首选介入治疗；对于合并下腔静脉血栓、肿瘤及能够耐受 BCS 根治术者可行 BCS 根治术；对于肝静脉广泛阻塞、肝功能衰竭晚期、危急重症患者行TIPS 和肝移植疗效较好；对于以肝静脉内血栓形成为主的 BCS 可先予以抗凝药物治疗，治疗效果不明显，疾病继续进展者，予以血管腔内治疗。若仍不能控制则予 TIPS 手术，肝移植则是最后的治疗手段，而对于暴发性肝衰竭的患者，肝移植则作为首选治疗。不论何种类型的 BCS 均应首先考虑治疗门脉高压，对于门脉高压并发症，目前依据肝硬化门静脉高压的治疗方法进行治疗。

参考文献：

［1］VALLA D C. Budd-Chiari syndrome/hepatic venous outflow tract obstruction ［J］. Hepatol Int, 2018, 12（Suppl 1）：168–180.

［2］朱瑞琪，倪念，黄文. 布加综合征诊治现状及治疗选择［J］. 世界最新医学信息文，2018, 18（26）：40–42.

病例 17 　IgG4 相关性胆管炎，自身免疫性胰腺炎

【一般情况】

患者，男，55 岁。

【主诉】

上腹不适 1 月余，加重 10 天。

【现病史】

患者 1 月余前无明显诱因下出现上腹不适，少许进食后即出现饱胀感，无恶心、呕吐，无厌食、乏力，无呕血、黑粪，无腹痛，无腹泻、便秘。10 天前症状加重，遂于 2017 年 7 月 26 日至当地医院就诊，查血淀粉酶 713 U/L，腹部彩超提示肝内外胆管扩张，胆囊切除术后，胆总管下段异常回声区，主胰管轻度扩张，脾大（未见具体报告），考虑结石、胆泥团或占位待查收住当地医院。住院期间查增强 CT 提示肝内外胆管扩张、管腔未见阳性结石，十二指肠水平部辨认不清；MRCP 提示肝内外胆管扩张伴胆胰管合流异常，胰头腹侧突起伴胰头部胰管形态、走行异常，腹膜后多发淋巴结肿大，腹腔淋巴结增大；血淀粉酶 147 U/L，考虑"急性胰腺炎、胆总管结石可能"，予以抑酸护胃、抑制胰酶分泌、补液等对症治疗后患者自觉症状好转，为求进一步诊治收住我院。既往史：高血压病史 2 年余，平素口服"贝纳普利、拜阿司匹林、苯磺酸氨氯地平"治疗，血压控制尚可。2 年前因"胆囊结石"行胆囊切除术，8 年前因肱骨骨折行内固定术。

【个人史及家族史】

父亲因胃癌病逝，余无特殊。

【入院查体】

神志清，全身皮肤黏膜未见明显黄染皮疹及出血点，无肝掌及蜘蛛痣，全身浅表淋巴结未扪及明显肿大。巩膜轻度黄染，两肺呼吸音尚清，未闻及明显干、湿性啰音。心率 80 次/分，律齐，各瓣膜听诊区未闻及明显病理性杂音。腹平软，无明显压痛及反跳痛，肝、脾肋下未及，Murphy 征（－），全腹未触及明显包块，肝区、肾区无叩击痛，双侧输尿管点无明显压痛，移动性浊音（－），双下肢无明显水肿。

【院内观察与分析】

入院后予以保护肝功能、抑酸护胃、抑制胰酶分泌等对症支持治疗处理，完善相关检查：血淀粉酶、凝血功能、甲肝抗体、戊肝抗体、输血前八项、EBV、CMV、自身免疫性肝病6项、原发性胆汁性肝硬化3项、抗ENA12项及心电图未见明显异常。血常规：白细胞计数5.2×10^9/L，中性粒细胞百分比75.9%↑，红细胞计数3.32×10^{12}/L↓，血红蛋白98 g/L↓。粪便常规：大便隐血试验弱阳性。尿常规：尿蛋白（＋）。生化全套：AST 56.5 U/L↑，ALP 399.7 U/L↑，L-GCT 296.6 U/L↑，脂蛋白a 395 mg/L↑，球蛋白53.7 g/L↑，尿素10.05 mmol/L↑，肌酐207.5 μmol/L↑，尿酸484.3 μmol/L↑，血清脂肪酶127.3 U/L↑。肿瘤标志物：细胞角蛋白19片段4.07 ng/mL↑。免疫五项：IgG 27.6 g/L↑，补体C3 0.3 g/L↓，补体C4 ＜0.0665 g/L↓，IgG4 34.4 g/L↑。抗核抗体：抗核抗体斑点型，抗核抗体滴度1∶320。超声胃镜：胃镜示胃、十二指肠未见异常，降部见憩室；超声示胆总管扩张，最宽处直径1.3 cm，内可见稍低回声团块，约1.2 cm×1.7 cm。胰腺形态尚正常，回声欠均，偏低回声，胰管轻度扩张，最宽处约0.4 cm。腹腔内见多发肿大淋巴结。8月7日全科室讨论，考虑患者入院后查免疫球蛋白G4明显升高，胆总管、胰管扩张，请放射科重新读片，发现肝内胆管、胆总管下端有狭窄，初步考虑"IgG4相关性胆管炎、自身免疫性胰腺炎"。予加用激素治疗。

【诊断】

1. IgG4相关性胆管炎；2. 自身免疫性胰腺炎。

【随访与治疗】

出院用药：熊去氧胆酸胶囊每天两次，每次250 mg；泼尼松每天一次，每次8片（40 mg），两周后开始减量，每周减1片（5 mg），减至20 mg/d（4片）后改为每两周减1片（5 mg），减至1片（5 mg）维持；兰索拉唑每天1次，每次30 mg；碳酸钙D_3每天一次，每次1片。

出院后逐渐减药，无不适主诉，目前未服药治疗。

病例讨论

IgG4相关性胆管炎（IgG4-SC）多以发作性腹痛黄疸为临床表现，患者的生化和胆道造影表现与原发性硬化性胆管炎（PSC）有相似之处，常累及肝外胆管，可提示有肝门和（或）肝内胆管狭窄梗阻，许多病例常被误诊为恶性疾病。IgG4-SC与PSC虽均有胆管硬化，却仍各有特点：节段性狭窄、胆总管低位狭窄在IgG4-SC中比PSC更常见；相反，带状狭窄、串珠样改变提示为PSC而不是IgG4-SC。肝组织病理表现上，PSC典型的肝脏病理学表现为洋葱皮样胆管纤维化，而IgG4-SC主要病理学表现为胆管壁的IgG4阳性浆细胞的大量浸润和轮辐状纤维化；在治疗反应及预后方面，IgG4-SC 患者对激素治疗敏感，预后相对较好，而 PSC 对激素和其他免疫抑制剂疗效欠佳。此外，IgG4-SC 常伴有 AIP，但也有部分 IgG4-SC 患者并无 AIP 存在的证据。

目前 IgG4-SC 诊断需结合临床症状、血清学、影像学、组织学表现等，累及其他器官是诊断 IgG4-SC 的重要线索。日本 IgG4-SC 研究委员会、肝胆疾病研究委员会、日本胆道协会等在 2012 年共同推出 IgG4-SC 诊断标准如下。胆道影像学表现：① 肝内和（或）肝外胆管壁增厚，弥漫性或节段性狭窄。② 血清 IgG4 浓度 ≥ 1.35 g/L。③ 同时有 IgG4 相关的泪腺、涎腺炎和 AIP/IgG4 相关的腹膜后纤维化。④ 特征性的组织病理学表现如下：a. 特征性的淋巴细胞或浆细胞浸润、纤维化；b. IgG4 阳性浆细胞浸润（高倍镜视野下可见 >10 个 IgG4 阳性浆细胞）；c. 轮辐状纤维化；d. 闭塞性静脉炎。同时类固醇激素治疗有效对诊断具有重要意义。明确诊断：① + ③ 或 ① + ② + ④ a，b 或 ④ a，b，c 或 ④ a，b，d。可能诊断：① + ② + 类固醇激素治疗有效。疑似诊断：① + ②。

该患者入院后查生化提示胆道酶升高，影像学提示胆总管、胰管扩张，肝内胆管、胆总管下端有狭窄，结合免疫球蛋白 G4 明显升高，遂初步考虑 IgG4 相关性胆管炎、自身免疫性胰腺炎。虽然在诊断方面，我们未取得病理，尚存在不足，但经正规激素治疗后该患者症状缓解，治疗确实有效。

该种病例目前于我国尚属少见，且没有统一的治疗标准。更多的临床医生需要提高对本病的认识，进而避免误诊、漏诊，并提供更多的临床资料和治疗经验，以便更规范地诊治本病。

专家视野

IgG4 相关硬化性胆管炎（IgG4 related sclerosing cholangitis，IgG4-SC）是一种以血清 IgG4 升高、慢性进行性阻塞性黄疸、弥漫性或局限性 IgG4 阳性浆细胞和淋巴细胞组织浸润、纤维化及闭塞性静脉炎为特征的慢性炎症性疾病，常合并自身免疫性胰腺炎（AIP）。血 IgG4 水平升高，胆管与肝组织中大量 IgG4 阳性浆细胞浸润是 IgG4-SC 特征性表现。

口服糖皮质激素是目前 IgG4-SC 的标准治疗方案。IgG4-SC 即使没有临床症状，为避免胆管炎症和纤维化进展，一经诊断也应即刻开始治疗。口服糖皮质激素初始剂量为 30 ~ 40 mg/d，维持 4 周，此后每 2 周减量 5 mg/d，并可根据应答情况酌情调整减量速度。治疗 4 ~ 6 周可进行生化及影像学检查评估疗效，最终激素减至 2.5 ~ 10 mg/d。目前疗程尚无统一的方案。

临床上遇到无法解释的胆道狭窄且合并胰腺等其他器官组织受累时需要考虑 IgG4-SC，

累及其他器官是诊断的重要线索，单独血清 IgG4 升高不能做出诊断，且需要首先排除恶性肿瘤。

参考文献：

［1］GHAZALE A, CHARI ST, ZHANG L, et al. Immunoglobulin G4-associated cholangitis：clinical profile and response to therapy［J］. Gastroenterology, 2008, 134（3）：706-715.

［2］OKAZAKI K, UCHIDA K, KOYABU M, et al. IgG4 cholangiopathy：current concept, diagnosis, and pathogenesis［J］. J Hepatol, 2014, 61（3）：690-695.

［3］李雨涵，向晓星. IgG4 相关性硬化性胆管炎的研究现状［J］.临床肝胆病杂志，2017，33（11），2239-2242.

病例 18　结核性腹膜炎

【一般情况】

患者，男，47 岁。

【主诉】

腹胀 1 月余。

【现病史】

患者 1 月前无明显诱因下出现腹胀，持续不缓解，伴纳差，无恶心、呕吐，无腹泻，无腹部肿块，常于傍晚低热，具体体温不详，夜间盗汗，遂至当地医院就诊，查腹部 B 超提示：大量腹水形成；胆囊炎，胆囊壁强光团；脾脏饱满，盆、腹腔探及游离液性暗区，最深处约 116 ml。予收住入院，入院后查胸片示：两上肺密度增高影，考虑陈旧性病灶；两侧胸膜粘连。腹部 CT 示：肝脏密度降低；腹腔大量积液；两侧胸腔积液。查生化示：γ-GT 174.9 U/L、ALP 179.5 U/L。予利尿等对症处理，症状稍好转，为求进一步治疗，至我院门诊就诊，查结核感染 T 细胞：（T－N）238.26 pg/mL，结核感染 T 细胞检测阳性。生化：丙氨酸氨基转移酶 70.7 U/L，天门冬氨酸氨基转移酶 60.4 U/L，碱性磷酸酶 322.7 U/L，L－γ－谷氨酰转肽酶 252.3 U/L，直接胆红素 8.4 μmol/L。自身免疫性肝病六项、肝纤四项无明显异常。全腹直接增强 CT 示（图 18-1）：中上腹小肠壁似增厚，建议小肠 CT 扫描；大网膜弥漫性结节状增厚，转移性肿瘤可能，结核可能，建议消化系统检查有无肿瘤性病变；肝脏微小囊肿；前列腺点状钙化盆腹腔积液；双侧胸腔积液伴两肺下叶膨胀不全。门诊拟"腹水待查"收住我院。

【既往史】

20 年前有外伤及输血史。

【个人史及家族史】

无特殊。

【入院查体】

T 37.0 ℃。神志清，双肺呼吸音清，未闻及干、湿性啰音，未闻及胸膜摩擦音。心率 100 次 / 分，律齐，各瓣膜听诊区未及明显病理性杂音，未闻及额外心音及心包摩擦音。腹平坦，无腹壁静脉曲张，无肠形及蠕动波，腹韧，无反跳痛及肌紧张，肝、脾肋下未及，Murphy 征（－），未触及肿物，移动性浊音（－），肝肾区叩痛（－），肠鸣音 4 次/分。周围血管征（－）。脊柱生理弯曲存在，四肢无畸形，肌力及肌张力正常。双下肢无水肿。

【院内观察与分析】

入院后完善相关检查。血常规：白细胞计数 4.59×10⁹/L，单核细胞计数 0.64×10⁹/L，单核细胞百分比 13.9%，红细胞计数 5.29×10¹²/L，血红蛋白 152.0 g/L，血小板计数 101×10⁹/L。凝血五项：纤维蛋白原 5.16 g/L，D- 二聚体 2.27 mg/L。尿常规：尿胆原（＋），尿蛋白（＋），尿白细胞酯酶（＋），尿比重 1.031，白细胞 59.5 个 /μl。血沉 31.0 mm/h。生化：ALT 55.3 U/L，AST 56.2 U/L，ALP 172.8 U/L，L-GGT 136.2 U/L，总胆固醇 5.88 mmol/L，白蛋白 36.8 g/L，C 反应蛋白 72.7 mg/L。结核感染 T 细胞（T-N）156.63 pg/mL，结核感染 T 细胞检测阳性。糖类抗原 125 326.0 U/mL。粪常规、肿瘤标志物、输血前八项无明显异常。胸部 CT：两上肺条索状和结节状影，考虑炎症，左上肺支气管扩张；左上肺大泡；两侧胸腔积液；两侧胸膜增厚。腹腔及腹部 B 超：下腹腔见液性暗区，较深径 48 mm。入院后予保肝降酶、抑酸护胃、调节免疫力等治疗，2017 年 7 月 17 日行胃镜＋肠镜：① 慢性胃炎伴胆汁反流；② 十二指肠球炎；结直肠大致正常。2017 年 7 月 18 日行 CT 引导下大网膜穿刺，病理提示干酪样炎症，抗酸染色阴性。综合患者症状、体征、实验室及穿刺检查结果考虑结核性腹膜炎可能性大，遂于 2017 年 7 月 22 日行予利福平、异烟肼、乙胺丁醇诊断性抗结核治疗。患者经诊断性抗结核治疗后体温逐渐下降至正常，考虑诊断性抗结核有效，遂予医嘱出院，出院后继续口服利福平、乙胺丁醇、异烟肼抗结核治疗。

【诊断】

结核性腹膜炎。

【随访与治疗】

出院用药：利福平每天 1 次，每次 3 粒；异烟肼每天 1 次，每次 3 粒；乙胺丁醇每天 1 次，每次 3 粒；经继续抗结核治疗后，患者未再发热，无腹胀，腹围恢复正常，遂建议门诊复查 B 超。

病例讨论

临床中不明原因的腹水的鉴别诊断很多时候都十分困难。该患者查生化提示白蛋白 36.8 g/L，遂基本排除低蛋白血症所致漏出液所致腹水，结合 CT 提示大网膜弥漫性结节状增厚，转移性肿瘤可能，结核可能，遂该腹水原因首先从以下两个方面进行考虑：

① 恶性腹水，其中以消化道肿瘤多见，如合并肝癌、胃肠道肿瘤、腹膜肿瘤等；② 非恶性腹水，常见于结核性腹膜炎，该病发病隐袭，患者可有低热、乏力、纳差、盗汗、体重减轻等症状，腹水为渗出液，可有血性腹水，以淋巴细胞为主，细胞数大于 500 个 /ml，腹水中结核指标可增高，结核菌素试验阳性，极少数可培养出结核杆菌，实验性抗结核治疗 2～3 周症状好转。病理是区分良恶性最重要的金标准，该患者大网膜有结节状增厚，活检病理是最直接、快捷的辅助诊断方法。我们选择了 CT 引导下大网膜穿刺，病理提示干酪样炎症，无恶性肿瘤倾向，结合 T-spot 试验阳性，考虑结核性腹膜炎可能性大，遂给予诊断性抗结核治疗，患者症状明显改善，疗效再次证实诊断正确。

该病例并不疑难，但却提示我们，在临床工作中，对不明原因腹水待查的患者，腹膜活检是诊断的有效手段之一，可在 B 超、CT 引导下或腹腔镜、胃镜直视下活检。

专家视野

结核性腹膜炎（tuberculous peritonitis，TBP）是由结核分枝杆菌感染引起的一种慢性弥漫性腹膜感染，多继发于腹膜外结核，由于该病无临床特异性，故早期诊断困难。

诊断技术主要包括以下几个方面：① 腹水检查。腹水通常为草黄色渗出液，少数患者可见浑浊或淡血性液，偶见乳糜样者。由于 TBP 腹水为渗出液，其蛋白质含量较高，血清腹水白蛋白梯度（SAAG）< 11 g/L。患结核性腹膜炎时机体受到结核杆菌抗原的刺激，腹水腺苷酸脱氨酶（ADA）活性增加，因此，腹腔积液 ADA 含量对结核的诊断有辅助价值，ADA > 40 IU/L 为最佳诊断阈值。而腹水抗酸染色阳性率很低且结核杆菌培养需时长，对早期诊断帮助不大。② 结核菌素皮肤试验。目前国内均采用国产结核菌素纯蛋白衍生物（purified protein derivative，PPD），但结核菌试验结果的假阴、假阳性率普遍较高，其特异度同灵敏度较差，故对活动性结核病诊断无典型性，其测定结果仅能作为诊断参考。③ 结核感染 T 细胞斑点试验。作为新型结核感染检测确诊途径，该试验对诊断 TBP 具有较高的检测敏感度和阴性预测率，辅以该试验，对结核性腹膜炎的诊断有较大意义。④ 有创诊断技术。在超声或 CT 诊断基础上，临床已开始联合腹膜活检来确诊 TBP，主要是在超声穿刺探头或 CT 引导下，于疑似 TBP 病例腹膜增厚处实施活检，该超声 /CT 引导活检法风险小、并发症发生少，而且阳性诊断率极高。此外，于原因不明的早期腹水而言，腹腔镜探查有重要诊断意义。在腹腔镜直视下，可探查出多数腹水患者体内有腹膜结节产生，并且经活检均可确诊，通常仅有少数患者镜下探查无任何发现，而其中多数为良性腹水患者。随着腹腔镜被较普遍地投入到 TBP 诊断工作中，医学界已探知将软式内镜经过患者腹腔、脐及胃等自然腔道入路的探查手术，在 TBP 及不明原因腹水的诊断上有创伤小、恢复快及无疤痕等优势，但尚未被普遍投入疾病的临床诊断应用中。

在临床工作中，结核性腹膜炎缺乏特异性的临床表现及体征，早期诊断困难，故在临床中易造成误诊、漏诊，建议可采用多种诊断技术进行 TBP 联合诊断，提高 TBP 的综合诊治效果。

参考文献：

李志华，张建. 结核性腹膜炎诊断技术的研究进展［J］. 医学信息，2018, 31（11）：60-62.

病例 19 肠结核

【一般情况】

患者，女，37 岁。

【主诉】

反复腹痛腹泻 6 月余，加重 3 月。

【现病史】

患者 6 月余前无明显诱因下反复出现畏寒发热，未测体温，有盗汗、乏力、纳差，伴有脐周阵发性隐痛、腹泻，粪便呈黄色水样便，每天 2～3 次，与进食无关，自诉进食安素后有便血，稍有腹胀、恶心、呕吐，均为胃内容物，有双膝关节间断疼痛，无反酸、嗳气，无口腔溃疡，无肛周脓肿，至我院血液科门诊就诊，查血常规示：白细胞计数 $14.07 \times 10^9/L$，血红蛋白 96 g/L，血小板计数 $583 \times 10^9/L$。肿瘤标志物未见异常，铁蛋白正常。血涂片示：白细胞总数正常，分类分叶核、淋巴细胞比例正常，形态正常；成熟红细胞大致正常；血小板成簇可见。后反复多次复查血常规均提示白细胞计数及血小板计数升高。进一步查骨髓示：原发性血小板增多症不能排除。查肠镜示：距肛门 65～70 cm、56～60 cm、33～40 cm 处见铺路石样结节增生，表面粗糙、糜烂，覆白苔，占管腔全周；管腔狭窄，镜身勉强通过，活检质脆、易出血。内镜诊断：炎症性肠病（克罗恩病？），建议治疗后复查。病理示：（距肛门 33～40 cm 处）处黏膜重度急慢性炎，伴隐窝脓肿形成。考虑炎症性肠病可能，予以美沙拉嗪、复方谷氨酰胺、双歧杆菌、肠内营养粉治疗。近 3 月来患者餐后脐周隐痛明显，大便每天 2～3 次，呈黄色水样，为求进一步治疗收入消化科。病程中患者近 1 年体重下降 16 kg。

【既往史】

1 年余前因"胆囊结石"行胆囊切除术。

【个人史及家族史】

无特殊。

【入院查体】

神志清，精神萎，营养差，步入病房，贫血貌，全身浅表淋巴结未及明显肿大。睑结膜苍白，两肺听诊呼吸音清，未闻及明显干、湿性啰音及胸膜摩擦音，心律齐，各瓣膜听诊区未闻及明显病理性杂音及心包摩擦音。舟状腹，未见胃肠型及蠕动波，腹壁浅静脉无怒张，下腹稍有压痛，无明显压痛及反跳痛，肝、脾肋下未及，肝区及双侧肾区无叩击痛，无移动性浊音，双下肢明显水肿。

【院内观察与分析】

入院初患者每日发热，最高至 39.4 ℃，考虑结肠多发溃疡合并感染可能，予以抑酸护胃、抗感染、止血、营养支持及输白蛋白、红细胞悬液等治疗。完善相关检查，尿常规、输血前八项、EBV、CMV、G 试验、GM 试验、粪便一般细菌及真菌培养、胸片、自身免疫相关指标未见异常。血常规：红细胞计数 2.49×10^{12}/L，血红蛋白 63.00 g/L，血小板计数 459×10^9/L。大便隐血试验阳性。降钙素原：0.226 ng/mL。凝血五项：D- 二聚体 0.68 mg/L。C 反应蛋白 119.0 mg/L。血沉 114.0 mm/h。生化：谷丙转氨酶 3.6 U/L，谷草转氨酶 8.7 U/L，白蛋白 15.5 g/L。肿瘤标志物：神经元特异性烯醇化酶 26.79 ng/mL。结核感染 T 细胞检测：（T–N）193.99 pg/mL，结核感染 T 细胞检测阳性。小肠 CT：小肠、结肠、直肠多发节段性管壁增厚、强化明显，周围血管增多；空肠 - 空肠套叠；升结肠旁、肠系膜根部及后腹膜多发肿大的淋巴结（图 19-1）。排除禁忌，于 2017 年 1 月 12 日行胃肠镜检查，胃镜：慢性胃炎伴胆汁反流。肠镜检查所见：肠镜插镜至 65 cm，前方肠腔狭窄，镜身不能通过，退镜观察，距肛门 35 ~ 65 cm 处见三段节段性病变，呈环周分布，不规则溃疡形成，部分呈环形，局部见较多假性息肉样隆起，见黏膜桥形成，活检质脆易出血，肛门口可见赘生物，未见明显肛瘘，见图 19-2。超声所见：病变处黏膜及黏膜下层增厚，呈偏低回声改变，界限欠清，固有肌层完整、明显增厚。诊断：结肠多发溃疡性质待定（肠结核？克罗恩病？淋巴瘤？），见图 19-3。后请胸科医院会诊，初步考虑肠结核，建议予异烟肼、利福平、乙胺丁醇、吡嗪酰胺、左氧氟沙星联合治疗，其后患者体温逐渐降至正常范围，症状改善，予出院。

【诊断】

肠结核。

【随访与治疗】

出院用药：异烟肼每天一次，每次 3 片（0.3g）；利福平每天一次，每次 3 片（0.45g）；乙胺丁醇每天一次，每次 3 片（0.75g）；吡嗪酰胺每天两次，每次 2 片（0.5g）；左氧氟沙星片每天一次，每次 1 片（0.5g）；双环醇每天三次，每次 1 片（25 mg）。经抗结核治疗后，患者症状缓解，结肠溃疡好转。

病例讨论

肠结核（ITB）临床表现多样且缺乏特异性，易与多种肠道疾病混淆。该患者肠道溃疡呈节段性改变，伴管腔狭窄，首先需与克罗恩病（CD）相鉴别。克罗恩病可发生于消化道任何部位，以末端回肠及结肠最多见，以非连续性节段性纵行或匍行裂隙状溃疡、炎性息肉、肠腔狭窄、黏膜鹅卵石样改变及肿块形成为主要形态学特征，多伴肠瘘、肛周病变和腹腔脓肿等。临床表现以腹痛、腹泻、腹块、瘘管形成和肠梗阻为特点，可伴有发热、营养障碍等全身表现。克罗恩病的发热与肠道炎症活动及继发感染有关，间歇性低热或中度热常见，少数呈弛张高热伴毒血症。该患者溃疡表现虽然为节段性，但为环周改变，溃疡不规则，与克罗恩病不符合，且该患者无其他克罗恩病临床表现，暂不支持克罗恩病。结合其他辅助检查，该患者 T-Sspot 试验阳性，不能排除肠结核可能。肠结核多发生于回盲部和结肠，为不连续全肠壁炎性反应，以环形或不规则溃疡、黏膜充血水肿、肠腔狭窄及结节病样肉芽肿形成为主要表现，多为局限病灶，偶见跳跃节段病灶。此外，还需与其他少见疾病如肠道淋巴瘤、自身免疫性疾病累及肠道相鉴别。肠道淋巴瘤患者内镜检查常见不规则的深溃疡，溃疡边缘有结节样增生，需同时多点取活检，病理学检查一定要进行免疫组织染色，寻找淋巴瘤的证据。该患者病理不支持淋巴瘤、自身免疫性指标阴性，暂不考虑自身免疫性疾病。综合以上，考虑该患者肠结核可能性大，我们在排除感染及肿瘤性疾病的情况下给予诊断性抗结核治疗，事实证明，该患者症状缓解，结肠溃疡好转，最终确诊。

临床如接诊不明原因节段性肠道溃疡患者，在考虑克罗恩病同时，要想到有发生肠结核可能，以及是否已引起肠结核原发病灶，可行抗酸染色、痰涂片或结核菌素纯蛋白衍生物试验等，肺部病变者可行胸部 X 线、CT 等检查，检查结果为阴性时，可进一步行病理检查，单次病理检查阴性者可多部位深层取材进行检查，以降低误诊率。亚太胃肠病学会以及我国《炎症性肠病诊断与治疗的共识意见（2012 年，广州）》明确提出：在克罗恩病与肠结核的诊治过程中，当肠结核不能排除时可进行 2～3 个月的诊断性抗结核治疗。

专家视野

克罗恩病和肠结核在临床症状、内镜表现及病理形态上有许多相似之处，因此两者的鉴别诊断极为困难。虽然干酪性肉芽肿及抗酸杆菌的检出可以作为肠结核的确诊依据，但是这两者的阳性率均不超过 50%；而克罗恩病本身也缺乏特征性的病理表现。因此，到目前为止，仍没有找到鉴别两者的金标准，误诊率相对较高。目前临床上常通过内镜检查、病理组织学、影像学特征、腹腔镜、细菌学检查、免疫学指标（PPD，T-Spot）以及经验性抗结核治疗来确诊。在临床工作中，若患者肠镜检查发现肠道多发溃疡，根据临床表现、病理组织学、抗酸杆菌涂片及培养，克罗恩病及肠结核两者无法准确鉴别时，诊断性抗结核治疗具有一定的可行性。

参考文献：

［1］陈豪，刘占举. 肠道溃疡性病变的诊断策略［J］. 医学与哲学，2017，38（4）：20-22.

［2］胡佳，张鑫，张燕. 诊断性抗结核治疗在鉴别肠道克罗恩病与肠结核中的意义［J］. 四川大学学报，2015，46（2）：331-335.

［3］中华医学会消化病学分会炎症性肠病学组. 炎症性肠病诊断与治疗的共识意见（2012年,广州）［J］. 胃肠病学，2012, 17（12）:763-781.

［4］AMARAPURKAR D N, PATEL N D, RANE P S. Diagnosis of Crohn's disease in India where tuberculosis is widely prevalent［J］. World J Gastroenterology, 2008, 14（5）: 741-746.

病例 20 反复腹痛伴呕吐半年余

【一般情况】

患者，男，68岁，已婚。

【主诉】

反复腹痛伴呕吐半年余。

【现病史】

患者自半年前无明显诱因突然出现腹痛，伴腹胀、恶心、呕吐，呕吐物为胃内容物，约4～5次/d，排稀水样便，4～5次/d，排便后疼痛较前缓解，伴反酸、胃灼热、嗳气，至当地医院就诊，查全腹部平扫＋增强CT示：小肠局部肠管扩张（最宽处约3.2 cm），内见液平，左上腹为著；回盲部肠管扩张（最宽处约4.7 cm），回肠末端肠壁增厚，考虑肠梗阻可能，予保守治疗后可好转。此后患者类似症状反复发作，每次发作时均诉停止排便排气，曾两次行肠镜检查，均示直肠多发息肉。近来患者感症状较前加重，遂至我院就诊，查小肠CT示：回肠末端局部肠管狭窄，壁增厚、强化，伴回盲瓣、盲肠及邻近回肠粘连，小肠扩张，考虑末端回肠恶性肿瘤可能性大。患者自发病以来精神一般，体重稳定。

【既往史】

无特殊。

【个人史及家族史】

无特殊。

【入院查体】

生命体征平稳，浅表淋巴结无肿大，无杵状指（趾），咽部充血，胸廓对称、双侧呼吸动度一致、语颤均等、双侧叩诊清音，双肺呼吸音清，未闻及干、湿性啰音及哮鸣音，心界不大，心音清，心律齐，各瓣膜听诊区无杂音，腹平坦，未见肠型、蠕动波，腹壁软，轻压痛、未触及包块，肝、脾未触及，肝区无叩痛，肠鸣音正常。其余体格检查大致正常。

【入院分析】

老年男性，反复腹痛，伴腹胀、恶心、呕吐，需首先鉴别消化系统疾病。

（1）老年男性，反复腹痛，伴腹胀、恶心、呕吐，应鉴别食管裂孔疝。该病的发病率随年龄增长而增加，以 30 岁以后者多见，主要临床表现为中上腹部不适感或灼痛，疼痛向肩背部放射，伴嗳气、反酸、反食等症状，但本例存在小肠梗阻，因此不考虑该病。

（2）反复腹痛应鉴别消化性溃疡，反复周期性发作，有明显的节律性，胃溃疡疼痛位于上腹部正中或偏左，餐后 0.5~1 h 发生，至下次餐前缓解；十二指肠溃疡疼痛多位于中上腹部或偏右，餐后 2~3 h 发作，呈饥饿痛或夜间痛，再次进餐疼痛可缓解，胃镜可明确诊断。

（3）老年男性，反复腹痛，伴腹胀、恶心、呕吐，还应警惕胃肠道肿瘤。本例小肠 CT 示：回肠末端局部肠管狭窄，壁增厚、强化，伴回盲瓣、盲肠及邻近回肠粘连，小肠扩张，考虑回肠末端恶性肿瘤可能性大，需进一步完善小肠相关检查，明确诊断。

【院内观察与分析】

除常见引起慢性腹痛的病因外，粘连性肠梗阻也可引起上述症状。完善相关检查。肛双气囊小肠镜（图 20-1）：经肛顺利插入距回盲瓣回肠侧 140 cm 处。退镜观察，末端回肠（距回盲瓣 10~15 cm 处）见黏膜片状充血、粗糙，予以活检；余所见回肠黏膜未见明显异常；回盲瓣口未见异常；距肛门 65 cm、40 cm、20 cm、10 cm 分别见约 0.3 cm×0.3 cm、0.6 cm×0.8 cm、0.4 cm×0.4 cm、1.0 cm×1.0 cm、1.0 cm×1.0 cm 大小息肉，表面光滑，余未见异常。诊断：① 末端回肠炎性改变可能；② 结肠多发性息肉。考虑：① 中上段小肠病变累及回盲部；② 肠外病变累及可能。建议患者可行：① 胶囊内镜检查；② 外科剖腹探查。患者及家属商量后决定转入我院胃外科。

【诊断】

小肠梗阻。

【治疗及随访】

转入外科后于全麻下行：① 腹腔镜肠粘连松解术。② 部分小肠切除吻合术，术中探查见末端回肠与阑尾系膜粘连形成束带，松解粘连后，见近端小肠扩张水肿，远端小肠空虚，梗阻端位于距回盲部上游约 60 cm 处，另此处肠管与其上游约 70 cm 处小肠形成粘连成角，予松解粘连后，继续逆行向上探查，见小肠中段与小肠系膜根部形成束带粘连，予松解，继续向上探查至十二指肠悬韧带，余小肠、结肠及腹腔内其他器官未见明显异常。③ 延长上腹部切口约 5 cm，逐层进腹，将末端回肠提出切口后，见梗阻端小肠肠腔狭窄，小指不能通过，遂决定行小肠部分切除术，游离上下游小肠系膜，于病灶上下游约 6 cm 处切开肠管，置入 75 mm 直线切割闭合器，行小肠侧侧吻合，直线切割闭合器关闭残端，薇乔线加强吻合口及关闭系膜裂孔。大量生理盐水冲洗腹腔，吸尽后常规关腹。④ 重新建立气腹，探查小肠吻合口无明细异常后，放置扁平管于盆腔。术后病理示：（小肠）黏膜急、慢性炎，局部黏膜上皮糜烂、脱失伴炎性坏死渗出及肉芽组织增生，肠壁全层血管扩张、充血及急、慢性炎细胞浸润。两侧切缘示黏膜慢性炎。肠周淋巴结 1 枚示慢性炎。术后顺利出院。

【最终诊断】

粘连性小肠梗阻。

病例讨论

　　小肠梗阻（small bowel obstruction，SBO）是一种常见的急腹症，可由肠腔堵塞、肠管受压、肠壁病变等多种病因引起。其中粘连、嵌顿疝和肿瘤是造成梗阻最常见的原因，可使肠腔狭窄，肠内容物通过发生障碍，常伴随局部血液循环严重障碍，导致剧烈腹痛、呕吐或休克等。急性 SBO 最典型的临床表现是"胀、痛、吐、闭"。间歇性或持续性恶心、呕吐，且往往出现早，在十二指肠梗阻、SBO 中多见，胆汁样呕吐物大多提示小肠上部梗阻，而呕出粪便样呕吐物可以是结肠梗阻的首发症状。间断性绞痛的程度和部位可因梗阻近端扩张肠道的不同而变化。SBO 时，脐周剧烈疼痛，间歇期短；大肠梗阻时，疼痛较轻，位置较深，间歇期较长。急性发作的剧烈疼痛，逐渐加重或疼痛部位固定，可能提示穿孔或回、结肠绞窄；腹部触诊时疼痛加重，可能提示腹膜刺激征或肠穿孔。不同程度和部位的持续腹痛可由腹膨胀、肿瘤或肝脏肿大造成。发生完全性梗阻时，排便排气消失；发生不完全性梗阻时则间歇出现不排便。

　　影像技术的发展为 SBO 诊断提供了很好的手段。腹部平片对 SBO 的敏感性为 69%，对区分高位和低位梗阻的敏感性分别为 86% 和 56%。CT 可提供比平片检查更多的信息，其诊断 SBO 敏感性为 80%～90%，特异性为 70%～90%。对比造影可以细致地观察肠管的过渡区带和可疑肠袢，而不受轴向位的限制，这一方法包括小肠连续造影和灌肠造影等，对肠道肿瘤的敏感性和特异性接近 100%，并可以发现腔外病变。腹部超声对 SBO 的诊断、病因和绞窄的判断准确度与平片相当，可更好地识别游离液区。腹部 MRI 对 SBO 的诊断敏感性和准确度与 CT 相当，但其对多病灶、大肠梗阻以及炎症的显示不如 CT。而不论应用何种诊断措施，都应将目标关注于：① 鉴别机械性肠梗阻与动力性肠梗阻；② 形成梗阻的病因学诊断；③ 区分部分（低位）梗阻和完全性（高位）梗阻；④ 明确是否发生了绞窄。

　　小肠梗阻的治疗包括：① 药物治疗。目标是纠正水、电解质和酸碱平衡失调，防治感染和中毒，缓解恶心、呕吐、腹痛和腹胀等症状。药物种类主要有液体、抗生素、营养制剂、抗分泌药、止痛药、止吐药、激素类药等。② 胃肠减压。肠梗阻导管是经内镜或透视下引导，通过幽门置于小肠内，可在肠蠕动作用下到达梗阻部位的近端，更接近梗阻的部位，因此减压效果优于鼻胃管。③ 手术介入治疗。急性 SBO 的标准治疗是迅速的外科手术介入，目的是为了减少肠绞窄的风险，从而降低死亡率。④ 腹腔镜手术治疗。腹腔镜手术治疗粘连性肠梗阻的适应证包括腹部症状较轻，具备行术前检查条件，近端或不完全性梗阻，单一梗阻，而非多发梗阻。而肠壁的缺血坏死、肠腔扩张（＞4 cm）、腹膜炎体征和严重的心、肺疾病则是腹腔镜治疗的绝对禁忌证。急诊腹腔镜手术的实施必须排除那些可能存在绞窄或有多次腹部手术史的患者。实施该技术的医生必须要具备娴熟的外科手术技术，因为术中随时存在开腹探查和中转常规手术的可能性。

专家视野

　　腹部手术后形成的腹腔内粘连是引起日后粘连性小肠梗阻的一个主要原因。克罗恩病或溃疡性结肠炎等炎性肠病，腹腔内的原发性或继发性肿瘤，腹膜炎、腹腔脓肿等腹腔感染，过去曾行腹腔放疗或化疗也都可能是引起粘连性小肠梗阻的原因，但本例中反复追问患者病史，否认既往疾病史、手术史，因此引起小肠梗阻的原因不明。

　　就治疗而言，粘连性肠梗阻的治疗是先行禁食、胃肠减压等保守治疗，经保守治疗48～72 h不能缓解肠梗阻症状或出现肠袢坏死时，考虑手术治疗。而再次开腹手术又带来新的粘连，可能造成新的粘连性梗阻。因此，这种进退两难的局面使临床医师在处理粘连性肠梗阻（尤其是那些长期反复发作的粘连性肠梗阻）时，难以决定是否使用手术治疗。而近年来，越来越多的SBO患者通过非手术方式得以缓解梗阻症状，同时赢得了宝贵的时间以进行原发病的治疗。随着诊疗技术的进步，SBO的治疗方式（包括手术与非手术治疗）将变得越来越成熟，同时也将更迅速地解除症状，从而更好地造福患者。

参考文献：

　　［1］王世栋. 粘连性小肠梗阻发生肠绞窄的危险因素：回顾性分析和随访［D］. 长春：吉林大学，2016.

　　［2］张杭. 肠梗阻导管治疗粘连性小肠梗阻预后的相关因素研究［D］. 杭州：浙江大学，2016.

　　［3］李志伟，刘云飞，张颖，等. CT征象预测粘连性小肠梗阻手术时机［J］. 中国医学影像技术，2016，32（3）：394-397.

　　［4］任悠悠，尤国庆，耿云平. 肠壁增厚和密度CT影像特征变化对小肠梗阻的诊断效果［J］. 世界华人消化杂志，2015，23（17）：2825-2829.

　　［5］陈汉卿，吕宾. 小肠梗阻的诊断和治疗策略［J］. 世界华人消化杂志，2011，19（6）：551-556.

　　［6］平晓春，李幼生，李宁，等. 粘连性小肠梗阻的长期随访和危险因素分析［J］. 中国实用外科杂志，2011，31（4）：304-307.

　　［7］王忠，李彬，韩廷超，等. 经鼻肠梗阻导管治疗粘连性小肠梗阻的临床观察［J］. 临床误诊误治，2011，24（9）：54-56.

病例 21　　血清癌胚抗原升高

【一般情况】

患者，女，64岁，已婚，汉族。

【主诉】

体检发现 CEA 持续性升高两年余。

【现病史】

患者 2014 年 7 月在食用海鲜和羊肉汤后出现腹泻，未至医院就诊，症状自行缓解。2014 年 8 月 26 日患者在当地医院体检时查血清癌胚抗原（CEA）8.79 ng/mL，无恶心、呕吐，无腹痛腹胀，无腹泻便秘等症状，遂随访观察。分别于 2015 年 1 月 9 日、2016 年 7 月 4 日、2016 年 9 月 22 日、2016 年 11 月 1 日、2016 年 11 月 7 日、2016 年 11 月 11 日监测 CEA，结果分别为 11.04 ng/mL、19.43 ng/mL、21.29 ng/mL、25.29 ng/mL、24.33 ng/mL、23.7 ng/mL。患者自发病以来，无畏寒、发热，无恶心、呕吐，无咳嗽、咳痰，无胸闷、气喘，食纳、睡眠可，二便如常，体重无明显变化。

【既往史】

高血压病，2 型糖尿病，因"甲状腺结节"行甲状腺部分切除术，输卵管结扎。

【个人史及家族史】

无特殊。

【入院查体】

生命体征平稳，全身皮肤、巩膜未见明显黄染，浅表淋巴结无肿大，无杵状指（趾），咽部充血，胸廓对称、双侧呼吸动度一致、语颤均等、双侧叩诊清音，双肺呼吸音清，未闻及干、湿性啰音及哮鸣音，心界不大，心音清、律齐，各瓣膜听诊区无杂音，腹平坦，未见肠型、蠕动波，腹壁软、无压痛、未触及包块，肝、脾未触及，肝区无叩痛，肠鸣音正常。其余体格检查大致正常。

【入院分析】

CEA 是一种单体糖蛋白，CEA 主要来源于胎儿的胃肠和血液，正常成人的血液中很难检测出 CEA。消化道肿瘤、肺癌、乳腺癌、生殖系统肿瘤、泌尿系肿瘤 CEA 有不同程度的升高；癌症病人的胸、腹水、消化液、分泌物中的 CEA 常升高；吸烟者 CEA 升高；患肝硬化、肝炎、肺气肿、肠道憩室、直肠息肉、结肠炎等良性病 CEA 可升高；肾功能异常时 CEA 也可轻度上升。本例中：

（1）老年女性，CEA 持续升高两年，胃肠道肿瘤待排，但本例无呕血、黑便、黏液脓血便等症状，需进一步完善胃肠镜检查明确诊断。

（2）CEA 持续升高两年，胰腺癌不能排除，但胰腺癌病程短、发展快，迅速恶化，并会出现腹痛、体重减轻、胰腺外分泌功能不良等临床表现，本例暂无上述表现。

（3）部分肠息肉、溃疡性结肠炎、胰腺炎和酒精性肝硬化患者 CEA 也会升高，但本例无相关临床表现。

【院内观察与分析】

患者于 2016 年 11 月 10 日至 11 月 15 日于我科住院治疗，完善相关检查。肿瘤标志物：CEA 23.7 ng/mL。血常规、生化、凝血功能未见明显异常。胃镜示：① 贲门息肉 APC 术，② 胃多发息肉 APC 术，③ 食管炎，④ 慢性胃炎。肠镜示：直肠炎。胸腹部 CT：所示直肠末段管壁稍增厚。建议完善 PET/CT 检查，家属拒绝，遂出院。

【诊断】

CEA 升高待查。

【治疗及随访】

2017 年 2 月 10 日于我院门诊查 PET/CT，结果示：① 甲状腺两叶密度欠均匀，左叶较小 FDG 代谢未见增高；甲状腺左叶外后侧大小约 1.6 cm×1.4 cm 的类圆形结节影，FDG 代谢轻度增高，考虑甲状腺左叶变异伴异位甲状腺可能，建议甲状腺功能及 ECT 检查排除其他。② 双侧脑室周围及右侧基底节区缺血梗死灶；双侧筛窦及左侧上颌窦、蝶窦炎症。③ 右肺中叶散在炎症后改变。④ 轻度脂肪肝，胆囊炎，左肾小囊肿可能。⑤ 左侧髋关节斑片状 FDG 代谢增高，考虑非特异性摄取可能。⑥ 部分椎体退行性变，主动脉及分支少许钙化斑。确诊为甲状腺髓样癌，行肿瘤切除术，术后未行放化疗，2017 年 12 月复查 CEA 指标回复正常。

【最终诊断】

甲状腺髓样癌。

病例讨论

CEA 是由 Gold 等科学家在人结肠癌组织中首先发现证实的，研究表示这种物质主要存在于胎儿消化道上皮组织、胰腺和肝脏等处。癌胚抗原也是美国国立癌症综合网络唯一推荐用于结肠癌监测的肿瘤标志物。正常成人血清中癌胚抗原水平极低，多种良性疾病可引起血清癌胚抗原升高，但升高幅度较低，一般不超过 20 μg/L。CEA 是一种广谱性肿瘤标志物，可在多种肿瘤中表达，脏器特异性低，主要对内胚层分化来的消化道肿瘤具有较高的诊断灵敏度。因而有些学者认为 CEA 不能作为癌症定位的诊断指标。CEA 在临床上主要用于辅助恶性肿瘤的诊断、判断预后、监测疗效和肿瘤复发等。不仅如此，CEA 在对治疗效果的观察上同样有着不可忽略的作用，是确定疗效、成功治疗的有效指标。有关于血清 CEA 与肿瘤治疗疗效评价的临床应用研究表明，经过手术治疗，手术成功，肿瘤病灶切除彻底的患者，术后连续监测血清 CEA，一大部分患者的血清 CEA 浓度会在 6 周内降至正常水平。在临床上可见，术后如有转移或复发者，出现症状前癌胚抗原就已经开始升高了，因此血清 CEA 常作为患者院外常规监测指标。

专家视野

肿瘤标志物（tumor marker，TM）是指特征性存在于恶性肿瘤细胞或由恶性肿瘤细胞异常产生的物质或是宿主对肿瘤细胞反应而产生的物质，可存在于血液、细胞、组织或体液中。这类物质可反映细胞恶变各个阶段的表型及基因特征性，主要包括激素类、蛋白质类、糖类物质和酶类肿瘤标志物等。对血液或体液中肿瘤标志物含量进行检测，不仅可用于肿瘤普查、早期诊断、辅助诊断、良恶性鉴别和临床分期，同时对监测疗效、判断预后、预测肿瘤的复发和转移也具有重要价值，其在肿瘤的临床诊断和治疗中已占有重要地位。理想的肿瘤标志物应具有以下特征：① 敏感性高，能早期测出肿瘤患者；② 特异性好，鉴别肿瘤和非肿瘤患者应准确；③ 有器官特异性，能对肿瘤定位；④ 血清中浓度与瘤体大小、临床分期有关，可用于判断预后；⑤ 能反映肿瘤的动态变化，监测治疗效果、复发和转移。

提高肿瘤的早期诊断水平是降低其病死率、改善患者预后的有效手段。血清肿瘤标志物检测取材方便、经济易行，是肿瘤筛查与早期诊断的首选方法。肿瘤标志物通常不存在于正常组织中或在正常组织中水平较低，但一些良性疾病也会导致肿瘤标志物出现或水平升高。癌胚抗原（CEA）最初发现于结肠癌及胎儿肠组织中，其水平升高常见于大肠癌、胰腺癌、胃癌等消化道肿瘤及肺癌。此外，消化道良性疾病、药物、感染、吸烟等也可能导致 CEA 水平升高。但目前来说，肿瘤标志物在恶性肿瘤的诊断中只是起到一种辅助的作用，临床上确诊恶性肿瘤不能单独依靠肿瘤标志物检查。肿瘤标志物在诊断肿瘤方面，最大的问题在于其灵敏性、特异性及准确性的缺陷。由于恶性肿瘤细胞的特性，一种肿瘤细胞可能分泌多种肿瘤标志物，而一种肿瘤标志物可存在于多种肿瘤细胞中，故而单项检测肿瘤标志物在肿瘤的诊断中意义不大，因此需多项联合检测。

参考文献：

［1］郑红娜，李敬，解敬慧，等 . 体检人群血清 CEA 不明原因升高行 18 F-FDG PET/CT 诊断肿瘤的临床价值［J］. 天津医药，2017，45（2）：215-219.

［2］王涛，梁丽，张晏玲，等 . 血清 CEA 及 CA19-9 水平升高在良恶性疾病中的分布特征［J］. 检验医学与临床，2016，13（13）：1747-1749.

［3］刘洁 . CEA、CA19-9 血清学检测对消化系统肿瘤诊断及鉴别诊断意义的临床分析［D］. 银川：宁夏医科大学，2016.

［4］李强，李江涛，张杰，等 . 血清癌胚抗原升高风湿性疾病患者 36 例临床分析［J］. 实用医院临床杂志，2015，12（5）：206-208.

［5］李强 . 血清癌胚抗原检测在风湿性疾病中的临床意义［D］. 大连：大连医科大学，2013.

［6］肖辉 . 肿瘤标志物血清 CEA、CA125、CA19-9 及 AFP 水平在胃肠道肿瘤诊断中的临床意义［D］. 大连：大连医科大学，2013.

病例 22　肝小静脉闭塞症可能

【一般情况】

患者，男，61 岁，已婚，汉族。

【主诉】

腹胀伴体重增加 10 余天。

【现病史】

患者 10 余天前无明显诱因下出现腹胀，呈全腹胀，进食后加重，无明显腹痛，无恶心、呕吐，无呕血、黑便，无畏寒、发热，腹围进行性增大，体重增加 8 kg。5 天前于外院查肿瘤标志物：CA125 606.7 U/ml。CA19-942.06 U/ml。腹部 CT 示腹盆腔积液、右侧胸腔积液、脂肪肝、右肾小结石、前列腺增生、右侧腹股沟疝、右下肺炎症。外院未予处理。患者病程中偶有干咳，无咳痰，夜间为著，无头晕、头痛、无心慌、心悸，无胸闷、气喘，食纳、睡眠可，大便正常，夜尿 3～4 次 / 晚。

【既往史】

有"高血压"病史 10 余年，血压最高 170/110 mmHg，规律服用科素亚 50 mg 每日一次，拜新同 30 mg 每晚一次；阑尾切除术后 30 年，头颅外伤、轻微脑震荡史 20 年。余无特殊。

【个人史】

吸烟 20 年，20 支 /d；饮酒 10 余年，250 g/d。

【家族史】

无特殊。

【入院查体】

生命体征平稳，皮肤巩膜未见黄染，浅表淋巴结无肿大，无杵状指（趾），双肺呼吸音清，未闻及干湿性啰音，心界不大，心音清，心律齐，各瓣膜听诊区无杂音。腹膨隆明显，腹围 110 cm，无腹壁静脉曲张，腹软，无压痛、反跳痛，肝、脾肋下未及，全腹未及包块，Murphy 征（－），移动性浊音（＋），肝肾区无叩痛，双下肢中度可凹陷性水肿。

【入院分析】

腹腔积液的病因包括肝脏疾病、混合性（门脉高压＋其他原因）、心源性、恶性肿瘤、结核、肾源性、胰源性、其他原因等。国内常见病因主要为肝硬化、肿瘤、结核性腹膜炎等。

（1）老年男性，腹胀，短期内进行性腹围增大，肿瘤标志物 CA125、CA19-9 增高，恶性肿瘤累及腹膜不能排除，但本例患者腹部影像学检查未发现明确肿瘤病灶。

（2）既往有"高血压"病史十余年，病程中偶有干咳，无咳痰，夜间为著，心脏疾病不能排除，如各种原因所致的充血性心力衰竭、心包积液、缩窄性心包炎、心肌病等，但本例患者体格检查无心衰及心包积液体征，辅助检查暂无心源性疾病证据。

（3）肝脏疾病是引起腹水的常见原因，但患者否认既往病毒性肝炎、血吸虫性肝纤维化、酒精性肝病病史，腹部 CT 仅见脂肪肝，未见肝硬化。

【院内观察与分析】

患者入院后行诊断性腹穿，腹水常规：颜色黄色，透明度清，细胞计数 244 个 /μl，单核细胞占 91%，多核细胞占 9%，李凡他试验（＋）。腹水生化：总蛋白 37.4 g/L，乳酸脱氢酶 71 U/L，腺苷脱氨酶 4.6 U/L。腹水膜式液基未见肿瘤细胞。腹水培养未见明显异常。完善相关检查，生化：肌酐 149.4 μmol/L，尿酸 568.5 μmol/L，白蛋白 31.1 g/L，γ - 谷氨酰转肽酶 526.4 U/L；肿瘤标志物：CA125 1415.0 U/ml。

胸腹部 CT：两侧胸腔积液，右侧较多，右下肺膨胀不全；右下肺背侧斑片状模糊影，感染可能；左肺少许纤维灶，右肺上叶钙化灶；下段食管旁片状低密度影及脂肪影，考虑膈疝可能大；胆囊炎，胆囊颈部小结石可能；右肾小结石可能；左肾下极小片状稍低密度影，请结合临床；腹腔、盆腔积液，腹腔脂肪间隙模糊；右侧腹股沟疝可能。

上腹部 CTA＋CTV：上腹 CTA 未见明显异常；上腹 CTV 示下腔静脉于第二肝门处管腔突然变细、狭窄，未见明显充盈缺损；腹水；右侧胸腔积液，右肺下叶少许膨胀不全；两肺下叶少许炎症；胆囊小结石；副脾；腹膜后多发小淋巴结。膈疝可能。介入放射科会诊医师意见：下腔静脉于第二肝门处管腔变细、狭窄，无充盈缺损，肝静脉可见，且患者经利尿及放腹水后症状有所改善，布加综合征可能性不大。建议行下腔静脉超声检查，必要时考虑行腔静脉造影。

腔静脉血流（彩色多普勒）：下腔静脉近膈面内径变细，肝脏形态饱满，门静脉、肝静脉内径稍细，考虑与肝肿大相关。超声诊断科会诊医师考虑布加综合征可能，建议行 DSA 检查。

腔静脉造影：腔静脉、肝静脉分支通畅，可排除布加综合征。

PET-CT：① 右侧少量胸腔积液，右肺上叶后段钙化结节影，右肺中叶内侧段及两肺下叶散在炎症后改变。② 小肠节段性 FDG 代谢增高，部分结节 FDG 摄取增高，考虑炎症所致可能，部分合并腺瘤或息肉可能，建议必要时行胶囊内镜检查。③ 轻度脂肪肝，盆腔积液。④ 声带区斑片状 FDG 代谢增厚，考虑轻度炎症或生理性摄取可能。⑤ 双侧基底节区腔隙性脑梗死灶，轻度脑萎缩。⑥ 部分椎体边缘及双侧骶髂关节骨质增生退变。可排除肿瘤。

经多项影像学检查及多科会诊，布加综合征、恶性肿瘤可排除。进一步仔细追问病史，入院 10 天前有大量食用"土三七"史，综合考虑，诊断肝小静脉闭塞症可能，建议患者进一步完善经皮肝穿刺检查以明确诊断。患者拒查。

【诊断】

肝小静脉闭塞症可能。

【治疗及随访】

首先予保肝、利尿、放腹水等对症处理。我院感染科会诊后建议：本病无特效治疗方法，待侧支循环形成后可逐渐改善，继续予保肝、利尿、微循环治疗。2016 年 10 月 25 日患者好转出院。后于外院就诊，予保肝等治疗半个月（具体治疗方案不详），腹水于半年后消除。之后每两个月行 B 超检查，目前状况良好。

病例讨论

腹水待查的诊断思路包括：① 依据症状、体征判断腹水的存在；② 明确腹水性质，是漏出液还是渗出液、是感染性腹水还是非感染性腹水、是良性腹水还是恶性腹水；③ 进一步完善辅助检查；④ 结合病史、症状、体征、辅助检查，分析总结，诊断腹水病因。依据血清－腹水白蛋白梯度（serum-ascites albumin gradient，SAAG）对腹水进行分类优于依据腹水总蛋白浓度分类。依据血清和腹水标本中的白蛋白的浓度计算 SAAG（用血清白蛋白浓度值减去腹水中的白蛋白浓度值即可）。当 SAAG > 1.1/dl 时为门脉高压性腹水，反之为非门脉高压性腹水。高 SAAG 考虑肝硬化、酒精性肝炎、心源性腹水、多发性肝转移癌、爆发性肝衰竭、巴德－基亚里综合征、门静脉血栓形成、静脉闭塞性疾病、急性妊娠脂肪肝、黏液性水肿、混合性腹水；低 SAAG 考虑腹膜癌病、TB（无肝硬化）、胰源性腹水（无肝硬化）、胆源性腹水（无肝硬化）、肾病综合征、结缔组织病伴腹水、肠梗阻或梗死所致腹水。该患者腹水 SAAG > 1.1/dl，腹水性质符合典型的门静脉高压性腹水的表现。

肝窦阻塞综合征（hepatic sinusoidal obstruction syndrome，HSOS），又称肝小静脉闭塞性病（hepatic veno-occlusive disease，HVOD），是各种原因导致肝血窦、肝小静脉和小叶间静脉内皮细胞水肿、坏死、脱落进而形成微血栓，引起肝内淤血、肝功能损伤和门静脉高压的一种肝脏血管性病变。临床表现为腹胀、肝区疼痛、腹水、黄疸、肝脏肿大等，常被误诊为布加综合征、失代偿期肝硬化或急性重型肝炎等疾病，影响其及时诊断和治疗。HSOS 病因较多，但国内外主要病因明显不同。欧美报道的 HSOS 大多发生在骨髓造血干细胞移植预处理后，国内报道的 HSOS 病因以服用含吡咯生物碱（pyrrolidine alkaloid，PA）的植物居多，其中以服用土三七（或称菊三七）为最多。

临床上以腹胀、肝区疼痛、腹水、黄疸、肝大等表现就诊的患者，应考虑 PA-HSOS 的可能性，需详尽采集既往用药史，必要时反复多次询问。有明确服用含 PA 植物史是 PA-HSOS 诊断的基础。疑诊患者需完善超声检查，至少包括肝脏、脾脏、门静脉、腹腔积液等项目。超声检查对 PA-HSOS 的诊断有价值，但过于依赖超声医师的经验和水平。因此，超声检查仅作为初筛检查，所有患者都应进一步完善腹部增强 CT 和（或）MRI 检查。典型 CT 表现包括：① 肝脏弥漫性肿大，CT 平扫显示肝实质密度不均匀降低。② 静脉期和平衡期肝实质呈特征性地图状、花斑样不均匀强化，门静脉周围出现的低密度水肿带称为"晕征"。③ 尾状叶、肝左外叶受累稍轻，肝静脉周围肝实质强化程度较高，呈现特征性"三叶草征"，肝静脉管腔狭窄或显示不清，下腔静脉肝段受压变细。④ 通常合并腹水、胸腔积液、胆囊壁水肿和胃肠壁水肿等肝外征象；急性期患者较少合并脾大、食管胃静脉曲张等征象。MRI 的典型表现包括：MRI 平扫表现为肝脏体积增大和大量腹水，肝脏信号不均，3 支肝静脉纤细或显示不清；T2 加权成像表现为片状高信号，呈云絮状。MRI 动态增强扫描表现为动静脉期不均匀强化，呈花斑状，延迟期强化更明显。发现典型征象者，即可确诊为 PA-HSOS。同时，需排除其他已知病因或引起相似肝损伤的疾病，如 BCS、失代偿期肝硬化、感染、酒精性肝损伤及其他。对于实验室检查和影像学检查表现不典型的疑诊患者，可行肝脏活组织检查（活检）获取病理支持。

HSOS 治疗原则：所有疑诊患者均应停止服用含 PA 植物。治疗手段如下：① 对症支持治疗。对症治疗是 PA-HSOS 的基础治疗方案，包括保肝、利尿、改善微循环等，应尽早开始。保肝治疗可以改善肝脏淤血、缺氧对肝细胞造成的损伤，为肝细胞再生和肝功能恢复提供有利的内环境。目前临床常用的保肝药物主要有多烯磷脂酰胆碱、异甘草酸镁、谷胱甘肽等药物，合并肝内胆汁淤积或高胆红素血症时，可以选择熊去氧胆酸和（或）S- 腺苷蛋氨酸治疗。利尿治疗首选呋塞米和螺内酯同服。如利尿剂无效，可以在超声定位下进行腹腔穿刺，同时配合大量白蛋白输注。改善微循环的药物如前列腺素 E1、活血化瘀类中药等在 PA-HSOS 治疗中的作用尚不确切。② 糖皮质激素治疗。糖皮质激素对 PA-HSOS 的疗效仍存在争议。③ 抗凝治疗。存在腹水、黄疸等表现的急性期 / 亚急性期患者是抗凝治疗的主要人群，并应尽早开始。禁忌证主要是合并严重出血疾病或出血倾向。抗凝药物首选低分子肝素，亦可联合或序贯口服维生素 K 拮抗剂（华法林）。④ TIPS。目前有几个小样本研究报道了 TIPS 治疗急性期 HSCT/HSOS 的效果，疗效各异。TIPS 能够明显改善内科治疗无效的 PA-HSOS 患者的腹水和门静脉高压。但 TIPS 能否改善远期预后还需要更长时间的随访观察。⑤ 肝移植术。迄今国内尚无 PA-HSOS 患者行肝移植的文献报道，对于合并肝功能衰竭经内科治疗无效的患者，可考虑肝移植。

专家视野

在 "PubMed""中国知网""维普""万方" 数据库检索土三七导致肝窦阻塞综合征相关文献，共检索出 735 篇文献，其中有 56 篇病例报告和 50 篇病例系列。56 篇病例报告中包含 84 例土三七导致 HSOS 的患者，他们均有腹水的表现，其中只有 1 例出现上消化道出血。1、3、6 个月的生存率分别为 98%、87%、76%。胆红素和 AST 水平的增加与不良的预后显著相关。在 50 篇病例系列中，31 篇中的 402 例患者均是由于服用土三七造成 HSOS。其中 94% 的患者有腹水，89% 的患者有肝大，只有 40% 的患者出现上消化道出血。在整个随访过程中，恢复率、稳定率、进展率以及病死率分别为 41%、30%、14% 和 16%。剩余 19 篇中的 281 例患者是由多种因素导致 HSOS。其中土三七导致 HSO 的 S 占 66%（ 95% 可信区间：56% ~ 75%）。综上，在中国，服用土三七是造成 HSOS 的主要原因。腹水和肝大是最常见的两个临床表现。虽然从上述文献中看出短期预后较好，但仍有必要进一步探索其长期预后，改进治疗策略以评估出不同治疗方案的适应证。

参考文献：

［1］罗佳，王超，张伟，等 . 内科疑难病例讨论中如何体现临床思维：腹腔积液原因待查一例报告及文献复习［J］. 临床和实验医学杂志，2015，14（2）：167-169.

［2］中华医学会消化病学分会肝胆疾病协作组 . 吡咯生物碱相关肝窦阻塞综合征诊断和治疗专家共识意见（2017 年，南京）［J］. 中华消化杂志，2017，37（8）：513-521.

［3］MOHTY M, MALARD F, ABECASSIS M, et al. Sinusoidal obstruction syndrome/veno-occlusive disease：current situation and perspectives—a position statement from the European Society for Blood and Marrow Transplantation（EBMT）［J］. Bone Marrow Transplantation，2015, 50（6）：1-9.

［4］王晓晰，祁兴顺，郭晓钟 . 土三七导致肝窦阻塞综合征：系统评价中国文献［J］. 临床肝胆病杂志，2015，31（7）：1022.

［5］金瑞军，陈祖华，唐栋 . 肝窦阻塞综合征的 CT 诊断分析［J］. 医学影像学杂志，2014，24（9）：1 549-1 551.

［6］蒋天安，翁慧芳，敖建阳，等 . 超声影像对肝窦阻塞综合征的诊断价值［J］. 中国超声医学杂志，2008（10）：951-955.

病例 23　胸椎结核

【一般情况】

患者，男，61 岁，已婚，汉族。

【主诉】

反复腹胀 1 月。

【现病史】

患者 2016 年 8 月因 "2 型糖尿病" 在外院住院期间，予降糖药（具体不详）、阿司匹林、辛伐他汀治疗，用药一天后出院出现明显下腹部腹胀，并伴右下腹部绞痛，逐渐加重，晚餐食多后加重，进食量减少后夜间仍有明显腹胀，腹部无进行性膨隆。2016 年 9 月 19 日于当地医院查胃镜示：慢性胃炎伴糜烂，HP（++）。肝胆胰脾 B 超：肝囊肿，胆囊壁粗，脾肿大，胰未见明显异常。患者自发病以来，无畏寒发热，无胸闷气喘，精神一般，二便正常，体重稳定。

【既往史】

"高血压" 10 年，血压最高 165/100 mmHg，口服 "厄贝沙坦氢氯噻嗪片 1 片每日一次"，血压控制尚可；"2 型糖尿病" 1 月余，目前予 "诺和锐 早 8 U 晚 12 U"，血糖控制不佳。30 年前因 "化脓性阑尾炎" 行 "阑尾切除术"。"磺胺类药物（具体不详）" 过敏。

【个人史】

饮酒 40 年，白酒，300 ~ 500 g/d。

【家族史】

无特殊。

【入院查体】

生命体征平稳，皮肤巩膜无黄染，浅表淋巴结无肿大，无杵状指（趾），咽部充血，胸廓对称，双侧呼吸动度一致、语颤均等、双侧叩诊清音，双肺呼吸音清，未闻及干、湿性啰音及哮鸣音，心界不大，心音清、律齐、各瓣膜听诊区无杂音，腹平坦，未见肠型、蠕动波，腹壁软、无压痛、未触及包块，肝、脾未触及，肝区无叩痛，肠鸣音正常。其余体格检查大致正常。

【入院分析】

老年男性，反复腹胀，需首先鉴别消化系统疾病。

（1）老年，慢性腹胀，应鉴别胃部疾病，如慢性胃炎、胃溃疡、胃扩张、幽门梗阻等，但外院胃镜仅提示慢性胃炎，未见其他病变。

（2）肠道疾病如肠结核、痢疾、肠梗阻等不能排除，但本例无停止排气、排便，也无腹泻或黏液脓血便。

（3）腹胀时伴腹痛，肝胆疾病如肝炎、胆囊炎、胆石症等不能排除，本例无相关临床表现，查体无 Murphy 征阳性。

【院内观察与分析】

入院后完善相关检查，查血常规：白细胞计数 5.42×10^9/L，红细胞计数 3.44×10^{12}/L，血红蛋白 106 g/L，血小板计数 164×10^9/L。生化：白蛋白 37.7 g/L，白球比 1.1。肿瘤标志物：NSE 17.8 ng/mL。粪常规、尿常规、凝血功能、输血前八项未见明显异常。肠镜示：结肠多发息肉 EMR+APC+ 钛夹夹闭术；多排 CT 全腹部（平扫＋增强）：胃小弯侧胃壁局限性稍增厚。患者 2016 年 9 月 29 日行肠镜检查及治疗后无腹胀及腹痛，2016 年 10 月 1 日起每晚夜间再次出现右腹部持续性绞痛，持续约 5 小时，予盐酸屈他维林片 1 片可部分缓解，白天完全无腹痛症状。进一步查免疫五项：IgA 8.06 g/L，IgG 22.4 g/L。血沉 72.0 mm/h。结核感染 T 细胞检测阳性。请放射科医再读全腹部 CT 提出小肠可能有金属异物。行小肠 CT（平扫＋增强）：T11 椎体骨质破坏，肿瘤转移可能，小肠未见明显异常。双侧腹股沟多发小淋巴结。PET/CT 检查：① T8—T12 椎体变形，右前缘增生、钙化形成包壳样改变，周围软组织影不同程度增厚，考虑慢性感染性病变，结核不能排除；其中 T10 下缘至 T12 上缘较明显，椎体后部及左缘见骨缺损，边缘有硬化，FDG 代谢异常增高，考虑病灶有活动，建议高代谢处活检，进一步定性。② 心包膜轻度增厚伴少量积液，盆腔少量积液，建议治疗后随访、复查。③ 两侧斜裂胸膜多发结节样增厚影，较大者位于右侧，约 0.5 cm × 0.8 cm 大小，考虑炎性结节可能性大。④ 右肺上叶后段少许炎症后改变，两侧胸膜轻度增厚粘连。主肺动脉窗及左肺门见钙化淋巴结。⑤ 轻度脾大，FDG 代谢轻度增高，考虑轻度增生活跃所致。⑥ 双侧腹股沟散在短径小于 1.2 cm 淋巴结，内见脂肪密度影，FDG 代谢未见增高，考虑淋巴结炎性增生。综上考虑，胸椎结核不能排除，遂请胸科专科医院会诊，诊断"结核感染，骨结核可能"，建议予诊断性抗结核治疗。2016 年 10 月 19 日请脊柱外科会诊，建议行 T8—T12 椎体 CT 平扫＋二维重建，患者拒绝，故暂行诊断性抗结核治疗。

【诊断】

胸椎结核可能。

【治疗及随访】

予诊断性抗结核治疗。出院后于当地医院加开护肝药物治疗1个月后症状完全消失，复查情况良好。

病例讨论

结核病是由结核分枝杆菌复合群（*Mycobacterium tuberculosis* complex，MTBC）引起的传染性疾病，可发生在全身多种脏器中。按照发病部位可分为肺结核与肺外结核。肺外结核指发生在肺以外器官中的结核病，常见发病部位有胸膜、淋巴结、骨与关节、脑膜与脑、皮肤、肠道及泌尿生殖系统等，因其感染部位多样，缺乏典型的结核中毒症状且部分合并其他感染，早期诊断困难，有较高的误诊、漏诊率。

肺外结核的诊断思路包括：① 病史采集及体格检查。详细地询问病史、结核患者接触史及既往史、冶游史，是准确诊治肺外结核的关键。尤其终末期肾脏病患者等免疫低下者，需警惕肺外结核可能。② 辅助检查。根据患者主诉、查体阳性体征，完善痰找结核菌、尿找结核菌、胸腔积液及心包积液等体液的常规及生化、结核PCR等检查，在体液中找到抗酸杆菌尤为重要。经体格检查或影像学检查有可疑病灶者，需行穿刺活检等病理学检查以明确病灶性质。③ 试验性抗结核治疗。部分患者入院后经验性抗感染治疗无效，且临床表现不能排除结核病，虽无明确的结核感染证据，可行试验性抗结核治疗。本病例的诊断过程符合肺外结核的诊断思路，支持胸椎结核诊断的依据有：① 老年男性。② 血沉72.0 mm/h，结核感染T细胞检测阳性。③ PET/CT检查。T8—T12椎体变形，右前缘增生、钙化形成包壳样改变，周围软组织影不同程度增厚，考虑慢性感染性病变，结核不除外。因此，请胸科专科医院会诊，诊断"结核感染，骨结核可能"，建议予诊断性抗结核治疗。④ 抗结核治疗后患者症状明显改善。

目前脊柱结核的诊断主要依靠影像学检查，包括X线、CT、MR、PET-CT检查等。X线检查价格低廉，操作简单，显示椎体及椎间隙破坏的情况较好，缺点是对早期脊柱结核患者缺乏特异性表现。CT检查可以从多个层面显示局部骨质破坏情况，显示死骨范围的效果甚佳。根据脊柱结核CT表现，可将脊柱结核骨质破坏类型分为骨碎片型、溶骨型、局灶破坏硬化型、骨膜下型及混合型。应用CT的三维重建功能可以从轴位、矢状位、冠状位全方位显示病灶范围，增强CT扫描对于显示脓肿范围、制定治疗方案具有重要指导意义。MRI检查在显示椎间盘受累情况、病灶范围、脓肿形成、椎管内病变以及神经压迫程度等方面具有独特优势。根据MRI表现可将脊柱结核分为：信号改变型（Ⅰ型）、脓肿形成型（Ⅱ型）、椎体破坏型（Ⅲ型）、椎管占位型（Ⅳ型）和后凸畸形型（Ⅴ型）。PET-CT检查给患者静脉注射18F-FDG后，以CT检查作为辅助系统，通过观察局部组织 18F-FDG 摄取量以及摄取曲线来诊断疾病，通常病变部位的摄取量越多，代表局部的组织代谢越活跃。虽然 18F-FDG 摄取增高并非结核杆菌感染特有，炎症反应激发中性粒细胞、巨噬细胞、淋巴细胞等亦可以引起增高，但是目前多项研究认为 PET-CT 检查对于脊柱结核的早期诊断、与脊柱肿瘤的鉴别、抗结核药物效果监测、非典型性脊柱结核的诊断价值较大。本例中，PCT-CT 检查对诊断具有重要意义。

脊柱结核的治疗方法包括非手术治疗和手术治疗，其中手术治疗的手术又包括开放手术和微创手术。对于脊柱结核，首选治疗方案一直存在争议。学者认为 MRI 分型为 Ⅰ 型及 Ⅱa 型的脊柱结核采用非手术治疗，Ⅱb 型采用单纯病灶清除术，Ⅲ 型采用病灶清除、植骨融合内固定术，Ⅳ 型考虑病灶清除、椎管减压、植骨融合内固定术，Ⅴ 型考虑病灶清除、椎管减压、矫形、植骨融合内固定术。而非手术治疗主要是抗结核药物治疗。抗结核药物可分为一线和二线药物。一线抗结核药物是最有效的药物，包括利福平（R，每日 8～12 mg/kg）、异烟肼（H，每日 4～6 mg/kg）、吡嗪酰胺（Z，每日 20～30 mg/kg）、乙胺丁醇（E，每日 13～17 mg/kg）、链霉素（S，每日 12～18 mg/kg）；二线抗结核药物包括氨硫脲、对氨基水杨酸、乙硫异烟胺、环丝氨酸、阿米卡星、卷曲霉素等，二线抗结核药物效果稍差，毒副作用相对更多，价格偏高。抗结核药物治疗要遵循早期、联合、适量、全程、规律的原则。化疗方案包括标准化疗 3SHRE/6～15HRE、短程化疗 4SHRE/5HRE、超短程化疗 2SHRZ/2～4HRZ，同时辅助应用护肝药物预防药物性肝损害。

专家视野

我国是世界上第二大结核高负担国家，结核病的早期快速诊断与治疗是减少结核分枝杆菌传播、控制结核病的关键。快速而敏感地诊断结核的实验室技术显得十分重要。我国结核病诊断方法有涂片和培养检查、结核菌素蛋白衍生物（PPD）试验、影像学检查、免疫学诊断、微生物分子学诊断方法等。目前临床常用的结核筛查方法是 PPD 试验和结核感染 T 细胞检测。有研究表明，结核感染 T 细胞检测、PPD 试验和抗结核抗体检测在肺外结核的诊断中，敏感度分别为 90.5%、76.2%、42.8%，特异度分别为 96.0%、60.0%、64.0%。可见在肺外结核的诊断中，结核感染 T 细胞检测具有更大的诊断价值，PDD 试验可作为重要的辅助检查手段。

脊柱结核占全身骨关节结核病的首位，以腰椎为多见，胸椎次之，颈椎较少，骶椎中第一骶椎较多，负重损伤为其发病诱因。脊柱结核起病缓慢，早期表现不典型，较多患者出现了脊柱后凸畸形、寒性脓肿，甚至截瘫等晚期脊柱结核表现才来就诊，且易被诊断为腰椎间盘突出、退行性脊柱关节炎、强直性脊柱炎、脊柱肿瘤等疾病。该病晚期常可致椎体严重破坏，并发截瘫，甚至造成终身残疾。因此，早期发现、早期治疗对于脊柱结核而言至关重要。

　　造成漏诊、误诊的原因主要有：① 主管医师对脊椎结核缺乏正确了解。② 由于脊柱结核起病缓慢、隐匿，且多发于农村，农村医疗条件差，患者对该病缺乏正确的认识，有的甚至出现颈部酸痛、胸、腰部胀痛后都还误认为是劳累所致，未到医院就诊。③ 诊断思维存在一定的局限性。因此，加强医务人员和患者对该病的认识，早期诊断、早期治疗，是脊柱结核防治的关键。

参考文献：

　　［1］李成博，范国光.单发胸椎结核误诊为椎体肿瘤1例［J］.医学影像学杂志，2018，28（2）：317，325.

　　［2］石苗，王超，黄光伟，等.以不明原因发热为首发表现的肺外结核23例临床分析［J］.疑难病杂志，2018，17（3）：303-306.

　　［3］徐唯傑，陈晋.T-Spot试验在结核病诊断中的价值［J］.同济大学学报（医学版），2017，38（4）：76-80.

　　［4］蒋瑜，吴婷.结核感染T细胞斑点试验及抗结核抗体检测在结核诊断中的应用价值评价［J］.国际检验医学杂志，2017，38（16）：2 234-2 236.

　　［5］周朝玺，崔旭.脊柱结核的诊疗进展［J］.中国骨与关节损伤杂志，2017，32（9）：1006-1008.

　　［6］JIN W D, WANG Q, WANG Z L, et al. Complete debridement for treatment of thoracolumbar spinal tuberculosis：a clinical curative effect observation［J］. The Spine Journal, 2014, 14（6）：964-970.

病例 24 食管神经鞘瘤 STER 术

【一般情况】

女，48 岁，已婚，汉族。

【主诉】

进行性进食梗阻 1 年余，加重半年。

【现病史】

患者 2015 年 5 月进食时开始出现梗阻感，起初为进食大块馒头时，半年后为进食小块食物时伴胸骨后疼痛，近日诉大口饮水时亦出现梗阻感；患者遂至我院门诊查超声胃镜（2016 年 7 月 28 日），白光胃镜所见（图 24-1）：食管通畅，距门齿 36 cm 处右后壁见大小约 2.5 cm×2.0 cm 隆起，贲门入口后壁见一直径约 0.4 cm 息肉样隆起；胃底见一大小约 0.4 cm×0.5 cm 隆起，表面光滑；胃窦部黏膜红白相间，散在条状充血斑。超声所见（图 24-2）：食管距门齿 36 cm 处右后壁隆起处见一巨大低回声团块凸向腔内外，起源于固有肌层，远场窥视欠清，局部截面大小约 2.4 cm×1.9 cm；胃底隆起处见一低回声团块凸向腔内外，内部回声欠均匀，可见点状强回声，起源于固有肌层。现患者为进一步诊疗，于 2016 年 8 月 20 日收入消化科，病程中，患者偶感恶心，无呕吐，无畏寒、发热，无胸闷，无腹痛、腹泻，食纳、睡眠尚可，大小便无特殊，近 1 年体重增减 5 kg。

【既往史】

有"甲状腺功能亢进"病史十余年，余无特殊。

【个人史及家族史】

无特殊。

【入院查体】

生命体征平稳，浅表淋巴结无肿大，无杵状指（趾），咽部充血，胸廓对称，双侧呼吸动度一致、语颤均等、双侧叩诊清音，双肺呼吸音清，未闻及干、湿性啰音及哮鸣音，心界不大，心音清、律齐、各瓣膜听诊区无杂音，腹平坦，未见肠型、蠕动波，腹壁软、无压痛、未触及包块，肝、脾未触及，肝区无叩痛，肠鸣音正常，双下肢轻度可凹陷性水肿。其余体格检查大致正常。

【入院分析】

患者中年女性，因进行性加重的进食梗阻入院，查胃镜示食管及胃底隆起，鉴别诊断：

（1）食管息肉：症状可不明显，可有吞咽时胸骨后不适、反酸、烧心等症状，长期刺激可发生恶变，患者胃镜下隆起形态与息肉不符，且息肉较少引起梗阻。

（2）平滑肌瘤：患者无特异性症状体征，X线钡剂造影或胃镜检查可发现，圆形或椭圆形，表面光滑呈分叶状，无蒂，单发。

（3）食管癌：进行性吞咽困难为其典型的临床表现，早期表现为胸骨后不适、烧灼感或疼痛，进食时有停滞感或轻度梗阻感，中晚期表现为进行性吞咽困难，胃镜及病理可明确诊断。

（4）胃平滑肌瘤：患者无特异性症状体征，X线钡剂造影或胃镜检查可发现，圆形或椭圆形，表面光滑或呈分叶状，无蒂，单发，病理可诊断。

（5）胃间质瘤：起源于间质的梭形细胞肿瘤，好发于胃窦部，也见于胃底部，生长速度缓慢，瘤体较小时可无症状，当直径 > 10 cm 时，胃腔可因受压而变形，胃镜及病理可明确诊断。

（6）胃癌：常有上腹痛、食欲下降、乏力、消瘦。胃镜可见黏膜糜烂溃疡，底凹凸不平、苔污秽，周围黏膜皱襞中断，胃壁僵硬、蠕动减弱，病理可诊断。

【院内观察与分析】

间质瘤内镜下多呈圆形或椭圆形，表面光滑，有完整纤维包膜，质地坚硬，病理检查见肿瘤由相互交织的长梭形平滑肌细胞组成，超声表现起源于黏膜肌层或固有肌层，呈低回声。本例中患者超声报告：食管及胃底病变起源于固有肌层，腔内外生长，考虑间质瘤可能性大。胃镜活检病理示神经鞘瘤。完善相关检查，多排CT（胸部＋上腹部）直接增强示：食管下段近贲门处管壁偏心性增厚，胃窦部胃壁增厚，请结合胃镜。左肾小囊肿。右肾两枚囊肿。右侧胸腔少量积液。结合胃镜、病理、影像学检查，综合分析，诊断考虑食管神经鞘瘤。食管神经鞘瘤极为罕见，在食管良性肿瘤中所占比例不到3.4%。神经鞘瘤起源于神经纤维的施万细胞，多发生于颅内神经根、椎管内神经根及周围神经。首例食管神经鞘瘤病例由 Chatelin 于 1967 年报道。食管神经鞘瘤起源于食管神经丛细胞，多发于胸中上段食管，中年男性发病率是女性的2倍；肿瘤缓慢生长，临床表现无特殊，其症状与肿瘤突向食管腔内或腔外生长方式有关，一般超过5 cm会出现压迫周围组织相关症状，最常见的是渐进性吞咽困难，可伴有咳嗽、胸闷、气短，而本例中进食困难达1年半之久，食管神经鞘瘤对放化疗等其他内科治疗效果差，外科手术是治疗的唯一有效方法。近年来内镜黏膜下隧道肿瘤切除（STER）技术得到了极大的推广，它既完整地切除了肿瘤又保持了消化道的完整性，降低了术后消化道瘘出现和胸腹腔继发感染的概率，但仍有出现穿孔、皮下气肿、气胸、气腹等并发症的可能。在本例中，患者在确诊后拟行内镜下治疗，切除病灶。

【诊断】

1. 食管神经鞘瘤；2. 胃底间质瘤可能；3. 贲门息肉；4. 慢性胃炎。

【治疗及随访】

根据超声内镜结果，该病变起源于固有肌层，不适宜采取内镜黏膜下剥离术（ESD）治疗，遂予食管隆起隧道内镜下挖除术（STER），创面大，术中穿孔，皮下大量气肿，脉氧下降，予气管插管、呼吸机支持，并转入 ICU。病情平稳后转回消化科，予抗感染、吸氧、化痰、止血、营养支持处理。后好转出院。术后病理示：距门齿 36 cm 处梭形细胞肿瘤，CD117（－），CD34（－），DOG-1（－），S-100（＋），SMA（－），Desmin（－），Ki-67（10%＋），SDHA（－），SDHB（弱＋），结合 HE 切片，本例符合神经鞘瘤。2018 年 1 月 23 日复查超声胃镜：① 胃底隆起（间质瘤可能）；② 食管神经鞘瘤 STER 术后改变；③ 慢性胃炎。病理示窦小，窦型黏膜，可见黏膜全层，慢性浅表性炎，轻度。

病例讨论

神经鞘瘤是周围神经末梢的神经源性肿瘤，起源于神经纤维的施万细胞，身体任何部位的末梢神经均可发生。胸部神经鞘瘤多发生于后纵隔，来源于食管者少见。

食管神经鞘瘤起源于食管神经丛细胞，多发于胸中上段食管，中年男性发病率是女性的 2 倍。大多数神经鞘瘤患者因肿瘤生长缓慢，无临床症状，一般由体检发现，有些存在胸痛症状，大的肿瘤可致呼吸道症状和食管压迫症状。食管良性肿瘤和囊肿发病率远低于恶性者，而食管良性肿瘤中大多数为平滑肌瘤，食管神经鞘瘤非常罕见，国内外仅有个案报道。神经鞘瘤症状与肿瘤突向食管腔内或腔外生长方式有关，一般超过 5 cm 后会出现压迫周围组织的相关症状，最常见的是渐进性吞咽困难，可伴有咳嗽、胸闷、气短。胸部 CT 可显示肿瘤大小、部位以及胸壁、纵隔受侵的程度，胸部 CT、消化道钡剂造影、胃镜等术前检查很难对肿瘤定性。由于神经鞘瘤发病率极低，临床上易被诊断为平滑肌瘤、平滑肌肉瘤或纵隔肿瘤；从肿瘤的生长位置、影像学表现等方面很难区分，确诊需要靠组织学和免疫组化染色表现。本例术后病理为梭形细胞肿瘤，CD117（－），CD34（－），DOG-1（－），S-100（＋），SMA（－），Desmin（－），Ki-67（10%＋），SDHA（－），SDHB（弱＋），结合 HE 切片，本例符合神经鞘瘤。

对于白光内镜下发现的黏膜下隆起的病变，内镜超声检查（EUS）在诊断鉴别方面有其特殊的优势。Okai 等的研究概括胃肠道神经鞘瘤 EUS 表现为低回声的黏膜下肿块伴有周围光晕（低密度圆环），内部回声均匀；Vinhais 等研究则显示食管神经鞘瘤呈现边界清楚、回声稍欠均匀的低回声团块。而食管间质瘤超声胃镜表现为不均匀混合回声。本例的 EUS 显示层次来源于固有肌层，起源于固有肌层，远场窥视欠清，与食管神经鞘瘤报道相符，但临床诊治过程中神经鞘瘤和间质瘤的鉴别诊断确实存在难度。

对该病的治疗，国内外文献报道以食管切除为主。手术方式包括开放性外科手术切除、腔镜外科手术切除。随着消化内镜技术的不断成熟，可采用的内镜治疗方式包括：① 内镜黏膜下挖除术；② 内镜全层切除术；③ 内镜经黏膜下隧道切除术。STER 治疗上消化道固有肌层肿瘤，完整切除病灶后还能保护消化系管壁的完整性，降低了管壁完整性被破坏带来的一系列并发症。其切除肿瘤最大直径为 3.0 cm。本例肿瘤 EUS 测量局部截面大小约 2.4×1.9 cm，位于食管距门齿 36 cm 处右后壁，便于应用隧道技术。

专家视野

回顾文献资料并结合本病例特点可知，食管神经鞘瘤呈缓慢良性生长，病程长，局部症状不典型，同其他食管良性肿瘤表现相似。胃镜、造影、CT 等常规检查往往难以鉴别，而 PET-CT 也仅能通过肿瘤对 2- 氟 -2- 脱氧 -D- 葡萄糖（FDG）的摄取率来判断是否有潜在恶性可能。病理标本的免疫组化染色是目前确诊的唯一可靠方法，组织学上可见瘤细胞呈纺锤形或梭形，趋于排列为束栏状，细胞核的形态及大小有所不同，异形分裂表现缺失或不足，无恶性分化表现，肿瘤组织外围可见淋巴细胞聚合成团是其主要的特征之一。神经鞘瘤细胞中 S-100 蛋白、NSE、Lew7、层粘连蛋白及 GFAP 的免疫反应性为阳性。而平滑肌瘤相关的标志物如肌动蛋白和 Demine 蛋白免疫反应性为阴性，消化道良性肿瘤特异标志物 CD44 表达也为阴性。食管神经鞘瘤易被误诊为平滑肌瘤，直到免疫组化染色分析法出现方有了突破性进展。所以对于诊断可疑的纤维瘤、肉瘤、间质瘤等（尤其内镜活检良性者）必须及早进行完整手术切除，切除的标本行免疫组化检查，以免延误治疗。

参考文献：

［1］周琴，汪泳，孙亚敏. 经内镜黏膜下隧道技术切除食管神经鞘瘤 1 例 ［J］. 胃肠病学和肝病学杂志，2016，25（9）：1079-1080.

［2］韩渭丽，汤萨，姬玲粉，等. 1058 例食管良性肿瘤临床病理特征 ［J］. 中国肿瘤临床，2016，43（10）：424-428.

［3］张其德，韩树堂. 经内镜黏膜下隧道切除术治疗食管神经鞘瘤 1 例 ［J］. 中华胃肠内镜电子杂志，2016，3（2）：90-92.

［4］宋鑫，汪景坤，孟晓明，等. 经内镜黏膜下隧道法治疗食管神经鞘瘤 1 例报道 ［J］. 胃肠病学和肝病学杂志，2015，24（11）：1318，1323.

［5］陈晓慧，曲国田，兰英，等. 食管神经鞘瘤的彩超表现 1 例 ［J］. 中国超声诊断杂志，2006（10）：769.

［6］叶雄，王思愚. 食管黏膜下神经鞘瘤 1 例 ［J］. 临床肿瘤学杂志，2005（4）：447-448.

病例 25　腹腔恶性淋巴瘤

【一般情况】

患者，男，79岁，已婚，汉族。

【主诉】

间断性便血4月余。

【现病史】

患者4个月以来间断性出现暗红色血便，质稀，量多（具体不详），伴下腹隐痛，无腹胀，无嗳气、反酸，无恶心、呕吐，无呕血，无畏寒、发热，无胸闷、心慌，无心悸、冷汗，无晕厥、黑矇，小便正常。3月前至外院查胃镜：反流性食管炎（A级）、浅表性胃炎。肠镜：回盲部近阑尾窝可见一不规则扁平息肉样隆起，大小1.2 cm×1.0 cm，升结肠及横结肠见多枚息肉，最大直径0.5 cm，肠镜诊断回盲部LST可能及结肠多发息肉。肠镜病理：（回盲部）绒毛管状腺瘤伴腺上皮低度上皮内瘤变，未予进一步处理。1周前再次至外院查腹部CT：腹腔局部脂肪间隙模糊，部分小肠壁增厚强化，最厚处约1.8 cm。为进一步诊治，到我院就诊。

【既往史】

"高血压"病史10余年，"脑梗死"病史4年（有阿司匹林用药史，已停药4月），有"冠心病"8年余，7年前行"PCI置入术"，置入支架1枚。

【个人史及家族史】

无特殊。

【入院查体】

生命体征平稳，全身皮肤、巩膜未见黄染，浅表淋巴结无肿大，心肺无特殊。腹平坦，未见胃肠型及蠕动波，无腹壁静脉曲张，全腹软，无明显压痛、反跳痛及肌紧张，肝、脾肋下未及，全腹未及包块，Murphy征（－），肝区、肾区无叩击痛，移动性浊音（－），肠鸣音正常、无亢进。

【入院分析】

患者为老年男性，间断性便血4月余，外院胃肠镜检查结果不能完全解释消化道出血原因，考虑为不明原因消化道出血（obscure gastrointestinal bleeding，OGIB）。OGIB占消化道出血的3%～5%，出血可来自整个消化道，其中小肠出血约占OGIB的70%。按内镜检查可到达部位可将OGIB分成上、中、下消化道出血。常见病因有：

（1）上消化道病变：如巨大食道裂孔疝、毛细血管扩张、胃窦血管扩张症、Dieulafoy病及胃窦毛细血管发育不良等。

（2）小肠疾病：最常见的有肿瘤和血管病变，发生率与年龄相关。在30～50岁的患者中，肿瘤是最常见的；小于30岁的患者梅克尔憩室是最常见的病因；老年人血管病变是主要的出血原因。其他少见病因包括寄生虫感染、放射性小肠炎、淀粉样变形、异位曲张静脉等。

（3）下消化道病变主要有血管扩张性病变、新生物。

该例病例经常规胃肠镜及影像学检查，未发现明显病因，因此食管、胃及结肠部位的OGIB暂不符合，但小肠及肠外疾病引起的OGIB不能排除。

院内观察及分析：入院后完善相关检查并对症治疗，暂无活动性出血，排除禁忌，行经肛双气囊小肠镜检查，结果示：① 末端回肠炎，② 回盲部大肠侧向型发育肿瘤（LST）EMR+钛夹缝合术，③ 结肠多发息肉EMR+钛夹缝合术。术后病理：回盲部绒毛管状腺瘤，伴腺上皮轻度不典型增生；横结肠、升结肠混合性息肉，伴局部腺上皮轻度不典型增生。虽然患者入院前腹部CT提示小肠壁局部增厚强化，但小肠镜结果仍不能完全解释患者反复消化道出血的病因，尤其肠外疾病来源的OGIB不能排除。为检查患者全身情况，进一步行PET-CT检查，结果：右侧盆腔内小肠壁明显局限性增厚，形成团块影，FDG代谢异常增高；脐孔上下层面右中腹腔肠系膜区明显增大淋巴结及小淋巴结，FDG代谢异常增高，考虑淋巴瘤浸润可能性大。血液科会诊后建议患者行腹腔肿大淋巴结穿刺活检。随后行经CT引导下腹腔肿大淋巴结穿刺，病理示：考虑恶性淋巴瘤。肿瘤细胞CD20（+），Pax-5（+），Bcl-2（+），MUM1（+），Ki-67（约85%+），C-myc（约40%+），EBER（-），CD3（-），CD5（-），CD10（-），Bcl-6（-），结合HE切片，本例应为弥漫大B细胞恶性淋巴瘤，非生发中心起源。诊断：弥漫大B细胞淋巴瘤，非生发中心亚型，ⅡE期A组，IPI 1分。

【诊断】

1. 消化道出血；2. 腹腔弥漫大B细胞恶性淋巴瘤（非生发中心亚型，ⅡE期A组，IPI 1分）；3. 高血压；4. 脑梗死；5. 冠心病PCI术后。

【治疗及随访】

患者于2016年5月27日入院，住院期间予抑酸护胃、止血、降低门脉压力等对症支持治疗。明确诊断后多次于我院血液科住院化疗，予美罗华等药物口服治疗，2017年11月去世。

病例讨论

OGIB 是指常规的消化道内镜（包括检查食管至十二指肠降段的上消化道内镜与肛直肠至回盲瓣的结肠镜检查）和 X 线小肠钡剂检查（口服钡剂或钡剂灌肠造影）或小肠 CT 不能明确病因的持续或反复发作的出血。OGIB 是一相对的概念，包括两层含义：① 一开始诊断为 OGIB，后来经多种诊断方法的应用，成为病因明确的出血性疾病，即不再是 OGIB 了；（2）不同时期、不同技术水平对 OGIB 的诊断及概念会有不同，OGIB 的定义、发生率、疾病谱等也会变化。另外，随着时间的推移、经验的积累、环境的变化等，OGIB 中也会出现我们今天还不认识的一些新的疾病。原发性小肠肿瘤较罕见，临床缺乏警惕性，给临床诊断带来一定难度。小肠肿瘤早期缺乏典型的临床表现，当肿瘤体积较大时可出现各种消化道症状，包括腹痛、消化道出血、肠梗阻、腹部肿块等，约 6% 的不明原因消化道出血患者最终被诊断为小肠肿瘤。

恶性淋巴瘤是原发于淋巴结和（或）结外组织、器官的恶性肿瘤，约占全部恶性肿瘤的 5%，其包括霍奇金淋巴瘤（Hodgkin's lymphoma，HL）与非霍奇金淋巴瘤（non-Hodgkin's lymphoma，NHL）。前者在我国及东亚地区较少见，发病部位以淋巴结多见，后者主要累及淋巴结外组织和器官。结外淋巴瘤受累的器官通常不包括淋巴结、骨髓、脾、瓦耳代尔氏扁桃体环（Waldeyer's ring），胃肠道是最常见的结外淋巴瘤发生部位，占所有 NHL 的 5% ~ 10%，占结外侵犯 NHL 的约 20%。本例经 PET-CT 检查发现：脐孔上下层面右中腹腔肠系膜区明显增大淋巴结及小淋巴结，FDG 代谢异常增高，考虑淋巴瘤浸润的可能性大。综合血液科会诊意见后决定行经 CT 引导下腹腔肿大淋巴结穿刺，最终病理诊断为弥漫大 B 细胞淋巴瘤，非生发中心亚型，ⅡE 期 A 组，IPI 1 分。

弥漫大 B 细胞淋巴瘤（diffuse large B-cell lymphoma，DLBCL）是非霍奇金淋巴瘤中最为常见的类型，在欧美国家中占非霍奇金淋巴瘤的 30% ~ 40%，中国人中 DLBCL 占非霍奇金淋巴瘤的比例为 50% ~ 60%。弥漫大 B 细胞淋巴瘤可发生于淋巴结内以及淋巴结以外的任何部位，根据其原发部位可分为结内原发性（PN）及结外原发性（PEN）DLBCL。而弥漫大 B 细胞淋巴瘤最常累及的淋巴结是腹腔及腹膜后淋巴结，因此腹腔淋巴结穿刺活检对其诊断意义重大。

在治疗前，一定要进行初始评估。初始评估的目的在于了解患者全身病灶信息及评价患者预后情况。PET-CT 对于了解患者疾病情况至关重要，一方面在初诊时能检查到在传统影像学检查中容易被忽视或无法检查到的病变，另一方面在治疗后评估中，PET-CT 可以有效地区分残余的纤维化包块还是肿瘤组织。除此之外，初诊时的一些 PET-CT 数据，如肿瘤代谢体积对评价预后也有一定的作用。目前 PET-CT 已被整合进反应评价系统，初治时的 PET-CT 对治疗反应评价至关重要。下面结合《2015 年美国国家综合癌症网弥漫大

B 细胞淋巴瘤诊疗指南》介绍治疗方案。

（1）初始治疗：对 Ann Arbor 分期Ⅰ、Ⅱ期，无大包块的患者，推荐的一线治疗方案仍然是经典的 R-CHOP 方案（利妥昔单抗、长春新碱、阿霉素、环磷酰胺、地塞米松）3个疗程 + 放疗或 R-CHOP 方案 6 个疗程或加放疗。对于存在大包块的患者，推荐的一线治疗则是 R-CHOP 方案 6 个疗程或加放疗。值得注意的是，基于研究结果，目前指南界定的大包块界限已由之前的直径 10 cm 改为直径 7.5 cm。对于Ⅲ、Ⅳ期患者，R-CHOP 仍然是标准的一线治疗方案。

（2）诱导化疗结束评估：计划行放疗的Ⅰ、Ⅱ期患者应当在一线化疗完成后进行放疗前评估。放疗前评估指重复包括 PET-CT 在内的所有阳性检查。评估为完全缓解（CR）的患者，可按原定计划完成放疗。对部分缓解（PR）的患者，建议对 PET-CT 发现的病灶再取活检。如需进一步治疗，则可增加放疗剂量或在大剂量化疗后行自体造血干细胞移植（auto-HSCT），并可在移植前后进行放疗。在全部治疗完成后再次评估疗效，如达到 CR，则可以定期复查；如未达 CR，则应按照难治复发疾病治疗。

（3）进展期患者的后续治疗：初始分期为Ⅲ、Ⅳ期的患者，仍建议在接受 2 ~ 4 个周期的化疗后进行中期评估。如中期评估为 SD 或 PD，应按照复发疾病处理；对无法耐受化疗的患者可考虑应用放疗。如中期评估为 CR 或 PR，则应继续 R-CHOP 方案治疗直至6 个周期化疗完成。

专家视野

虽然该例患者经腹腔淋巴结穿刺后，淋巴瘤诊断明确，但仍留有疑问：① 消化道出血究竟是绒毛管状腺瘤引起的还是淋巴瘤引起的？② 该例淋巴瘤是经腹腔肿大淋巴结穿刺后明确诊断的，那么，淋巴瘤是否累及肠道呢？③ 若本例不行 PET-CT 检查，淋巴瘤是否会漏诊？结合上述问题我们接下来逐一展开讨论。

就消化道出血原因而言，回盲部绒毛 - 管状腺瘤和肠淋巴瘤均有可能导致出血。绒毛 - 管状腺瘤病理表现为黏膜由腺管状、乳头状或绒毛状结构混合组成，上皮细胞核增大、深染，核形拉长呈笔杆状，排列紧密，可以伴或不伴不典型增生或高级别上皮内瘤变。其癌变的因素与时间、体积、类型均有关系，据伦敦圣·马克医院统计，直径大于2 cm 时恶变率达 50%。腺瘤绒毛含量越高癌变机会越大。根据其大体及病理特征，确实存在出血可能。但淋巴瘤累及肠道时，也可能引起出血甚至穿孔，因此淋巴瘤引起的出血不能排除。但本例缺乏肠道病理，暂无相关依据。

于是接下来值得我们思考的问题就是该例淋巴瘤是单纯累及了腹腔淋巴结还是同时累及了肠道。根据文献报道，弥漫大 B 细胞淋巴瘤是原发性胃肠道淋巴瘤最常见的病理类型。但原发性胃肠道淋巴瘤发病部位以胃多见，小肠、结肠（回盲部）、直肠次之。原发性胃肠道淋巴瘤发病率低，胃淋巴瘤约占胃恶性肿瘤的 1%～5%，其预后较胃腺癌好；小肠及结肠淋巴瘤分别约占各自恶性肿瘤的 2%、0.2%，食管淋巴瘤罕见发病。此外，弥漫大 B 细胞淋巴瘤累及部位较广，并且可以同时累及多部位，单部位淋巴结受累较少见，因此本例确实存在同时累及胃肠道的可能，但仍需要病理结果佐证。

最有一个值得讨论的问题则是，若本例不行 PET-CT 检查，淋巴瘤是否会漏诊？NCCN 2009 版非霍奇金淋巴瘤诊疗指南对所有的病例仍然推荐淋巴结活检术病理诊断作为确定 NHL 的诊断，同时进行必要的免疫分型以区分 NHL 各种亚型。对于不同类型的NHL，必要的细胞遗传学分析和 FISH 检查有助于协助诊断。必要的检查包括完整的体格检查及对特殊类型的淋巴瘤进行相应的特殊检查。在 CT 检查基础上增加 PET 或 PET-CT扫描有利于淋巴瘤分期和随访。随着对淋巴瘤研究的深入，NHL 的诊断个体化必将完善。

参考文献：

［1］徐玉秀，张勇刚，许春玲，等 . 淋巴细胞单核细胞比值对原发胃肠弥漫大 B 细胞淋巴瘤患者的临床特征和预后影响［J］. 中国实验血液学杂志，2016，24（5）：1404-1409.

［2］李瑞英 . 48 例原发性胃肠道恶性淋巴瘤临床特征回顾及文献复习［D］. 兰州：兰州大学，2016.

［3］王华 . 人原发性胃、肠弥漫性大 B 细胞淋巴瘤临床生物学特性的比较研究［D］. 上海：上海交通大学，2015.

［4］宫子木，杨威 . 2015 年美国国家综合癌症网弥漫大 B 细胞淋巴瘤诊疗指南解读［J］. 中国实用内科杂志，2015，35（5）：406-410.

［5］邵刚炯，张建丰，姚伟根，等 . 非霍奇金淋巴瘤深部淋巴结及大血管受累的多层螺旋 CT 特征［J］. 医学影像学杂志，2011，21（9）：1341-1344.

［6］马军 . NCCN 2009 版非霍奇金淋巴瘤诊疗指南评价［J］. 中国实用内科杂志，2009，29（10）：901-902.

［7］宋丰前 . 131 例腹部淋巴结肿大病因探讨［D］. 长沙：中南大学，2009.

［8］原丽莉，陈星 . 回肠末端巨大绒毛管状腺瘤一例［J］. 中华消化内镜杂志，2007，24（5）：368.

［9］王学梅，刘春荣，周旭，等 . B 超导向腹腔淋巴结穿刺对腹腔淋巴瘤的诊断价值［J］. 中华超声影像学杂志，1994（4）：184.

病例 26 原发性巨球蛋白血症

【一般情况】

患者，女，52 岁，已婚，汉族。

【主诉】

反复腹泻 1 年余。

【现病史】

患者 1 年前在食用海鲜和羊肉汤后出现腹泻，粪便多为黄色不成形便，无黏液、脓血，时有下腹部疼痛，呈阵发性绞痛，休息后可缓解，当时外院查肠镜示：慢性结肠炎，予对症处理（具体方案不详）。1 年来腹泻症状反复出现，严重时大便 3～5 次 /d，呈黄色水样，伴腹部不适，间断于门诊就诊，多次查粪常规均无明显异常，血常规示中度贫血。2 月前在外院再次行电子肠镜检查，结果示：回肠末端小肠绒毛结构消失，代之以白色、细小颗粒样改变。病理：小肠黏膜示慢性炎，黏膜固有层间质内可见嗜伊红淀粉样物沉积。特殊组织化学染色：刚果红（－），甲基紫（－），PSA（＋）。患者自发病以来，常有头晕、乏力、心慌，无畏寒、发热，无咳嗽、咳痰，无胸闷、气喘，无恶心、呕吐，无尿频、尿急，食纳欠佳，近 1 年体重下降 15 kg。

【既往史】

无特殊。

【个人史及家族史】

无特殊。

【入院查体】

生命体征平稳，浅表淋巴结无肿大，无杵状指（趾），咽部充血，胸廓对称、双侧呼吸动度一致、语颤均等、双侧叩诊清音，双肺呼吸音清，未闻及干、湿性啰音及哮鸣音，心界不大，心音清、律齐、各瓣膜听诊区无杂音，腹平坦，未见肠型、蠕动波，腹壁软、无压痛、未触及包块，肝、脾未触及，肝区无叩痛，肠鸣音正常。其余体格检查大致正常。

【入院分析】

慢性腹泻鉴别诊断，需考虑：

（1）中年女性，慢性腹泻，应鉴别慢性细菌性痢疾，但本例粪便为黄色水样，无黏液、脓血，粪常规未见红细胞及白细胞，粪便培养未见痢疾杆菌。

（2）52 岁女性，除腹泻外，伴畏寒，近 1 年体重下降 15 kg，应考虑肠结核，但患者无肺结核病史，肠镜病理未见干酪样坏死组织。

（3）慢性腹泻反复发作，伴贫血、体重减轻，应警惕结肠癌，但本例肠镜检查未发现占位性病变。

（4）溃疡性结肠炎、克罗恩病、胰源性吸收不良也与慢性腹泻有关，但本例无相关临床表现。

【院内观察与分析】

除常见引起慢性腹泻的消化系统疾病外，血液系统疾病、内分泌系统疾病也可引起胃肠道症状。本例慢性腹泻反复发作，多次查粪常规未见异常，但外院肠镜病理示黏膜固有层间质内可见嗜伊红淀粉样物沉积，免疫组化刚果红（-），甲基紫（-），PSA（+），不排除原发性巨球蛋白血症。完善相关检查。血常规：血红蛋白 71 g/L。生化：白蛋白 28.7 g/L。免疫五项：IgM 11.90 g/L，IgG 5.50 g/L，补体 C3 0.345 g/L，补体 C4 0.064 g/L。血轻链：κ 轻链 3.030 g/L，L 轻链 0.515 g/L。尿轻链：κ 轻链 105.00 mg/L，L 轻链 6.63 mg/L。小肠 CT：回肠末段肠壁局部增厚。胃镜：十二指肠球部及降部黏膜苍白，呈脑回样改变，绒毛消失，余部位正常（图 26-1）。肠镜：回肠末端黏膜苍白，呈脑回样改变，绒毛消失，余部位正常（图 26-2）。肠镜病理活检：十二指肠黏膜，可见黏膜全层，慢性炎，黏膜固有层内可见嗜伊红色无定形物，刚果红染色（-），考虑为免疫球蛋白（图 26-3）。胶囊内镜：小肠淋巴管扩张症。骨髓穿刺：粒系、红系、巨核系增生明显活跃，血小板成簇可见。外院病理科专家会诊，病理诊断示：小肠黏膜淋巴管扩张，多量淋巴液弥漫积聚，提示上游淋巴回流受阻。血液科会诊考虑原发性巨球蛋白血症。遂转入血液科进一步治疗。

【诊断】

原发性巨球蛋白血症。

【治疗及随访】

入院后首先予低脂饮食，输白蛋白，肠内外营养支持，调节肠道菌群等对症支持治疗，症状逐渐好转。转入血液科后予 6 周期氟达拉滨＋环磷酰胺方案（FC 方案）化疗。治疗后每三个月来我院复查，查 IgM、凝血功能、血生化、血常规，两年后末次复查结果正常。

病例讨论

慢性腹泻是常见消化系统症状，肠道淋巴回流受阻导致淋巴管扩张、肠黏膜吸收功能障碍，引起慢性腹泻。小肠淋巴管扩张可见于原发性小肠淋巴管扩张症，又名瓦尔德曼病或米尔罗伊病，是先天淋巴管发育缺陷导致，可同时伴其他部位的淋巴管发育缺陷；更多见于继发性小肠淋巴管扩张症，包括自身免疫性疾病、感染、肿瘤、腹部外伤和手术、其他疾病（慢性胰腺炎、克罗恩病、贝赫切特综合征）等。不排除本例为原发性巨球蛋白血症（Waldenstrom's macroglobulinemia，WM）侵犯小肠淋巴结，影响淋巴管分泌引起。

原发性巨球蛋白血症是一种原因未明的 B 淋巴细胞起源的恶性增殖性疾病，以具有合成和分泌 IgM 能力的淋巴细胞样浆细胞骨髓浸润为特征。其诊断核心包括 3 点：① 血清存在单克隆 IgM 型免疫球蛋白；② 骨髓内可以见到典型的淋巴浆细胞；③ 存在相关的临床症状。如果只存在血清单克隆 IgM，则诊断为 IgM-MGUS；如果符合前 2 条，则诊断为冒烟型 WM；只有符合全部 3 条，才诊断为症状性 WM。本例患者诊断为 WM 的依据如下：① 中年女性患者。② 贫血。③ IgM 11.90 g/L；血轻链中 κ 轻链 3.030 g/L，L 轻链 0.515 g/L；尿轻链中 κ 轻链 105.00 mg/L，L 轻链 6.63 mg/L。④ 肠镜病理黏膜固有层内可见嗜伊红色无定形物，考虑为免疫球蛋白，且小肠黏膜淋巴管扩张，多量淋巴液弥漫积聚。

综合文献资料可将 WM 分为 4 个亚型：① 有症状的 WM。大多数患者属于此型，表现为脏器和（或）组织肿瘤细胞浸润以及 IgM 本身引起的一系列临床表现，如疲乏无力、黏膜出血、雷诺现象、贫血、头晕、神志改变，甚至昏迷等，一般没有骨质损害。② 无症状的 WM。此型患者多在查体时或偶然发现 IgM > 10 g/L，符合 WM 的诊断标准，但无相关的临床表现，一般稳定期达几个月甚至数年。③ IgM 相关疾病。有 IgM 增高引起的一系列表现，如神经系统病变、冷球蛋白血症、冷凝集素性溶血性贫血、淀粉样变性、高黏滞综合征表现等，但是无骨髓及其他脏器受累的表现，IgM 水平往往比较低。④ IgM 型的未定性单克隆免疫球蛋白血症。患者一般 IgM < 30 g/L，血红蛋白 < 120 g/L，无骨髓受累的表现，常在无意中发现。

由于包括慢性淋巴细胞性白血病、大细胞性淋巴瘤、未定性单克隆免疫球蛋白血症（MGUS）等在内的许多疾病患者外周血中均可出现 IgM，因此 WM 应同上述疾病鉴别。① 多发性骨髓瘤：患者多有骨痛，骨骼 X 光片显示溶骨性破坏，骨髓中浆细胞 > 15%。多发性骨髓瘤患者 IgM 升高时，其他正常的免疫球蛋白浓度下降，而原发性巨球蛋白血症患者 IgM 升高时，其他正常的免疫球蛋白浓度很少下降，多发性骨髓瘤细胞强烈表达胞浆免疫球蛋白和 CD38。② 慢性淋巴细胞白血病：慢性淋巴细胞白血病外周血白细胞计数大多为（50～100）×10^9/L，分类计数小淋巴细胞占 90%～95%，骨髓中也为分化良好的小淋巴细胞增生，无浆细胞样淋巴细胞。慢性淋巴细胞白血病细胞强烈表达 CD5、CD19、CD21，且慢性淋巴细胞白血病单克隆 IgM 增高不常见。③ MUGS：MGUS 患者无贫血表现，血红蛋白浓度正常，外周血淋巴细胞计数正常，无淋巴结肿大和血液黏滞度增高的症状，骨髓中无大量小淋巴细胞和浆细胞样淋巴细胞浸润。部分 MGUS 可发展为原发性巨球蛋白血症，此时患者方出现该病的临床表现，骨髓中出现浆细胞样淋巴细胞。

WM 作为一种惰性的、不可治愈的疾病，强调只有在患者出现了治疗指征后才开始治疗。若出现如下情况都需要接受治疗：① 反复发热、夜间盗汗、乏力；② 进行性淋巴结肿大和脾肿大；③ 血红蛋白 ≤ 100 g/L 或血小板计数 < 100×10^9/L；④ 高黏滞血症、周围神经病变、全身淀粉样变性、肾功能不全及冷球蛋白血症。常用的治疗方法有：血浆置换、化疗、脾切除术及干细胞移植等，其中化疗的药物包括烷化剂（马法兰、环磷酰胺、苯丁酸氮芥等）、核苷类似物（氟达拉滨、克拉屈滨等）、沙利度胺、单克隆抗体（如美罗华、阿仑单抗）。本例转入血液科后选择的治疗方法为 FC 方案化疗。

专家视野

因 WM 临床缺乏典型的表现，易引起多种并发症，误诊率较高。国外有学者提出 WM 的诊断应把临床表现、形态学、免疫表型、基因分析结合起来。本例以慢性腹泻为主要症状，反复诊断及治疗了一年余未能确诊。在一定程度上与 WM 是一种罕见疾病，临床医师对其认识不足有关，导致了部分患者不能得到及时准确的诊断和治疗。随着检验技术的不断进步，对 WM 发病机制、免疫表型和遗传学改变的研究已取得了显著进展，典型的 WM 免疫表型主要表达的是泛 B 淋巴细胞表面标志：CD19、CD20、CD22、细胞 sIg、FMC7、Bcl-2、Pax-5、CD38 和 CD79a，而 CD10 和 CD23 常常不表达，CD5 仅在 5% ~ 20% 的 WM 病例中表达。关于 WM 的临床研究发现：89% 原发性巨球蛋白血症患者有克隆性细胞遗传学改变，常见的改变有 6、2、4 及 5 号染色体的结构异常，16、18、19、20、21 及 22 号染色体单体，12 号染色体三体，t（9；14）(p13；q32）等核型变化。这些都为 WM 的早期诊断和分子靶向治疗提供了有力的支持证据。在国内尚未见结合流式细胞免疫分型及细胞遗传学确诊 WM 的报道，尚需要进一步积累资料探讨。

WM-IPSS 是目前较为公认的 WM 分期系统，其采用了年龄、血红蛋白水平、β_2 微球蛋白、血小板数目以及血清 M 蛋白水 5 个参数，将患者分为低危组、中危组和高危组。3 组的 5 年总生存率分别为 87%、68% 和 36%。在临床上，要高度重视对 WM 少见并发症的识别和处理。应采用 WM-IPSS 对患者进行预后分层。至于 WM 患者何时开始接受治疗取决于症状，而非血清 IgM 水平，治疗应该强调个体化。例如，对于老年衰弱患者，可以采用单药利妥昔单抗治疗；单药小剂量苯丁酸氮芥（每日 1 次，每次 2 mg）也是老年患者较为安全和有效的治疗选择。对于 WM 继发性免疫性血小板减少症或者自身免疫性溶血性贫血的患者，可以先给予单药泼尼松治疗，同时避免使用氟达拉滨等，因为氟达拉滨本身可能会诱发自身免疫性溶血的发生。对于合并周围神经病变的 WM 患者，应该避免使用神经毒性药物，包括长春碱、硼替佐米和沙利度胺等。对于年轻的高危患者，强化治疗后序贯自体造血干细胞移植也是一种较好的治疗选择。对于合并冷凝集素病或者冷球蛋白血症的患者，除了化疗外，还要教育患者加强保暖、避免接触冷水和脱离冷的环境。对于 Bing-Neel 综合征患者，应该采用鞘内注射联合全身化疗的方案，需要采用能够透过血脑屏障的药物如氟达拉滨或苯达莫司汀。新药布鲁顿酪氨酸激酶（BTK）抑制剂 ibrutinib（依鲁替尼）已经被用于治疗难治复发性 WM 患者。未来，新药（如依鲁替尼）会进一步改善 WM 患者的生存和预后。

参考文献：

［1］李剑.华氏巨球蛋白血症的诊治进展："淋巴浆细胞淋巴瘤/华氏巨球蛋白血症诊断与治疗中国专家共识（2016 年版）"解读［J］.临床血液学杂志，2017，30（5）：677-679.

［2］赵磊，徐双，裴林，等.IgM 型单克隆免疫球蛋白阳性 107 例临床特征分析［J］.中国实用内科杂志，2016，36（2）：137-140.

［3］贺白，严峰，顾伟英，等.原发性巨球蛋白血症 13 例临床分析［J］.江苏医药，2016，42（18）：2047-2048.

［4］徐晓燕.原发性巨球蛋白血症 10 例报告［J］.中国实用医药，2009，4（7）：170-171.

［5］王前，果海娜，彭玉龙，等.原发性巨球蛋白血症临床病理观察［J］.中国现代医药杂志，2008（4）：30-32.

［6］GIRI S，PATHAK R，ARYAL M R，et al. Second primary malignancies in Waldenstrom's macroglobulinemia：a US population-based study［J］. Cancer Causes & Control，2015，26（4）：645-647.

病例 27 胆汁淤积性肝炎

【一般情况】

患者，女，79 岁，已婚，汉族。

【主诉】

上腹部隐痛 4 天，皮肤及巩膜黄染 2 天。

【现病史】

患者 4 天前进食油腻食物后出现上腹部隐痛。2 天前出现全身皮肤及巩膜黄染，小便发黄，腹痛较前加重，无畏寒发热，无恶心呕吐。遂至我院急诊就诊，查肝肾功能：谷丙转氨酶 1 000.00 U/L，谷草转氨酶 1 153.8 U/L，总胆红素 169.9 μmol/L，结合胆红素 82.3 μmol/L，非结合胆红素 21.0 μmol/L，碱性磷酸酶 136.0 U/L，谷氨酰转肽酶 296.0 U/L。全腹部 CT 示：肝内胆管及胆总管上段稍扩张，胆总管内局部似见点状稍高密度影，不排除结石。胆囊体积小，壁增厚，胆囊窝积液，考虑胆囊炎、胰头肿大。胃壁部分水肿增厚。肠系膜模糊，密度稍增厚，渗出性改变可能。予保肝、退黄等治疗，为进一步诊治收住我科。病程中无胸闷气喘，无咳嗽咳痰，食纳、睡眠差，体重无明显变化。

【既往史】

无特殊。

【个人史及家族史】

无特殊。

【入院查体】

生命体征平稳，全身皮肤黏膜黄染，巩膜黄染，浅表淋巴结无肿大，心肺无特殊，腹平，未见肠型及蠕动波，腹韧，有明显压痛，无反跳痛，肝、脾未触及，Murphy 征（－），肝区无叩痛，肠鸣音正常。其余体格检查大致正常。

【入院分析】

患者老年女性，上腹部隐痛 4 天，皮肤及巩膜黄染 2 天，初步诊断为黄疸原因待查。黄疸的鉴别诊断：

（1）溶血性黄疸：主要表现为巩膜轻度黄疸，在急性发作（溶血危象）时有发热、腰背酸痛，皮肤黏膜往往明显苍白；皮肤无瘙痒；可有脾肿大；实验室检查以非结合胆红素升高为主，结合胆红素基本正常，血清总胆红素增高，一般不超过 85 μmol/L，有骨髓增生旺盛的表现，如周围血网织细胞增多、出现有核红细胞、骨髓红细胞系统增生活跃；尿中尿胆原增加而无胆红素，急性发作时有血红蛋白尿，慢性溶血时尿内含铁血黄素增加。常见疾病有先天性溶血性贫血，如海洋性、遗传性球形红细胞增多症，以及后天性获得性溶血性贫血，如自身免疫性溶血、新生儿溶血、输血后溶血、阵发性睡眠性血红蛋白尿等。

（2）肝细胞性黄疸：主要表现为皮肤和巩膜呈浅黄至深金黄色，皮肤有时瘙痒；实验室检查非结合胆红素和结合胆红素均升高，反映肝损害的酶（ALT、AST）升高明显；尿中胆红素阳性，尿胆原常增加，但在疾病高峰时，肝内淤胆致尿胆原减少或缺如；常见疾病主要是损害肝细胞的疾病如肝炎、肝硬化、药物、中毒、钩体病、败血症等。

（3）胆汁淤积性黄疸：主要表现为肤色暗黄、黄绿或绿褐色；皮肤瘙痒显著，常发生于黄疸出现前；辅助检查以结合胆红素升高为主，反映胆道梗阻的酶（ALP、γ-GGT）明显升高；尿胆红素阳性，但尿胆原减少或缺如；粪中尿胆原减少或缺如，粪便呈浅灰色或陶土色。常见疾病有肝内胆汁淤积性黄疸，如病毒性肝炎、药物性肝炎、原发性胆汁性肝硬化、妊娠复发性黄疸、肝内泥沙样结石、癌栓、寄生虫，以及肝外胆汁淤积性黄疸，如结石、狭窄、炎症水肿、肿瘤、寄生虫等。

（4）先天性非溶血性黄疸：有 Gilbert 综合征（非结合胆红素增高，肝功能试验正常，红细胞脆性正常，胆囊显形良好，肝活组织检查无异常）、Dubin-Johnson 综合征（结合胆红素增高，胆囊造影剂胆囊常不显影，肝外观呈绿黑色，肝活组织检查见肝细胞内有弥漫的棕褐色色素颗粒）、Rotor 综合征（结合胆红素增高为主，吲哚菁绿排泄试验有减低，肝活组织检查正常，肝细胞内无色素颗粒）、Crigler-Najjar 综合征（非结合胆红素浓度很高，可并发核黄疸，预后很差）。

该病例入院前检查结合胆红素升高，ALT、AST、ALP 均升高；腹部 CT 示胆总管内局部似见点状稍高密度影，不排除结石，因此不符合溶血性黄疸，考虑胆汁淤积性黄疸可能性大，但肝细胞性黄疸不能排除。

【院内观察及分析】

拟诊胆汁淤积性黄疸后，应进一步区分肝内和肝外胆汁淤积。若有胆道扩张或局灶性病变，提示肝外胆汁淤积，应行 MRCP、EUS 及 ERCP 进一步检查。完善相关检查，生化：谷丙转氨酶 816.30 U/L，谷草转氨酶 790.40 U/L，IgG4 5.9g/L。排除禁忌后行 ERCP，术中因十二指肠乳头部位黏膜皱襞较长，反复行插管并行预切开仍未能插管成功，术中患者呕吐剧烈，发现有贲门黏膜撕裂，内镜下夹闭。遂行 MRCP：肝内、外胆管未见明显扩张，其内未见明确充盈缺损影；胆囊体积稍大，壁增厚，周围见长 T2 信号积聚，胰管明显扩张。两侧胸腔见长 T2 信号积聚。诊断：胆囊炎，胆囊窝积液；两侧胸腔积液。经抗感染、保肝降酶、生长抑素、营养支持等治疗后，复查 MRCP：胆囊炎，胆囊窝积液；两侧胸腔积液，较前（2016 年 2 月 11 日）稍进展；腹腔积液。于是再次行 ERCP：胆总管内未见明显充盈缺损影，置入一直径 7F 的鼻胆管。结合发病前曾服用 2 个月中药，考虑药物性肝损伤导致的肝内胆汁淤积性黄疸可能性大，同时考虑自身免疫性胰腺炎累及胆道系统可能。

【诊断】

胆汁淤积性肝炎可能。

【治疗及随访】

患者于 2016 年 2 月 7 日起在我院消化科住院治疗，2016 年 2 月 20 日出现房颤并血流动力学不稳，复查肝功能损害进一步加重，建议人工肝治疗，故于 2016 年 2 月 24 日转入感染科。予思美泰 + 优思弗退黄，还原型谷胱甘肽 + 天晴甘美保肝降酶，曼新妥改善循环，奥维加抑酸护胃，拜复乐 + 益保世灵（后因过敏换用泰能）抗感染，呋塞米 + 螺内酯利尿，伊诺舒化痰，碳酸氢钠 + 银尔通交替漱口预防真菌感染，营养支持等治疗。后查直接抗人球蛋白试验（Coombs 试验）阳性，IgG4 阳性，考虑继发自身免疫性溶血性贫血与自身免疫性胰腺炎。结合以上病史考虑患者自身免疫性胰腺炎可能，予甲泼尼龙琥珀酸钠 20 mg 诊断性治疗。症状好转，2016 年 4 月 22 日带药出院，门诊调整美卓乐用量。2016 年 7 月 9 日因肺部感染、I 型呼吸衰竭、感染性休克于外院 ICU 死亡。

【最终诊断】

自身免疫性胰腺炎。

病例讨论

黄疸是消化系统疾病常见的症状，胆汁淤积性黄疸是常见的黄疸类型之一，按照发生部位可分为肝内胆汁淤积（interhepatic cholestasis，IHC）性黄疸和肝外胆汁淤积性黄疸。IHC 是指肝内胆汁酸代谢和转运障碍，患者早期往往无不适症状，仅表现为血清碱性磷酸酶（alkaline phosphatase，ALP）和 γ - 谷氨酰转肽酶（gamma-glutamyltransferase，GGT）水平升高，故国内外无相关流行病学资料。专家学者经讨论认为 ALP 和 GGT 水平 > 1 × ULN 即可初步判断存在 IHC；但需结合患者症状或体征判断是否需要治疗。引起 IHC 的原因较多，主要包括病毒、细菌、寄生虫、药物损伤、自身免疫病、酒精中毒、结石、肿瘤和遗传代谢等。任何引起肝细胞和胆管细胞损害的因素均可导致胆汁淤积的发生。IHC 根据细胞学损害的部位可分为肝细胞型胆汁淤积、胆管细胞型胆汁淤积、混合型胆汁淤积。

本例患者在消化科诊治期间复查 ERCP，发现胆总管内未见明显充盈缺损影，置入一直径 7F 的鼻胆管。结合发病前曾服用 2 个月中药，考虑药物性肝损伤导致的肝内胆汁淤积性黄疸可能性大。目前，胆汁淤积的治疗尚无特效方法，治疗原则是去除病因和对症治疗。最理想的治疗是去除病因，治疗原发病。如乙型和丙型病毒性肝炎患者可进行抗病毒治疗，自身免疫性肝炎患者可给予皮质激素缓解症状，原发性胆汁性胆管炎（PBC）和原发性硬化性胆管炎（PSC）患者可使用熊去氧胆酸（UDCA），药物性和酒精性肝炎患者及时停用有关药物和戒酒最为重要。治疗需把握时机，从干预肝功能指标异常开始。随着IHC的进展出现肝细胞损伤，需进行抗炎、保肝等综合治疗。根据病情严重程度选择治疗药物和疗程，治疗过程中需定期监测患者的肝脏生化指标，注意患者的情绪管理、饮食调节、微生态调节等。S-腺苷蛋氨酸（S-adenosyl-L-methionidon，SAMe）是人体的一种天然成分，在转甲基和转硫基反应中发挥关键作用，能有效阻止微管损伤，保护细胞骨架，有效保护微丝，改善膜流动性，提高Na^+-K^+-ATP酶活性，促进胆汁排泄，从而有效缓解胆汁淤积。临床应用SAMe对ICP、药物性胆汁淤积、酒精性肝病和病毒性肝炎等均有较好疗效，且能缓解慢性疾病患者的情感障碍。其他推荐的药物包括肾上腺糖皮质激素、免疫抑制剂及甘草酸类制剂，可根据病情需要短期应用。如胆汁淤积性肝病患者出现重度黄疸，经内科治疗无效也可考虑应用非生物型人工肝方法和肝移植治疗。由于本例经积极的保肝退黄降酶治疗效果不佳，遂进一步转入感染科行人工肝治疗。

后查直接抗人球蛋白试验阳性，考虑继发自身免疫性溶血性贫血，结合以上病史考虑患者自身免疫性胰腺炎（autoimmune pancreatitis，AIP）可能。自身免疫性胰腺炎是一种特殊类型的慢性胰腺炎症。临床特点主要表现为：① 起病隐匿，AIP-Ⅰ型病人以男性为主，通常发病年龄＞55岁；AIP-Ⅱ型患者无明显性别差异，发病年龄约40岁。② 临床表现多样，一般可表现为进行性或间歇性阻塞性黄疸、轻微的慢性腹痛、体重下降，可伴有乏力、恶心、呕吐、腹胀等症状。③ 实验室检查可检测到高球蛋白血症，γ-球蛋白、IgG或IgG4水平升高，血清自身抗体阳性表达。④ 影像学检查示胰腺弥漫性或局限性肿大，胰周可有囊状低密度环，胰腺钙化及囊肿少见。磁共振胰胆管造影（MRCP）/ERCP胰胆管显像示主胰管弥漫性或节段性狭窄，有时可见胆管狭窄，多累及胰腺段。⑤ 组织病理学上AIP-Ⅰ型主要表现为LPSP，AIP-Ⅱ型主要表现为IDCP。⑥ 抗生素治疗有效。⑦ 可合并Sjögren综合征、原发性硬化性胆管炎（PSC）、硬化性涎腺炎、溃疡性结肠炎、系统性红斑狼疮、糖尿病（以Ⅱ型为主）、腹膜后纤维化等。目前诊断标准尚未统一，鉴于AIP亚型地区分布的原因，亚洲地区的标准（包括日本、韩国、亚洲标准）均将影像学检查放在重要的地位，但由于对影像学的要求过于严格，诊断的敏感性不高。

目前激素应用被认为是治疗AIP的有效手段，不仅能缓解临床症状，改善实验室及影像学检查结果，同时也能使胰腺外受累器官情况好转。常用药物为泼尼松口服，但其用药剂量、疗程尚无统一标准。通常起始剂量为30～40 mg/d，治疗2～4周，每1～2周递减5 mg/d，总疗程一般为半年。本例患者经激素治疗后好转出院，但3个月后因肺部感染、

Ⅰ型呼吸衰竭、感染性休克于外院 ICU 死亡。

专家视野

成人胆汁淤积的病因有：① 阻塞性胆汁淤积。如胆结石、恶性肿瘤、胆总管狭窄。② 胆管病变。原发性胆汁性肝硬化、原发性硬化性胆管炎、移植物抗宿主病、移植排斥、胆管消失综合征。③ 非阻塞性胆汁淤积。感染、毒性物质、副肿瘤综合征。④ 遗传性疾病。Wilson 病、家族性胆汁淤积综合征。⑤ 妊娠期肝内胆汁淤积。⑥ 浸润性疾病。淀粉样变、转移性肿瘤。⑦ 肝硬化。该病例在病因不明的情况下，暂予对症治疗为主。基础治疗有急性期应限制脂肪摄入量，每天食物中脂肪含量不宜超过 40g；限制胆固醇的摄取；应给予高热量，每天 8 400~12 600 kJ；有严重消化道症状者可由静脉输入 10% 葡萄糖溶液，症状好转后停用，但不必以此作为常规治疗；慢性肝炎、肝硬化合并胆汁淤积时，适当减少蛋白量，以防止氨中毒诱发肝性脑病。治疗药物主要有：熊去氧胆酸、S-腺苷蛋氨酸、激素和免疫抑制剂、中药。

自身免疫性胰腺炎的临床特点有：① 无急性胰腺炎表现，可有阻塞性黄疸；② 有高淀粉酶血症、高丙种球蛋白血症；③ B 超及 CT 检查显示胰腺弥漫性肿大；④ 组织学检查胰腺纤维化、淋巴细胞浸润；⑤ 糖皮质激素治疗有效；⑥ 可并发或不并发其他自身免疫性疾病。本例误诊原因主要是医生对自身免疫性胰腺炎认识不足，当患者有黄疸时仅考虑与胆管相关的疾病，忽视了 B 超提示的胰腺弥漫性增大。所以，临床遇有不明原因的阻塞性黄疸，B 超提示胰腺有病变时，应考虑本病，密切结合临床、影像学及实验室检查，综合分析后做出诊断，避免延误治疗。

参考文献：

［1］黄建荣.肝内胆汁淤积症诊治专家共识解读［J］.中国医学前沿杂志（电子版），2016，8（3）：9-11.

［2］孙备，冀亮.2016 年国际胰腺病学协会《自身免疫性胰腺炎治疗专家共识》解读［J］.中国实用外科杂志，2017，37（2）：153-156.

［3］刘昊，梁廷波.自身免疫性胰腺炎诊治进展［J］.中国实用外科杂志，2011，31（9）：832-835.

［4］安玉秀，马荣花.国内 IgG4 相关性自身免疫性胰腺炎病例荟萃分析［J］.肝胆胰外科杂志，2016，28（5）：424-428.

［5］李丛勇，张春燕.自身免疫性胰腺炎误诊报告并文献复习［J］.临床误诊误治，2016，29（2）：28-32.

［6］孙书祥.自身免疫性胰腺炎误诊为阻塞性黄疸［J］.临床误诊误治，2006（11）：19.

病例 28　食管恶性黑色素瘤

【一般情况】

患者，女，66岁，已婚，汉族。

【主诉】

上腹部不适1月余。

【现病史】

患者1月前无明显诱因下出现上腹部不适、腹胀，进食后腹胀症状加重，偶有疼痛，间断性隐痛为主，能耐受。当地医院查胃镜示：距门齿26 cm处见一隆起病变，大小约1.4 cm×2.0 cm，呈深蓝色，表面浅糜烂，以活检钳推之凹陷，考虑为囊性。诊断：食管隆起待查，慢性胃炎，外院未予治疗。为明确诊断于2015年11月9日在我院行胃镜检查示：食管距门齿25～28 cm处见一隆起，呈深蓝色，约1.4 cm×3.0 cm，表面稍糜烂（图28-1）。超声胃镜见：食管距门齿25～28 cm隆起处黏膜肌层连续性中断，表面见大团低回声，内部回声欠均匀，截面大小约1.5 cm×1.0 cm，黏膜下层及固有肌层连续完整（图28-2）。为进一步诊治收住入院。

【既往史】

"高血压"病史20余年，口服复方降压片每日1片qd，自诉血压控制尚可。

【个人史及家族史】

无特殊。

【入院查体】

生命体征平稳，心肺无特殊。腹平坦，未见胃肠型、蠕动波，无腹壁静脉曲张，全腹软，无明显压痛、反跳痛及肌紧张，肝脾肋下未及，全腹未及包块，Murphy征（－），肝区肾区无叩击痛，移动性浊音（－），肠鸣音正常无亢进。

【入院分析】

患者老年女性，上腹部不适，胃镜及超声胃镜发现食管距门齿25～28 cm处见一隆起，呈深蓝色。食管隆起需鉴别：

（1）食管息肉可分为肿瘤性、错构瘤性、炎症性和增生性，内镜下可分为有蒂型、亚蒂型、无蒂型。

（2）常见的食管良性隆起有食管平滑肌瘤、食管间质瘤、食管囊肿、血管瘤等。食管平滑肌瘤常见，内镜下表现为黏膜下肿物，黏膜表面光滑，超声胃镜表现为起源于黏膜肌层的肿块，呈均匀低回声；食管间质瘤内镜下表现为黏膜下肿物，表面黏膜光滑或糜烂，甚至溃疡形成，超声胃镜表现为不均匀混合回声；食管囊肿为起源于黏膜下层的边缘光滑的无回声影。

（3）食管恶性隆起，包括原发性食管癌、淋巴瘤、转移性食管肿瘤等，内镜下表现为癌变部黏膜粗糙增厚，稍有隆起，部分表现为斑块、结节或息肉状，质脆、易出血。本例内镜及超声内镜表现与上述疾病不符。

（4）食管外压所致可能。

【院内观察及分析】

本例占位性病变呈深蓝色，超声胃镜见该病变隆起处黏膜肌层连续性中断，表面见大团低回声，内部回声欠均匀，恶性病变不能排除。完善相关检查，超声内镜：食管距门齿 25 cm 处见一巨大亚蒂长椭圆形隆起病变，两端游离，表面呈浅褐色，大小约 4.0 cm×1.5 cm，质软，易出血。超声所见：食管隆起处呈低回声团块，凸向腔内，内部回声高低不均，壁外见主动脉。胸部 CTA 未见明显异常。胸部 CT：食管中下段管壁增厚，胸腰段多发椎体内密度不均。经超声内镜评估，该例病变未侵及黏膜下层及固有肌层，符合内镜黏膜下剥离术（endoscopic submucosal dissection，ESD）的适应证。据此本例拟进一步行食管 ESD 术，一方面能完整切除病灶，另一方面可获取大块组织标本，有助于明确诊断。2015 年 12 月 15 日行食管隆起 ESD 术。病理：（食管）恶性肿瘤，（食管）肿瘤细胞 CK-pan（−），Melan-A（＋＋），HMB45（＋＋），S-100（散在＋），CK5/6（−），LCA（−），Ki-67（约 70%＋），结合 HE 切片，本例为恶性黑色素瘤。

【诊断】

原发性食管黑色素瘤可能。

【治疗及随访】

建议外科手术治疗，2015 年 12 月 23 日入住胸外科，2015 年 12 月 30 日行"食管病变根治术"，手术顺利。术后病理：食管＋部分胃切除标本中（食管）见少许肿瘤残留，结合病史和本院病理、免疫组化，符合恶性黑色素瘤，直径约 0.3 cm。周围食管黏膜内可见"亲表皮"现象。上、下切缘及送检（吻合圈）未见肿瘤残留。送检（右喉返神经旁、第 7 组、第 8 组上、第 8 组中、第 8 组下、第 9 组、第 10 组、第 15 组、第 16 组、第 17 组）淋巴结均未见肿瘤转移（分别为 0/2、0/1、0/1、0/1、0/1、0/6、0/1、0/1、0/4）。送检（第 8 组胸导管旁淋巴结）镜下示纤维脂肪结缔组织。好转出院。手术后未做放、化疗。于当地医院复查两次，于我院复查一次，自述情况良好。

病例讨论

　　黑色素瘤主要来源于神经嵴细胞，神经嵴细胞通过身体的多潜能细胞迁移并且可以通过脐 - 肠系膜通道到达肠道。原发性消化道黑色素瘤中直肠肛管黑色素瘤最为多见，占64.74%，且多发生在齿状线附近，考虑原因为组织学上直肠肛管周围处聚集大量的黑色素细胞，这些黑色素细胞多位于齿状线附近，其恶变引发直肠肛管黑色素瘤。其次为食管黑色素瘤，占29.27%，在食管黑色素瘤中，中下段食管黑色素瘤最为常见，上段食管黑色素瘤少见，原因为中下段食管为食管炎和食管上皮增生区域，黑色素细胞异常出现及增多可能为食管原发恶性黑色素瘤的前驱病变，其他部位黑色素瘤均罕见。

　　消化道黑色素瘤的临床表现无特异性，常见临床表现如下：① 消化道出血。最为多见，食管、胃黑色素瘤可表现为呕血或黑便，直肠肛管黑色素瘤多表现为鲜血便，少数为黏液脓血便，也可便中带血。② 疼痛。食管黑色素瘤主要表现为胸骨后或胸背部疼痛。胃或小肠、结肠黑色素瘤多表现为腹痛，腹痛位置与肿瘤位置有关。直肠肛管黑色素瘤有肛门口痛，可伴肛门肿物突出、肛门坠胀感和肛门流臭液等。③ 吞咽困难。食管及贲门黑色素瘤多数表现为吞咽困难、梗噎感。④ 肠套叠、肠梗阻。主要发生于小肠较大黑色素瘤。⑤ 全身表现。肿瘤转移时还可发生乏力、贫血、体重减轻等全身表现。⑥ 异位内分泌表现。少见，可出现面色潮红、全身肌肉关节酸痛和杵状指（趾）等症状，切除肿瘤后症状明确好转，考虑该肿瘤可能具有异位内分泌功能，非常罕见，与某些 APUD 肿瘤相似。

　　内镜检查及内镜活检是诊断消化道黑色素瘤的主要手段。病变以黑色素特征为主，有时也可无色素存在。内镜表现以隆起型为主，占65.42%（形态可规则可不规则），偏心性生长，可伴有表面糜烂或污秽，其次为结节样，也可呈溃疡样或散在黏膜斑点，质脆，触之易出血。肿瘤颜色以褐色、黑色为主，其次为灰白色，也可呈彩色（如暗红色、蓝色等），颜色也可混合存在或呈无色。病理显示瘤细胞多数呈上皮样，部分表现为梭形、小细胞形等，3 种细胞常常混合存在或呈区域性分布。瘤细胞排列可呈巢状、腺泡状、弥漫型、片状和团块状等分布。瘤细胞呈多边形、卵圆形和不规则形等，胞核大小不一，核仁明显，分裂象易见，Fontana 染色多呈阳性。此病多数依靠免疫组化确诊，常用的特异性标志物包括 S-100、HMB-45、Vimentin 等，据文献报道，S-100 阳性率96.05%、HMB-45 阳性率94.35%，均可提示此病。

　　食管原发性恶性黑色素瘤（primary malignant melanoma of the esophagus，PMME）是发生于食管的一种非常罕见的肿瘤。由于 PMME 组织学形态多样，诊断 PMME 需先排除其他部位的 PMME，两者在组织学形态及免疫表型上无法区分转移与原发。需紧密联系临床病史及影像学检查如 CT 检查、PET-CT 检查证实无其他部位恶性黑色素瘤存在。并且组织学符合下列条件：① 有典型恶性黑色素瘤组织学图像，经特殊染色或免疫组织化学证实细胞内有黑色素颗粒；② 邻近的鳞状上皮基底层有肿瘤细胞或含有黑色素颗粒，并且上皮有交界性病变。所谓交界性病变指一些小巢团的非典型性黑色素细胞存在于肿瘤与黏膜交界处。另外需与原发食管其他恶性肿瘤进行鉴别：① 食管分化差的鳞状细胞癌。大体也可呈蕈伞型，镜下形态细胞不规则，梭形或卵圆形，可有嗜酸性核仁，呈实性巢状或片状排列。其形态与 PMME 有时鉴别困难。但前者免疫组织化学 AE1/AE3（＋）、P63（＋）、CK5/6（＋）、S-100（－），可以用于鉴别。② 肉瘤样癌或癌肉瘤。表现食管腔内息肉样肿物，镜下细胞梭形，无明显鳞状上皮细胞分化，或梭形细胞与上皮样细胞过渡，或上皮样细胞与肉瘤样细胞有明确界限。免疫组织化学肉瘤样癌或癌肉瘤均可 AE1/AE3（＋）、Vimentin（＋），但 S-100（－）可用于鉴别。③ 间叶性肿瘤（如淋巴瘤）。当细胞小、核深染、弥漫分布，与小细胞样形态 PMME 鉴别困难，前者免疫组织化学 LCA（＋）、S-100（－）、Melan-A（－）、HMB-45（－）；当细胞呈梭形或多形性，胞质丰富，嗜酸，核分裂多见，要与平滑肌肉瘤进行鉴别，其免疫组织化学 Desmin（＋）、SMA（＋）、Calponin（＋），而 S-100（－）、Melan-A（－）、HMB-45（－）。④ 食管神经内分泌癌。组织学形态表现为小细胞、核深染，无明显核仁，有时要与小细胞形态 PMME 进行鉴别，前者免疫组织化学 AE1/AE3（核旁点状＋）、CgA（－）、Syn（－）、CD56（－），而恶性黑色素瘤特异性标记均阴性。

原发性消化道黑色素瘤的治疗以手术为主，辅以综合治疗以延缓病程，提高患者生活质量。国外学者提出，对于那些有淋巴结转移的患者，应该考虑辅助性放、化疗，这样有助于预防疾病的早期复发。单纯化疗或生物免疫治疗用于肿瘤晚期多处转移、老年或因其他疾病不能耐受手术的患者。在食管黑色素瘤中 EMR 治疗 1 例，术后病理检查无残留，获得满意效果，考虑本病早期可行内镜下治疗。另外最近开发的靶向治疗为消化道黑色素瘤前期患者提供更多的治疗选择。术后随访患者 1 年内死亡率 54.19%，肿瘤越大越易转移及浸润，且肿瘤越大、浸润越深则生存期越短，考虑此类疾病高度恶性、预后差。

专家视野

在"中国知网"数据库检索"消化道黑色素瘤"，共 132 篇 707 例，其中原发性消化道黑色素瘤 449 例，中国原发性消化道黑色素瘤明确部位 451 例，以直肠肛管最为多见（292 例，64.74%），其次为食管（132 例，29.27%），胃（12 例，2.67%）、小肠（8 例，1.77%）、结肠（6 例，1.33%）、食管胃交界性（1 例，0.22%）均为少见。

原发性消化道黑色素瘤误诊率偏高，且容易漏诊。考虑误诊或不能确诊原因如下：① 此类疾病临床非常少见，医生对其认识不足，往往考虑常见病或多发病等。比如有些肿瘤颜色为偏蓝色，会误认为血管瘤；食管黑色素瘤多表现进行性吞咽困难，再根据上消化道造影，易误诊为食管癌；消化道黑色素瘤表面可光滑，易误诊为平滑肌瘤、间质瘤等；直肠肛管黑色素瘤多数表现为鲜血便或便后带血，易误诊为痔疮等；② 此类黑色素瘤很多缺乏色素，可表现为无色。③ 肿块为深色或黑色，误认为出血、感染等导致。④ 部分医生凭借经验，未行内镜、病理等相关检查直接临床诊断并行手术治疗。

原发性消化道黑色素瘤高度恶性，临床症状无特异性，该肿瘤被确诊时多伴转移，易被误诊，预后极差，治疗以根治手术为主，放化疗不敏感。所以应提高临床认识，早发现、早诊断和早治疗是提高患者生存率的关键。

参考文献：

［1］王富强，谭改民 . 5 例食管原发性恶性黑色素瘤临床病理分析［J］. 临床与病理杂志，2017，37（2）：245-251.

［2］张勇，张铭 . 原发性食管恶性黑素瘤的诊断经验分享［J］. 肿瘤学杂志，2016，22（10）：864-866.

［3］张彤，刘辉，严艳 . 中国原发性消化道黑色素瘤临床特点汇总分析［J］. 中国内镜杂志，2016，22（9）：47-51.

病例 29　腹痛，腹部 CT 示十二指肠水平部受压

【一般情况】

女，24 岁，已婚，汉族。

【主诉】

腹痛 2 月。

【现病史】

患者 2 月来无明显诱因下出现腹部疼痛，脐上为主，呈游走性，疼痛性质描述不清，持续存在，疼痛程度一般，尚可忍受；进食后疼痛加剧，伴恶心、反酸症状，无呕吐，无大便性状以及习惯改变。至当地医院就诊，查胃镜提示糜烂性胃炎伴胆汁反流，查 CT 提示上、中腹部未见明显异常，十二指肠水平部肠系膜上动脉处受压，考虑十二指肠淤滞症。行上消化道造影提示造影剂通过食道、胃达十二指肠顺畅，见十二指肠肠管扩张，十二指肠降部、水平部可见造影剂通过不畅，部分随蠕动波反流，远端小肠显影。病程中，患者无胸闷、心慌，无咳嗽、咳痰，无头晕、乏力。精神可，食纳、睡眠可，大小便正常，近 2 月来体重减少 7 kg。

【既往史】

无特殊。

【个人史及家族史】

无特殊。

【入院查体】

神志清，精神可，体型偏瘦，营养中等。全身皮肤黏膜无淤点、淤斑及皮下出血，浅表淋巴结无肿大，咽部无充血，胸廓对称、双侧呼吸动度一致、语颤均等、双侧叩诊清音，双肺呼吸音清，未闻及干、湿性啰音及哮鸣音，心界不大，心音清，心率 78 次 / 分，律齐，各瓣膜听诊区未闻及明显病理性杂音，腹平坦，未见肠型、蠕动波，腹壁软、无压痛、未触及包块，肝、脾未触及，肝区无叩痛，肠鸣音正常。其余体格检查大致正常。

【入院分析】

该患者近 2 月出现腹部游走性疼痛，有多种原因可导致腹痛：

（1）腹腔脏器慢性炎症：如慢性胃炎、十二指肠炎、慢性胆囊炎及胆道感染、慢性胰腺炎、结核性腹膜炎、溃疡性结肠炎、克罗恩病等，该患者的胃镜检查提示有糜烂性胃炎伴胆汁反流。

（2）胃、十二指肠溃疡：患者多有反复上腹痛病史，疼痛与饮食相关，伴反酸、嗳气、上腹饱胀，内镜检查可明确诊断。该患者进食后疼痛加剧，伴恶心、反酸症状，但胃镜检查未发现溃疡。

（3）腹腔脏器扭转或梗阻：如慢性肠扭转、十二指肠淤滞、慢性肠梗阻，患者可有腹痛、呕吐、肛门停止排便排气等症状，结合 X 线、造影、CT 等可诊断，该患者查 CT 提示十二指肠水平部肠系膜上动脉处受压，考虑十二指肠淤滞症，但患者无呕吐症状。

（4）消化道功能性疾病或动力障碍性疾病：如功能性消化不良、肠易激综合征及胆道运动功能障碍等。

（5）肝淤血、肝炎、肝脓肿、肝癌、铅中毒、尿毒症、肿瘤压迫及浸润等也可引起腹痛，本例无相关临床表现。

【院内观察与分析】

患者入院后完善相关检查，血、尿、粪常规，以及肿瘤标志物、妊娠、生化相关指标等均未见明显异常。全腹部增强 CT 提示：十二指肠未见明显淤积，盆腔少量积液。全科疑难病例讨论认为：患者以腹痛为主、呕吐较少的症状主诉与十二指肠淤滞症不能完全吻合；外院检查有十二指肠淤滞征象，而我院检查结果提示十二指肠上动脉稍有压迫，梗阻现象不明显；影像学提示肠系膜动脉梳齿征，进一步完善结肠镜以及小肠 CT 检查以协助诊断；同时完善免疫指标检查排除其他免疫系统疾病可能。患者肠镜检查提示：所见结直肠未见明显异常；小肠 CT 检查提示十二指肠水平段受压，其近端肠管稍扩张，考虑十二指肠淤滞综合征，左肾小结石。患者拒行免疫指标检查。

【诊断】

十二指肠淤滞症。

【治疗及随访】

该患者入院后予抑酸护胃、改善循环等对症治疗，腹痛较前缓解，要求离院，请示上级医师后嘱如再有腹痛不适应立即就诊，予以办理出院。

病例讨论

腹痛是消化系统疾病最常见的症状，循环、泌尿系统疾病以及其他系统疾病也可引起腹痛。慢性腹痛可见于多种疾病，常见病因包括：① 腹腔脏器慢性炎症。如慢性胃炎、十二指肠炎、慢性胆囊炎及胆道感染、慢性胰腺炎、结核性腹膜炎、溃疡性结肠炎、克罗恩病等。② 胃、十二指肠溃疡，患者多有反复上腹痛病史，疼痛与饮食相关，伴反酸、嗳气、上腹饱胀，内镜检查可明确诊断。③ 腹腔脏器扭转或梗阻。如慢性肠扭转、十二指肠淤滞、慢性肠梗阻，患者可有腹痛、呕吐、肛门停止排便排气等症状，结合 X 线、造影、CT 等可诊断。④ 脏器包膜的牵张。实质性器官因病变肿胀，导致包膜张力增加而发生的腹痛，如肝淤血、肝炎、肝脓肿、肝癌等。⑤ 中毒与代谢障碍。如铅中毒、尿毒症等。患者小肠 CT 等检查提示有十二指肠淤滞症。⑥ 消化道运动障碍。如功能性消化不良、肠易激综合征及胆道运动功能障碍等。

十二指肠淤滞症是指各种原因所致十二指肠水平部的急慢性梗阻。常由肠系膜上动脉压迫所引起，称为肠系膜上动脉综合征（良性十二指肠淤滞症），也可由局部的肿瘤、结核、肿大的淋巴结压迫所致，或由十二指肠空肠曲的炎症、粘连、扭转等原因造成。该病平均发病年龄 30 岁，多见于体重偏轻、瘦长体型的患者，发病率较低，目前多为个案报告或少量病例的研究。

十二指肠淤滞症的典型症状为主要为上腹部疼痛和饱胀症状，多在进食过程中或进食后发生，恶心、呕吐胆汁样物，有时因上腹饱胀而自行设法呕吐以缓解症状，侧卧、俯卧、胸膝卧位腹胀可减轻。查体可见胃型及蠕动波，上腹振水音阳性，可闻及腹内拍水声和肠鸣音高亢。长期反复发作者可出现消瘦、营养不良、贫血和水电解质代谢紊乱。该患者表现为腹痛，进食后加重，伴有恶心、反酸，无呕吐，尽管呕吐是十二指肠淤滞症的典型表现，有研究显示，在 28 例十二指肠淤滞症患者中，呕吐者仅 3 例（10.7%），且无食后呕吐。而大多数（89.3%）症状皆为上腹部闷胀不适、疼痛、嗳气和反酸，体检时仅部分患者（12 例，42.8%）有上腹部（剑突下或稍偏右）轻压痛，余未发现阳性体征。另有文献报告，慢性十二指肠淤滞症病程一般较长，初期临床表现无典型性，仅有间歇性食欲差、食后腹胀等非特异性消化道症状，且查体无阳性体征。

目前临床对于诊断十二指肠淤滞症，除了常规问诊和体格检查外，多借助 X 线钡剂造影及超声来提高诊断率，X 线钡剂造影可作为十二指肠淤滞症检查的首选方法。临床上诊断主要依靠 X 线造影以及超声等影像学检查，其中 X 线造影特征性表现为：① 吞钡后水平部见与肠系膜走行一致的笔杆形压迹；② 近端肠管扩张淤积、蠕动增强，并有频繁逆蠕动；③ 钡剂长时间停留；④ 俯卧位缓解。X 线钡剂造影检查主要通过间接征象来诊断，实时超声能直接显示血管及其周邻结构，动态观察十二指肠蠕动时肠腔内径变化，超声下主要表现为肠系膜上动脉与腹主动脉的夹角明显减小，夹角内十二指肠腔内径同样也显著下降，而近端肠腔扩张则尤为明显，说明十二指肠淤滞症患者的肠腔处于持续性扩张及频繁逆蠕动状态。此外，CT、内镜检查等可用于进一步明确诊断，以及发现先天异常、肿瘤、十二指肠远端或近端空肠浸润性疾病和炎症、溃疡、狭窄或输入袢综合征等造成十二指肠淤滞症的原因。该患者检查上消化道造影示十二指肠肠管扩张，十二指肠降部、水平部可见造影剂通过不畅，部分随蠕动波反流，远端小肠显影；腹部CT示十二指肠水平部肠系膜上动脉处受压，小肠CT示十二指肠水平段受压，其近端肠管稍扩张，考虑十二指肠淤滞症。

十二指肠淤滞症确诊后一般先采取非手术治疗。① 急性发作期：卧床休息，禁饮食，持续胃肠减压，纠正贫血及水电解质代谢紊乱，维持酸碱平衡及肠外营养支持。应用抗痉挛药物等对症支持治疗。② 缓解期：嘱患者少量多餐，以易消化食物为主。餐后取右侧卧位、俯卧位或膝肘位30 min，以预防急性发作。加强腹肌锻炼，改善营养状况，积极治疗慢性消耗性疾病有助于改善小肠及肠系膜下垂。有报道称中医中药对本病有一定疗效，可联合应用。对反复频繁发作、非手术治疗效果不明显的患者，可采用手术治疗。包括十二指肠空肠吻合术、十二指肠悬韧带切断松解术、十二指肠环形引流术等。部分症状轻、病程短的患者也可暂不予处理。该患者症状较轻，仅表现为腹痛，无呕吐，可继续观察。

专家视野

十二指肠淤滞症可由多种病因引起，主要见于肠系膜上动脉机械性压迫，也可继发于十二指肠畸形、炎症、肿瘤及巨大淋巴结压迫等。典型表现为腹痛、呕吐，呕吐物为隔夜宿食或胆汁样物，长期反复发作可导致消瘦、营养不良、电解质紊乱等，严重影响患者的生活质量。该病的发病率较低，易误诊为肠梗阻等疾病。

X线钡剂造影是最主要的检查方法，X线表现随病情的轻重而不同，轻者见十二指肠舒张，无蠕动亢进及逆蠕动出现，可出现笔杆样压迹，重者十二指肠肠腔扩张明显，出现液平面，蠕动及逆蠕动增强、频繁，钡剂在十二指肠内呈钟摆样徘徊，并可经逆蠕动反流入胃，甚至出现胃扩张与潴留，十二指肠升段笔杆样压迹明显，体位改变亦难以使其缓解。可结合超声、内镜、CT等检查进一步明确诊断。

除部分症状轻、病程短的患者可暂不处理外，大部分患者需要进行外科治疗，治疗方法有十二指肠空肠吻合术、十二指肠悬韧带切断松解术、十二指肠环形引流术等，近年来研究显示，随着微创外科技术的不断发展，临床上开始使用腹腔镜进行手术，既可以探查确诊，又可以进行微创手术治疗，且对患者机体损伤较小，值得临床进一步研究及推广。

参考文献：

［1］关永记. 十二指肠淤滞症60例X线报告［J］. 右江医学, 1997, 25（2）: 76.

［2］章斌. 十二指肠淤积症的 X 线诊断（附 28 例分析）［J］. 中国医师杂志，2000（S1）：121-122.

［3］王同宪，贾世东. 良性十二指肠瘀滞症 12 例诊治体会［J］. 河南外科学杂志，2015, 21（5）：32-33.

［4］KIM M E, FALLON S C, BISSET G S, Duodenum inversum：a report and review of the literature［J］. J Pediatr Surg. 2013, 48（1）：e47-e49.

［5］申古修，沈胜元，王子燕，等. 超声诊断十二指肠淤积症的价值［J］. 中外医学研究，2014（23）：52-53.

［6］赵永洋，陈少华. 十二指肠瘀滞症的外科治疗［J］. 中国医药指南，2014（13）：264-265.

病例 30 纵隔恶性肿瘤，下颌腺淋巴瘤

【一般情况】

患者，男，80岁，已婚，汉族。

【主诉】

进食梗咽感1月余。

【现病史】

患者一月前无明显诱因下出现进食梗噎感，呈持续性，并进行性加重，起初可进食固体食物，此后仅可进流食，无反酸、嗳气，无恶心、呕吐，无胸骨后痛及烧灼感。胸部CT平扫示食管后缘占位，食管受压。两侧慢性支气管炎、肺气肿。双侧肺大疱。两肺纤维灶。两侧间质性炎症改变。右肺中叶外侧段小结节。电子胃镜示食管狭窄：纵隔病变侵犯食管可能。患者自发病以来，无胸闷、气喘，无呼吸困难，夜间睡眠尚可，二便如常，体重未见明显变化。

【既往史】

2011年行"双膝关节置换术"，术中有输血史。余无特殊。

【个人史及家族史】

吸烟30余年，平均5~6支/d，饮酒10年余，平均饮白酒100~150 g/d，近期已戒烟酒。余无特殊。

【入院查体】

生命体征平稳，颈软，无强直，无颈静脉怒张，肝颈静脉回流征（－），左下颌触及直径约2 cm肿块，质地硬，活动性差，压之无明显压痛。胸廓对称、双侧呼吸动度一致、语颤均等、双侧叩诊清音，听诊两肺呼吸音稍低，未闻及干、湿性啰音及哮鸣音，心界不大，心音清、律齐、各瓣膜听诊区无杂音，腹平坦，未见肠型、蠕动波，腹壁软、无压痛、未触及包块，肝、脾未触及，肝区无叩痛，肠鸣音正常。其余体格检查大致正常。

【入院分析】

老年男性，进食梗噎感，须首先鉴别食管良恶性狭窄与食管动力障碍性疾病。

（1）老年男性，进食梗噎感，首先需考虑食管癌可能，但患者症状与食物性状无关、

无进行性加重，内镜检查及组织活检可明确诊断。

（2）食管良性狭窄需排除，其一般由腐蚀性或反流性食管炎所致，也可因长期留置胃管、食管手术或食管胃手术引起，也有的由少见的食管先天性疾病如食管蹼等引起。内镜检查可明确诊断。

（3）食管动力障碍疾病待排除，如原发性食管动力障碍疾病贲门失弛缓症可出现进食梗咽感，但通常间断发作，与食物性状无关，中青年即发病，X线钡剂造影、胃镜及食管测压等可协助诊断。

（4）胃食管反流病非典型症状包括吞咽困难，吞咽困难常为间歇性、非进行性加重，与食物性状无关，但本患者无反酸、嗳气、恶心、呕吐、胸骨后痛及烧灼感等典型症状。

（5）食管平滑肌瘤、食管裂孔疝、食管静脉曲张、食管外疾病压迫食管造成狭窄均可引起进食梗噎感。

【院内观察与分析】

除常见引起进食梗噎感的病因外，纵隔肿瘤压迫食管也可引起进食梗咽感。本例结合患者胸部 CT 及胃镜检查结果，不排除纵隔肿瘤压迫食管引起的吞咽困难。完善相关检查，胸部 CT 平扫＋增强：食管中段后缘软组织占位，结合内镜检查，考虑纵隔来源恶性病变可能，图 30-1。（纵隔肿物穿刺）送检示：见异形细胞呈巢排列，不排除肿瘤；极少量异型的鳞状细胞巢。（左下颌淋巴结穿刺）送检示倾向腺淋巴瘤（Warthin's 瘤）。

【诊断】

1. 纵隔恶性肿瘤；2. 下颌腺淋巴瘤。

【治疗及随访】

患者于金坛区人民医院放疗 30 次，放疗期间及放疗后患者一般情况尚可。2016 年 11 月患者因"肺部感染、放射性肺炎"于呼吸 ICU 住院治疗，住院期间患者出现低血压，生命体征不平稳，预后不佳，予以自动出院。随访患者已去世。

病例讨论

进食梗噎感是消化系统常见症状，消化道肿瘤、食管动力障碍性疾病以及其他疾病均可引起进食梗噎感。常见引起进食梗噎感的疾病有：① 食管癌。早期食管癌症状多不典型，易被忽略。主要症状为胸骨后不适、烧灼感、针刺样或牵拉样痛，进食通过缓慢并有滞留的感觉或轻度梗噎感。中晚期可出现进行性吞咽困难，食管反流及咽下疼痛。② 食管良性狭窄。一般由腐蚀性或反流性食管炎所致，也可因长期置胃管、食管手术或食管胃手术引起，此外，部分患者可由先天发育异常引起。内镜检查可确定诊断。③ 贲门失弛缓症。临床表现为间歇性吞咽困难、食管反流和下端胸骨后不适或疼痛，病程较长，多无进行性消瘦。食管钡剂造影见贲门梗阻呈漏斗或鸟嘴状。④ GERD。胃、十二指肠内容物反流入食管，可引起胃灼热、胸痛或吞咽困难，内镜检查见黏膜炎症、糜烂或溃疡，组织病理未见肿瘤细胞。⑤ 食管平滑肌瘤、食管裂孔疝、食管静脉曲张、食管周围淋巴结肿大、左心房明显增大、主动脉瘤外压食管造成狭窄均可引起进食梗噎感，影像学检查常有阳性发现。

纵隔肿瘤是临床胸部常见疾病，包括原发性肿瘤和转移性肿瘤。原发性纵隔肿瘤包括位于纵隔内各种组织结构所产生的肿瘤和囊肿。转移性肿瘤较常见，多数为淋巴结转移，纵隔淋巴结转移病变多见于原发性肺部恶性肿瘤，如支气管癌。部分病例可无明显临床症状，体积较大的肿瘤因其压迫或侵犯纵隔内的重要脏器而产生相应的临床症状：如压迫气管则导致气促、干咳；压迫食管可引起吞咽困难；压迫上腔静脉导致面部、颈部和上胸部水肿及静脉怒张；压迫神经可出现膈肌麻痹、声音嘶哑、肋间神经痛及交感神经受压征象。

胸部影像学检查是诊断纵隔肿瘤的重要手段。胸部正侧位 X 片可显示肿瘤的部位、密度、外形、边缘清晰光滑度、有无钙化或骨影等。胸部 CT 或磁共振更进一步显示肿瘤与邻近组织器官的关系。超声扫描有助于鉴别实质性、血管性或囊性肿瘤。颈部淋巴结活检有助于鉴别淋巴源性肿瘤或其他恶性肿瘤。第二军医大学附属长海医院研究表明采用多排螺旋 CT 对纵隔肿瘤病变患者进行诊断可以比较直接地观察患者纵隔病变的内部结构，具有较高的临床诊断价值。

纵隔病变主要起源于患者的纵隔或者是累及纵隔内结构的病变，病变形态复杂多样，病理结构也多种多样。纵隔占位性病变在早期没有明显的临床症状，纵隔肿瘤常起病隐匿，早期症状不明显。采取有效的干预措施早期发现、早期诊断及早期治疗纵隔肿瘤，对于患者的预后及提高其生存质量有着重要意义。除恶性淋巴源性肿瘤适合放射治疗外，绝大多数原发性纵隔肿瘤只要无其他禁忌证，均应外科治疗。即使良性肿瘤或囊肿毫无症状，由于会逐渐长大，压迫毗邻器官，甚至出现恶变或继发感染，均以采取手术为宜，手术方式根据肿瘤部位和大小可采用传统开胸手术或微创胸腔镜手术。恶性纵隔肿瘤若已侵入邻近器官无法切除或有远处转移则禁忌手术，需根据病理性质给予放射或化学药物治疗。

专家视野

纵隔病变主要起源于纵隔或者累及纵隔内结构，病变的形态复杂多样，病理结构也是多种多样的，对患者的生活以及身心健康都会带来巨大的影响。有研究报道，纵隔占位性病变在早期没有明显的临床症状，早期发现纵隔病变以及采取有效的措施及时治疗具有十分重要的意义。多层螺旋 CT 可准确显示肿块部位、大小、形态、内部结构及其与周边组织关系等，在纵隔内淋巴瘤诊断及鉴别上有重要价值。

　　纵隔肿瘤大部分没有临床症状，且多为良性肿瘤。随着肿瘤体积的增大，其可能会出现呼吸困难、疼痛和胸闷等周围组织压迫病理反应。应及早对纵隔肿瘤患者实施肿瘤切除手术治疗。传统的开胸纵隔肿瘤切除术存在较大的风险。近年来研究显示，随着微创外科技术的不断发展，临床上使用胸腔镜纵隔肿瘤切除术具有较高的安全性和操作效率，且对于患者机体损伤较小，值得临床进一步研究及推广。

参考文献：

　　[1] 陈运贞. 内科症状鉴别诊断 [J]. 上海：上海科学技术出版社, 2004: 458-465.

　　[2] 苏东玮. 多排螺旋 CT 对纵隔肿瘤病变的诊断价值分析 [J]. 转化医学电子杂志, 2018, 5 (2): 31-33.

　　[3] DUMITRESCU C I, GHEONEA I A, SNDULESCU L, et al. Contrast enhanced ultrasound and magnetic resonance imaging in hepatocellular carcinoma diagnosis [J]. Med Ultrason, 2013, 15 (4): 261-267.

　　[4] 杜拯国. 纵隔内淋巴瘤的 CT 诊断与鉴别研究 [J]. 内蒙古中医药, 2013, 10: 77-78.

　　[5] 李海鹏, 张保平, 王军岐, 等. 胸腔镜在纵隔肿瘤切除术中的临床应用价值 [J]. 实用临床医药杂志, 2013, 17 (1): 58-60.

　　[6] 刘风金, 刘红新. 复杂纵隔肿瘤的外科诊治分析 [J]. 河北医药, 2012, 34 (16): 2487-2488.

病例 31　黄疸，腹胀，消瘦

【一般情况】

患者，男，35岁，已婚，汉族。

【主诉】

消瘦半月余，眼黄尿黄10余天。

【现病史】

患者半月前自觉消瘦明显、纳差，10天前出现全身皮肤及巩膜黄染，3天前出现小便量少、色黄，遂于当地住院治疗。外院辅助检查血常规示白细胞进行性升高；生化示总胆红素进行性升高；尿常规示 BIL（++）；凝血功能示 PT 17.1 s、INR 1.55；CA19-9 233.7 IU/ml↑；CRP 78.7 mg/L↑；上腹部 MRCP 及腹部 CT 均提示胰腺导管内乳头状黏液瘤可能。肝穿刺病理示：肝细胞脂肪变性伴坏死。当地医院拟"黄疸待查"收住入院，予以抗感染、保肝、退黄、纠正低蛋白血症等对症治疗（具体不详），后自觉巩膜黄染加重，余症状无明显缓解。现为进一步治疗收入我院消化科，病程中偶有下肢凹陷性水肿，休息后可缓解，饮食睡眠尚可，小便如前述，口服利尿药物（具体不详）2日，大便无明显异常，近2月体重减轻5 kg。

【既往史】

无特殊。否认慢性肝炎病史。

【个人史及家族史】

2015年11月当地医院行"胰腺囊肿"穿刺引流术。吸烟史20余年，近1年约1包/d。饮酒史10余年，近1年约饮酒250 g/d。

【入院查体】

生命体征平稳，肝病面容，自主体位，检查合作，面部及躯干部皮肤黏膜及巩膜黄染。全身浅表淋巴结未扪及肿大。胸廓对称、双侧呼吸动度一致、语颤均等、双侧叩诊清音，双肺呼吸音清，未闻及干、湿性啰音及哮鸣音，心界不大，心音清、律齐、各瓣膜听诊区无杂音。腹稍膨隆，未见胃肠型、蠕动波，无腹壁静脉曲张。右侧腹壁稍硬，全腹无压痛、反跳痛，肝脏肋下8 cm，质韧，未及明显包块，Murphy 征（-），移动性浊音（+），肝区无叩痛，双肾区无叩击痛，肠鸣音 3~4 次／分。

【入院分析】

患者中年男性，因"消瘦半月余，眼黄尿黄 10 余天"入院。黄疸原因待查，考虑以下疾病：

（1）梗阻性黄疸：主要由于肝外或肝内胆管部分或完全机械性梗阻，导致胆汁淤滞引起的黄疸，可分为肝外和肝内胆管阻塞。肝外胆管阻塞常见病因有胆总管结石、胆管癌、胰腺及壶腹部肿瘤压迫胆管所致狭窄等疾病，可通过 MRCP、ERCP 等手段进行诊断；肝内胆管阻塞病因有肝内胆管结石、原发性硬化性胆管炎、原发性胆汁性肝硬化等疾病，可结合影像学检查，必要时进行肝穿刺。

（2）肝细胞性黄疸：是指肝细胞受损，对胆红素的摄取、结合以至排泄发生障碍，胆红素在血中蓄积所致的黄疸。肝损害的原因常见的有病毒性肝炎、脂肪肝、药物性肝损、自身免疫性肝病、寄生虫肝病、肝脓肿等，通过血清学、影像学检查可进一步鉴别。

【院内观察与分析】

患者入院后皮肤、巩膜黄疸仍加深，双下肢水肿和腹水未见减轻；同时血常规提示白细胞计数持续增高，总胆红素持续升高，转氨酶有下降趋势，提示胆酶分离现象；外周血涂片提示患者有类白血病反应（图 31-1）；骨髓涂片示噬血细胞组织增生综合征（图 31-2）；低蛋白血症纠正不明显。患者黄疸原因不明确，住院期间可能出现弥散性血管内凝血（DIC）、肝肾脑病、凝血功能障碍、消化道出血等，随时有肝衰竭可能，严重时危及生命。患者入院第6 天，经过各种积极治疗，仍表现为皮肤巩膜中重度黄疸、小便浓茶色，双下肢水肿等病情危重，予告病危，联系感染科会诊后，建议转入感染科行人工肝治疗。

【诊断】

1. 慢加亚急性肝衰竭；2. 噬血细胞综合征？

【治疗及随访】

患者入院后密切观察腹围、尿量、体温情况，关注患者白细胞、胆红素、白蛋白等变化，治疗上予以舒普深＋拜复乐抗感染，天晴甘美和谷胱甘肽护肝，利尿及输注白蛋白治疗。患者虽经积极治疗，黄疸、腹胀等症状未见好转，双下肢水肿和腹水未见减轻，动态监测肝功能显示胆酶分离现象，考虑肝损持续加重，建议转感染科行人工肝治疗，患者及家属要求自动出院，后电话随访联系无果。

病例讨论

肝功能损害引发的黄疸在消化内科患者中并不少见，多种因素均可能引发黄疸，除肝损害外，其他常见的病因还包括胆总管结石合并胆管炎、胆管癌、胰腺及壶腹部肿瘤、胆道寄生虫感染等。此案例中患者黄疸考虑由肝损害所致肝衰竭引起，目前国内外对肝损伤的程度尚无统一划分标准，比较通行的是按转氨酶升高程度划分。轻度升高：＜5倍；中度升高：≤15倍；重度升高：＞15倍。

肝衰竭是多种因素引起的严重肝脏损害，导致其合成、解毒、排泄和生物转化等功能发生严重障碍或失代偿，出现以凝血功能障碍、黄疸、肝性脑病、腹水等为主要表现的一组临床症候群。一旦考虑患者出现肝衰竭的表现，需对肝功能衰竭急性程度进行鉴别，目前指南推荐的诊断原则为：

（1）急性肝衰竭。急性起病，2周内出现Ⅱ度及以上肝性脑病并有以下表现者：① 极度乏力，有明显厌食、腹胀、恶心、呕吐等严重消化道症状；② 短期内黄疸进行性加深；③ 出血倾向明显，血浆凝血酶原活动度（PTA）≤40%或国际标准化比率（INR）≥1.5，且排除其他原因；④ 肝脏进行性缩小。

（2）亚急性肝衰竭。起病较急，2~26周出现以下表现者：① 极度乏力，有明显的消化道症状；② 黄疸迅速加深，血清总胆红素（TBIL）大于正常值上限10倍或每日上升≥17.1 μmol/L；③ 伴或不伴有肝性脑病；④ 出血倾向明显，PTA≤40%（或INR≥1.5）并排除其他原因者。

（3）慢加急性（亚急性）肝衰竭。在慢性肝病基础上，短期内发生急性或亚急性肝功能失代偿的临床症候群，表现为：① 极度乏力，有明显的消化道症状；② 黄疸迅速加深，血清TBIL大于正常值上限10倍或每日上升≥17.1 μmol/L；③ 出血倾向，PTA≤40%（或INR≥1.5），并排除其他原因者；④ 失代偿性腹水；⑤ 伴或不伴有肝性脑病。

（4）慢性肝衰竭。在肝硬化基础上，肝功能进行性减退和失代偿：① 血清TBIL明显升高；② 白蛋白明显降低；③ 出血倾向明显，PTA≤40%（或INR≥1.5）并排除其他原因者；④ 有腹水或门静脉高压等表现；⑤ 肝性脑病。

本例中，患者起病较急，主要表现为皮肤及巩膜黄染、小便色黄、腹胀，并出现双下肢水肿、消瘦，符合亚急性肝衰竭及慢加急性（亚急性）肝衰竭早期表现，该患者肝衰竭病因尚不十分明确，结合患者长期饮酒史，酒精性脂肪肝所引起的肝衰可能性大，行组织病理学检查在肝衰竭的诊断、分类及预后判定中具有重要价值，但由于肝衰竭患者的凝血功能严重低下，实施肝穿刺具有一定的风险。对患者进行腹围、尿量、体温情况的密切观察，同时监测白细胞、胆红素、白蛋白变化情况，患者黄疸、腹胀等症状未见好转，双下肢水肿和腹水未见减轻，动态监测肝功能显示胆酶分离现象，肝损持续加重。慢加急性、慢性肝衰竭以临床好转率作为判断标准。临床好转标准为：① 乏力、纳差、腹胀、出血倾向等临床症状明显好转，肝性脑病消失；② 黄疸、腹水等体征明显好转；③ 肝功能指标明显好转（TBIL降至正常的5倍以下，PTA＞40%或INR＜1.6）。本例中，患者血胆红素持续升高，DBL/TBIL > 0.5，病情发展迅速，未见临床好转现象。目前肝衰竭的内科治疗尚缺乏特效药物和手段。原则上强调早期诊断、早期治疗，针对不同病因采取相应的病因治疗措施和综合治疗措施。肝衰竭患者诊断明确后，应进行病情评估和重症监护治疗。有条件者早期进行人工肝治疗，视病情进展情况进行肝移植前准备。

专家视野

肝功能衰竭一旦发生，治疗极其困难，病死率高，故对于出现以下肝衰竭前期临床特征的患者，须引起高度重视，进行积极处理：① 极度乏力，并有明显厌食、呕吐和腹胀等严重消化道症状；② 黄疸升高（TBIL ≥ 51 μmol/L，但 ≤ 171 μmol/L），且每日上升 ≥ 17.1 μmol/L；③ 有出血倾向，40% < PTA ≤ 50%（或 1.5 < INR ≤ 16）。

对病毒性肝炎肝衰竭的病因学治疗，目前主要针对 HBV 感染所致的患者。对 HBV DNA 阳性的肝衰竭患者，不论其检测出的 HBV DNA 滴度高低，建议立即使用核苷（酸）类药物抗病毒治疗；药物性肝损伤所致急性肝衰竭应停用所有可疑的药物；确诊或疑似毒蕈中毒的急性肝衰竭患者，可考虑应用青霉素 G 和水飞蓟素；其他治疗方法还包括肾上腺皮质激素治疗、促肝细胞生长治疗及微生态生长治疗等。

噬血细胞综合征是比较罕见的疾病，发病后的临床表现多不典型，病情发展比较迅速，预后差。继发性的噬血细胞综合征是由于单纯疱疹病毒、流感病毒、巨细胞病毒等病毒感染，并且也有可能由肠道革兰阴性杆菌、布氏杆菌、肺炎球菌、流感噬血杆菌、真菌、杜氏利什曼原虫、葡萄球菌等导致。噬血细胞综合征与肝损伤的关系目前尚不清楚，一项纳入 19 例噬血细胞综合征的回顾性分析发现，患者主要表现为持续高热、黄疸、胸腹腔积液、脾肿大、肝大、淋巴结肿大，伴中枢神经系统症状及消化道出血。噬血细胞综合征发病，受累的器官为脑、淋巴结、骨髓、脾，且往往有疾病恶化的标志，特点为病情凶险，进展迅速，病死率高。其死亡原因多为感染、出血、弥漫性血管内凝血、多脏器功能衰竭。因此，临床医生对该病的认识很重要，要多加警惕，如发现有不明原因的肝脾肿大、发热、血常规三系或两系减少，要及时做相关检查，对病情明确诊断，一旦确诊要立刻采取治疗，如不及时治疗，可致患者在短期内死亡，早发现、早治疗可提高治愈率和改善临床表现。

参考文献：

［1］尹伟，李成忠，邹多武. 肝功能基础对肝硬化及肝衰竭并发急性肾损伤转归及预后的影响［J］. 肝脏，2018（4）：297-301.

［2］中华医学会感染病学分会肝衰竭与人工肝学组，中华医学会肝病学分会重型肝病与人工肝学组．肝衰竭诊治指南（2012年版）［J］．实用肝脏病杂志，2013，16（3）：210-216.

［3］代东伶，文飞球，蔡华波，等．儿童重度肝功能损害临床特点分析［J］．临床儿科杂志，2015，33（10）：846-849.

［4］SARIN S K, CHOUDHURY A. Acute-on-chronic liver failure：terminology, mechanisms and management. Nature reviews Gastroenterology & hepatology, 2016, 13（3）：131-149.

［5］GREK A, ARASI L. Acute liver failure. Aacn Advanced Critical Care, 2016, 27（4）：420-429.

病例 32　发热，便血

【一般情况】

患者，男，33岁，已婚，汉族。

【主诉】

反复发热2月余，解血便5天。

【现病史】

患者2月余前无明显诱因发热，体温37～38℃，发热无明显时段特征，时伴有畏寒，自服"扑热息痛片"后降至正常，半月后患者再次出现发热，用药后可降至正常，如此反复多次。20天前当地医院拟"发热待查"收治入院，予抗感染、营养支持、调节肠道菌群等治疗（具体用药不详），症状无明显缓解。5天前解暗红色稀水样便共4次，总量约1 000 ml，伴脐周胀痛，便后可缓解。3天前当地医院全腹CT示：肠梗阻，部分肠管内容物密度较高。肠镜示：进镜至肛门50 cm处肠腔内见大量鲜血及血凝块，无法继续观察。DSA血管造影示：未见造影剂外溢、肿瘤染色、血管畸形等异常征象。当天再次出现解糊状黑便8次，含黑色血凝块，总量约1 000 g。遂至我院急诊科就诊，血常规示血红蛋白66 g/L。全腹部CT平扫：肝脏内点状钙化灶。予输血、止血、抑酸、抗感染及补液等治疗，患者于入院前一日及入院当日凌晨各解鲜红色稀水样便一次，量约300 ml。病程中食纳差，睡眠一般，小便正常。

【既往史】

有"慢性乙型肝炎"病史20余年，未治疗。

【个人史及家族史】

无特殊。

【入院查体】

生命体征平稳，浅表淋巴结无肿大，两侧呼吸运动平稳，无肋间隙增宽或狭窄，两肺呼吸活动度及语颤对称，无胸膜摩擦感及皮下捻发感，两肺叩诊清音，呼吸音清，未闻及干、湿啰音。心前区无隆起，无心前区震颤及摩擦感，心脏相对浊音界叩诊于正常范围，心律齐，各瓣膜区未闻及病理性杂音。腹平坦，未见胃肠型、蠕动波，无腹壁静脉曲张。

腹软，全腹无压痛、反跳痛，肝脏肋下未及，未及明显包块，Murphy 征（－），移动性浊音（－），肝区无叩痛，双肾区无叩击痛，肠鸣音 5 次 / 分。肛门及外生殖器未检。脊柱生理弯曲存在，四肢活动可，无杵状指（趾），无双下肢水肿，四肢肌力正常。生理反射存在，病理反射未引出。

【入院分析】

中年男性，因"反复发热两月余，解血便五天"入院，需与以下疾病进行鉴别：

（1）肠结核：多见于中青年，以右下腹痛、查体腹部包块为主要表现，溃疡型肠结核可伴有反复发热，大便以糊状便、黏液便为主，但便血少见。

（2）消化道肿瘤：患者反复发热、食欲差，全腹 CT 提示肠梗阻，需警惕有无消化道肿瘤可能，但患者年纪较轻，且 DSA 血管造影未见肿瘤染色。

（3）炎症性肠病：包括克罗恩病（CD）和溃疡性结肠炎（UC）。CD 可并发肠梗阻，当溃疡较深、侵犯血管时，可出现便血症状；UC 以发热、反复脓血便为主要表现，但肠梗阻较为少见。待一般情况稳定后可行肠镜或小肠镜检查以明确诊断。

（4）缺血性肠病：好发于中老年人，以腹痛后便血为主要表现，但便血量一般较少，病变愈合后有可能引起肠腔狭窄。

（5）梅克尔憩室：好发于儿童和青年人，梅克尔憩室可引起各种并发症，包括出血、肠梗阻、穿孔等，行 ^{99m} 锝同位素扫描或小肠镜可进一步明确。

【院内观察与分析】

入院后仍反复解鲜血便数次，考虑有活动性出血。辅助检查示：CRP 8.54 mg/L，T-Spot 试验（＋），EB 病毒（－），巨细胞病毒（－）。当地医院全腹增强 CT 示肠梗阻，部分肠管内容物密度较高。结合患者反复低热及便血表现，考虑外院全腹增强 CT 所示部分肠管内容物密度较高，不排除肿瘤、克罗恩病或药物、食物及畸形血管瘤可能，拟行胃肠镜检查以明确病变。胃镜示：未见明显异常。肠镜示：回肠末端及回盲瓣未见异常；结直肠内见大量新鲜血迹及黑色血凝块，冲洗后所见结直肠未见明显异常。由于胃镜及肠镜未见明显出血点，结合全腹直接增强 CT 结果，不排除小肠异物或病变可能。经肛小肠镜示：肠道内见大量咖啡色血迹，回肠黏膜散在纵行溃疡，周围黏膜呈铺路石样改变，黏膜充血水肿，溃疡呈节段性分布（图 32-1），病理提示：黏膜重度急慢性炎，伴隐窝脓肿（图 32-2）。考虑诊断：克罗恩病。予以美沙拉嗪抗炎联合止血药物治疗。患者治疗后体温降至正常，未再解血便。

【诊断】

小肠克罗恩病。

【治疗及随访】

患者经肛小肠镜提示克罗恩病可能，消化道出血考虑为小肠溃疡累及血管可能，但仍不能排除其他原因导致的便血。CD 的治疗可选用生物制剂、免疫抑制剂、激素等药物，但患者入院结核 T 细胞检测（+），既往乙肝"大三阳"多年，外院乙肝病毒定量 1.100×10^3，暂不宜使用"英夫利西单抗或糖皮质激素"等免疫抑制治疗，故诊疗计划有以下选择：① 先行美沙拉嗪等辅助肠道抗炎联合止血药物等诊断性治疗，根据出血情况判断便血是否与克罗恩病相关，如若复查回肠溃疡较前缓解但便血仍未控制，再行外科剖腹探查术找寻出血原因。② 先行外科剖腹探查术找寻出血原因，如若排除外科因素，消化科继续克罗恩病相关治疗。详细告知患者及家属相关风险后，选择予以艾迪莎肠道抗炎，同时请胃肠外科会诊，协助诊疗。胃外科会诊建议暂行美沙拉嗪治疗。治疗后复查血常规示血红蛋白 82 g/L，总蛋白 52.7 g/L，白蛋白 33.8 g/L。患者一般情况可，无腹痛、腹泻、黑便、便血等不适。后规律用药，症状未再反复。

病例讨论

便血是消化系统疾病最常见的症状之一，引起出血的原因众多，主要有以下几种：① 小肠疾病，如肠结核、克罗恩病、肠伤寒等。多有腹痛、腹泻或腹部包块。小肠克罗恩病可出现间歇性低热或中度热、营养障碍、低白蛋白血症等全身表现。血液在小肠内停留时间过长也可出现柏油样便。② 结肠疾病，如结肠癌、溃疡性结肠炎、缺血性结肠炎、急性细菌性痢疾等。可表现为大便性状改变、里急后重等。急性细菌性痢疾、溃疡性结肠炎多有黏液脓血便，急性出血性坏死性肠炎可排出洗肉水样血便并伴有腥臭味，结肠癌可出现血便或脓血便，伴有消瘦、乏力、贫血等表现。③ 直肠肛管疾病，如直肠肛管损伤、痔、直肠息肉、肛裂、肛瘘等。可表现为血液黏附于粪便表面，或于排便前后有鲜血滴出或喷射出，直肠指诊有一定诊断价值。常见的引起便血的其他全身疾病包括严重的心肺疾病、白血病、血小板减少性紫癜、流行性出血热、败血症等。

克罗恩病是一种病因尚不十分清楚的胃肠道慢性炎性肉芽肿性病变。病变多见于末端回肠及邻近结肠，从口腔至肛门各段消化道均可受累，呈节段性或跳跃性分布。临床表现以腹痛、腹泻、腹块、瘘管形成和肠梗阻为特点，可伴有发热、营养障碍等全身表现。克罗恩病的发热与肠道炎症活动及继发感染有关，间歇性低热或中度热常见，少数呈弛张高热伴毒血症。同本例一样，部分患者以发热为主要症状，甚至较长时间不明原因发热后才出现消化道症状。

克罗恩病发病率在世界各地有所不同，北美、欧洲发病率较高，亚洲发病率较低，北美、大洋洲和欧洲许多国家炎症性肠病的发病率超过 0.3%，近年来欧洲发病率有所下降，而亚洲发病率有所上升。我国统计资料显示克罗恩病发病高峰年龄为 18～35 岁，男性发病数略多于女性。

患者反复出现低热，服用降温药物后体温可恢复至正常后再次发热，抗感染治疗无明显缓解，反复解暗红色稀水样便，全腹增强 CT 提示肠梗阻，DSA 未见肿瘤染色和血管畸形等，均为小肠克罗恩病诊断的临床线索。待患者一般情况稳定后，可行胃镜及肠镜检查寻找出血部位，明确病变。腹泻、腹痛、体重减轻是克罗恩病的常见症状，如患者特别是年轻患者，有这些症状出现，要考虑本病的可能，但部分患者可不出现克罗恩病的典型表现，如本例患者以发热及便血为主要症状，此外，如出现典型肠外表现和（或）肛周病变也应高度疑为本病。肛周脓肿和肛周瘘管为少部分克罗恩病患者的首诊表现。小肠镜检查可直视下观察病变、取活检及进行内镜下治疗，主要适用于其他检查（如影像学检查）发现小肠病变或尽管其他检查阴性但临床高度怀疑小肠病变需进行确认及鉴别者，或已确诊克罗恩病需要小肠镜检查以指导或进行治疗者。本例患者腹部 CT 提示肠内容物高密度影，而胃镜、结肠镜均未见出血部位，进一步行小肠镜检查明确了克罗恩病的诊断。

克罗恩病治疗包括营养支持、药物治疗、手术治疗等，可选择的药物主要有氨基水杨酸、糖皮质激素和免疫抑制剂等，方案的选择建立在对病情进行全面评估的基础上。开始治疗前要认真检查有无全身或局部感染，特别是使用全身作用激素、免疫抑制剂或生物制剂者，治疗过程中应根据对治疗的反应及对药物的耐受情况随时调整治疗方案。氨基水杨酸类药物是治疗本病的常用药物，适用于轻、中型或重型经糖皮质激素治疗已有缓解的克罗恩病患者，目前尚无证据显示不同类型氨基水杨酸制剂疗效上有差别。用药方法为美沙拉嗪 2～4 g/d，病情缓解可减量使用，然后改为维持剂量 2 g/d，分次口服。目前，氨基水杨酸制剂对维持缓解的疗效未确定。激素不应用于维持缓解。硫唑嘌呤是激素诱导缓解后用于维持缓解最常用的药物，能有效维持撤离激素的临床缓解或在维持症状缓解的同时减少激素用量。使用英夫利昔单抗诱导缓解的患者应以英夫利昔单抗维持治疗。

专家视野

近年来，我国克罗恩病发病率呈增加趋势，该病的诊治越来越受到临床医师重视。克罗恩病诊治临床工作中通常会遇到的困难，诸如克罗恩病的诊断、鉴别诊断、激素依赖患者的治疗、克罗恩病合并肛瘘的治疗及外科手术时机等问题均为临床工作中的难点。

克罗恩病必须与多种感染性和非感染性肠道炎性疾病相鉴别。在我国，最难与克罗恩病鉴别的疾病是肠结核。在我国 2012 版炎症性肠病诊断与治疗共识中，列出了回结肠型克罗恩病与肠结核鉴别的临床、内镜、病理和实验室指标以及诊断性抗结核治疗疗效评定标准。然而这种鉴别诊断方法很大程度依赖主诊医师的临床经验，临床医师需不断总结，以明确两种疾病的区别与联系。

克罗恩病缺乏特异性诊断指标，症状表现多样，凡表现出类似克罗恩病的腹痛、腹泻、腹块等，均应高度警惕克罗恩病的存在。对于症状表现不典型的患者，如本例患者，出现发热、便血症状，需完善相关检查，仔细排除克罗恩病的诊断。即使是相对特异的指标如病变分布呈节段性、内镜下见纵行溃疡和（或）卵石样外观、病理组织学检查找到非干酪样坏死性肉芽肿等，在不少克罗恩病病例中亦非都存在。因此强调，临床诊断需要结合临床表现、内镜、影像学和病理组织学进行综合分析并随访观察。通过多种检查，可最大限度地了解全消化道的黏膜、肠腔及肠壁全层乃至穿透性病变的存在、分布及特征，综合分析所有检查所见，构建出诊断谱。所有检查中，结肠镜检查是首选，但必须同时选择有关检查以了解小肠情况。例如局限在回盲部的病变诊断往往困难，如能发现同时存在多节段小肠病变则更支持克罗恩病诊断，而小肠型克罗恩病，只有行小肠检查才能做出诊断。各种小肠检查中，CT 或磁共振肠道显像是迄今评估小肠炎性病变的标准影像学检查，可将此检查列为克罗恩病诊断的常规检查。本例中，患者行全腹 CT 及胃镜、结肠镜检查均未能明确病变，后行小肠镜检查方明确出血部位。肠镜检查时要求多段、多点活检。随访在克罗恩病诊断中甚为重要。研究证明，相当一部分初诊为克罗恩病的病例在随访的过程中其诊断被修正，同时，长期随访有助于监测患者病情变化，视病情需要可及时调整治疗方案。

参考文献：

［1］胡品津. 克罗恩病诊治难点［J］. 中华胃肠外科杂志，2013（4）：301-303.

［2］中华医学会消化病学分会炎症性肠病学组. 炎症性肠病诊断与治疗的共识意见（2012 年·广州）［J］. 中华内科杂志，2012（10）：818-831.

［3］NG SC, SHI HY, HAMIDI N, et al. Worldwide incidence and prevalence of inflammatory bowel disease in the 21st century：a systematic review of population-based studies. Lancet, 2018, 390（10114）：2769-2778.

［4］BOURREILLE A, IGNJATOVIC A, AABAKKEN L, et al. Role of small-bowel endoscopy in the management of patients with inflammatory bowel disease：an international OMED-ECCO consensus. Endoscopy, 2009, 41（7）：618-637.

［5］HANAUER S B, STROMBERG U. Oral pentasa in the treatment of active Crohn's disease：a meta-analysis of double-blind, placebo-controlled trials. Clinical Gastroenterology and Hepatology, 2004, 2（5）：379-388.

病例 33　反复便血，尿常规异常

【一般情况】

患者，男，66 岁，已婚，汉族。

【主诉】

反复黑便 1 周，便血 12 小时余。

【现病史】

1 周前开始解黑色稀便，每天 2～4 次，无腹痛，入院当日凌晨 4 时出现便血，共十余次，初有血块，后全为鲜血便。查腹部 CT 示升结肠、左中腹部分小肠肠管水肿明显，周围见渗出影，炎性肠病可能。予止血、抑酸、生长抑素、抗感染、补液、营养等对症支持治疗，后未再出现便血。患者自发病以来，食欲差，睡眠尚可，小便量不多，近期体重无明显减轻。

【既往史】

1 年前曾行"痔疮"手术。

【个人史及家族史】

无特殊。

【入院查体】

患者生命体征平稳，全身皮肤黏膜无出血点及瘀斑，浅表淋巴结无肿大，无杵状指（趾），咽部无充血，胸廓对称、双侧呼吸动度一致、语颤均等、双侧叩诊清音，双肺呼吸音清，未闻及干、湿性啰音及哮鸣音，心界不大，心音清、律齐、各瓣膜听诊区无杂音，腹平坦，未见肠型、蠕动波，腹壁软、无压痛、未触及包块，肝、脾未触及，肝区无叩痛，肠鸣音活跃。其余体格检查大致正常。

【入院分析】

老年男性，反复便血，全腹 CT 提示肠道病变，需鉴别下消化道出血相关疾病。

（1）老年患者，便血，全腹 CT 提示炎症性肠病可能，需结合肠镜及病理进一步明确。

（2）老年，突发便血，需鉴别消化道肿瘤相关疾病，确诊有赖肠镜及病理活检。

（3）老年，便血，高凝状态，需排除缺血性肠病引起的下消化道出血，此患者无明显腹痛，仍需行肠镜等明确。

（4）老年男性，便血，还需排除引起消化道出血的全身性疾病。

【院内观察与分析】

入院急查血常规：白细胞计数 14.00×10⁹/L，中性粒细胞百分比 86.20%，血红蛋白 128 g/L。肝肾功能及电解质：尿素氮 10.70 mmol/L，肌酐 165.50 μmol/L。凝血：PT 14.80 s，D- 二聚体 >40 mg/L。C 反应蛋白 129.00 mg/L。血沉 39.00 mm/h。降钙素原 0.869 ng/ml。尿常规：尿蛋白（++），尿隐血（+++），管型 6/μl。大便常规：隐血阳性。免疫五项：免疫球蛋白 G 6.30 g/L。复查生化：肌酐 198.5 μmol/L，尿素 18.72 mmol/L，尿酸 443.4 μmol/L，白蛋白 20.9 g/L，钙 1.78 mmol/L，磷 1.56 mmol/L。EB、CMV 病毒阴性。暂予止血、抑酸、生长抑素、抗感染、补液、营养等对症支持治疗。入院第二天双侧足部、前臂出现多发新鲜出血点，后出血点较前明显增多，双侧膝关节处新发出血点。因 D- 二聚体明显升高，查全腹部 CTA：腹主动脉及右侧髂内动脉粥样硬化（图 33-1）；肠系膜上动脉起自腹腔干；右下腹部分回肠壁稍增厚伴强化，考虑炎性肠病可能；肝脏强化不均匀，异常灌注可能。患者新发出血点，肌酐进行性增高，尿常规异常，请肾科会诊考虑过敏性紫癜，遂转入肾科进一步诊治。

【诊断】

1. 过敏性紫癜（混合型）；2. 紫癜性肾炎；3. 消化道出血。

【治疗及随访】

患者转入肾科后间断解血便，伴低热，予甲强龙 40 mg 静滴，辅以保护肾功能、止血、抑酸护胃、抗感染、抗凝、改善微循环等对症支持治疗，后复查肾功能：肌酐 107.6 μmol/L，尿素 7.70 mmol/L，患者大便色黄，皮疹基本消退。后行肾穿活检，病理：光镜见 8 个肾小球，肾小球细胞数明显增多，系膜细胞节段性轻 - 中度增生，系膜基质局灶节段性轻度增多，毛细血管开放、部分闭塞，可见少数微血栓，基底膜不增厚，未见双轨及钉突，多数小球及球囊粘连，壁层上皮细胞增生，3 个细胞性小新月体，2 个细胞性半月体，1 个细胞性新月体。肾小管上皮细胞基本正常，灶性小管萎缩，管腔见蛋白管型、红细胞管型，间质灶性炎细胞浸润，可见淋巴细胞、单个核细胞、少许中性粒细胞，无明显纤维化，小动脉壁不增厚。符合紫癜性肾炎。后患者肾科随诊，未再发消化道出血。

病例讨论

过敏性紫癜（anaphylactoid purpura）是一种侵犯皮肤和其他器官细小动脉和毛细血管的过敏性血管炎，发病原因可能是病原体感染、某些药物作用、过敏等致使体内形成

IgA 或 IgG 类循环免疫复合物，沉积于真皮上层毛细血管。主要表现为紫癜、腹痛、关节痛和肾损害，但血小板不减少。本病是儿童最常见的一种血管炎，多发于学龄期儿童，常见发病年龄为 7~14 岁。

临床特点除有皮肤紫癜外，常有皮疹、血管神经性水肿、关节炎、腹痛、消化道出血及肾炎等症状。根据不同的症状可将过敏性紫癜分为 5 型：① 单纯型过敏性紫癜。是最常见类型。患者主要表现为皮肤紫癜对称性分布，伴有皮肤水肿，紫癜初步局限于四肢，下肢和臀部最常见，很少累及躯干，颜色为暗红色，压之不褪色，数日后变为紫色、黄褐色、淡黄色，经过 1~2 周逐渐消退。② 腹型过敏性紫癜。患者并发一系列消化道症状，如恶心、呕吐、腹泻、消化道出血等。最常见的为阵发性腹痛，疼痛性质为绞痛，肠鸣音亢进。③ 关节型过敏性紫癜。患者关节部位受累，出现关节肿胀、疼痛及功能障碍，多发生于膝、肘等大关节，反复发作。④ 肾型过敏性紫癜。此型患者病情最为严重，除皮肤紫癜外伴有血尿、蛋白尿及管型尿，紫癜发生一周后多累及肾脏，多数患者早期发现，经过治疗肾炎可痊愈，少数患者会演变为慢性肾炎、肾病综合征，甚至肾衰竭。⑤ 混合型过敏性紫癜。是指除单纯型过敏性紫癜外，其他三型中有两型或两型以上合并存在。

对于双下肢紫癜伴腹痛、关节痛或肾脏损害等具有典型症状者，诊断不难。但当全身症状如关节疼痛、腹痛等出现于皮肤紫癜之前时，容易误诊为风湿性关节炎或急腹症，临床上需与这些疾病及其他类型的紫癜和血管炎鉴别。此例患者以消化道出血为首发症状，随后出血、皮疹且有肾功能损害，为混合型过敏性紫癜。以消化道出血为首发症状的成人过敏性紫癜少见，且因皮肤紫癜的发生晚于腹部症状，早期诊断困难，临床易误诊。在腹型过敏性紫癜中，14%~36% 的患者胃肠道症状发生在皮疹之前，最常见的症状为腹痛，其次为便血，呕血少见。对于消化道出血伴腹痛且腹痛体征与症状不符者，需密切观察皮肤表现，尤其是双下肢有无对称性新发紫癜反复分批出现。以消化道出血为首发症状的过敏性紫癜缺乏特异实验室检查指标。便隐血试验能明确消化道出血的存在，血小板计数可排除血小板减少性紫癜。有文献报道，胃肠受累和肾炎之间存在一定联系，70% 的患者可出现一过性血尿。因此，建议消化道出血患者需同时注意尿常规，若出现蛋白尿、尿红白细胞且同时存在紫癜应考虑过敏性紫癜的可能。

按照消化道出血诊疗常规，给予抑酸、止血治疗对于过敏性紫癜患者效果不佳。一旦确诊该病，除少数初发轻症患者可单纯使用抗过敏药物外，建议早期足量使用激素治疗，病情不易反复。激素治疗较单纯抗过敏治疗起效迅速。若症状不缓解或反复出血，可增加原激素剂量的 50%~100%。该病若治疗及时，一般预后良好，无须手术。此例患者在使用激素后，消化道出血症状改善明显，预后良好。

专家视野

对于腹型过敏性紫癜，内镜检查是确诊的重要诊断依据。内镜检查可以排除其他原因引起的消化道出血，该病例遗憾的是没有行内镜检查。镜下主要表现为黏膜片状充血水肿及多发性浅表溃疡，而其组织活检结果则无特异性。由此提示临床医生需对腹型过敏性紫癜镜下表现有一定认知，肠镜检查时应尽量进镜至回肠末端。根据 ESAKI 等学者提出的十二指肠降段不规则溃疡是其在胃肠道的典型表现，胃镜检查需要观察至十二指肠降段。一项纳入了 23 例以消化道出血为首发症状的病例的研究显示，内镜下主要表现为血管纹理模糊紊乱，黏膜散在片状充血水肿，质地偏脆易出血，广泛出血点及雪花状多发性浅表溃疡。病变部位为全胃肠道，包括累及末端回肠及盲肠者 12 例，累及十二指肠者 3 例，累及胃窦、胃体者 8 例。组织学检查仅有黏膜炎症表现。李改琴等的研究也发现相同内镜下表现，主要为胃及十二指肠黏膜充血水肿、糜烂、点片状黏膜下出血，部分患者表现为多发不规则浅表溃疡。

以消化道出血为突出症状的过敏性紫癜患者胃肠道黏膜受累较重，发病早期即可出现消化道黏膜严重充血、水肿、糜烂、溃疡，如未给予有效的针对性治疗，仅予抑酸、黏膜保护剂、抗炎、止血等，效果差，内镜下表现加重。这可作为与常见一般胃肠道炎症、消化性溃疡相鉴别的依据之一。经糖皮质激素或维生素 C 等抗免疫、改善血管内皮通透性治疗后，临床症状及内镜下表现均逐渐好转。但过敏性紫癜内镜下改变的恢复明显慢于一般炎症和消化性溃疡，愈合需有效治疗 3 ~ 6 个月，考虑与其发病机制、免疫复合物的清除、血管再生或血管内皮修复过程等有关。

综上，消化道出血发生于皮肤紫癜之前的过敏性紫癜患者容易被误诊。作为临床医生，面对消化道出血患者，应随时注意有无皮肤紫癜出现。对于尿蛋白、尿红白细胞的异常需重视。胃镜检查时建议观察至十二指肠降段，肠镜观察至末端回肠，了解有无典型内镜下黏膜表现。经积极抑酸、止血等治疗，效果不佳者应考虑过敏性紫癜的可能。一经确诊，建议早期足量使用激素治疗，以取得较好的临床治疗效果。

参考文献：

［1］陈灏珠. 实用内科学. 12 版. 北京：人民卫生出版社，2005：2434-2435.

［2］ESAKI M, MATSUMOTO T, NAKAMURA S, et al. GI involvement in He-noch-Schönlein purpura ［J］. Gastrointest Endosc, 2002, 56（6）：920-923.

［3］NISHIYAMA R, NAKAJIMA N, OGIHARA A, et al. Endoscope images of Schönlein-Henoch purpura ［J］. Digestion, 2008, 77（3/4）：236-241.

［4］宗晔，吴咏冬，冀明，等.成人腹型过敏性紫癜的临床和内镜特征［J］.胃肠病学，2011，16（11）：676-678.

［5］张秋琴，刘懿.以消化道出血为首发症状的过敏性紫癜临床诊治分析［J］.中国全科医学，2014（17）：2018-2019.

［6］李改芹，张修礼，杨云生.以消化道出血为主要症状过敏性紫癜的内镜表现［J］.中华消化内镜，2014，31（4）：223-224.

病例 34 下腹痛伴发热，原发免疫性血小板减少症病史

【一般情况】

患者，男，22 岁，未婚，汉族。

【主诉】

下腹痛伴发热 10 天。

【现病史】

患者 2016 年 6 月 3 日受凉后出现腹痛，不剧烈，至校医院予以止痛、消炎对症治疗后好转（具体不详）。次日再次出现腹痛，性质同前，同时出现发热，最高达 40.1℃，伴寒战，至当地医院就诊，查血常规示：白细胞计数 5.36×10^9/L，血小板计数 23×10^9/L；结核抗体（＋）；转铁蛋白 681.7 ng/ml。腹部超声示：腹内部分肠管壁稍厚；腹内肠系膜淋巴结增大。腹部 CT 平扫示：下腹及盆腔多发小淋巴结影伴周围脂肪密度增高。肠镜诊断结肠病变性质待定（淋巴瘤可能），因患者有原发免疫性血小板减少症（ITP），血小板计数低，未取活检。予抗感染、补液、解痉等对症治疗，症状明显缓解。患者自发病以来，食纳、睡眠一般，大小便正常，近半年体重减少 10 kg。

【既往史】

"特发性血小板减少性紫癜"病史 3 年余，曾予激素治疗，效果欠佳，现间断予以中药治疗，具体不详。

【个人史及家族史】

无特殊。

【入院查体】

生命体征平稳，轻度贫血貌，浅表淋巴结无肿大，无杵状指（趾），咽部无充血，胸廓对称、双侧呼吸动度一致、语颤均等、双侧叩诊清音，双肺呼吸音清，未闻及干、湿性啰音及哮鸣音，心界不大，心音清、律齐、各瓣膜听诊区无杂音，腹平坦，未见肠型、蠕动波，腹壁软、无压痛、未触及包块，肝、脾未触及，肝区无叩痛，肠鸣音活跃。其余体格检查大致正常。

【入院分析】

青年男性，下腹痛伴发热，肠镜提示肠道病变，需鉴别肠道相关疾病。

（1）青年，下腹痛伴发热，结核抗体（＋），需考虑肠结核可能，仍需进一步检查明确病理。

（2）青年男性，下腹痛伴发热，肠镜提示淋巴瘤可能，明确病变性质仍需活检病理及相关骨髓检查。

（3）青年男性，下腹痛伴发热，有受凉病史，起病急，抗感染治疗有效，需考虑感染性结肠炎可能。

（4）青年男性，下腹痛伴发热，肠镜提示结肠病变，仍需排除克罗恩病可能，需进一步检查明确。

【院内观察与分析】

入院查血常规：血红蛋白 109 g/L，血小板计数 $23×10^9$/L。粪便常规：粪隐血试验弱阳性。生化全套、肿瘤标志物未见明显异常。抗 ENA 抗体、ANCA、结核 T-Spot 检测均阴性。PET-CT：① 两侧肱骨、股骨髓腔密度增高，FDG 代谢增高；脾脏体积轻度增大，FDG 代谢增高；考虑血液淋巴系统病变。② 右枕后下部皮下结节影，FDG 代谢异常增高。③ 肠系膜区多发稍大淋巴结，部分 FDG 代谢轻度增高，建议 CT 随访。④ 盆腔肠管节段性 FDG 代谢增高，轻度炎症可能；直肠末端痔疮不能排除。⑤ 甲状腺两叶斑片状放射性摄取轻度增高，考虑生理性摄取可能。⑥ 两肺上叶胸膜下少许肺大泡，两肺上叶前段纵隔胸膜旁少许炎症后改变。患者血小板降低，请血液科会诊后，查外周血涂片：白细胞总数降低，分类中性粒细胞核左移，淋巴细胞比例正常，形态正常；成熟红细胞大致正常；血小板散在少见。骨穿：粒系、巨核系增生活跃，红系增生明显活跃，血小板散在、在凝集处成簇，可见染色体 45，XY，-7。排除禁忌后行胃肠镜：十二指肠球炎、结直肠炎，肠道内未见明显新生物。胶囊内镜：小肠多发溃疡性质待定，小肠 Meckel 憩室可能。右枕后皮下结节活检病理：纤维结缔组织示局部肉芽组织增生，伴慢性炎细胞浸润及组织细胞、多核巨细胞反应（图 34-1）。免疫组化：组织细胞 CD68（＋），CD163（＋），S-100（－），CD1a（－），MPO（－），结合 HE 切片，本例应为纤维结缔组织示局部肉芽组织增生，伴慢性炎细胞浸润，以及组织细胞、多核巨细胞反应。治疗上予止痛、抗感染、保护胃肠黏膜等对症支持治疗，2016 年 7 月 8 日复查血常规：白细胞计数 $3.22×10^9$/L，中性粒细胞计数 $0.95×10^9$/L，血红蛋白 88 g/L，血小板计数 $9×10^9$/L。血液科考虑骨髓增生异常综合征（myelodysplastic syndromes，MDS），拟转血液科进一步诊治。

【诊断】

1. 骨髓增生异常综合征；2. 小肠溃疡；3. Meckel 憩室；4. 结直肠炎；5. 十二指肠球炎。

【治疗及随访】

患者转入血液科后拒绝进一步检查，后予出院。患者于外院就诊，明确诊断骨髓增生异常综合征，并予异基因造血干细胞移植术，现术后一年，无明显不适，随访无异常。

病例讨论

MDS 是一种高度异质性的疾病，其发病机制还不甚清楚，是起源于造血干细胞的一组异质性髓系克隆性疾病，特点是髓系细胞分化及发育异常，表现为无效造血、难治性血细胞减少、造血功能衰竭，高风险向急性髓系白血病（AML）转化。主要发生于老年人，其诊断时的中位年龄为 70 ~ 75 岁，70 ~ 75 岁间的年发病率为 40 ~ 60/100 000 人。MDS 在高加索人种中的发生率高于非高加索人种，在亚洲人种中发病年龄较小。MDS 发病的危险因素包括前期放疗或化疗，尽管吸烟人群 MDS 发病率似乎高于不吸烟人群，但目前尚不能确定除前期放、化疗外其他发病相关的危险因素。MDS 在临床表现和预后方面具有较大的异质性，常见的临床表现为贫血、红细胞输注导致疾病相关的铁过载及其相应器官合并症。大约有 15% ~ 20% 患者表现为中性粒细胞减少或血小板减少，导致感染或出血风险增加。

1982 年 FAB 协作组首先倡导 MDS 这一概念并将 MDS 分为五型：难治性贫血（refractory anemia，RA），难治性贫血伴环铁幼粒细胞增多（RA with ringed sideroblasts，RAS），难治性贫血伴原始细胞增多（RA with an excess of blast，RAEB），转变中的难治性贫血伴原始细胞增多（RAEB in transformation，RAEB-T），慢性粒 – 单核细胞性白血病（chronic myelo-monocytic leukemia，CMML）。MDS 分型已由 FAB 标准过渡到 WHO标准，按照此标准将 MDS 分为以下八型：难治性贫血（RA），难治性贫血伴环状铁幼粒细胞增多（RARS），难治性血细胞减少症伴多系发育异常（RCMD），难治性血细胞减少症伴多系发育异常和环状铁幼粒细胞（RCMD-RS），难治性贫血伴原始细胞增多 –1（RAEB-1），难治性贫血伴原始细胞增多 –2（RAEB-2），MDS 不能分类（MDS-U），MDS 伴单纯 del（5 q）。

其各种亚型在病理生理、临床表现及预后等方面都有差异。因此，不同患者可能有不同的临床表现，甚至表现出一些非血液系统疾病的症状。此例患者以腹痛为首发症状就诊，文献少有报道，可能与腹部或消化道炎症有关，经抗感染等对症处理后已明显好转。MDS 的发病机制及治疗近 10 年来取得了很多进展，有 3 种新药已经被批准用于 MDS 的治疗。5q– 综合征患者应用来那度胺治疗，大约有 2/3 的患者脱离输血依赖。去甲基化药物阿扎胞苷或地西他滨对 40% ~ 60% 的患者治疗有效，阿扎胞苷可延长患者的预期寿命9 ~ 10 个月。目前对 MDS 患者的分类标准主要是基于细胞遗传学、原始细胞数、外周血细胞计数及输血依赖的程度建立的，随着突变分析及其他分子学工具越来越多地应用于临床，我们可能会有更多的手段用于评估患者的预后及其对治疗的反应。

专家视野

MDS 通常起病缓慢，少数起病急剧。一般从发病开始转化为白血病，在一年之内约有 50% 以上患者此病转化为白血病。症状中贫血占 90%。常为中度贫血，表现为面色苍白，头晕乏力，活动后心悸气短等；发热占 50%，其中原因不明性发热占 10% ~ 15%，感染部位以呼吸道、肛门周围和泌尿系统为多；出血占 20%，常见于呼吸道、消化道，也有颅内出血者，早期的出血症状较轻，多为皮肤黏膜出血、牙龈出血或鼻衄，女性患者可有月经过多。晚期出血趋势加重，脑出血成为患者死亡的主要原因之一。

几乎所有 MDS 均表现为不同程度的外周血细胞减少，偶尔以单系细胞减少为特征。白细胞计数降低或正常，故在白细胞计数增高时诊断 MDS 须高度谨慎。多数患者可无明显肝脾大，髓外肿瘤可能是伴 7 号染色体异常的进展性 MDS 的主要表现，但脑脊液出现原始细胞并非 MDS 的特征。

高剂量化疗仅能使极少数患者治愈，异基因造血干细胞移植（HCT）是目前唯一能够治愈 MDS 的手段。在确定 HCT 治疗前需要先对其利弊进行权衡，对于进展期 MDS 患者推荐 HCT 治疗。Cutler 等的回顾性研究显示：早期应用 HCT 可以改善按照 IPSS 评分为中危 −2 和高危组的 MDS 患者的生存率；低危患者将 HCT 推迟到疾病发生进展再做疗效较好；对于中危组患者，推迟 HCT 仅能轻微获益。由于年龄是进行异基因 HCT 的主要的决定因素，年轻的患者较年长患者应更早考虑 HCT。Kuendgen 等对 232 例年龄不超过 50 岁的患者和 2 496 例年龄超过 50 岁患者的统计发现，低龄组患者有 42% 接受了 HCT，而高龄组患者仅有 8% 接受了 HCT。

根据不同的 MDS 分期，有 25% ~ 75% MDS 患者可以获得治愈；部分患者可能会发生 HCT 相关的慢性合并症，多数报道称 MDS 患者移植后 2 年的生活质量好或很好。尽管有部分患者成功移植后已经生存了 25 年，MDS 的复发及移植物抗宿主病（GVHD）仍然是影响预后的主要问题。

参考文献：

[1] GIAGOUNIDIS A A N. Myelodysplasia or myelodysplastic syndrome? [J].Leuk Res, 2009, 33: 1019-1020.

[2] 邓家栋，杨崇礼，杨天楹，等.邓家栋血液学.1 版 .上海：上海科学技术出版社，2007：753.

［3］DE ROOS A J, DEEG H J, ONSTAD L, et al. Incidence of myelodysplastic syndromes within a nonprofit healthcare system in western Washington state, 2005–2006［J］. Am J Hematol, 2010, 85（10）: 765–770.

［4］REENBERG P L, Baer M R, Bennett J M, et al. Myelodysplastic syndromes: clinical practice guidelines in oncology［J］. J Natl Compr Canc Netw, 2006, 4（1）: 58–77.

［5］FENAUX P, MUFTI G J, HELLSTMM-LINDBERG E, et al. Efficacy of azacytidine compared with that of conventional care regimens in the treatment of higher-risk myelodysplastic syndromes: a randomised, open-label, phase Ⅲ study［J］. Lancet Oneol, 2009, 10（3）: 223–232.

［6］PREBET T, GORE S D, ESTERNI B, et al. Outcome of high : risk myelodysplastic syndrome after azacitidine treatment failure［J］. J Clin Oncol, 2011, 29（24）: 3322–3327.

［7］KUENDGEN A, STRUPP C, AIVADO M, et al. Myelodysplastic syndromes in patients younger than age 50［J］. J Clin Oncol, 2006, 24（34）: 5358–5365.

病例 35 反复腹痛，肠镜示阑尾窝处病变

【一般情况】

患者，女，48 岁，已婚，汉族。

【主诉】

间断腹部疼痛 20 天。

【现病史】

患者自 2015 年 8 月 13 日起无明显诱因剑突下腹部突发疼痛，夜间加重，查胃镜：慢性胃炎，抑酸护胃治疗后稍好转。2015 年 8 月 17 日转为右中腹疼痛，有腹部包块形成，查腹部超声：右下腹阑尾区混合性肿块，盆腔少量积液。腹部 CT：右下腹肠套叠可能性大。肠镜：回盲部肿块待查，阑尾瘤内脓肿出血可能，阑尾类癌可能。病理示：急性炎症坏死。2015 年 8 月 21 日症状好转，腹部包块明显缩小，疼痛程度明显下降。腹部增强 CT 示：升结肠不均匀增厚。肠镜：阑尾窝处病变，结肠息肉。病理：（阑尾窝）黏膜中度慢性炎，另见大量肉芽组织（距肛门 60 cm 处）管状腺瘤性息肉伴部分腺体低级别上皮内瘤变。患者自发病以来，饮食可，眠欠佳，二便如常，近 20 天体重下降 3.5 kg。

【既往史】

有"慢性阑尾炎"病史数年。

【个人史及家族史】

近两月月经不规律，月经周期延长。

【入院查体】

生命体征平稳，浅表淋巴结无肿大，无杵状指（趾），咽部无充血，胸廓对称、双侧呼吸动度一致、语颤均等、双侧叩诊清音，双肺呼吸音清，未闻及干、湿性啰音及哮鸣音，心界不大，心音清、律齐、各瓣膜听诊区无杂音，腹平坦，未见肠型、蠕动波，腹壁软、中上腹轻压痛，无反跳痛，未触及包块，肝、脾未触及，肝区无叩痛，肠鸣音正常。其余体格检查大致正常。

【入院分析】

中年女性，反复腹痛，须首先鉴别各种原因引起的腹痛。

（1）有典型的转移性腹痛史，且有慢性阑尾炎病史数年，考虑阑尾炎可能性大，肠镜提示阑尾病变，需进一步行病理检查以确诊。

（2）中年女性，有腹痛，并可触及腹部包块，需考虑急性肠梗阻，患者有排气排便，无呕吐，影像学无提示，暂可排除。

（3）中年女性，还需排除妇科疾病引起的腹痛，影像学无提示，暂可排除。

（4）中年女性，腹痛 20 天，仍需排除消化道肿瘤，需进一步行病理检查以确诊。

【院内观察与分析】

为明确阑尾处病变性质，入院后查超声肠镜：回盲瓣正下方可见阑尾开口轮廓，内部黏膜明显粗糙、充血，中间稍凹陷，管腔闭塞，超声见阑尾开口处一、二、三层明显增厚，内部回声不均匀，可见片状无回声区，截面大小约 2.2 cm×1.1 cm（图 35-1）。小肠CT：左中腹部小肠壁处软组织结节，间质瘤可能；右中腹部末端回肠壁增厚、强化明显，炎症可能（图 35-2、图 35-3）。根据院前检查及院后检查结果，阑尾病变性质仍未明确，病理也无特殊提示，拟转外科进一步诊治。

【诊断】

1. 阑尾黏液性囊腺瘤；2. 慢性阑尾炎急性发作。

【治疗及随访】

后转外科腹腔镜探查：见阑尾头部较硬，根部情况良好，阑尾呈炎性改变。术后病理：（阑尾）黏液性囊腺瘤伴慢性阑尾炎急性发作（图 35-4）。后复查 CT 未提示小肠间质瘤，余无明显异常。

病例讨论

阑尾黏液囊肿是指由于阑尾膨胀，且扩张的阑尾腔内积聚了分泌的黏液，导致阑尾管腔进一步扩张，形成囊性包块。良性病变为主，绝大多数为良性囊腺瘤，特别是直径小于 2 cm 的肿瘤，少数为黏液腺癌。阑尾黏液囊肿较小时没有特殊的临床症状与体征，常在合并感染时产生类似急、慢性阑尾炎的症状与体征。本病在临床上较少见，大约占阑尾疾病的 0.1% ~ 0.4%。本病病因可为肿瘤性或非肿瘤性病变，按不同组织学亚型可分为：① 阑尾黏膜增生水肿导致的类结肠增生性息肉性改变；② 阑尾阻塞、膨胀产生上皮退行性变而导致的单纯性或潴留性囊肿；③ 与结肠腺瘤性息肉或绒毛状腺瘤近似的黏液性囊腺瘤；④ 恶性癌症细胞致腺体侵入间质导致的黏液性囊腺癌。

阑尾黏液囊肿患者症状常不典型或无临床症状。部分患者可出现类似慢性阑尾炎的症状，如脐周、右下腹或上腹肿痛不适，右下腹压痛。也有患者表现为右下腹肿块，而没有其他症状。部分患者可扪及右下腹包块。如果出现继发感染，则可出现急性阑尾炎的症状。此例患者有腹痛、腹部包块等典型表现，且并发急性阑尾炎。阑尾黏液囊肿的治疗以手术切除阑尾为首选，切除时应尽可能保证黏液囊肿完整，避免囊肿破裂形成腹膜假黏液瘤或造成播散。对女性患者，应该探查盆腔，如果发现卵巢内假黏液瘤，应加行卵巢切除术，如附件有种植物应做相应处理。

专家视野

阑尾黏液囊腺瘤的腺上皮呈不典型增生或腺瘤性息肉，腺瘤阻塞阑尾，使黏液潴留阑尾腔内导致压力增高，黏液可穿透浆膜层，表现为阑尾周围和腹膜后黏液性肿块，可伴多卵巢黏液性囊腺瘤。黏液性囊腺瘤的特点是阑尾壁有不典型腺体浸润，并穿越黏膜肌层，或有腹膜种植形成腹膜假黏液瘤，不发生血行和淋巴转移。恶性阑尾黏液性囊腺瘤破裂后可能会引起腹腔假黏液瘤，显著降低病人的生存率。阑尾黏液囊肿、黏液性囊腺瘤与不伴有腹膜假黏液瘤的黏液性囊腺癌难以鉴别，只有通过病理检查方能明确诊断。该病术前确诊较为困难，误诊率极高，仅靠术后病理证实。阑尾黏液性囊腺瘤早期诊断具有重要的临床意义，因为阑尾黏液性囊腺瘤（囊肿）通常可并发以下常见情况：急性阑尾炎、肠扭转、肠坏死、肠梗阻、肠套叠、囊肿继发感染、囊肿坏死出血、囊肿破裂引起腹腔"种植性"假黏液病及囊肿癌变等。阑尾黏液性囊腺瘤术前主要应与阑尾周围脓肿、阑尾黏液性囊腺癌、卵巢囊肿等相鉴别。

手术切除是阑尾黏液性囊腺瘤的唯一有效的治疗方法，同时也是诊断本病的重要手段，其治疗原则就是完整切除病灶。具体手术方式应根据肿瘤的部位、大小、性质及其与周围组织脏器的关系而定。由于恶性黏液囊腺瘤囊壁破裂后可引起腹腔内种植，形成腹腔假黏液瘤，5年生存率＜20%。手术时应注意操作轻柔，避免囊壁破裂、黏液外溢，可采用较宽大的切口，充分暴露术野，仔细操作，动作轻柔，忌强行分离粘连。可用敷料将肿瘤与周围组织隔开，避免污染，术中避免穿刺与取样做病理，防止出现囊壁破裂，引起腹腔内种植。如术中发现肿瘤壁已破裂，应尽量清除溢出的黏液。如伴有卵巢黏液囊腺瘤或囊腺癌，应同时切除卵巢。

参考文献：

［1］ZAGRODNIK D F, ROSE D M. Mucinous cystadenoma of the appendix：diagnosis, surgical management, and follow-up［J］. Curr Surg, 2003, 60（3）：341-343.

［2］HASSAN S, DHEBRI A, LIN L, et al. Appendiceal mucocele：a missed diagnosis［J］. BMJ Case Rep, 2013, 2013：bcr2012007983.

［3］ROUCHAUD A, GLAS L, GAYET M, et al. Appendiceal mucinous cystadenoma ［J］. Diagn Interv Imaging, 2014, 95（1）: 113-116.

［4］林建生，王和良，吴建安. 阑尾黏液性囊腺瘤 1 例［J］. 中国临床医学影像杂志，2005，16（11）: 607.

［5］何华亨，刘荣幸. 阑尾黏液性囊肿 2 例［J］. 罕少疾病杂志，2003，10（5）: 11.

［6］GARCIA LOZANO A, VÁZQUEZ TARRAGO A, CASTRO GARCÍA C, et al. Mucocele of the appendix: Presentation of 31 cases ［J］. Cir Esp, 2010, 87（2）: 108-112.

病例 36 右下腹痛，腹膜后占位

【一般情况】

患者，女，43岁，已婚，汉族。

【主诉】

右下腹痛3天。

【现病史】

患者3天前无明显诱因出现右下腹痛，为持续性疼痛，向后背部放射，无恶心、呕吐，无腹胀、腹泻，无呕血、黑便，无发热、畏寒，查腹部B超示腹腔内脐水平腹主动脉旁低回声区，腹部平扫CT示腹主动脉右前方见一圆形（2.6 cm×2.6 cm）软组织影。予禁食、补液、抗炎等治疗后好转，1日前行腹部增强CT提示中腹部腹主动脉右前方系膜根部囊性病变，良性，肠源性囊肿可能，淋巴管囊肿可能，患者自发病以来，食欲、睡眠可，二便正常，体重无明显变化。

【既往史】

无特殊。

【个人史及家族史】

无特殊。

【入院查体】

生命体征平稳，浅表淋巴结无肿大，无杵状指（趾），咽部无充血，胸廓对称、双侧呼吸动度一致、语颤均等、双侧叩诊清音，双肺呼吸音清，未闻及干、湿性啰音及哮鸣音，心界不大，心音清、律齐、各瓣膜听诊区无杂音，腹平坦，未见肠型、蠕动波，腹壁软，右下腹部轻压痛，无反跳痛，未触及包块，肝、脾未触及，肝区无叩痛，肠鸣音正常。其余体格检查大致正常。

【入院分析】

中年女性，右下腹痛，需行腹痛的鉴别诊断。

（1）右下腹痛，需首先考虑阑尾炎，患者急诊B超无明显提示，暂予排除。

（2）中年女性，右下腹痛，还需排除妇科相关疾病引起的疼痛，患者急诊B超无明显提示，暂予排除。

（3）泌尿系结石、肠系膜栓塞等，本例无相关临床表现，辅助检查不支持。

【院内观察与分析】

白细胞计数 $9.09 \times 10^9/L$ ，中性粒细胞百分比70.60%，血红蛋白85 g/L。神经元特异性烯醇化酶17.7 ng/ml。纤维蛋白原4.10 g/L，D-二聚体0.78 mg/L。肝肾功能、尿便常规等未见明显异常。MRCP：中腹部腹主动脉右前方系膜根部囊性病变（内信号欠均匀），周围可见积液，考虑良性病变，肠源性囊肿可能，淋巴管囊肿可能。肠镜：结直肠黏膜大致正常。EUS：腹主动脉旁可见 3.2 cm×3.0 cm 的类圆形低回声团块，形态规则，边界清，内部回声不均匀，未累及腹主动脉。胰腺形态正常，胰管未见扩张。行FNA术，获得数条组织条并冲洗送检病理。PET-CT检查示：腹膜后偏右侧见一大小约 2.9 cm×2.9 cm×2.8 cm 低密度团块影，与邻近十二指肠水平部及下腔静脉分界欠清，FDG代谢轻度增高，考虑恶性神经源性肿瘤可能，侵犯邻近结构，请结合临床病理及增强CT扫描；左肺下叶内前基底段有2枚结节影，密度较淡，FDG代谢未见增高，建议密切随访胸部CT以除外肺转移。建议患者外科就诊，继续观察。PET-CT及穿刺病理检查结果考虑恶性神经源性肿瘤可能性大，建议患者外科继续就诊。

【诊断】

腹膜后占位。

【治疗及随访】

患者后于外院行手术治疗，术后病理提示神经内分泌肿瘤，未予化疗，现患者一般状况可，无明显特殊不适，多次复查CT未见复发及转移。

病例讨论

神经内分泌肿瘤（neuroendocrine tumors，NET）主要起源于胺前体摄取和脱羧（amine precursor uptake and decarboxylation，APUD）细胞，APUD细胞主要指能摄取胺和胺前体并在细胞内脱羧产生胺或肽类激素的细胞。APUD细胞与分泌性神经元（secretory neuron）合称为弥散神经内分泌系统（diffuse neuroendocrine system，DNES），发生于DNES的肿瘤称为神经内分泌肿瘤，组织学特点为神经内分泌细胞和上皮细胞双重分化。消化系统神经内分泌肿瘤主要分为三类：神经内分泌瘤（NET）、神经内分泌癌（NEC）、混合性腺神经内分泌癌（MANEC），其恶性程度依次升高。大多数神经内分泌肿瘤发生于胃肠道，其次见于肺、胸腺及生殖系统，腹膜后神经内分泌肿瘤十分罕见。腹膜后的神经内分泌肿瘤多见于老年人，临床症状多较轻，一般不出现类癌综合征表现。本例患者为中年女性，且首发症状不明显，临床上无类癌综合征表现，查体腹部也未发现肿块。

腹膜后神经内分泌肿瘤主要与下列原发于腹膜后的占位病变相鉴别：① 腹膜后神经源性肿瘤，包括神经鞘膜来源肿瘤（神经纤维瘤、神经鞘膜瘤和恶性神经鞘瘤）、副神经节来源肿瘤、交感神经节细胞来源肿瘤。节细胞神经瘤多沿器官间隙生长，边界清晰，密度均匀；副神经节瘤多呈球形，密度较高，囊变、坏死、钙化和出血常出现。增强扫描大部分神经源性肿瘤呈显著强化，强化时间持续较长。本例首次诊断即考虑神经源性肿瘤，两种疾病的特点非常相似，影像鉴别比较困难，需结合病理检查才能确诊。② 腹膜后脂肪肉瘤，该病占腹膜后原发肿瘤的 1/2 以上，CT 表现主要为含脂肿块，密度较低。脂肪成分是诊断腹膜后脂肪肉瘤的关键，但在部分硬化性脂肪肉瘤中病灶脂肪含量少，缺乏特异性表现，需要引起注意。③ 腹膜后平滑肌肉瘤，典型 CT 表现为密度相对不均的软组织肿块，与周围组织分界不清，特征是容易侵犯腹膜后大血管。

腹膜后神经内分泌肿瘤比较少见，CT 平扫及增强扫描表现有一定规律性，通过强化方式可以大概判断良恶性，但定性诊断主要依赖于病理学检查。

专家视野

腹膜后肿瘤的发病率低，仅占全身恶性肿瘤的 0.07% ~ 0.20%，高发年龄为 50 ~ 60 岁，男性患者多于女性。腹膜后恶性肿瘤中以平滑肌肉瘤最为常见，其他组织来源还有纤维组织、肾上腺及淋巴组织，而起源于弥漫性神经内分泌系统的腹膜后恶性肿瘤鲜见报道。依据 2011 年中国胃肠胰神经内分泌肿瘤病理学诊断共识，NET 定义为：低分化神经内分泌肿瘤，包括小细胞瘤及大细胞瘤，弥漫表达神经内分泌分化的一般性标志物 Syn 和（或）CgA，但其阳性表达强度并不作为判断恶性程度的标志，仅作为 NET 的诊断指标。小细胞型 NET 恶性程度较高，进展迅速且预后相对较差，但在临床实践中肿瘤的根治性切除仍可作为延长腹膜后 NET 患者生存期的首选治疗方案。

腹膜后肿瘤的发病位置较为隐匿，因此临床上的初期症状不典型，只有当肿瘤侵及腹膜后神经丛时才会产生腰背疼痛不适，当肿瘤继续增长引起胃肠道梗阻时只能行姑息性改道手术。腹膜后 NET 的术前诊断主要依据影像学检查，我们认为由于腹膜后 NET 好发于胰腺与腹膜后大血管之间，且极易局部转移播散，因此术前评估肿瘤的大小及与周围组织的关系对下一步治疗方案起决定性作用。由于腹膜后肿瘤的特殊生长部位以及 NET 的独特生物学特点，腹膜后 NET 患者的预后相对较差，至今鲜见报道确切的治疗方法。目前根治性手术治疗仍是腹膜后局限性 NET 的首选治疗手段，即使是姑息性治疗也可减轻肿瘤负荷，延长患者生存期，而且患者的疼痛、梗阻等消化道症状也可改善，为下一步治疗提供保障。但因腹膜后 NET 的恶性程度较高且无完整的包膜，肿瘤位置深，手术具有较大风险和难度，大多数患者的根治性切除机会较小，只有少数患者可行局部肿瘤切除术，极少数患者根据术中情况行扩大联合切除，若肿瘤侵及血管可行血管部分切除及重塑。即便如此，仍有 50%~75% 的患者术后发生局部复发及远处转移。NET 患者的术后辅助治疗包括晚期患者的支持治疗，是国际上诸多肿瘤中心的研究热点，一些新靶向治疗药物的Ⅲ期临床试验正在开展。

综上所述，腹膜后 NET 的发病率低且初期症状不典型，导致临床误诊率高，目前临床上尚缺乏对此病的确切治疗方法，以手术为主的综合治疗仍为首选方案，而对于晚期或复发的 NET 患者，新的靶向治疗药物有望改善晚期患者的生存率。消化科医生在临床工作中也应提高对此类 NET 的认识，根据患者的具体情况实行个体化治疗，这对改善腹膜后 NET 患者的长期生存率具有决定性意义。

参考文献：

［1］施靖，许志宏，王占东.非神经内分泌系统神经内分泌肿瘤的病理学分类及诊断［J］.临床与实验病理学杂志，2009，25（5）：548-550.

［2］蒋建霞，施瑞华，林琳.消化系神经内分泌癌及文献分析 209 例［J］.世界华人消化杂志，2007，15（4）：421-426.

［3］MODLIN M, OBERG K, CHUNG D C, et al. Gastroenteropancreatic neuroendocrine tumors［J］. Lancet Oncol, 2008, 9（1）：61-72.

［4］高巍，刘尚梅，鲁海珍，等.肠道神经内分泌肿瘤的临床病理特点及预后分析［J］.中华肿瘤杂志，2012，34（6）：450-456.

［5］YAO J C, SHAH M H, ITO T, et al. Everolimus for advanced pancreatic neuroendocrine tumors［J］. N Engl J Med, 2011, 364（6）：514-523.

［6］夏宾，杨学华，高剑波，等.腹膜后神经内分泌肿瘤 CT 表现（附 4 例报告并文献复习）［J］.实用放射学杂志，2012，28（6）：978-980.

［7］周建军，曾蒙苏，严福华，等.腹膜后神经源性肿瘤的分类以及 CT 诊断和鉴别诊断［J］.放射学实践，2010，25（10）：1135-1139.

［8］张帆，张雪林，梁洁，等.腹膜后原发性脂肪肉瘤的 CT 表现与病理学对照［J］.实用放射学杂志，2007，23（3）：351-354.

［9］周伟文，何旭升，刁胜林，等.腹膜后脂肪肉瘤的 CT 表现和病理对照分析［J］.中国社区医师：医学专业，2011，13（21）：224-226.

［10］娄宏智.腹膜后平滑肌肉瘤的 CT-病理表现特征及其诊断［J］.中国 CT 和 MRI 杂志，2009，7（1）：42-44.

［11］黄帅，袁兴华.腹膜后神经内分泌癌五例临床诊治分析［J］.肿瘤研究与临床，2012，24

（9）：607−609.

　　［12］李澍，王茂春，朱继业，等 . 原发性腹膜后肿瘤 42 例的外科治疗［J］. 中华普通外科杂志，
2002，17：295−296.

　　［13］中国胃肠胰神经内分泌肿瘤病理专家组 . 中国胃肠胰神经内分泌肿瘤诊断共识［J］. 中华病理
学杂志，2011，40：257−262.

　　［14］李艳霞 . 原发性腹膜后肿瘤 36 例［J］. 肿瘤研究与临床，2007，19：495−496.

　　［15］和钢，李锦 . 29 例复发性腹膜后恶性纤维组织细胞瘤的临床分析［J］. 中华普通外科杂志，
2004，19：473−474.

　　［16］PIQUET P E, DELPEM J R, PNL B, et al. Vascular reconstruction after extended resection of a
retroperitoneal fibromatosis. Surgery, 1990, 107：346−349.

　　［17］PAVEL M E, HAINSORTH J D, BAUDIN E, et al. Everolimus plus octreotide long-acting repeatable
for the treatment of advanced neuroendocrine tumors associated with carcinoid syndrome（RADIANT-2）：a
randomised, placebo-controlled, phase 3 study. Lancet, 2011, 378（9808）：2005−2012.

病例 37　进食梗阻，POEM 术后

【一般情况】

患者，男，17 岁，未婚，汉族。

【主诉】

经口内镜下肌切开术后 1 年，再发进食梗阻半年，加重 3 月。

【现病史】

患者 1 年前因"贲门失弛缓症"在消化科住院行 POEM 手术治疗，出院后进食梗阻感明显好转，半年前，患者再次出现进食梗阻，伴有嗳气，3 个月前患者上述症状加重，进食后时有呕吐食物现象。患者自发病以来，食纳、睡眠尚可，二便正常，近期体重无明显减轻。

【既往史】

无特殊。

【个人史及家族史】

无特殊。

【入院查体】

生命体征平稳，浅表淋巴结无肿大，无杵状指（趾），咽部无充血，胸廓对称、双侧呼吸动度一致、语颤均等、双侧叩诊清音，双肺呼吸音清，未闻及干、湿性啰音及哮鸣音，心界不大，心音清、律齐、各瓣膜听诊区无杂音，腹平坦，未见肠型、蠕动波，腹壁软、无压痛、未触及包块，肝、脾未触及，肝区无叩痛，肠鸣音正常。其余体格检查大致正常。

【入院分析】

患者青年男性，反复进食梗阻，既往诊断"贲门失弛缓症"，并行经口内镜下肌切开术（peroral endoscopic myotomy，POEM），此次因再发进食梗阻入院，考虑贲门失弛缓再发可能性大，仍需与其他食管疾病及全身疾病鉴别。

（1）进食梗阻首先需排除食管癌，患者为青年男性，无明显全身症状，且 1 年前胃镜未见食管肿物，可基本排除。

（2）食管炎尤其嗜酸性粒细胞性食管炎，可有吞咽困难及进食梗阻症状，需行食管黏膜活检明确诊断，患者未行病理检查，暂不能排除。

（3）风湿免疫性疾病如皮肌炎、硬皮病等食管表现可为吞咽困难及进食梗阻，患者为青年男性，既往无相关全身症状且无风湿免疫相关指标异常，暂不考虑。

【院内观察与分析】

患者为青年男性，此次入院考虑贲门失弛缓症再发可能性大，回顾既往病史及检查结果，术前上消化道气钡双重造影（2016 年 3 月 12 日，外院）：贲门略呈鸟嘴状，钡剂通过不畅，中下段食管扩张。十二指肠升段见一笔杆样压迹，钡剂通过受阻，呈钟摆样运动。超声胃镜（2016 年 7 月 12 日，我院）：贲门黏膜结构层次清晰，固有肌层稍增厚，最厚处 4.5 mm。食管测压检查（2016 年 7 月 12 日，我院）：食管胃结合部综合松弛压平均值 16.9 mmHg，大于 15 mmHg；食管体部：90% 蠕动性收缩，中远段表现为同步增压，10% 无效吞咽。于 2016 年 7 月 13 日全麻下行 POEM 术：于距门齿 33 cm 处左侧壁黏膜下注射生理盐水 + 靛胭脂 + 肾上腺素，局部黏膜充分抬举后，用 KD-640L 刀切开黏膜层，形成一纵切口，继续用 KD-640L 刀分离，形成隧道，分离至贲门下约距门齿 46 cm 处。后用 KD-640L 刀在隧道内沿食管左侧壁（距门齿 33~45 cm 处）切开食管环肌和部分纵肌，保持纤维膜完整。隧道口用 6 枚 Olympus HX-610-135L 钛夹纵行夹闭，确认没有活动性出血后退镜。术后患者症状好转，近半年症状再发，予评估消化道造影、超声胃镜、食管测压。上消化道气钡双重造影（2017 年 6 月，外院）：贲门呈鸟嘴状改变，中下段食管扩张（未见报告）。超声胃镜（2017 年 7 月 31 日，图 37-1）：贲门处见肌层厚度约 3.3 mm，距门齿 35 cm 处肌层厚度约 2.8 mm，距门齿 30 cm 处肌层厚度约 2.2 mm，距门齿 25 cm 处肌层厚度约 1.4 mm。食管测压检查（2017 年 7 月 31 日，图 37-2）：食管胃结合部综合松弛压平均值 17.4 mmHg，大于 15 mmHg；食管体部 50% 蠕动性收缩，中远段表现为同步增压，50% 无效吞咽。后进一步行胸部 CT 未见明显异常，排除食管外因素，行胃排空检查无明显异常，排除胃动力不足。根据术前及术后食管测压结果，未达贲门失弛缓症 II 型诊断标准，考虑诊断为食管胃接合处（EGJ）流出道梗阻。出院前患者可进食固体食物，稍有梗阻感，余无特殊。

【诊断】

1. EGJ 流出道梗阻；2. 十二指肠淤滞症；3. 食管 POEM 术后。

【治疗及随访】

嘱患者调整生活习惯，建议餐后站立，促进食管排空，辅以促动力药物对症治疗。随访至今，患者可进食固体食物，感轻微梗阻，进食时间较长，余无特殊不适，无反流，无胸痛，体重无明显减轻。

病例讨论

贲门失弛缓症是一种食管动力障碍性疾病，主要表现为吞咽困难、胸痛、反流、呕吐和体重下降，其病理生理改变主要是下食管括约肌（lower esophageal sphincter，LES）松弛障碍和食管体部无效收缩。贲门失弛缓症是一种尚不能治愈的慢性疾病，严重影响患者生活质量。贲门失弛缓症在世界范围内呈散发，患病率呈上升趋势，其病因和发病机制尚不明了。可能的机制包括 LES 抑制性神经元数量减少或退行性变、Cajal 细胞（Cajal cell）减少、免疫、遗传、感染及精神心理因素等。

诊断贲门失弛缓症的金标准为高分辨率食管测压（high resolution manometry，HRM）。最新的 HRM 芝加哥分类标准将贲门失弛缓症分为 3 种亚型：Ⅰ型表现为食管无效动力；Ⅱ型表现为食管体部失蠕动，但有间歇性食管增压；Ⅲ型表现为食管体部痉挛收缩。不同亚型的贲门失弛缓症患者具有不同的临床特点。在贲门失弛缓症中，Ⅱ型最为常见。

现阶段贲门失弛缓症无法治愈，治疗方案主要为控制症状，方法包括：① 内科疗法。服用镇静解痉药物，如口服 1% 普鲁卡因溶液，舌下含硝酸甘油片，以及近年试用的钙拮抗剂硝苯吡啶等可缓解症状。为防止睡眠时食物溢流入呼吸道，可用高枕或垫高床头。② 内镜治疗。近年来，随着微创观念的深入，新的医疗技术及设备不断涌现，内镜下治疗贲门失弛缓症得到广泛应用，并取得很多新进展。传统内镜治疗手段主要包括内镜下球囊扩张和支架植入治疗、镜下注射 A 型肉毒杆菌毒素以及内镜下微波切开及硬化剂注射治疗等。③ 经口内镜下肌切开术（POEM 术）治疗贲门失弛缓症，取得了良好的效果。POEM 手术无皮肤切口，通过内镜下贲门环形肌层切开，最大限度地恢复食管的生理功能并减少手术的并发症，术后早期即可进食，95% 的患者术后吞咽困难得到缓解，且反流性食管炎发生率低。由于 POEM 手术时间短，创伤小，恢复特别快，疗效可靠，或许是目前治疗贲门失弛缓症的最佳选择。④ 手术治疗。对中、重度及传统内镜下治疗效果不佳的病人应行手术治疗。贲门肌层切开术（Heller 手术）仍是目前最常用的术式。可经胸或经腹手术，也可在胸腔镜或者腹腔镜下完成。远期并发症主要是反流性食管炎，因而有不少人主张附加抗反流手术，如胃底包绕食管末端 360°（Nissen 手术）、270°（Belsey 手术）、180°（Hill 手术）或将胃底缝合在食管腹段和前壁（Dor 手术）。

食管胃接合处（esophagogastric junction，EGJ）流出道梗阻是 HRM 方法出现后新定义的一种食管动力障碍类型，根据芝加哥分型标准，EGJ 流出道梗阻为下食管括约肌（LES）的综合松弛压（integrated relaxation pressure，IRP）升高，但未达到贲门失弛缓症的任何标准。EGJ 流出道梗阻主要分为两种类型：器质性疾病所致机械性梗阻和无器质性疾病病因的动力障碍性梗阻。与贲门失弛缓症类似，其临床可表现为吞咽困难、胸痛和反流，但无器质性病因的 EGJ 流出道梗阻病因及治疗方式尚不明确。

专家视野

　　EGJ 流出道梗阻和贲门失弛缓症的鉴别是临床上吞咽困难患者诊治的一个难题，两种疾病患者的症状具有极大的相似性，常见主诉包括吞咽困难、食物反流、胸痛以及一些呼吸道症状。Van Hoeij 等在对 34 例 EGJ 流出道梗阻患者的研究中发现 91% 的患者表现出胸痛或吞咽困难，Scherer 等在对 16 例 EGJ 流出道梗阻患者的研究中发现 96% 的患者出现吞咽困难，42% 的患者出现胸痛；Patel 等在对 60 例贲门失弛缓症 Ⅰ－Ⅲ型患者的研究中发现 85% 的患者（固体）/73% 的患者（液体）出现吞咽困难，84% 的患者出现反流，35% 的患者出现胸痛。有研究提示 EGJ 流出道梗阻患者的 LES 功能障碍和食管梗阻症状较贲门失弛缓症 Ⅱ 型患者为轻。

　　临床随访发现部分 EGJ 流出道梗阻患者最终发展为贲门失弛缓症，部分应用贲门失弛缓症的治疗方案有效，提示二者在发病机制上可能存在某种关联。在植入可能代表类似 EGJ 梗阻模型的胃束带后，研究者观察到了类似贲门失弛缓症的压力特征，并且在放气或移除胃束带后，食管得以恢复正常蠕动；有研究观察了 30 例贲门失弛缓症患者接受外科肌切开术前后的高分辨率食管测压（HRM）表现，发现半数蠕动再现或有残余蠕动。均提示 EGJ 流出道梗阻对食管蠕动的影响存在潜在可逆性。

　　贲门失弛缓症 Ⅱ 型是最常见的亚型，是贲门失弛缓症病变的早期阶段，LES 松弛功能障碍，但尚未出现明显的食管扩张，食管体部运动功能存在。随着病变的进展，可发展为典型的贲门失弛缓症 Ⅰ 型。贲门失弛缓症的靶组织为食管肌间神经丛，包括兴奋性胆碱能神经元和抑制性神经元。迷走神经对 LES 的支配与其对食管体部的作用类似，LES 的压力反映了兴奋性和抑制性神经冲动传入之间的平衡。贲门失弛缓症 Ⅱ 型患者至少保留了一部分兴奋性和抑制性节后神经，且两者之间存在着较弱的平衡，使得残余的、微弱的平滑肌收缩努力维持食团推送。相比而言，EGJ 流出道梗阻患者食管远端环形肌兴奋性和抑制性节后神经存在较强的平衡和较弱的功能障碍。

　　综上所述，EGJ 流出道梗阻的临床症状较贲门失弛缓症 Ⅱ 型轻，高分辨食管压力－阻抗测定特征介于健康对照组和贲门失弛缓症 Ⅱ 型之间，可能是贲门失弛缓症的前期改变。进一步研究 EGJ 流出道梗阻的病理生理特征可能为阐明贲门失弛缓症的发病机制提供更多依据，亦可能为采取恰当方式治疗 EGJ 流出道梗阻患者提供线索，甚至有可能有效地降低贲门失弛缓症的发病率。

参考文献：

［1］刘作静. 食管胃接合处流出道梗阻与贲门失弛缓症 Ⅱ 型患者临床及高分辨食管测压特征比较

［J］. 中华医学杂志，2016, 96（18）：1435-1440.

［2］BREDENOORD A J, FOX M, KAHRILAS P J, et al. Chicago classification criteria of esophageal motility disorders defined in high resolution esophageal pressure topography［J］. Neurogastroenterol Motil, 2012, 24（S1）：57-65.

［3］Van HOEII F B, SMOUT A J, BREDENOORD A J. Characterization of idiopathic esophagogastric junction outflow obstruction［J］. Neurogastroenterol Motil, 2015, 27（9）：1310-1316.

［4］SCHERER J R, KWIATEK M A, SOPER N J, et al. Functional esophagogastric junction obstruction with intact peristalsis：a heterogeneous syndrome sometimes akin to achalasia［J］. J Gastrointest Surg, 2009, 13（12）：2219-2225.

［5］PATEL A, PATEL A, MIRZA F A et al. Achalasia symptom response after Heller myotomy segregated by high-resolution manometry subtypes［J］. J Gastroenterol, 2016, 51（2）：112-118.

［6］LIPKA S. KATZ S. Reversible pseudoachalasia in a patient with laparoscopic adjustable gastric banding［J］. Gastroenterol Hepatol, 2013, 9（7）：469-471.

［7］ROMAN S, KAHRILAS P J, MIOU F, et al. Partial recovery of peristalsis after myotomy for achalasia：more the rule than the exception［J］. JAMA Surg, 2013, 148（2）：157-164.

［8］KAHRILAS P J, BOECKXSTAENS G. The spectrum of achalasia：lessons from studies of pathophysiology and high-resolution manometry［J］. Gastroenterology, 2013, 145（5）：954-965.

［9］KHAN M Q, AL QARAAWI A, AI-SOHAIBANI F, et al. Clinical, endoscopic, and radiologic features of three subtypes of achalasia, classified using high-resolution manometry［J］. Saudi J Gastroenterol, 2015, 21（3）：152-157.

［10］SODIKOFF J B, LO A A, SHETUNI B B, et al. Histopathologic patterns among ac halasia subtypes［J］. Neurogastroenterol Motil, 2016, 28（1）：139-145.

［11］HOSHINO M, OMURA N, YANO F, et al. Immunohistochemical study of the muscularis external of the esophagus in achalasia patients［J］. Dis Esophagus, 2013, 26（1）：14-21.

［12］KURAMOTO H, KADOWAKI M, YOSHIDA N. Morphological demonstration of a vagal inhibitory pathway to the lower esophageal sphincter via nitrergic neurons in the rat esophagus［J］. Neurogastmenterol Motil, 2013, 25（7）：e485-e494.

病例 38 反复腹泻，肠镜示黏膜充血、水肿、管腔狭窄

【一般情况】

患者，女，60岁，已婚，汉族。

【主诉】

反复腹泻3月余。

【现病史】

患者3个月前无明显诱因下出现腹泻，初每日7~8次，间断发生，粪便为黄色稀水样便，伴里急后重及下腹痛，2个月前腹泻严重时频率可达每日20次。查胸部+全腹CT直接增强：胃癌全切术后；十二指肠残端管壁稍水肿增厚；升结肠、降结肠及乙状结肠肠壁轻度水肿。予蒙脱石散、铝碳酸镁咀嚼片、大蒜素口服治疗，效果不明显。服用洛哌丁胺后腹泻症状可明显好转，但导致腹胀，患者服药4日后因自觉腹胀难忍停药。发病期间，患者曾间断服用鞣酸苦参碱胶囊2粒，每日三次，症状可稍好转。患者入院前间断发热，最高体温40.3℃，伴畏寒，自发病以来，食纳、睡眠差，小便如常，近期体重无明显减轻。

【既往史】

9年前曾因"胃癌"行"胃全切除术"，其后化疗4次。

【个人史及家族史】

其父患有胰腺癌，现已去世。

【入院查体】

生命体征平稳，浅表淋巴结无肿大，无杵状指（趾），咽部无充血，胸廓对称、双侧呼吸动度一致、语颤均等、双侧叩诊清音，双肺呼吸音清，未闻及干、湿性啰音及哮鸣音，心界不大，心音清、律齐、各瓣膜听诊区无杂音，腹平坦，未见肠型、蠕动波，腹壁软、无压痛、未触及包块，肝、脾未触及，肝区无叩痛，肠鸣音正常。其余体格检查大致正常。

【入院分析】

老年女性，反复腹泻，病程 3 个月，需鉴别消化道疾病及全身性疾病引起的腹泻。

（1）腹泻 3 个月，首先应鉴别肠道感染性腹泻，此例患者无明显不洁饮食史，且病程较长，暂不考虑急性细菌及病毒感染，仍需排除肠结核等慢性感染性腹泻。

（2）患者有肿瘤病史，需鉴别消化道肿瘤，包括大肠肿瘤、小肠肿瘤、胰腺肿瘤、类癌等引起的腹泻。

（3）老年女性，应排除全身性疾病，包括糖尿病、甲状腺功能亢进、系统性红斑狼疮等引起的腹泻。

（4）老年，9 年前有胃全切除术史，近 3 个月腹泻，暂不考虑胃部手术后腹泻。

（5）老年女性，腹泻 3 个月，在排除其他器质性及全身性疾病后，需考虑小肠吸收不良、肠易激综合征等功能性疾病。

【院内观察与分析】

入院后查血常规示轻度贫血。粪常规示隐血阳性。甲状腺功能全套：T3 1.22 nmol/l↓，Tg 0.69 ng/ml↓。肿瘤标志物 6 项：CA19-9 68.01 U/ml↑。CRP 15.80 mg/L↑。ESR 48.00 mm/h↑。生化 Ⅰ：ALT 255.0 U/L↑，AST 390.2 U/L↑，ALP 769.2 U/L↑，GGT 802.6 U/L↑。降钙素原 0.25 ng/ml↑。戊肝 IgG 可疑阳性。T-Spot、EB、CMV、大便培养、输血前八项、甲肝、自身免疫指标均（－）。胃镜：全胃切除术后；吻合口光滑。肠镜：进镜 30 cm，见黏膜充血水肿明显，散在红斑，进镜阻力大，遂退出。经保肝、抗感染、营养支持等对症治疗，大便 1～2 次 / 日，成形，外观正常。拟行肠镜检查，因肠道准备过程中患者出现剧烈腹痛而终止。查腹部立位片示下腹部散在数枚小气液平，盆腔内条状高密度影。腹部 CT 示：胃癌全切术后；十二指肠残端管壁稍水肿增厚；升结肠、横结肠、降结肠、乙状结肠及部分小肠肠壁水肿，较前加重；降结肠内高密度，肠内容物可能；胆道系统及胰管轻度扩张；胆囊壁增厚，胆囊炎可能；腹盆腔积液，较前增多；左侧胸腔积液，较前新出现。后予对症支持治疗，好转后出院。2017 年 8 月 12 日因"反复腹泻半年，腹胀近 1 个月"再次入院，查 PET-CT：① 回肠末段、结肠条状放射性摄取增高影，肠壁增厚，考虑炎性病变可能大。建议结合肠镜活检。② 胃癌术后改变，食管下端吻合口部位见线状高密度影，放射性摄取轻度增高，考虑轻度炎症。③ 胰头部位软组织影增多，肝内外胆道系统及胰管扩张，局部放射性摄取未见增高，建议增强 CT 扫描。④ 与 2017 年 6 月 12 日 CT 比较，原左侧胸腔积液现已经基本吸收，腹腔、盆腔内少量积液与前相仿，腹腔内部分小肠扩张积气伴液平。考虑不完全性肠梗阻，保守治疗无明显改善，转普外科继续诊治，查肠镜示肠镜插镜至距肛门 30 cm 处见黏膜充血水肿明显，呈颗粒样增生（图 38-1），管腔明显狭窄，予以更换胃镜，距肛门 20～30 cm 处勉强通过，但进镜至距肛门 40 cm 处仍阻力大。

【诊断】

1. 肠梗阻；2. 肠炎；3. 大肠恶性肿瘤。

【治疗及随访】

遂予剖腹探查＋肠道减压及回肠双腔造口术：腹腔内少量腹水，升结肠、横结肠、降结肠实心样病变，固缩、硬化，横结肠与膈肌粘连严重。松解乙状结肠与侧腹膜之间的粘连，沿降结肠旁沟向腹膜反折处打开，沿乙状结肠系膜根部充分游离，见系膜内多处淋巴结肿大，取下送活检。于梗阻上方 10 cm 处打开回肠，吸取肠道内容物予减压，缝合开口。距回盲部约 20 cm 处回肠由右下腹提出做双腔造口。术后病理示（图 38-2）：距肛门 40 cm 处黏膜慢性炎；距肛门 30 cm 处黏膜慢性炎，间质见少许细胞，需待免疫组化明确性质；距肛门 20 cm 处黏膜慢性炎。免疫组化示：CK-pan（＋），CK-L（＋），CDX-2（＋），Syn（－），LCA（－），S-100（－），Ki-67（＋）。结合 HE 切片，本例符合低分化腺癌。

出院后嘱患者肿瘤科继续诊治，患者未予治疗。于 2017 年 10 月 10 日复查肠镜及病理示距肛门 25 cm 处黏膜慢性炎，可见个别异形细胞。2017 年 12 月 14 日因"进食梗阻感 2 月余，加重伴呕吐 1 个月"再次入住消化科，复查胸部＋全腹部 CT 示：胃癌全切术后，吻合口下方局部壁稍厚；全结肠切除术后，下端吻合口周围及直肠壁增厚，邻近肠管纠集紊乱，请结合临床；胆道系统及胰管轻度扩张，局部较前稍好转；胆囊未见显示；脾脏低密度灶，较前新发；右肾多发小囊肿；双侧肾盂扩张，壶腹型肾盂可能；左侧肾上腺稍饱满；盆腔积液，较前明显增多；前片所述胆囊窝、胰头部少量积液基本吸收；两肺尖陈旧灶，右下肺一枚小肺大泡；两侧髂骨骨岛。胃镜示胃全切术后；进镜至食管距门齿 35 cm 处达吻合口，吻合口黏膜光滑，空肠输出袢黏膜光滑，管腔通畅；进镜至距门齿 65 cm 处见肠道另一术后吻合口及 3 个肠腔开口，黏膜光滑。患者经胃镜检查后无特殊异常，无支架置入指征，症状较前缓解，予以出院随诊。

病例讨论

腹泻（diarrhea）是一种常见症状，是指排便频率明显超过平日习惯，粪质稀薄，水分增加，每日排便量超过 200 g，或含未消化食物或脓血、黏液。临床上按病程长短，将腹泻分急性和慢性两类。急性腹泻发病急剧，病程在 2～3 周之内，大多系感染引起；慢性腹泻指病程在两个月以上或间歇期在 2～4 周内的复发性腹泻，发病原因更为复杂，可为感染性或非感染性因素所致，肠黏膜本身病变、小肠内细菌繁殖过多、肠道运输功能缺陷、消化能力不足、肠运动紊乱以及某些内分泌疾病和肠道外肿瘤均有可能导致慢性腹泻。

病变位于直肠和（或）乙状结肠的患者多有里急后重，每次排便量少，有时只排出少量气体和黏液，粪色较深，多呈黏冻状，可混血液，腹部不适位于腹部两侧或下腹。小肠病变引起腹泻的特点是腹部不适多位于脐周，并于餐后或便前加剧，无里急后重，粪便不成形，可呈液状，色较淡，量较多。慢性胰腺炎和小肠吸收不良者，粪便中可见油滴，多泡沫，含食物残渣，恶臭。血吸虫病、慢性痢疾、直肠癌、溃疡性结肠炎等病引起的腹泻，粪便常带脓血。肠易激综合征和肠结核常有腹泻和便秘交替现象。因病因不同，腹泻可伴有腹痛、发热、消瘦、腹部包块等症状。

腹泻的诊断关键是对原发疾病或病因的诊断，需从起病情况与病程、发病年龄、发病人群、腹泻次数与粪便性质、伴随症状和体征、常规化验特别是粪便检验中获得依据。慢性腹泻可通过病史、体检、肛门指检、大便常规培养及找虫卵和寄生虫、大便脂肪测定、消化道内镜和活检等来明确诊断。首先应明确腹泻是源于小肠还是结肠。

结肠癌是常见的发生于结肠部位的消化道恶性肿瘤，好发于直肠与乙状结肠交界处，以40～50岁年龄组发病率最高，男女发病率之比为（2～3）：1。发病率占胃肠道肿瘤的第3位。结肠癌主要为腺癌、黏液腺癌、未分化癌。大体形态呈息肉状、溃疡型等。结肠癌可沿肠壁环行发展，沿肠管纵径上下蔓延或向肠壁深层浸润，除经淋巴管、血流转移和局部侵犯外，还可向腹腔内种植或沿缝线、切口面扩散转移。

结肠癌早期可以没有任何症状，中晚期可表现为腹胀、消化不良，而后出现排便习惯改变、腹痛、黏液便或黏血便。肿瘤溃烂、失血、毒素吸收后，常出现贫血、低热、乏力、消瘦、下肢水肿等症状。如出现腹胀、腹痛、便秘或不能排便，体检见腹部膨隆、肠型、局部有压痛，听诊闻及肠鸣音，提示可能出现不完全性或完全性肠梗阻。若肿瘤与网膜、周围组织浸润、粘连，形成不规则包块，晚期可出现黄疸、腹腔积液、水肿等肝、肺转移征象，恶病质，锁骨上淋巴结肿大等肿瘤远处扩散转移的表现。结肠癌部位不同，临床表现不同：① 右半结肠腔大，粪便为液状，癌肿多为溃疡型或菜花状癌，很少形成环状狭窄，不常发生梗阻。若癌肿溃破出血，继发感染，伴有毒素吸收，可有腹痛、大便改变、腹块、贫血、消瘦或恶病质表现。② 左半结肠肠腔细，粪便干硬。左半结肠癌常为浸润型，易引起环状狭窄，主要表现为急、慢性肠梗阻。包块体积小，既无溃破出血，又无毒素吸收，罕见贫血、消瘦、恶病质等症状，也难扪及包块。结肠癌往往有器官转移，远处转移主要是肝转移。淋巴转移一般由近而远扩散，也有不按顺序的跨越转移。癌肿侵入肠壁肌层后淋巴转移的概率更高。结肠癌癌细胞或癌栓子也可通过血液转移，先到肝脏，后达肺、脑、骨等其他组织、脏器。结肠癌也可直接浸润周围组织与脏器，脱落在肠腔内，可种植到别处黏膜上。播散至全腹者，可引起癌性腹膜炎，出现腹腔积液等。

结肠癌的诊断主要依靠结肠镜检及病理活检明确，B超及CT扫描检查对了解腹部肿块和肿大淋巴结、发现肝内有无转移等均有帮助。约60%的结肠癌病人血清癌胚抗原值高于正常，但特异性不高。用于术后判断预后和复发有一定的帮助。该患者影像学检查未见肿块及转移灶，结肠镜检因肠腔狭窄未及病变部位，但患者为 60 岁女性，有胃癌病史，父亲有胰腺癌病史，大便隐血阳性，以慢性腹泻为首发症状，考虑为高危人群，需高度怀疑肠道恶性肿瘤，因此外科行剖腹探查，找到病变部位，病理明确诊断。

专家视野

结肠癌初期可无明显临床症状，且其临床表现多样，与良性疾病鉴别困难，不易受到患者重视，本例患者以腹泻为首发症状入院，后进展为肠梗阻行手术治疗，术后病理提示低分化腺癌。文献报道 8%～29% 的结肠癌病人在伴发急性或慢性梗阻后才就诊。在所有老年人低位肠梗阻中，结肠癌引起的梗阻占 73.8%；以左半结肠梗阻多见，占 65.3%；晚期病例多见，Duke C、D 期病例占 83.5%。因此，凡遇年龄 40 岁以上，不明原因低位肠梗阻患者时要高度怀疑结肠癌。既往大便习惯改变，便频、便秘与腹泻交替或黏液血便史，对诊断结肠癌很有帮助。

急性结肠癌性肠梗阻的手术处理方法较多，原则是在保证手术安全和挽救患者生命的前提下，力求根治性一期切除吻合，以提高生活质量。对于左半结肠癌性肠梗阻，由于左半结肠腔内大量含细菌的粪便潴留，肠壁薄、血供差，梗阻后肠壁缺血、水肿、变脆，致术后易发生吻合口漏，手术程序上最小化仍然是对此类患者的手术原则。一般情况良好，无严重伴发疾病，各重要器官功能无明显障碍；无严重腹腔感染及感染性休克梗阻时间不长，梗阻近端肠管扩张及水肿不很严重；术中经结肠减压灌洗后近端结肠内容物已基本排空；估计吻合口符合"上空、下通、口正"的条件是一期手术切除吻合的指征。无论肿瘤在何部位，都应根据患者对手术的耐受能力及结肠的病理改变情况采取不同的手术方式，不可勉强施行左半结肠一期切除吻合。尽管使用广谱抗生素、术中对肠道灌洗后才切除吻合，但吻合口漏仍不可避免，文献报道发生率为 3.3%，一旦发生吻合口漏，死亡率高达 25%～45%。对已有腹腔广泛转移或远处转移，肿瘤可切除者，行肿瘤姑息性切除结肠造口术是可取的。

总之，对老年急性结肠癌性肠梗阻，应以简单、安全、可靠的手术方式为首选。首先是解除梗阻、挽救生命，其次是切除肿瘤、力求根治，在条件许可时才行一期切除吻合，提高生活质量。有效地抗感染及治疗合并症，肠腔引流管低负压吸引，吻合口附近充分引流防止积液感染，全胃肠外营养支持及延长禁食时间是手术成功的关键。

参考文献：

［1］吴阶平，裘发祖，黄家驷. 外科学［M］. 北京：人民卫生出版社，2000.

［2］汪建平.大肠癌并急性结肠梗阻的处理［J］.中国实用外科杂志，2000，20（8）：459-461.

［3］谢炜，孙安仁，黄健，等.癌性急性结肠梗阻的诊断及术式选择［J］.现代医药卫生，2007，23（15）：2218-2220.

［4］高章元，金国祥，屠岳，等.高龄大肠癌外科治疗158例分析［J］.中华实用外科杂志，1999，19（6）：348-350.

［5］薛刚，周庆贤，王培红，等.螺纹管在左半结肠梗阻造瘘术中的应用［J］.中国普外基础与临床杂志，2003，10（6）：612-613.

［6］孙备，许军，周尊强，等.左半结肠癌并发急性肠梗阻一期切除吻合的合理性与评价［J］.中国普外基础与临床杂志，2006，13（1）：103-104.

［7］张紫平，罗国荣.李东华.高龄梗阻性结肠癌的外科治疗探讨—附61例临床分析［J］.中国临床医学，2005；12（3）：463-464.

［8］齐伟，邓敏.41例结肠癌合并肠梗阻的手术治疗体会［J］.江西医药，2005，40（增刊）：709-710.

病例 39　突发腹痛伴恶心、呕吐，全腹 CT 提示小肠梗阻

【一般情况】

患者，女，86 岁，已婚，汉族。

【主诉】

突发腹痛伴恶心呕吐 12 小时。

【现病史】

患者 2016 年 9 月 16 日凌晨 2 点无明显诱因下出现上腹、中腹部及后背部疼痛，伴腹部压痛，伴恶心、呕吐、发热，体温 37.7 ℃，无呕血、黑便，无肛门停止排气排便。查腹部立位平片（图 39-1）：左上中腹肠管聚集，稍积气扩张，并见气液平，肠梗阻不能排除，予 6542 解痉、甲氧氯普胺止吐、泮托拉唑护胃等治疗后腹痛稍好转。患者自发病以来，食纳差，睡眠一般，大小便正常，近期体重无明显变化。

【既往史】

高血压史 35 年；冠心病史 25 年；多发腔隙性脑梗死 10 年；胆石症史 15 年，2016 年 4 月于我院行 "ERCP 术及 ERC+EST+ 球囊扩张 + 取石术 +ENBD 术"；2016 年 5 月行 "胆囊切除术"。

【个人史及家族史】

无特殊。

【入院查体】

患者生命体征平稳，浅表淋巴结无肿大，无杵状指（趾），咽部无充血，胸廓对称、双侧呼吸动度一致、语颤均等、双侧叩诊清音，双肺呼吸音清，未闻及干、湿性啰音及哮鸣音，心界不大，心音清、律齐、各瓣膜听诊区无杂音，腹平坦，未见肠型、蠕动波，腹壁软，中腹、上腹部轻度压痛，无反跳痛，未触及包块，肝、脾未触及，肝区无叩痛，肠鸣音正常。其余体格检查大致正常。

【入院分析】

老年女性，急性腹痛伴恶心、呕吐入院，须首先鉴别各种急腹症。常见的急腹症包括急性阑尾炎、溃疡病急性穿孔、急性肠梗阻、急性胆道感染及胆石症、急性胰腺炎、腹部外伤、泌尿系结石及异位妊娠破裂等。

（1）该患者有突发上腹、中腹部及后背部疼痛，伴恶心、呕吐、发热，且既往有胆石症史及胆囊切除术史，需首先考虑胆总管结石及胆管炎。

（2）该患者为老年女性，急性腹痛伴恶心、呕吐，需考虑急性肠梗阻，患者有腹部手术史，有粘连性肠梗阻可能，有排气排便，考虑高位肠梗阻可能。

（3）该患者有急性上中腹痛，既往有胆石症病史及胆囊切除术史，需考虑胆源性胰腺炎可能。

（4）该患者为老年女性，既往有冠心病史，须排除急性心肌梗死引起的神经牵涉致放射性腹痛。

【院内观察与分析】

入院针对急腹症鉴别，完善相关检查，血常规：白细胞计数 11.80×10⁹/L↑，中性粒细胞百分比 90.20%↑，中性粒细胞计数 10.64×10⁹/L↑。降钙素原 0.152 ng/ml↑。生化全套：钠 130.2 mmol/L↓，氯 97.6 mmol/L↓，钙 2.18 mmol/L↓，尿素 15.82 mmol/L↑，尿酸 394.7 μmol/L↑。凝血五项：D-二聚体 2.58 mg/L↑。心肌标志物：肌红蛋白 87.00 μg/L↑，高敏肌钙蛋白 T 20.66 ng/L↑。粪常规+粪隐血、肿瘤标志物、血清淀粉酶（-）。多排CT全腹部（平扫+增强）：左下腹小肠管结构稍旋转伴扩张，局部小肠壁水肿增厚，考虑肠梗阻可能，胆囊切除术后，胆总管内未见明显阳性结石影，肝内外胆管扩张，双肾囊肿，腹盆腔大量积液，双侧胸腔少量积液（图39-2）。根据辅助检查结果，胆系酶、胆红素无明显异常，血清淀粉酶阴性，全腹CT未见胆管结石影，胰腺周围无渗出，可排除胆总管结石、胰腺炎。根据全腹CT结果，诊断考虑小肠梗阻，予肠梗阻内科保守治疗。

【诊断】

1. 小肠梗阻；2. 冠状动脉粥样硬化性心脏病；3. 高血压病；4. 腔隙性脑梗死。

【治疗及随访】

予禁食、胃肠减压、抗感染、抑酸护胃、抑制肠液分泌、改善循环、补液等内科保守治疗半月，症状无明显改善，遂请外科会诊，后转外科手术治疗，术中探查可见腹腔积液，部分大网膜、子宫及附件缺如，腹腔肠管扩张、水肿，颜色发暗，可见肠管与肠管、肠管与腹膜多处粘连。距回盲部 70 cm 处小肠被粘连网膜束带牵拉，周围小肠粘连并扭转，呈"Ω"形，并见肠管血运受限，颜色酱紫，遂术中决定行肠粘连松解术+小肠部分切除术+小肠侧侧吻合术，术后病理（图39-3）：（小肠）肠管一段长 20 cm，部分肠管扩张，扩张处最大直径 4.5 cm，浆膜面粘连呈团状，粘连处部分肠壁呈黑紫色。镜下示黏膜糜烂伴急慢性炎细胞浸润及肉芽组织增生，肠壁内见出血坏死伴纤维素性渗出及成纤维细胞增生。结合病史，符合粘连性肠梗阻伴肠坏死之改变。因患者基础病较多，术后转普外科 ICU 进一步支持治疗，后症状好转，无明显腹痛腹胀，无发热，有排气排便。出院后随访至今，未再发肠梗阻，无明显特殊不适主诉。

病例讨论

粘连性肠梗阻绝大多数为小肠梗阻。既往的调查统计显示粘连性肠梗阻发病率约为肠梗阻的 40% 左右，其中的 70%～80% 患者有腹部手术史。粘连性肠梗阻多表现为单纯性肠梗阻，少数也转化成绞窄性肠梗阻，甚至以后者为首要表现。

粘连性肠梗阻除少数为腹腔内先天性因素，如先天发育异常或胎粪性腹膜炎所致外，大多为获得性。常见原因为腹腔炎症、损伤、出血、腹腔异物，多见于腹部手术或腹腔炎症以后，其中腹部手术后的粘连目前是肠梗阻的首位病因，此外腹腔放疗和腹腔化疗也可导致粘连性肠梗阻。盆腔手术（如妇科手术、阑尾切除术和结直肠手术后）和下腹部手术尤其容易引发肠粘连和肠梗阻，其原因是盆腔小肠更为游离，而上腹部小肠则相对固定。但肠粘连的患者并不一定都发生肠梗阻，且发生粘连性肠梗阻也不一定代表腹腔有广泛、严重的粘连。只有当肠管粘着点形成锐角，使肠内容物的通过发生障碍，粘连束带两端固定将肠袢束缚，或是一组肠袢粘连成团，肠壁有瘢痕狭窄才会造成粘连性肠梗阻。

粘连性肠梗阻最主要的临床表现即机械性肠梗阻的症状：腹痛、呕吐、腹胀、停止排气排便。

粘连性肠梗阻的治疗包括非手术治疗和手术治疗，两者并不矛盾。非手术治疗的目的既是缓解患者的梗阻症状，又是在为可能实施的手术做准备。而手术治疗亦不能解除所有的粘连性肠梗阻，如硬化性腹膜炎所致的瘢痕性粘连导致的肠梗阻，只有依靠非手术治疗争取缓解。

非手术治疗适用于单纯性粘连性肠梗阻的患者，其核心内容就是尽量减少肠内容物量，减轻肠腔压力，消除肠道水肿，维持内稳态，改善患者的营养状况。如果决定对肠梗阻行非手术治疗，则一定要将每项治疗措施落实到位，不能流于形式：胃肠减压不是简单地在病人的胃内置一根引流管，这样达不到肠道减压的目的，必须将减压管的尖端放到梗阻近端，使肠管保持空虚，梗阻才容易缓解。

为减少肠内容物导致的肠膨胀，除禁食、胃肠减压外，还应该使用足量的生长抑素或其类似物，最大限度地减少消化液分泌和丢失。肠壁水肿也是造成肠梗阻难以缓解的重要原因之一，通过利尿、脱水等方式提高血浆胶体渗透压有助于缓解肠壁水肿，扩大肠管内径，改善肠黏膜氧供，必要时还可加用糖皮质激素。除梗阻肠袢内细菌过度生长产生盲袢综合征时可短期应用抗生素外，此类肠梗阻一般不需应用抗生素。营养支持通过改善营养状况提高血浆胶体渗透压，并能够为机体提供所需的营养物质，维持正常的生理需要，是肠梗阻病人必需的。

近年来，水溶性造影剂在肠梗阻非手术治疗中的作用受到重视。水溶性造影剂能加速不完全性小肠梗阻和麻痹性肠梗阻的缓解，缩短病人的预期住院日。

手术治疗适用于绝大多数非手术治疗无效以及反复发作的粘连性肠梗阻患者。手术应在肠梗阻发展至绞窄前进行，所谓的咖啡样排泄物、血性腹水等是肠绞窄的标志，绝不能把这些标志单纯理解为手术探查的指征，更不能因为没有上述症状而消极等待，直到出现这些症状时才进行手术，这种行为是严重的失职。众所周知，肠粘连现象开始后，2 周左右加重，3 个月内最为显著，3 个月后，粘连开始逐渐松解。因此，手术治疗最好在肠粘连发生 2 周内或 3 个月以后。当然，如果患者肠梗阻非手术治疗无法缓解，应随时手术，但要慎重选择手术方式，不宜太复杂。评估粘连肠管分开的可能性除要考虑患者病史外，腹部体检也很有帮助：如腹部较韧，表明腹腔粘连严重；如腹部柔软，则粘连肠管容易分开。通过腹部 CT 也可了解肠管粘连程度及分开的可能性。肠排列术是预防术后再次发生粘连性肠梗阻的一种治疗手段，但不是首选的手段，不宜广泛应用。仅在多次手术后仍发生粘连性肠梗阻以及经历了广泛的肠管分离后，肠壁粗糙、肠浆膜层大量破损，预测粘连性肠梗阻将不可避免地发生的情况下适用。

专家视野

手术时机选择：保守治疗是治疗手段，同时又是术前准备的重要组成部分，对于单纯性粘连性小肠梗阻患者，保守治疗可以缓解临床症状，但其解剖因素不会因此而消失，病情很可能反复，因此保守治疗时间不宜太长，即使没有肠绞窄的征象，也应及时行手术治疗。手术治疗的目的是解除肠梗阻、去除病因、防治肠绞窄，最大限度减少腹腔粘连，防止术后复发。Teixeira 等通过对 4 163 例粘连性肠梗阻接受开腹手术的病例进行分析认为，早期手术有利于提高生存率，降低并发症，缩短住院时间。Schraufnagel 等认为粘连性肠梗阻观察时间不宜超过 5 天[4]。

腹腔镜肠粘连松解术具有手术创伤小、患者恢复快、术中术后并发症少等优势，疗效明确、安全、简单易行，是治疗粘连性肠梗阻的理想方法，有广阔的应用前景，值得临床推广。

粘连性肠梗阻重在预防，预防措施包括减少组织缺血、保护肠管、减轻损伤，手术结束时用大量生理盐水冲洗腹腔，去除异物、血块和其他污染物等。笔者认为，单纯性粘连性肠梗阻可先行非手术疗法，梗阻发作后如早期治疗，病情多可缓解。治疗期间应密切观察病人的症状和体征变化，如治疗期间症状逐渐加重，应进行手术探查。以往常认为粘连性肠梗阻不宜手术，认为术后仍有粘连，仍可发生肠梗阻，其实是将粘连和梗阻混为一谈。对于反复发作、影响患者正常生活和工作的肠梗阻，必定有器质性的问题存在，应进行手术治疗，不要等到肠管绞窄才决定手术。肠管间的粘连可能简单到只有一条索带，也可能是全腹腔广泛致密的粘连，因此，在手术前应进行必要的准备工作，包括病人内稳态的调整，以及手术组技术和物质条件等各方面的准备。

参考文献：

［1］吴阶平，裘法祖，黄家驷. 外科学［M］. 北京：人民卫生出版社，2000.

［2］朱维铭. 肠梗阻的手术治疗［J］. 中国实用外科杂志，2008，2（9）：692-694.

［3］TEIXEIRA P G, KARAMANOS E, TALVING P, et al. Early operation is associated with a survival benefit for patients with adhesive bowel obstruction［J］. Ann Surg, 2013, 258（3）：459-465.

［4］SCHRAUFNAGEL D, RAJAEE S, MILLHAM F H. How many sunsets? Timing of surgery in adhesive small bowel obstruction: a study of the Nationwide Inpatient Sample［J］. J Trauma Acute Care Surg, 2013, 74（1）：181-187.

病例 40　急性化脓性胆管炎，肝脓肿

【一般情况】

患者，男，69岁，已婚，汉族。

【主诉】

黄疸、腹胀伴发热1周，加重1天。

【现病史】

患者1周前无明显诱因出现发热，体温最高达39.5 ℃，伴上腹胀，食欲减退，小便发黄。入院当天患者上述症状加重，遂由家人送至我院急诊，请消化科会诊后行急诊ERCP，诊断考虑：化脓性胆管炎；肝门部占位，放置鼻胆管后收入消化科。病程中患者发热、畏寒，偶有咳嗽、咳痰，无头晕、晕厥，无胸闷、心悸，无吞咽困难，无腹痛腹泻，平素食纳、睡眠可，近1周尿色黄，大便颜色加深，近期体重无明显变化。入院后急查血淀粉酶372.50 IU/L。

【既往史】

15年前行"胆囊切除术"。2014年9月26日因"胆总管结石"行ERCP+EST+大气囊扩张+取石+ENBD治疗，术后时有上腹部胀。

【个人史及家族史】

无特殊。

【入院查体】

T：38.0 ℃，P：80次/分，R：18次/分，BP：100/60 mmHg。神志清，精神萎，消瘦，平车推入病房。皮肤黏膜明显黄染，无皮疹、出血点，无肝掌及蜘蛛痣。浅表淋巴结未及肿大。巩膜黄染。胸廓无畸形，触诊语颤正常，叩诊为清音，两肺听诊呼吸音清，两下肺可及少量湿啰音。心界不大，心音清、律齐、各瓣膜听诊区无杂音。腹膨，右上腹可见一长约5 cm手术疤痕，未见肠型及蠕动波，未见腹壁静脉曲张，腹肌稍紧张，腹部无明显压痛，无反跳痛，肝、脾肋下未及，双侧肾区未及叩痛，移动性浊音（－），肠鸣音正常。其余体格检查大致正常。

【入院分析】

老年男性，高热黄疸伴上腹胀不适，ERCP 提示：急性化脓性胆管炎，肝门部占位。首先，急性化脓性胆管炎需要与下列其他消化系统急症相鉴别：

（1）上腹胀、食欲减退、发热，应鉴别急性胆囊炎，但本例患者已行胆囊切除术，并且急性胆囊炎一般不出现黄疸，因此不考虑此诊断。

（2）上腹部不适、发热、腹肌稍紧张，有胆总管结石病史，血淀粉酶增高，胆源性急性胰腺炎待排，但该患者无腰背部放射痛，上腹部不适与体位无明显关系，并且未见血清脂肪酶升高，进一步 CT 检查可明确诊断。

（3）上腹部症状急性加重，腹肌稍紧张，需要与消化性溃疡穿孔鉴别。溃疡穿孔查体提示：肝浊音区缩小或消失。行腹部立位片示：膈下游离气体。但本例患者无消化性溃疡病史，无慢性上腹部疼痛症状，无板状腹典型体征，暂不考虑此诊断。此外，肝门部占位需要与肝门部肿瘤、肝囊肿、肝脓肿鉴别，患者考虑胆道感染，胆道细菌可经胆管播散至肝脏，引发细菌性肝脓肿可能性大，腹部增强 CT 可协助诊断，必要时血培养、胆汁培养、CT 引导下穿刺可明确诊断。

【院内观察与分析】

患者入院后反复寒战、高热，T_{max} 40.8 ℃，临床表现不典型，腹部疼痛不重，中度黄疸，无腹膜刺激征，以全身感染和肝区叩痛为主要表现，血常规示：白细胞计数 22.57×10^9/L，中性粒细胞百分比 89.20%，降钙素原 20.19 ng/ml。血培养：革兰阴性杆菌。2015 年 8 月 7 日上腹部 CT（平扫＋增强）示：肝脏近肝门部可见类圆形稍低密度影，最大层面约 8.3 cm × 9.5 cm，增强后呈蜂窝状强化，考虑肝脓肿。结合患者入院前急诊 ERCP 结果，患者重症感染的原因为：急性化脓性胆管炎及肝脓肿，并发败血症。予以头孢哌酮钠舒巴坦钠＋莫西沙星＋奥硝唑抗感染以覆盖革兰阳性、阴性菌及厌氧菌，并予以奥硝唑液冲洗鼻胆管。抗感染治疗过程中患者仍有反复寒战、发热，并出现血小板降低，最低为 38×10^9/L，提示重症感染，全身抗感染效果不佳，在抑酸、抑酶、补液等积极对症支持治疗的基础上，于 2015 年 8 月 9 日行 CT 引导下肝脓肿穿刺引流术，见有黄红色脓液及坏死物质流出。后续患者体温高峰逐渐下降至正常，8 月 13 日腹部 CT 示肝脓肿最大层面约 8.1 cm × 7.0 cm（图 40-1），8 月 26 日再次复查 CT 示肝脓肿最大层面约 4.4 cm × 7.0 cm，8 月 30 日复查血常规示白细胞总数及中性粒细胞比例恢复正常。

患者皮肤黏膜、巩膜明显黄染，小便茶色，鼻胆管持续引流出淡黄色液体，入院后查生化示：总胆红素 120.7 μmol/L，直接胆红素 85.0 μmol/L。胆红素明显高于正常且以直接胆红素升高为著，考虑为胆道梗阻所致黄疸。患者 2015 年 8 月 4 日 MRCP 提示肝内胆管、胆总管结石。8 月 5 日急诊 ERCP 置鼻胆管引流。为明确胆总管结石，8 月 18 日行鼻胆管造影检查，提示胆总管无结石，考虑 ERCP 后结石自行排出。患者持续黄疸，考虑系既往胆总管结石梗阻、肝脓肿压迫胆管及穿刺后引流管损伤肝细胞所致。予以丁二磺酸腺苷蛋氨酸、苦黄退黄，还原型谷胱甘肽保肝对症处理，症状逐渐缓解。9月7日复查肝功能示：总胆红素 54.9 μmol/L，直接胆红素 36.8 μmol/L，患者好转出院。

【诊断】

1. 急性化脓性胆管炎；2. 肝脓肿；3. 胆囊切除术后。

【治疗及随访】

入院后予禁食，鼻胆管引流，头孢哌酮钠舒巴坦钠＋莫西沙星＋奥硝唑联合抗感染，补液，兰索拉唑抑酸护胃，奥曲肽抑酶，丁二磺酸腺苷蛋氨酸＋苦黄退黄，还原型谷胱甘肽保肝等对症支持治疗。2015年8月9日行CT引导下肝脓肿穿刺引流术。8月25日停用头孢哌酮钠舒巴坦钠及奥硝唑，单用莫西沙星抗感染治疗。

分别于8月13日、8月29日复查腹部CT示肝脓肿体积较前逐渐缩小，患者体温及血白细胞计数逐步恢复正常，于9月7日出院。出院后口服莫西沙星2周。

2016年10月18日复查腹部超声示肝脏未见异常，肝脓肿痊愈。患者此后未再发生胆总管结石及肝脓肿（图40-2）。目前一般情况好。

病例讨论

发热、黄疸、腹痛或腹胀多见于消化系统疾病，与肝胆、胰腺、十二指肠疾病关系密切，最常见的病因有：① 急性梗阻性化脓性胆管炎。常表现为查科（Charcot）三联征（寒战高热、黄疸、腹痛），严重时出现雷诺（Reynolds）五联征（高热、腹痛、黄疸、休克、中枢系统抑制）。可由胆管结石、胆道手术引发。② 急性肝脓肿。表现为肝区疼痛并随深呼吸及体位移动而加重，伴有畏寒、发热，部分患者会合并黄疸，若脓肿穿破至胸腔或腹腔即出现脓胸或腹膜炎。③ 胰腺疾病。急性胰腺炎，胆源性胰腺炎多见，胆道梗阻表现为黄疸，胆总管与胰管经共同通道由十二指肠乳头流入肠腔，胆道梗阻时，胰管压力骤增，胰液逆流入腺体，导致自身消化，临床表现为发热、腹痛、恶心、呕吐等症状。胰头部占位，压迫十二指肠，导致胆汁排泄障碍，出现黄疸、上腹痛，可有肿瘤所致的低热，肿瘤晚期可出现腰背部疼痛。④ 壶腹部肿瘤。临床表现为发热、黄疸、上腹部不适、消化不良症状，发病率低，腹部增强CT、胃镜、ERCP可资鉴别。

急性化脓性胆管炎为胆道阻塞、胆汁淤积引起的急性化脓性感染，多继发于胆道结石或胆道蛔虫。临床表现为剑突下和（或）右上腹部持续性疼痛，阵发性加重，可放射至右侧肩背部，伴有发热及黄疸。急性肝脓肿可由细菌、阿米巴原虫或真菌引起化脓性炎症，细菌性肝脓肿多见。当胆道梗阻存在时，胆道免疫力下降，细菌容易滋长，同时由于胆汁排泄受阻，胆管内压力增加，细菌沿胆管上行至肝脏，可引发肝脓肿。急性肝脓肿表现为寒战、高热、右上腹疼痛不适等。

　　细菌性肝脓肿是急性化脓性胆管炎的最严重并发症之一。文献报道，细菌性肝脓肿中胆源性肝脓肿的比例占 21.6% ~ 51.5%，其中肝胆管结石合并胆道梗阻并发胆管炎引起肝脓肿占大多数。当梗阻存在，胆管内压力升高至 2.5 kPa 以上时，含有细菌、毒素的胆汁可逆行反流至肝脏的血管中，出现胆栓血症和脓毒血症。随病情的发展，可出现沿胆管的多数微小脓肿，也可出现较大的融合脓肿，脓腔内往往含有脓性胆汁和结石。脓肿可向膈上、膈下穿破，甚至形成胆管气管瘘；也可向腹壁穿破形成腹壁胆外瘘，在一些病例中可导致胆道出血，有极高的病死率。

　　"患者以发热、黄疸、上腹部不适起病，ERCP 检查示化脓性胆管炎，上腹部增强 CT 示肝门部蜂窝状强化影"均为急性化脓性胆管炎并发细菌性肝脓肿的临床线索。ERCP、腹部 B 超或 CT 有助于诊断，联合血培养及 CT 引导下肝脓肿穿刺引流可进一步确诊。急性化脓性胆管炎并发肝脓肿临床表现无特异性，与胆管炎的中毒症状无明显区别，诊断较困难。对重症胆管炎病人，警惕发生肝脓肿，是早期发现并诊断胆源性肝脓肿的关键。如胆道病变经积极治疗后全身情况不见改善，肝区仍然存在压痛，体温和白细胞计数持续升高者，应考虑有并发肝脓肿的可能。

　　急性化脓性胆管炎并发肝脓肿的治疗，包括休息、抗感染、营养支持、穿刺引流、外科手术等。胆源性肝脓肿的致病菌多为革兰阴性杆菌、厌氧菌，故在胆汁或血培养结果得出之前，常选用大剂量广谱抗生素如头孢三代、喹诺酮类、硝基咪唑类抗菌药物，然后根据细菌培养及药敏结果，相应更换有效的抗生素。重症感染造成机体严重消耗状态时，予以全身支持治疗，维持水和电解质及酸碱平衡和营养支持治疗，必要时输入全血、白蛋白和血浆等。积极处理原有胆道病变，及时解除胆道梗阻，降低胆系压力，通畅引流胆汁，防止胆道感染复发，对预防、治疗肝脓肿十分必要。单发脓肿或脓肿较大的多发脓肿，可以在 B 超或 CT 指引下穿刺抽脓，置导管引流，或向脓腔注入抗生素。胆管炎得到控制后，若胆管结石及肝脓肿多发，可施行局部肝段或肝叶切除，同时切除存在的肝脓肿；整形狭窄的胆管，术中和术后胆道镜经 T 管窦道反复取石，术后服用排石利胆药物，可以减少复发。该病例首先行 ERCP 放置鼻胆管解除胆道梗阻，予以强效抗生素联合抗感染，但患者仍有发热、毒血症症状，随后予以脓肿穿刺引流，病情得到缓解，脓肿逐渐缩小。出院后序贯口服抗生素治疗 2 周，1 年后脓肿消失痊愈。此后未再复发，治疗效果好。

专家视野

　　近年来，随着肝胆管疾病及糖尿病发病率的上升，肝脓肿的发病率亦有升高趋势。各种胆道疾病（如胆囊炎、胆管炎、肝胆管结石、胆道狭窄、肿瘤、胆道蛔虫等所致的胆道感染），细菌可沿胆管上行感染肝脏从而引发细菌性肝脓肿。

胆源性肝脓肿大多由急性梗阻性化脓性胆管炎所致，亦是化脓性胆管炎最严重的并发症之一，由于胆管持续高压，细菌越过胆管黏膜屏障，引起胆管周围化脓性感染、肝细胞坏死、液化，形成脓肿。据统计，胆源性肝脓肿的发病率呈上升趋势，且病情重，病死率达 75%。如何尽早明确诊断、寻找合理有效的治疗方法、减少病死率成为当务之急。

凡急性化脓性胆管炎有以下征象者高度怀疑并发肝脓肿：① 高热持续 5 天以上；② 难以纠正的休克或纠正后又再次休克；③ 肝脏肿大、触痛明显，特别是肝脏左叶肿大尤应关注；④ 胆管梗阻已缓解，但中毒症状无明显改善或腹部体征无减轻者；⑤ 血培养阳性者；⑥ 腹部 CT 检查提示受累肝脏密度不均；⑦ 病肝侧胸腔积液。

除抗感染、护肝、支持等治疗以外，解除梗阻、去除病灶、通畅引流是治疗本病的基本原则。一旦确诊为急性重症胆管炎，除非感染已被控制，病情有所好转，否则应及时进行手术，解除梗阻。急诊手术治疗是最佳选择方案。根据患者病情严重程度、累及范围及病灶部位选择合理的手术方式。目前，ERCP 为患者提供了解除胆道梗阻的好方案，创伤小、并发症少、恢复快，而肝脓肿的超声或 CT 引导下穿刺引流减少了手术给患者带来的痛苦，明显减轻临床症状。但是，如果患者多发肝脓肿，并且穿刺引流效果不佳，外科手术仍是首选。

参考文献：

［1］胡志勇，桂欣，邹春梅. 肝胆管结石并发肝脓肿 56 例临床分析［J］. 中国当代医药，2009，16（24）：43-44.

［2］杨培民. 急性重症胆管炎手术治疗体会［J］. 肝胆胰外科杂志，2000，12（2）：103-104.

［3］程南生，彭其芳. 肝内胆管结石合并胆管炎和肝脓肿的治疗［J］. 临床外科杂志，2005，13（7）：408-409.

［4］钟大昌，冉瑞图. 胆源性肝脓肿在急性梗阻性化脓性胆管炎发展中的重要性［J］. 中华外科杂志，1992，30（2）：88-90.

［5］FISCHER M G, BEATON H L. Unsuspected hepatic abscess associated with biliary tract disease［J］. Am J Surg, 1983, 146：658-662.

［6］吴阶平，裘法祖. 黄家驷外科学［M］. 6 版. 北京：人民卫生出版社，2000：1218.

［7］黄晓强. 肝胆管结石病合并胆管炎及肝脓肿的诊治［J］. 中国实用外科杂志，2004，24（2）：67.

病例 41　胃印戒细胞癌

【一般情况】

患者，男，22 岁，未婚，汉族。

【主诉】

腹痛腹胀 1 月余。

【现病史】

患者 1 月余前无明显诱因下出现腹痛，呈阵发性绞痛，中下腹为主，伴有大便次数增多，每天 2～4 次，粪便为稀水便，无黑便，至当地医院就诊，住院期间查大便隐血：弱阳性。腹部 B 超示：胆囊壁水肿，胆囊暗区消失。腹部 CT 示：胃肠道充盈欠佳，部分管壁显示增厚，腹腔积液，大网膜增厚，右肾旋转不良伴右肾积水。胃镜示：胃大弯侧见一直径约 0.8 cm 溃疡，表面见有渗血，周缘皱襞中断，胃体皱襞粗大肿胀，蠕动差，病理示黏膜慢性浅表性炎（中度）。肠镜示：回盲瓣肿胀，回盲部黏膜糜烂，结节样增生隆起，以下结肠见节段性分布黏膜糜烂肿胀，肠腔节段性狭窄，多发憩室样改变。腹水常规示透明度微浑、李凡他试验（＋）、糖 4.9 mmol/L。腹水 ADA 8.0 U/L。腹水未见肿瘤细胞。当地医院予抑酸护胃、营养支持等治疗，但症状改善不理想。病程中，患者无畏寒、发热，无头昏、头痛，无胸闷、心慌，夜间睡眠尚可，小便尚可，近期体重无明显改变。

【既往史】

无特殊。

【个人史及家族史】

无特殊。

【入院查体】

生命体征平稳，全身皮肤黏膜及巩膜无黄染，浅表淋巴结无肿大，胸廓对称、双侧呼吸动度一致、语颤均等、双侧叩诊清音，双肺呼吸音清，未闻及干、湿性啰音及哮鸣音，心界不大，心音清、律齐、各瓣膜听诊区无杂音。腹部膨隆，全腹韧、揉面感，左中下腹部有压痛，无反跳痛及肌紧张，未扪及包块，肝、脾肋下未及，肾区叩击痛（－），移动性浊音（＋），肠鸣音 4 次/分。其余体格检查大致正常。

【入院分析】

年轻男性，腹痛腹胀，查体移动性浊音（＋），须首先鉴别消化系统疾病。

（1）青年患者，腹痛腹胀，腹腔积液，腹部韧、揉面感，腹腔积液提示为渗出性，单核为主，考虑结核性腹膜炎，但患者无低热、盗汗、消瘦等结核病消耗症状，腹水 ADA 未见明显升高，需要进一步完善相关检查。

（2）青年男性，腹痛腹泻，结肠见节段性分布黏膜糜烂肿胀，肠腔节段性狭窄，需要进一步排查克罗恩病，但克罗恩病合并腹水原因为严重低蛋白血症，这一点患者不符合。

（3）患者胃肠镜检查提示病变广泛，伴有大量腹腔积液，需警惕恶性肿瘤可能，但患者肿瘤标志物正常，无低热、消瘦等全身表现，需要获取胃肠道病变组织行病理学检查协助诊断。

（4）患者为年轻男性，腹痛、腹泻、腹水为渗出性，可能为细菌感染，但患者病程呈亚急性，且腹水培养未有阳性报告，可能性较小。

【院内观察与分析】

患者入院后行 2 次腹腔穿刺，腹水常规示李凡他试验弱阳性，单核细胞占 90%、多核细胞占 10%。腹水生化示总蛋白 33.9 g/L、LDH 121 U/L、ADA 4.6 U/L，腹水 CEA、APF、CA19-9 正常。全科讨论认为：患者院外胃镜提示胃溃疡，肠镜提示回盲瓣肿胀，回盲部黏膜糜烂，结节样增生隆起，以下结肠见节段性分布黏膜糜烂肿胀，肠腔节段性狭窄，建议再次复查胃镜及肠镜，活检取病理，排除恶性疾病如淋巴瘤等。于 2015 年 9 月 30 日行内镜检查，胃镜示（图 41-1）：胃底、胃体、胃角黏膜皱襞粗大，蠕动僵硬，胃体大弯偏前壁可见一大小 0.8 cm×1.0 cm 深溃疡，周围黏膜充血水肿，活检质地硬。肠镜示（图 41-2）：进镜至距肛门 20 cm 处，前方肠壁高度水肿，肠腔狭窄，镜身无法通过；距肛门 5～20 cm 处见肠黏膜呈偏心性结节样改变，表面充血、水肿，活检质地稍硬。

【诊断】

胃印戒细胞癌。

【治疗及随访】

患者未行特殊治疗，自行要求出院。病理回报：胃（体大偏前壁）腺癌（印戒细胞癌）；肠（距肛门 5～20 cm 处）黏膜慢性炎伴间质疏松、水肿。

病例讨论

患者以腹痛、腹胀为主诉入院诊治，查体示移动性浊音阳性，主要与消化系统疾病及风湿免疫疾病鉴别。常见引起腹部不适的疾病有：① 良性胃部疾病。如慢性胃炎、消化性溃疡，患者表现为上腹部疼痛、腹胀、不适，但一般不伴有腹腔积液，胃镜活检为炎性病变，抗酸、保护胃黏膜治疗有效。② 消化系统免疫性疾病。如克罗恩病、过敏性紫癜（腹型）、白塞氏病、系统性红斑狼疮等，可合并浆膜腔积液。需要筛查免疫学指标，获取病理组织协助诊断。③ 特异性消化道感染。结核病，伴有低热、盗汗、消瘦等全身症状，腹水以单核细胞为主，腺苷脱氨酶明显升高。④ 恶性肿瘤。如胃腺癌、胃黏膜相关淋巴瘤等，肿瘤标志物可见不同程度的升高，早期无明显症状，晚期伴有腹腔积液、黄疸、消瘦等表现。胃镜检查见胃壁局部隆起、溃疡、弥漫性增厚等病变，镜下活检或腹水脱落细胞行病理检查可明确诊断。

胃印戒细胞癌是一类具有特征性的黏液分泌性腺癌，始发于胃腺颈部的具有多向分化潜能的干细胞，在倾向于胃上皮或肠上皮分化成熟的过程中出现恶变，也有研究认为其起源于神经内分泌细胞。胃印戒细胞癌最显著的临床特征是弥漫浸润生长，早期即可发生远处转移。胃印戒细胞癌早期多无临床特异症状，大多为慢性胃炎样症候群。由于病程短、病情变化快，临床出现症状时已有转移。

胃印戒细胞癌在胃恶性肿瘤中所占比例不一，国外报告 3.4% ~ 29%，国内 7% 左右。病程为 4 个月至 4 年。其中 60% 患者在 1 年内死亡。发病人群以青壮年居多，胃印戒细胞癌的中青年人群发病率显著高于胃非印戒细胞癌。一项纳入 10 246 例胃癌病例的回顾性研究（包含 2 666 例印戒细胞癌）发现，印戒细胞癌具有好发于年轻女性的倾向。男女胃印戒细胞癌发病率之比约 1∶1，而男女非印戒细胞癌发病率之比为 2.4∶1。

"上腹部不适、腹腔大量积液，腹部 CT 见大网膜增厚；胃镜示胃体大弯偏前壁可见一大小 0.8 cm × 1.0 cm 深溃疡，周缘皱襞中断，胃体皱襞粗大肿胀，蠕动差，活检质地硬等"均为胃恶性肿瘤的临床线索。电子胃镜检查有助于发现早期病变，多块深活检、将病变组织行病理学检查可帮助确定诊断。近年来，国内外研究发现，非印戒细胞癌的好发部位由胃窦部迁移到贲门，发病率为 45%；而胃印戒细胞癌贲门部发病率为 21%，胃角部发病率为 43%。胃印戒细胞癌好发于胃角小弯侧。胃镜检查中对下列征象应高度怀疑胃印戒细胞癌的可能：① 胃壁僵硬，胃腔变形，伸展不良；② 病损黏膜粗糙增厚感，边缘不规整；③ 病损部位于胃中下部。尤其是中青年女性伴有消瘦者，需定期复查、反复活检以把握宝贵的早诊早治时机。该病例患者为年轻男性，上腹部不适伴大量腹腔积液，胃镜发现溃疡样病灶，肿瘤标志物未见异常，外院活检病理示炎性改变，在我院消化科住院期间再行胃肠镜检查并取活检，胃部病理组织示印戒细胞癌，腹部 CT 见大网膜增厚，肠腔见狭窄、结节样增生，肠镜病理及腹水脱落细胞学检查虽然未发现肿瘤线索，但仍考虑胃癌远处转移。

印戒细胞癌细胞呈戒指样形态，常单个散在存在，在胃壁组织内弥漫浸润性生长，胃壁浸润范围广泛，伴淋巴管"游走性癌栓"形成，间质水肿、疏松，嗜银纤维疏松呈网状，癌周少有纤维包裹和炎性反应，提示印戒细胞癌宿主免疫反应较弱，与其弥漫浸润生长方式相对应。有文献报道，在典型的印戒样细胞形成之前，常首先出现大量的梭形上皮细胞样或圆形单核细胞样的前期细胞，而后逐渐演化为后期的印戒样细胞。球样异型增生也是印戒细胞癌的重要癌前病变。

胃印戒细胞癌早期治疗方法主要是根治性手术，整块切除包括癌灶和可能受浸润胃壁在内的胃的部分或全部，按临床分期标准整块清除胃周围的淋巴结，重建消化道。若原发灶无法切除，为减轻由梗阻、穿孔、出血等并发症引起的症状行姑息性手术治疗。化学治疗用于根治性手术的术前、术中和术后，延长患者生存期；晚期患者采用适量化疗，能减缓肿瘤的发展速度，改善症状，有一定的近期效果。其他治疗手段还包括放疗、热疗、免疫治疗、中医中药治疗等。

有研究报道，在早期胃癌中胃印戒细胞癌的发生率高，预后比其他类型好，在进展期胃癌中胃印戒细胞癌的发生率低，预后比其他类型差。但也有不一致的报道，一项多因素回归分析发现，胃癌患者的总生存期与肿瘤浸润深度、淋巴结转移、远处转移及手术根治等相关，而与病理类型无关。

专家视野

胃印戒细胞癌占原发性胃癌的 3.4% ~ 39%，是一种含有大量黏液的特殊胃癌类型，具有恶性程度高、分化差、胃壁内弥漫浸润性生长、进展速度快、预后差的特点。除了早期诊断、尽早手术切除外，放、化疗等治疗策略对印戒细胞癌的控制均不理想。

内镜检查对印戒细胞癌诊断具有重要价值，但其内镜下表现形态各异，主要表现为胃壁扩张受限、蠕动功能低下、有增厚感。巨大溃疡并不多见，一部分仅表现为浅表糜烂，故肉眼判断有一定困难，易造成漏诊或误诊为慢性胃炎。因此，建议对发生胃中下部弥漫性病变的患者，尤其是中青年女性患者，在常规活检时应多取、深取，必要时对可疑病灶重复内镜检查。及早发现病灶，行根治性手术治疗，以改善患者预后，延长患者生存期。

参考文献：

[1] 凌斌勋，陈环球，徐新宇，等. 33 例胃印戒细胞癌的临床分析 [J]. 临床肿瘤学杂志，2011，16（11）：1013-1015.

[2] THEUER C P, KUROSAKI T, TAYLOR T H, et al. Unique features of gastric carcinoma in the young: a population-based analysis [J]. Cancer, 1998, 83: 25-33.

［3］OTSOJI E, YAMAGNCHI T, SAWAI K, et al. Characterization of signet ring cell carcinoma of the stomach［J］. J Surg Oncol, 1998, 67：216−220.

［4］KIM D Y, PARK Y K, JOO J K. Clinicopathological characteristics of signet ring cell carcinoma of the stomach［J］. ANZ J Surg, 2004, 74（12）：1060−1064.

［5］沈洁，魏嘉，刘宝瑞. 胃印戒细胞癌临床病理特征和生物标志的研究现状［J］. 临床肿瘤学杂志，2014（11）：1033−1037.

［6］赵刚，詹文华，彭俊生，等. 进展期胃印戒细胞癌患者的临床病理特点与预后［J］. 中华普通外科杂志，2006，21（4）：251−253.

病例 42 胰腺癌伴广泛转移

【一般情况】

患者，男，58 岁。

【主诉】

发现胰腺癌伴肝转移 3 个月，黄疸 20 天。

【现病史】

患者 3 月前因"发现血糖升高 1 月余，加重半月"在外院住院治疗，期间查上腹部 CT：① 胰尾部囊实性占位灶，考虑胰腺癌伴包裹积液可能；肝脏多发转移灶。② 肝左叶多发囊肿。肿瘤标志物：CEA 80.98 ng/mL，CA19-9＞1 000 U/ml。诊断为胰腺癌伴广泛肝转移，当时未进行治疗。20 天前，患者出现皮肤、巩膜黄染、尿色加深，伴腰背部酸痛，乏力。遂至我院住院诊治。病程中，患者偶有恶心、呕吐，无腹痛、腹泻，饮食欠佳，小便发黄，大便呈白陶土样，体重变化不详。

【既往史】

患者发现糖尿病 3 个月，予胰岛素控制血糖，多年前行阑尾切除术。

【个人史及家族史】

无特殊。

【入院查体】

生命体征平稳，全身皮肤黏膜及巩膜中度黄染，胸廓对称、双侧呼吸动度一致、语颤均等、双侧叩诊清音，双肺呼吸音清，未闻及干、湿性啰音及哮鸣音，心界不大，心音清、律齐、各瓣膜听诊区无杂音，腹平，未见胃肠型、蠕动波，无腹壁静脉曲张，腹软，无压痛及反跳痛，肝、脾触诊不满意，Murphy 征（－）。移动性浊音（－），肝区、肾区无叩击痛，肠鸣音 5 次 / 分。其余体格检查大致正常。

【入院分析】

中老年男性，黄疸为主要临床表现，需要考虑黄疸常见的病因：

（1）肝细胞性黄疸：肝细胞被破坏，血清直接和间接胆红素都明显升高，患者有长期饮酒史，肝脏发现占位灶，肝细胞黄疸可能存在。

（2）阻塞性黄疸：直接胆红素升高为主，尿胆红素强阳性，可分为肝外胆道梗阻性黄疸和肝内胆道梗阻性黄疸，常见病因如胆管结石、胆道肿瘤、胰腺癌、肝癌等，患者腹部CT 提示胰腺占位，若占位病灶压迫胆管，影响胆汁分泌、排泄，会出现梗阻性黄疸。

（3）溶血性黄疸：主要表现为间接胆红素升高，该患者目前无溶血表现，故该诊断暂不考虑。患者腹部 CT 发现胰腺尾部占位，考虑胰腺癌，黄疸可能与肿瘤压迫胆道相关，但需要与十二指肠壶腹部肿瘤相鉴别，十二指肠壶腹部肿瘤典型表现为无痛性胆囊进行性增大，但患者影像学检查并未见肿大的胆囊。血糖升高原因可能为胰腺病变损伤内分泌功能，致胰岛素分泌异常。

【院内观察与分析】

入院后完善相关检查。复查肿瘤标志物：CEA 149.7 ng/ml，CA19-9 ＞1 000.0 U/ml；尿常规：尿胆红素（++++），尿胆原（－）。生化：谷丙转氨酶 42.7 U/L，谷草转氨酶 42.3 U/L，γ－谷氨酰转肽酶 358.7 U/L，碱性磷酸酶 251.3 U/L，总胆红素 343.8 μmol/L，直接胆红素 241.1 μmol/L。从检查结果看出，患者以胆系酶升高为主，直接胆红素／总胆红素 ＞0.5，尿胆红素强阳性，尿胆原阴性，强烈指示梗阻性黄疸，结合患者 CA19-9 及 CEA 异常升高，高度怀疑胰腺肿瘤。进一步完善磁共振胰胆管成像（MRCP）示：肝内多发占位，考虑部分为转移，部分为囊肿；肝门部异常信号，考虑胆囊结石可能；肝内胆管轻度扩张。上腹部 CT（平扫＋增强）示（图 42-1，图 42-2）：胰腺尾部囊实性占位，考虑囊腺癌可能；肝内多发类圆形低密度影（转移灶可能）。根据患者病史、体征、实验室检查及器械检查结果，考虑胰腺癌伴肝脏转移。

【诊断】

胰腺癌伴肝脏转移。

【治疗及随访】

入院后予以保肝、调节免疫、输注白蛋白、营养支持等对症治疗。考虑患者胰腺癌Ⅳ期伴肝脏广泛转移，已无手术指征，但是肿瘤侵犯至肝门处，梗阻性黄疸症状重，遂于 2015 年 11 月 18 日行逆行胆管造影（ERC）＋胰管支架置入＋左肝管支架置入＋右肝管内镜下鼻胆管引流术（ENBD）以缓解症状，术中见：肝门部胆管不显影，肝内胆管呈软藤样扩张、紊乱。在导丝引导下于胰管放置 5F×6 cm 单猪尾胰管支架；选择性插管至肝左管及肝右管，在导丝的引导下，于左肝管内植入一 7F 鼻胆管，乳头外裁剪；于右肝管植入 7F 直头鼻胆管（肝门部另加 4 侧孔），鼻胆管在位通畅。术后予以头孢哌酮他唑巴坦＋莫西沙星抗感染治疗。术后患者未发热，无术后胰腺炎发作，复查生化：总胆红素 315.4 μmol/L，直接胆红素 220.6 μmol/L，黄疸较前稍减轻。2015 年 11 月 30 日出院。出院后间断行超声热疗姑息治疗。

病例讨论

　　患者因血糖升高至外院就诊，完善相关检查后诊断为胰腺癌伴远处转移，后期出现黄疸，无腹胀、腹痛等不适。主要与以下消化系统疾病相鉴别：① 黄疸型肝炎。黄疸初起时血清转氨酶增高，黄疸多在 2～3 周后逐渐消退，血清碱性磷酸酶多不高。② 胆石症、胆囊炎。腹痛呈阵发性绞痛，急性发作时常有发热和白细胞增高，黄疸多在短期内消退或有波动，无明显体重减轻。③ 原发性肝癌。常有肝炎或肝硬化病史、AFP 阳性，先出现肝大，黄疸在后期出现，腹部超声和 CT 可发现肝占位性病变。④ 急慢性胰腺炎。急性胰腺炎患者多有暴饮暴食史，病情发作急骤，血白细胞、血尿淀粉酶升高。慢性胰腺炎可以出现胰腺肿块（假囊肿）和黄疸，酷似胰腺癌，而胰腺深部癌压迫胰管也可以引起胰腺周围组织的慢性炎症。可用极细穿刺针作胰腺穿刺活检，以助鉴别。⑤ 壶腹周围癌。开始为息肉样突起，癌本身质地软而有弹性，故引起的黄疸常呈波动性；腹痛不显著，常并发胆囊炎，反复寒战、发热较多见。与胰腺癌鉴别较困难，要结合超声和 CT 来提高确诊率。

　　胰腺癌是一种恶性程度很高，诊断、治疗都很困难的消化系统恶性肿瘤，约 90% 为起源于腺管上皮的导管腺癌。由于其特殊的解剖部位及本身生物学特性，80% 以上的胰腺癌发现时即为晚期，失去了根治性手术切除的机会，预后极差。根据美国最新资料显示，胰腺癌 5 年生存率仅为 5%。早期的确诊率较低，手术死亡率较高。

　　据世界卫生组织统计，2008 年全球胰腺癌发病率和病死率分别列恶性肿瘤第 13 位和第 7 位。胰腺癌的发病率有明显的地区差异，在发达国家和工业化程度较高的国家，其发病率也较高，而在非洲和亚洲国家，胰腺癌的发病率较低。我国目前尚缺乏大规模的胰腺癌流行病学调查资料，但最近 20 余年来我国城市胰腺癌发病率大幅度上升。老年胰腺癌患者较为多见，60～80 岁者占发病人数的 80%，<40 岁者占发病人数的 20% 以下。男性的胰腺癌发病率高于女性。

　　"患者血糖升高，伴黄疸，CA19-9 显著升高，腹部 CT 示胰尾部囊实性占位灶及肝脏多发转移灶"均为胰腺癌伴肝转移的临床线索。肿瘤标志物、上腹部超声及增强 CT 均有助于诊断，对疑似有远处转移而高质量的 CT/MRI 检查仍然无法确诊的患者，可考虑 PET-CT 扫描检查。超声胃镜下细针穿刺或手术获取病变组织行病理检查可协助确诊。我国胰腺癌临床诊断标准有两组条件。（1）必备条件：① CA19-9 ≥ 37 U/ml，能排除慢性胰腺炎、肝炎、胆囊及胆管炎、胆道梗阻等良性疾病以及胃肠道恶性肿瘤者。② CT-MRI 联合 PET-CT 检查有胰腺癌特征的占位性病变。③ 有病理（细胞学或组织学）确诊的胰内原发或胰外转移病灶。（2）一般条件：① 高危人群。② 特异或非特异性症状及体征。必备条件中任意 2 项联合或不联合一般条件均可临床诊断胰腺癌。根据该病例的临床表现、肿瘤标志物、腹部增强 CT 及核磁共振检查结果，诊断考虑胰腺癌，满足上述诊断标准。

无远处转移，无肠系膜上静脉－门静脉扭曲，腹腔干、肝动脉和肠系膜上动脉周围脂肪间隙清晰均为根治性手术治疗的指征。如有任何肉眼可见的肿瘤组织残留或远处转移，应行姑息性切除；伴有腹膜后淋巴结广泛转移是全身疾病的标志，此时广泛淋巴结清扫并不能改变预后，也应该视为姑息性切除。胰腺癌术前及术后化疗和（或）放疗仍然存在争议；分子靶向药物的疗效正在评估中。对于肿瘤晚期患者，其他辅助治疗包括：射频组织灭活、冷冻、高能聚焦超声、γ刀及生物治疗等，但是目前尚没有明确证据显示其能够延长患者的生存期。

随着内镜和介入技术的发展，通过内镜放置胆道内支架、胰管内支架和肠道内支架，以及腹腔镜胆肠吻合、胃肠吻合等手段，可以帮助解决胰头癌患者的黄疸、十二指肠梗阻等症状，提高其生活质量。该病例中患者已有远处转移，黄疸严重，遂予以 ERCP 放置胆胰管支架，通畅引流，对缓解患者临床症状起到了良好的效果。

专家视野

国内外研究表明，大约 60% 的胰腺癌患者在确定诊断时已发生远处转移，25% 患者为局部晚期，不能行根治性切除术，中位生存期仅为 6~9 个月，能够手术切除的仅 15%，中位生存期 15 个月，5 年生存率 5% 左右。

目前，对中晚期胰腺癌伴有肝转移患者治愈的可能性较小，治疗目的在于延长患者的生存期，改善疾病相关症状，提高患者生存质量。

参考文献：

[1] FEMANDEZ-ZAPICO M E, KACZYNSKI J A, UNUTIA R. Pancreatic cancer research: challenges, opportunities and recent developments [J]. Curr Opin Gastmenterol, 2002, 18: 563-567.

[2] 李兆申，潘雪. 胰腺癌的流行病学、病因学和发病机制 [J]. 胃肠病学，2004，9（2）：101-103.

[3] 赵玉沛. 胰腺癌诊治指南 [J]. 中华肝胆外科杂志，2008，14（3）：198-200.

[4] PONGPRASOBCHAI S, CHARI S T. Management of patients at high risk for pancreatic cancer [J]. Curr Treat Options Gastroenterol, 2003, 6: 349-358.

[5] 王理伟，陈栋晖，李琦，等. 胰腺癌综合诊治中国专家共识（2014 年版）[J]. 临床肿瘤学杂志，2014（4）：358-370.

[6] HIDALGO M. Pancreatic cancer [J]. N Engl J Med, 2010, 362（17）：1605-1617.

病例 43　十二指肠狭窄：克罗恩病可能

【一般情况】

患者，女，26 岁，已婚，汉族。

【主诉】

反复恶心、呕吐 3 月余。

【现病史】

患者 3 个多月前无明显诱因下出现上腹部不适，反酸，伴恶心呕吐，呕吐物为胃内容物及胆汁，呕吐后上腹部不适感好转，诉近日有黑便，无明显腹痛、腹泻，无畏寒、发热，无呕血，无胸闷气急等不适。遂于当地医院就诊，查上腹部 CT 平扫示：肝内胆管积气伴胆总管扩张、胃腔扩张、积液、积气。MRCP 示：十二指肠水平段见笔杆样压迹，考虑为肠系膜上动脉压迫综合征，予以止吐、补液、护胃等对症处理，未见明显好转。遂于我院就诊，查肝胆胰脾超声示：胆囊内胆泥淤积，胆总管上中段扩张。胃镜示：球降交界处狭窄性质待定，慢性胃炎伴潴留。镜下诊断：十二指肠狭窄。胃镜病理：（窦大）移行区黏膜，可见黏膜全层，慢性浅表性炎，轻至中度。急性活动：轻至中度。生化示：ALT 115.0 U/L，AST 43.5 U/L，ALP 130.1 U/L，GGT 148.7 U/L。病程中患者神志清，精神可，胃纳一般，睡眠可，大便正常，小便 3 个月前色黄、量少，现已正常，3 个月间体重减轻 3 kg。

【既往史】

2 年前有剖宫产手术史。

【个人史及家族史】

无特殊。

【入院查体】

生命体征平稳，浅表淋巴结无肿大，胸廓对称、双侧呼吸动度一致、语颤均等、双侧叩诊清音，双肺呼吸音清，未闻及干、湿性啰音及哮鸣音，心界不大，心音清、律齐、各瓣膜听诊区无杂音，腹平，未见胃肠型及胃肠蠕动波，无腹壁静脉曲张，腹软，无压痛及反跳痛，肝、脾肋下未及，全腹未及包块，Murphy 征（－）。移动性浊音（－），肝区、肾区无叩击痛，肠鸣音 3 次 / 分。其余体格检查大致正常。

【入院分析】

结合患者病史及辅助检查结果，诊断考虑十二指肠狭窄原因待查。病因考虑有以下几种可能：

（1）消化性溃疡：十二指肠球部溃疡可有炎症性改变，容易并发出血、梗阻、穿孔等，患者有黑便病史，消化性溃疡待排查；溃疡在修复过程中，形成瘢痕，导致十二指肠粘连狭窄。患者为青年女性，反复上腹部不适，虽然没有规律性疼痛症状，却无法排除消化性溃疡，必要时复查胃镜明确诊断。

（2）克罗恩病：患者为青年女性，考虑有克罗恩病可能，克罗恩病累及全消化道，内镜下见呈跳跃性分布的裂隙样纵行溃疡，多累及末段回肠及右半结肠，常合并肛瘘、肛周脓肿等病变，但克罗恩病早期表现有时缺乏特异性，容易与消化道结核、非特异性炎症混淆，病理是诊断金标准。需进一步完善小肠 CT、胶囊内镜或小肠镜协助诊断，并密切随访，关注病程中的病情演变。

（3）消化道结核感染：十二指肠结核感染可导致肠壁增厚，肠腔狭窄，伴有夜间盗汗、消瘦等表现。患者为青年女性，为消化道结核易感人群，但没有肺结核病史及典型的结核病全身症状，需进一步筛查结核感染指标并获取病理组织，寻找判断有无结核感染的证据。

（4）结缔组织病：患者为青年女性，有结缔组织病变可能，进一步完善自身免疫指标等，排查本病。

（5）肿瘤性疾病：肿瘤肠腔内占位或腔外压迫均可致十二指肠狭窄，但患者行腹部 CT 未见占位病变，还需要进一步完善肿瘤指标检查，必要时行腹部增强 CT 或核磁共振协助诊断。

（6）肠系膜上动脉压迫综合征：该患者餐后恶心、呕吐，呕吐物为胃内容物及胆汁，并且腹部 CT 平扫考虑存在肠系膜上动脉压迫综合征。此病多发生于体型偏瘦患者，肠系膜上动脉由于缺少脂肪垫的支撑，形成较小的夹角，压迫十二指肠水平部或升部，导致肠腔狭窄，出现呕吐胃内容物及胆汁。但该例患者胃镜检查提示患者十二指肠球降交界处狭窄，在水平部以上，不完全符合此类疾病。此外，腹部 CT 示肝内胆管积气、胆总管中上段扩张，考虑可能为十二指肠炎症性改变累及十二指肠大乳头，患者胆总管开口狭窄，胆总管压力升高所致。

【院内观察与分析】

入院后完善生化全套、输血前八项、结核抗体、风湿三项、抗核抗体、肿瘤标志物，均未见明显异常。于 2015 年 10 月 28 日完善小肠 CT 示：胃扩张；腹主动脉及肠系膜上动脉夹角变小，十二指肠水平段受压变窄；十二指肠球部炎性狭窄可能；胆总管及肝内胆管轻度扩张；腹盆腔积液。并于 2015 年 10 月 30 日复查 MRCP：胰胆管未见明显异常。2015 年 11 月 2 日复查胃镜：胃腔内见大量潴留液，十二指肠球降交界处狭窄，胃镜无法通过。予禁食、胃肠减压、抑酸护胃及营养支持等治疗，持续引流出大量绿色液体，减少胃内容物后，再次行胃镜检查（图 43-1）：胃腔内见大量潴留液，所见黏膜充血，未见肿物与溃疡；十二指肠球部黏膜色偏白，球降交界处狭窄，胃镜无法通过。肠镜示：回盲瓣黏膜充血、水肿，余未见异常。放射科、消化内科、胃肠外科、肿瘤科等多科医师会诊后指示：① 从患者前一次小肠 CT 示胃扩张明显，将肠道挤压变形，无法看清是否有肿瘤从外部压迫十二指肠，建议继续胃肠减压，再次行 CT 检查明确。② 胃镜示十二指肠球降交界处狭窄，无法用肠系膜上动脉压迫综合征解释，建议进一步行超声胃镜明确病变层次。11 月 10 日行超声胃镜检查，十二指肠球部黏膜色偏白，球降交界处狭窄，胃镜无法通过。超声示：经球降交界处狭窄口伸入超声探头，见狭窄处肠壁明显增厚，呈稍高回声改变，肠壁层次结构欠清，其下方肠壁层次结构正常。当日在胃镜下行鼻肠营养管置入术，予以肠内营养混悬液鼻饲，加强患者营养支持，并复查上腹部 CT 平扫 + 增强示：肝小囊肿；肝内胆管积气、胆囊少许积气；胃腔明显扩张；十二指肠未见扩张，十二指肠球部显示不清。患者十二指肠球降交界处狭窄性质仍未明，结合患者病史、临床表现及已有辅助检查结果，结核可能性小，克罗恩病及十二指肠肿瘤待排查，建议患者及家属行 PET-CT 检查明确是否有肿瘤，但患者拒绝行 PET-CT 检查。胃镜病理回报：（十二指肠乳头）十二指肠黏膜，可见黏膜全层，慢性炎；有急性活动；伴间质局灶肉芽组织增生。全科疑难病例讨论认为：患者克罗恩病不能排除，加用美沙拉嗪口服治疗。

【诊断】

十二指肠狭窄：克罗恩病可能。

【治疗及随访】

住院期间予以禁食、胃肠减压、抑酸护胃、补液、肠内营养支持等对症治疗，患者症状逐渐好转。2015 年 11 月 16 日患者要求出院休养，交代患者 1 月后至我院行 PET-CT 检查，患者及家属表示知情。患者带鼻肠管出院，回家行鼻饲加强营养支持。随访：患者出院后 1 个月拔除鼻肠管，自行进食，1 年发作一次进食后呕吐，每次持续约 1 周，俯卧位休息症状可改善，未用药物治疗。体重由 34.5 kg 长至 47 kg。患者未再至医院住院诊治，目前诊断不明确。

病例讨论

进食后呕吐胃内容物，主要考虑消化系统疾病、内分泌系统疾病及中枢神经系统疾病。① 消化系统器质性疾病：急性胃肠炎、肝炎、胆囊炎、胰腺炎，幽门梗阻、肠梗阻等，消化道管腔内占位、溃疡后瘢痕挛缩、克罗恩病等均可造成消化道梗阻，使患者出现呕吐症状。② 餐后呕吐胃内容物，可能与胃动力障碍相关，如糖尿病胃轻瘫、功能性消化不良。③ 消化道管腔外病变压迫致消化管道梗阻，如晚期肿瘤、肠系膜上动脉夹角减小等。④ 中枢系统占位、中枢神经系统感染、精神性厌食等也可导致恶心、呕吐。

克罗恩病是一种慢性炎性肉芽肿性疾病，口腔至肛门各段消化道均可受累，呈节段性或跳跃式分布，多见于末段回肠和邻近结肠。临床表现为腹痛、腹泻、体重下降、腹部包块、瘘管形成、肠梗阻等，伴有发热等全身症状及关节、皮肤、眼、口腔黏膜等肠外损害。克罗恩病的病因和发病机制目前尚未完全明确。研究表明，遗传和环境因素相互作用而发生的机体免疫反应失衡和肠黏膜屏障缺陷是克罗恩病的发病机制之一。

克罗恩病发病年龄多在 15 ~ 30 岁，但首次发作可出现在任何年龄组，男女患病率近似，欧美发病率高，近年来我国克罗恩病发病率亦有逐年上升的趋势。克罗恩病中约 35% 累及回肠（回肠炎）；约 45% 累及回肠和结肠（回肠结肠炎），主要侵犯右半结肠；约 20% 只累及结肠（肉芽肿性结肠炎）；偶尔可见全部小肠受累（空肠回肠炎）；1/4 ~ 1/3 也可伴有肛周病变；偶见有胃、十二指肠或食管受累。单纯累及胃或十二指肠的克罗恩病更为少见，发生率仅为 0.5% ~ 4.0%，在临床中极易漏诊或误诊。

据文献报道，十二指肠克罗恩病，十二指肠第二段比壶腹部受累更常见，临床多表现为反复肠梗阻症状，如恶心、呕吐及体重减轻。克罗恩病累及十二指肠时易出现穿孔，并易与周围脏器粘连形成内瘘。胃镜下克罗恩病常可见黏膜皱襞增粗、阿弗他溃疡和线样溃疡，黏膜结节样改变呈铺路石样。与消化性溃疡的溃疡面不同，克罗恩病常为线样或匍行样溃疡，呈纵行性。

"患者为年轻女性，恶心、呕吐，呕吐物为胃内容物和胆汁，伴上腹部不适，呕吐后腹部不适症状缓解，无明显腹痛、腹泻，无腹部包块；胃镜示（图 43-1）：十二指肠球部黏膜色偏白，球降交界处狭窄，胃镜无法通过，超声胃镜见狭窄处肠壁明显增厚，呈稍高回声改变，肠壁层次结构欠清，其下方肠壁层次结构正常。病理示：十二指肠慢性炎，有急性活动，伴间质局灶肉芽组织增生均为克罗恩病的临床线索。电子胃肠镜、小肠 CT、胶囊内镜等有助于诊断，联合镜下活检行病理组织检查可确定诊断。克罗恩病临床表现多样化，症状常常不典型，同时缺乏特异性的实验室诊断指标，诊断有一定难度。确诊除临床表现（症状＋体征）、内镜检查（黏膜铺路石样改变、裂隙样溃疡、跳跃样病损等）、小肠 CT、胶囊内镜外，须得到病理组织学（非干酪性肉芽肿）证实，如果仅有内镜或手术中肉眼诊断，无组织学证实属疑诊病例。然而，相当一部分克罗恩病患者病理组织中并不能检出肉芽肿，说明非干酪样肉芽肿是克罗恩病的一种病变，对诊断有一定特征性意义，但并非诊断所必需。有学者认为如出现铺路石样改变、裂隙状溃疡、淋巴细胞聚集和黏膜下层增宽，也可以诊断克罗恩病。该病例患者主要表现为上消化道梗阻症状，镜下见十二指肠狭窄、组织增生，但病理组织检查结果未见典型克罗恩病表现，疑诊克罗恩病。

克罗恩病的治疗，包括肠内营养、药物（柳氮磺胺砒啶、5-氨基水杨酸、糖皮质激素、免疫抑制剂、生物制剂）治疗、外科手术等。治疗方案的确定应综合考虑病变部位、形式及其活动性，这是克罗恩病药物治疗的基本原则。文献指出，内科治疗是上消化道克罗恩病的一线疗法，若同时存在回结肠病变，应一并治疗。治疗回结肠克罗恩病有效的 5-氨基水杨酸用于胃、十二指肠克罗恩病无效。H2 受体拮抗剂或质子泵抑制剂（PPI）可抑制胃酸分泌，缓解症状，常用双倍剂量 PPI 治疗。糖皮质激素控制急性期症状很有效，但对长期维持无效且有副作用。免疫抑制剂可控制黏膜炎症和疾病进展，常用作维持治疗。目前尚无英夫利昔单抗治疗胃、十二指肠克罗恩病的前瞻性研究，个案报道治疗有效。幽门球囊扩张短期内可缓解胃、十二指肠克罗恩病的梗阻症状，但复发率高，故不作为长期治疗选择。有严重或反复梗阻症状内科治疗无效的患者应行胃十二指肠或胃空肠旁路手术，约 1/3 患者需行手术治疗，90% 患者术后效果良好，腹腔镜下胃空肠吻合术创伤小，可首选。但是，狭窄成形术后克罗恩病常复发，再手术率高，术后应继续应用 PPI。

专家视野

上消化道克罗恩病是罕见病，若反复胃镜检查病理未找到恶性细胞，但发现胃壁僵硬、黏膜粗大、溃疡病灶以及十二指肠狭窄伴黏膜铺路石样改变应考虑克罗恩病可能。结肠镜及超声内镜检查有助于确诊及与浸润性肿瘤鉴别。胃镜检查发现疑似克罗恩病灶，应行结肠镜检查观察回结肠是否有病变以协助诊断。

克罗恩病病变累及胃、十二指肠时，主要表现为反复发作的深大溃疡，常伴有梗阻症状，抗溃疡治疗仅能暂时改善症状，由于与胃、十二指肠溃疡在内镜下难以鉴别，需深取活检才有可能确诊，因此容易漏诊、误诊。活动期胃、十二指肠克罗恩病的治疗应早期行肠内营养治疗，其不仅可以改善患者营养不良的状况，还可以缓解病变处炎症水肿，为后续治疗奠定基础。在肠内营养支持治疗的基础上，联合使用合适剂量的糖皮质激素及质子泵抑制剂有望取得良好疗效。除非出现需要外科手术干预的并发症，否则克罗恩病仍以内科药物治疗为主。

参考文献：

［1］COSNES J, CATTAN S, BLAIN A, et al. Long-term evolution of disease behavior of Crohn's disease

［J］. Innamm Bowel Dis, 2002, 8（4）: 244-250.

　　［2］KEFALAS C H. GATRODUODENAL Crohn's disease［J］. Proc（Bayl Univ Med Cent）, 2003, 16（2）: 147-151.

　　［3］WAGTMANS M J, VERSPAGET H W, LAMERS C, et al. Clinical aspects of Crohn's disease of the upper gastrointestinal tract: a comparison with distal Crohn's disease［J］. Am J Gastroenterol, 1997, 92（9）: 1467-1471.

　　［4］刘红春，陈世耀，马丽黎，等. 胃十二指肠克罗恩病临床及超声内镜特征［J］. 胃肠病学和肝病学杂志，2010，19（11）: 1022-1024.

病例 44　食管静脉曲张，胃窦病变

【一般情况】

患者，男，63 岁。

【主诉】

上腹部隐痛 10 余。

【现病史】

患者 10 余天前在无明显诱因下出现上腹部隐痛，进食后明显，无恶心、呕吐，无嗳气、反酸，无腹胀、腹泻。遂于 2015 年 11 月 28 日于当地医院住院治疗，查胃镜示：（食道）食管黏膜中下段见多条静脉曲张，曲张静脉直径大于 6 mm，呈结节状，伴有红色症；（胃窦）黏膜充血大弯侧后壁见直径约 2.5 cm 的山田Ⅳ型息肉，表面糜烂，活检。镜下诊断：① 胃窦腺瘤样病变（性质待定）；② 食管静脉曲张（重度）。幽门螺杆菌（-）。胃镜病理：（胃窦）黏膜示重度慢性萎缩性炎，伴肠上皮化生。完善腹部超声示脂肪肝、胆囊炎、胆囊内强回声光团，提示：① 胆囊结石；② 炎性沉积物不排除。当地医院住院期间予以抗感染、抑酸保胃等对症治疗，效果欠佳。现为求进一步治疗，收入消化科。病程中无头痛、头晕，无胸闷、气喘，胃纳一般，睡眠可，大小便正常，近期体重未见明显变化。

【既往史】

患者 10 余年前曾患肺结核，已治愈；6 年前有酒精性肝病史，具体不详。

【个人史及家族史】

饮白酒 40 余年，每天 250 ~ 300 g，余无特殊。

【入院查体】

生命体征平稳，浅表淋巴结无肿大，未见皮肤黏膜及巩膜黄染。胸廓对称、双侧呼吸动度一致、语颤均等、双侧叩诊清音，双肺呼吸音清，未闻及干、湿性啰音及哮鸣音，心界不大，心音清、律齐、各瓣膜听诊区无杂音，腹平坦，未见肠型、蠕动波，腹壁软、无压痛、未触及包块，肝、脾未触及，肝区无叩痛，肠鸣音正常。其余体格检查大致正常。

【入院分析】

老年男性，因上腹部不适入院诊治，当地行胃镜及腹部超声检查，见胃窦后壁隆起，活检示萎缩性胃炎、肠上皮化生，食管静脉曲张，胆囊结石。患者上腹部隐痛考虑与慢性胃炎相关。胃镜下发现胃窦部病灶需要与以下疾病鉴别：

（1）胃腺瘤：占胃良性肿瘤的75%，60～70岁患者多见，可恶变，常见于胃窦部，肉眼观察呈息肉状，可单发或多发。患者胃镜下胃窦隆起表现为息肉样，表明糜烂，不排除早癌可能，病理可资鉴别。

（2）胃间质瘤：发病高峰50～70岁，患者多因消化道出血或腹部包块就诊。可分为黏膜下、浆膜下和壁内型，绝大多数单发，其中约2%可恶变。内镜下表现为圆形或球形隆起，与周围边界明显，表面黏膜光滑，颜色同周围黏膜，超声内镜与病理可资鉴别。

（3）胃淋巴瘤：患者可表现胃局部占位或全身淋巴瘤累及胃，后者多伴其他部位淋巴结肿大，多伴有发热、盗汗、消瘦等全身症状，活检病理可明确诊断。

【院内观察与分析】

患者因上腹部不适至医院就诊，胃镜检查发现胃窦隆起性病变，当地医院活检未发现癌前病变及恶性细胞，但胃镜下见病灶表面糜烂，早癌待排查。需要胃镜及病理复检。遂于2015年12月14日在我院查超声胃镜示（图44-1）：食管距离门齿25 cm处以下见四条曲张静脉，呈球形，红色征阳性。胃窦部后壁见一隆起，表面粗糙、糜烂，可见血栓头。超声：胃窦隆起处见稍低回声团块凸向腔内，内部回声欠均匀，内部及基底部见较粗血管影，似起源于黏膜层。肿瘤标志物未见异常。上腹部增强CT示（图44-2）：胃窦部局部略增厚，动脉期可见小结节样强化影。输血前八项：乙型肝炎表面抗体阳性，乙型肝炎e抗体阳性，乙型肝炎核心抗体可疑阳性。血常规：白细胞计数 2.57×10^9/L，红细胞计数 3.02×10^{12}/L，血小板计数 64×10^9/L，提示三系减低。生化：白蛋白 32.6 g/L，谷草转氨酶 53.0 U/L，γ-谷氨酰转肽酶 180.8 U/L。进一步完善上腹部CT（平扫＋增强）：胃窦部病变，请结合胃镜；肝硬化，食管胃底静脉曲张；胆囊结石，胆囊炎，胆囊窝积液。结合患者现有检查结果，肝硬化诊断明确，导致食管静脉曲张、脾功能亢进，致血细胞三系减低及低白蛋白血症，其肝病可能与乙肝病毒感染及长期大量饮酒史相关。查粪常规：粪隐血试验弱阳性，提示有少量消化道出血存在，其病因可能为肝硬化并食管静脉曲张。

【诊断】

1. 胃窦病变性质待定；2. 食管静脉曲张；3. 肝硬化。

【治疗及随访】

入院后予以保肝、护胃、止血、营养支持等对症治疗。于2016年12月16日行食管静脉曲张套扎术：食管曲张静脉自贲门口螺旋向上给予套扎，共21环，过程顺利。2016年1月13日在全麻下行胃ESD术，检查示：胃窦大弯侧后壁见一息肉样隆起，表面分叶状，大小约 1.0 cm×1.2 cm。内镜前端置放透明帽，病灶周边氩气标记，基底部注射生理盐水＋靛胭脂＋肾上腺素，抬举征良好。KD-620LR刀切开病灶边缘，KD-611L刀逐步分

离，见病灶起源于黏膜层，少量与黏膜下层粘连，继续分离，完整大块切除病灶，创面用
KD610L 电凝及氩离子凝固术（APC）止血后使用 2 枚钛夹缩小创面。术后予以抑酸、止
血、营养支持治疗。胃 ESD 术后病理示：中度慢性浅表性炎，中度肠上皮化生，伴局灶
腺上皮轻度不典型增生，局部腺上皮呈增生性息肉改变。随访：患者出院后一般情况可，
未出现消化道出血，未复查电子胃镜。

病例讨论

上腹部疼痛、不适是消化系统疾病最常见的症状，慢性胃炎、消化性溃疡、功能性消
化不良以及消化系统恶性病变均可引起腹痛不适。常见引起上腹隐痛的消化系统疾病有：
① 慢性胃炎，缺乏特异性症状，症状的轻重与胃黏膜的病变程度并非一致。可无明显症
状或有程度不同的上腹隐痛、食欲减退、餐后饱胀、反酸等，与幽门螺旋杆菌感染、饮
食、药物等相关。② 消化性溃疡，好发于胃及十二指肠，与胃酸分泌过多、幽门螺杆菌
感染和胃黏膜保护作用减弱等因素相关，以反复周期性发作的上腹痛为特点，疼痛多呈钝
痛、灼痛或饥饿痛，一般较轻，持续性剧痛提示溃疡穿透或穿孔。③ 功能性消化不良。
是常见的功能性胃肠病，分为餐后不适综合征和上腹疼痛综合征两个亚型。临床表现为上
腹痛、上腹胀、早饱、嗳气、食欲不振、恶心、呕吐等，可单独出现或以一组症状群呈
现。排除器质性病变，并通过功能检查确认后可诊断。④ 上消化道占位。如胃息肉、胃
腺瘤、胃间质瘤、胃黏膜相关淋巴瘤、胃腺癌等，除了有上腹部疼痛、反酸、嗳气等症
状，还会伴有低热、消瘦、乏力、消化道出血等临床表现，及时的上腹部增强 CT 及内镜
检查对诊断十分重要。

不典型增生即增生的上皮细胞形态和结构出现一定程度的异型性，但还不足以诊断为
癌，它是从良性病变到恶性病变的中间站，是由量变到质变的关键点，因此，也称之为
"癌前病变"。1988 年 Correa 提出了胃癌的发生模式即"正常胃黏膜 → 浅表性胃炎 → 萎缩
性胃炎、肠上皮化生、不典型增生 → 胃癌"。一般情况下，患者年龄、性别、病变的部位、
大小、组织类型、息肉特点均是恶变的相关风险因素。轻度不典型增生的癌变率是 2.27%，
早期干预可改善患者预后。

该病例患者临床症状不典型，完善上腹部 CT 及胃镜检查后，发现胃窦部后壁见一隆
起，表面粗糙、糜烂，考虑胃窦隆起病变性质待定，评估病情后行胃 ESD 切除，术后病理
提示局灶轻度不典型增生，为癌前病变。临床工作中，X 线气钡双重造影、CT、超微量胃
液系列筛查法、血清胃蛋白酶原水平检测、抗胃癌单克隆抗体 AH5 监测、新鲜胃黏膜细胞
筛查法、血清胃癌相关抗原 MG7 及其他如 CEA、CA19-9、CA125、CA72-4 等生化或生物
标记物监测是筛查胃部恶性病变的常用手段，但是其灵敏性和特异性都不及内镜检查。一

些可疑的病变、不能肯定的病变可以通过内镜加活检病理检查得到确诊。胃黏膜不典型增生是目前公认的胃癌前病变，该病变只能通过内镜检查加活检才能明确诊断。随着内镜技术的进步，特别是内镜下黏膜切除术（EMR）和内镜黏膜下剥离术（ESD）被广泛应用，不仅能安全地将较大病灶完整、大块切除，改善患者预后，而且，剥离的病变组织还能提供完整的组织学诊断资料。但是 EMR 和 ESD 不适用于常规内镜诊断，因为其操作时间相对长，并且存在潜在的并发症风险，因此在临床实践中，需要权衡利弊，使患者利益最大化。

　　本例患者外院胃镜示胃窦黏膜充血大弯侧后壁见直径约 2.5 cm 的山田 Ⅳ 型息肉，病理示重度慢性萎缩性炎，伴肠上皮化生，我院进一步完善超声胃镜示：胃窦隆起处见稍低回声团块凸向腔内，内部回声欠均匀，似起源于黏膜层。根据辅助检查结果，不能完全排除恶性病变可能，遂决定予内镜下手术（ESD 术）治疗，术后病理发现局灶轻度不典型增生，不仅诊断得以明确，患者的胃部病变也得到了妥善的治疗。

　　胃部癌前病变可采用外科手术或内镜下手术治疗。随着内镜技术的发展，相较于外科手术，内镜治疗有创伤小、花费少、术后并发症少、恢复快的优势，在癌前病变的治疗中，现已成为主流。与 EMR 比较，ESD 对病变进行整块切除，可以一次性切除较大病灶，并且切除病灶的深度达到固有肌层，不但实现了大面积病变的整块切除，还提供了准确的病理分期、降低了病灶的残留率，达到预防复发的目的。ESD 操作时应特别注意观察内镜下创面有无肿瘤残留、是否完整切除了病灶。同时还需对术后完整切除的标本行组织学检查，以进一步了解肿瘤的大小和浸润深度、切缘是否完整、根部是否累及和肿瘤生物学特征等信息，必要时追加外科手术治疗。内镜下 ESD 治疗的并发症包括疼痛、出血和穿孔。术后疼痛程度多较为温和；出血是最常见的并发症，多发生在术中或术后 24 h 内；穿孔是最危险的并发症。一般在麻醉保护下进行 ESD 治疗，不仅可有效抑制消化道内平滑肌蠕动，减少分泌，保证视野清晰，还可有效降低术中及术后并发症的发生。该病例患者术前诊断尚不明确，活检发现萎缩性胃炎、肠化生的癌前征象，但活检结果不能代表整块病变的病理性质，结合胃镜下病变的形态特点及超声胃镜检查结果，最后选择 ESD 治疗，整块切除病灶，未有残留，术后病理证实局灶轻度不典型增生，患者预后良好。

专家视野

　　胃癌前病变包括慢性萎缩性胃炎、肠化生和胃黏膜上皮不典型增生。虽然不是所有的癌前病变都能发展成为胃癌，但从预防及早期发现角度，对这类病变应当谨慎处理。正确掌握癌前病变的诊断和合理处置方式，特别是对重度的或疑似癌变的异型增生，采用手术切除或内镜治疗的手段，对患者的健康及我国有限的医疗资源的合理配置均有重要意义。

　　胃癌的早期诊断和治疗可以使胃癌的 5 年存活率达 90% 以上。病灶直径大于 20 mm、表面充血、表面溃疡的胃低级别上皮内瘤变可能存在或进展为高级别上皮内瘤变，应积极行 EMR 或 ESD 诊断性切除，可以更加准确地提供诊断和治疗方案。

胃癌外科根治术、淋巴结清扫术曾经被认为是早期胃癌的首选治疗方案，黏膜内癌和黏膜下癌的外科根治术后 5 年生存率高达 99%、96%，但根治手术相关并发症发生率及死亡率分别高达 43% 和 6.5%。外科术后病人常并发早饱、吞咽困难、反流、腹部不适等症状，生活质量与进展期胃癌相似。此外，治疗胃癌前期病变昂贵的手术费用、手术所造成的创伤以及较长的恢复时间增加了患者身体、精神和经济负担。

内镜下治疗早期胃癌的报道最早见于 1974 年，内窥镜下黏膜切除术现有两种方式：EMR 和 ESD。EMR 技术在 1984 年首次报道，ESD 技术是由 EMR 发展而来。胃的良性肿瘤，如胃息肉、平滑肌瘤、异位胰腺、脂肪瘤等，通过 ESD 治疗可完整切除病灶。ESD 在对较大病变、溃疡性病变完整切除及提供准确的病理诊断方面具有 EMR 无法比拟的优势。同外科手术相比手术风险、麻醉意外发生率低，创伤小，恢复快。正是因为这些优点，其正逐步成为与外科手术并列的早期胃癌标准治疗方法。

参考文献：

[1] ONOZATO Y, ISHIHARA H, IIZUKA H, et al. Endoscopic submucosal dissection for early gastric cancers and large flat adenomas [J]. Endoscopy, 2006, 38（10）: 980–986.

[2] 於亮亮，吴加国，刘启芳，等. 胃黏膜低级别上皮内瘤变内镜黏膜下剥离术后病理出现升级的危险因素 [J]. 中华消化杂志，2017，37（9）: 598–601.

[3] ONO H, KONDO H, COTODA T, et al. Endoscopic mucosal resection for treatment of early gastric cancer [J]. Gut, 2001, 48（2）: 225–229.

[4] 周平红，姚礼庆，秦新裕. 内镜黏膜下剥离术在早期胃肠肿瘤中的应用与评价 [J]. 中华胃肠外科杂志，2010，13（5）: 324–326.

[5] PARK S Y, JEAN S W, JUNG M K, et al. Long-term follow-up study of gastric intraepithelial neoplasias: progression from low-grade dysplasia to invasive carcinoma [J]. Eur J Gastmenteml Hepatol, 2008, 20: 966–970.

[6] JUNG M K, JEAN S W, PARK S Y, et al. Endoscopic characteristics of gastric adenomas suggesting carcinomatous transformation. Surg Endosc, 2008, 22: 2705–2711.

[7] ODA I, GOTODA T, HAMANAKA H, et al. Endoscopic submucosal dissection for early gastric cancer: technical feasibility, operation time and complications from a large consecutive series [J]. Dig Endosc, 2005（17）: 54–58.

[8] KOJIMA T, PARRA-BLANCO A, TAKAHASHI H, et al. Outcome of endoscopic mucosal resection for early gastric cancer: review of the Japanese literature [J]. Gastrointest Endosc, 1998, 48（5）: 550–554.

病例 45　幽门梗阻（克罗恩病）

【一般情况】

患者，女，29岁，已婚，汉族。

【主诉】

反复进食后呕吐2年余，再发2个月。

【现病史】

患者2年前无明显诱因下出现进食后呕吐，呕吐物为胃内容物，多于餐后半小时出现，多次在外院及我院查胃镜示：十二指肠球部狭窄。病理示：溃疡性十二指肠炎伴胃上皮化生。5个月前开始解糊状便，每日2~3次，2015年3月9日住院治疗，查肠镜：直乙结肠炎症。腹盆部CT平扫＋增强＋小肠造影：胃幽门部及十二指肠球部壁增厚；部分小肠管壁增厚改变，排除克罗恩病；十二指肠水平部充盈欠佳，考虑存在肠系膜上动脉压迫综合征。予以"美沙拉嗪片，每次2片，每日4次"，辅以抑酸、调节肠道菌群等治疗后症状缓解。2个月前患者再次出现进食后呕吐，饮水后即可出现，伴上腹部胀痛、反酸、胃灼热，无肛门停止排气排便，无畏寒、发热，无腹泻、黑便，2015年7月23日外院胃镜示：幽门口组织增生至不全梗阻，十二指肠降部狭窄，胃潴留。于2015年7月29日行"幽门狭窄球囊扩张术"，并口服"美沙拉嗪片，每次2片，每日4次"治疗，2015年8月10日至我院住院治疗，查粪便厌氧菌培养示艰难梭菌阳性，予甲硝唑治疗。病程中，患者合并肛瘘，进食少，小便正常，睡眠尚可，2年间体重下降约10 kg。

【既往史】

2006年行"乳腺纤维瘤手术"，2010年行"剖宫产术"，乙肝"小三阳"。

【个人史及家族史】

无特殊。

【入院查体】

生命体征平稳，浅表淋巴结无肿大，胸廓对称、双侧呼吸动度一致、语颤均等、双侧叩诊清音，双肺呼吸音清，未闻及干、湿性啰音及哮鸣音，心界不大，心音清、律齐、各瓣膜听诊区无杂音。腹平软，无腹壁静脉曲张，中下腹见一长约8 cm手术疤痕，全腹无压痛、反跳痛及肌紧张，未触及包块，Murphy 征（－），麦氏点无压痛，肝脾肋下未及，左侧腹部振水音（＋），移动性浊音（－），肝区、肾区无叩击痛，肠鸣音正常。其余体格检查大致正常。

【入院分析】

年轻女性，进食后呕吐，病因主要考虑消化系统疾病、内分泌系统疾病及中枢神经系统疾病。

（1）消化系统常见引发呕吐的疾病。急性胃肠炎、胆囊炎、胰腺炎、幽门梗阻、肠梗阻等。该患者缓慢起病，病程长，无急性感染症状，无明确腹部体征，暂时不考虑急性胃肠炎、胆囊炎及胰腺炎。腹部 CT 提示胃幽门部及十二指肠球部壁增厚，胃镜示幽门口组织增生至不全梗阻，临床表现为餐后半小时呕吐胃内容物，病因为幽门梗阻可能性大。常见的幽门梗阻为急性胃炎、溃疡所致幽门管充血、水肿，导致管壁增厚、管腔狭窄，患者病程长，症状反复、迁延，不符合急性炎症水肿的发病特点；其次考虑幽门管溃疡修复导致的瘢痕增生所致管腔狭窄，引发梗阻，符合患者胃镜检查结果。但幽门管溃疡的原因又包括单纯消化性溃疡、胃泌素瘤所致溃疡、克罗恩病、结缔组织病等，还需要进一步检查明确。

（2）餐后呕吐胃内容物可能与胃动力障碍相关，如糖尿病胃轻瘫，行胃排空检查可协助诊断。但该病例患者年轻，并且无慢性疾病史，该病因可能性小。

（3）腹部 CT 提示十二指肠水平部充盈欠佳，考虑存在肠系膜上动脉压迫综合征，此病多发生于体型偏瘦患者，肠系膜上动脉由于缺少脂肪垫的支撑，形成较小的夹角压迫十二指肠水平部或升部，导致肠腔狭窄，张发呕吐胃内容物及胆汁。胃镜检查提示患者十二指肠球部狭窄，在水平部以上，并且患者呕吐物中未见胆汁，不完全符合此类疾病。

（4）患者为青年女性，体型较瘦，除呕吐外，伴有大便不成形、次数增多，腹部不适症状，合并肛瘘，考虑克罗恩病可能，腹部 CT 提示部分小肠管壁增厚改变，需排除克罗恩病。克罗恩病可累及全消化道，呈跳跃性分布，内镜下表现为间断性分布的纵行溃疡，累及肌层，瘢痕增生修复可致消化道管腔狭窄，出现消化道梗阻症状，结合本病例临床表现及辅助检查结果，克罗恩病可能性大，病理检查可进一步明确诊断。

（5）激素分泌异常、中枢系统占位、中枢神经系统感染、精神因素等也可导致呕吐，但内镜检查多为阴性，与此病例不符。

【院内观察与分析】

患者入院后间断性呕吐，2015 年 8 月 13 日行超细胃镜示（图 45-1）：见胃体、胃底大量潴留液，胃窦黏膜红白相间，局部充血，幽门口变形狭窄，环腔结节样组织增生，超细胃镜勉强通过，十二指肠球部变形，黏膜充血水肿明显，并见结节样增生，球降交界处黏膜水肿明显，未见溃疡，管腔狭窄，超细胃镜尚能通过。肠镜检查未见明显异常。嘱患者将病理切片送至浙江邵逸夫医院，结果回报：倾向于克罗恩病。8 月 31 日胃疾病多学科协作讨论后，认为患者克罗恩病诊断明确，幽门及十二指肠狭窄手术治疗效果不能明确，且患者营养状况差，难以耐受手术，建议内科保守治疗。内科治疗包括置入鼻腔肠管或胃造瘘加强肠内营养，同时加速升阶梯治疗方案可使患者更大获益。9月1日尝试内镜下置入鼻腔肠管，见：幽门变形，十二指肠球部及球降交界处见黏膜充血、水肿、结节状增生，管腔狭窄，超细胃镜能勉强通过，放置肠管失败。9月2日介入下放置鼻腔肠管成功，予以肠内营养混悬液行肠内营养，有助于加强营养支持并帮助建立正常的肠道菌群。9月6日患者体重较前增加1 kg。患者病程长、病变累及上消化道、合并肛周病变均为高危因素，综合考虑患者病情，有类克治疗指征，但患者幽门口及十二指肠球部充血水肿、狭窄明显，不排除类克治疗后出现瘢痕挛缩致梗阻加重可能；并且患者合并乙肝，乙肝"小三阳"，乙肝病毒DNA定量正常范围，运用免疫抑制剂治疗有加重病毒感染的可能，请感染科会诊后，予恩替卡韦抗病毒治疗；于9月12日行第1次英夫利西单抗治疗。

【诊断】

克罗恩病。

【治疗及随访】

予以抑酸护胃、抗真菌、保护肠道黏膜等对症治疗，患者合并乙肝，同时予以口服恩替卡韦抗病毒治疗。经鼻肠管予肠内营养混悬液行肠内营养支持治疗，辅以地衣芽孢杆菌口服调节肠道菌群。在予恩替卡韦抗病毒治疗的同时，2015年9月12日行第1次英夫利西单抗治疗，至2017年12月18日患者一共接受了18次英夫利西单抗治疗，患者逐渐可以进食，临床症状明显改善。2018年4月20日患者复查电子胃镜：幽门及十二指肠球部见增生性结节形成，管腔狭窄，镜身勉强通过，降部未见明显异常。患者目前无腹痛、腹胀，无恶心、呕吐，大便每日一次，粪便为稀便，无黏液、脓血，有肛瘘，体重无减轻。

病例讨论

进食后呕吐胃内容物，主要考虑消化系统疾病、内分泌系统疾病及中枢神经系统疾病。① 消化系统器质性疾病：急性胃肠炎、肝炎、胆囊炎、胰腺炎，幽门梗阻、肠梗阻等，消化道管腔内占位、溃疡后瘢痕挛缩、克罗恩病等均可造成消化道梗阻，使患者出现呕吐症状。② 餐后呕吐胃内容物，可能与胃动力障碍相关，如糖尿病胃轻瘫，功能性消化不良。③ 消化道管腔外病变压迫致消化管道梗阻，如晚期肿瘤、肠系膜上动脉夹角减小等。④ 中枢系统占位、中枢神经系统感染、精神性厌食等也可导致恶心、呕吐。

克罗恩病是一种慢性炎性肉芽肿性疾病，口腔至肛门各段消化道均可受累，呈节段性或跳跃式分布，多见于末段回肠和邻近结肠。临床表现为腹痛、腹泻、体重下降、腹部包块、瘘管形成、肠梗阻等，伴有发热等全身症状及关节、皮肤、眼、口腔黏膜等肠外损害。

克罗恩病发病年龄多在 15～30 岁，但首次发作可出现在任何年龄组，男女患病率近似，欧美发病率高，近年来随着生活方式的改变以及结肠镜检查的普遍开展，我国克罗恩病发病率亦有逐年上升的趋势。

在克罗恩病患者中，胃、十二指肠病变的发病率为 0.5%～4%，其中，梗阻型胃、十二指肠病变最多见，其次是溃疡型及内瘘型。据文献报道，胃部克罗恩病发病年龄（平均 19.2 岁）比常见部位克罗恩病（平均 23.1 岁）低 4 年。

"患者为年轻女性，进食后半小时出现呕吐，呕吐物为胃内容物，无明显腹痛腹胀，解糊状便 2～3 次／日；超细胃镜示幽门口变形狭窄，环腔结节样组织增生，超细胃镜勉强通过，十二指肠球部变形，黏膜充血水肿明显，并见结节样增生；病理倾向于克罗恩病，小肠 CT 示部分小肠管壁增厚改变，肠镜未见明显异常"均为克罗恩病的临床线索。电子胃肠镜、小肠 CT、胶囊内镜等有助于诊断，联合镜下活检行病理组织检查可确定诊断。克罗恩病临床表现多样化，症状常常不典型，同时缺乏特异性的实验室诊断指标，诊断有一定难度。确诊除临床表现（症状＋体征）、内镜检查（黏膜铺路石样改变、裂隙样溃疡、跳跃样病损等）、小肠 CT、胶囊内镜外，须得到病理组织学（非干酪性肉芽肿）证实。然而，相当一部分克罗恩病患者病理组织中并不能检出肉芽肿，说明非干酪样肉芽肿是克罗恩病的一种病理改变，对诊断有一定特征性意义，但并非诊断所必需。有学者认为如出现铺路石样改变、裂隙状溃疡、淋巴细胞聚集和黏膜下层增宽，也可以诊断克罗恩病。该病例患者主要表现为上消化道梗阻症状，伴有大便次数增多、糊状便，镜下见幽门部及十二指肠狭窄、组织增生，病理组织证实克罗恩病，诊断明确。

克罗恩病累及胃部时多无特征性的临床表现，常表现为上腹痛，进食及服用抗溃疡药物后可暂时缓解，部分患者可出现恶心、呕吐、发热、大便隐血阳性、消瘦等；胃窦受累时常伴有梗阻症状，全胃受累可出现食欲减退、早饱、上消化道出血及贫血表现等。

克罗恩病的治疗方案应根据病变的部位、形式及是否为活动期来制定。轻度病变仅结肠受累者以口服柳氮磺胺吡啶为主，小肠或回结肠受累者口服 5- 氨基水杨酸或糖皮质激素；中度病变结肠受累者口服 5- 氨基水杨酸或糖皮质激素，小肠或回结肠受累者以糖皮质激素治疗为主；重度病变者以糖皮质激素、生物制剂、外科手术治疗为主。

克罗恩病所致的幽门梗阻目前尚无理想的治疗方案，球囊扩张术可短期缓解梗阻症状；对于内科治疗无效、反复发作梗阻的患者需要手术干预，并在术后应用质子泵抑制剂（PPI）抑制胃酸分泌（通常双倍剂量），从而缓解临床症状。

专家视野

克罗恩病是节段性炎症性病变，可累及消化道任何部位，以末端回肠和升结肠最多见，食管、胃和十二指肠等上消化道克罗恩病罕见，且常伴回结肠病变。胃镜检查发现疑似克罗恩病灶，应行结肠镜检查观察回结肠是否有病变，以协助诊断。

对于胃或十二指肠溃疡患者，特别是伴有幽门梗阻的患者（尤其是年龄较小的患者），常规抗溃疡治疗疗效不佳时要考虑胃和（或）十二指肠克罗恩病的可能，内镜检查时应在保证安全的情况下取深部组织活检。尽早实行肠内营养是治疗上消化道克罗恩病的基石，不仅可以纠正营养不良，还可以起到抗炎、减轻病变局部水肿的效果。适时的使用激素及质子泵抑制剂（PPI）可以较好地缓解患者临床症状，如果内科治疗效果不佳，消化道梗阻无法解除甚至进一步加重，则需要外科手术治疗，以免贻误患者病情，影响预后。

参考文献：

［1］郑家驹，史肖华，竺霞霜，等. 我国克罗恩病不同年代发病率及患病率的比较［J］. 中华内科杂志，2011（7）：597-600.

［2］COSNES J, CATTAN S, BLAIN A, et al. Long-term evolution of disease behavior of Crohn's disease［J］. Innamm Bowel Dis, 2002, 8（4）：244-250.

［3］郑家驹，史肖华，褚行琦，等. 克罗恩病临床特征以及诊断和治疗选择［J］. 中华内科杂志，2002，41（9）：581-585.

［4］KEFALAS C H. Gastroduodenal Crohn's disease［J］. Proc（Bayl Univ Med Cent），2003, 16（2）：147-151.

［5］谢颖，朱维铭，李宁，等. 胃十二指肠克罗恩病的治疗［J］. 肠外与肠内营养，2012，19（5）：257-259.

［6］WAGTMANS M J, VERSPAGET H W, LAMERS C, et al. Clinical aspects of Crohn's disease of the upper gastrointestinal tract：a comparison with distal Crohn's disease［J］. Am J Gastroenterol, 1997, 92（9）：1467-1471.

病例 46　反复上腹痛 7 年余，胃镜示胃体溃疡

【一般情况】

患者，女，70 岁，已婚，汉族。

【主诉】

上腹胀痛 7 年余，加重 1 月。

【现病史】

患者 7 年间反复胸骨后、上腹部、背部阵发性隐痛伴嗳气，与进食无关，无反酸、无恶心、呕吐、无呕血、黑便。服用"护胃药物"（具体不详）后可好转。一月前再次出现疼痛伴嗳气，疼痛性质同前，服用护胃药物后不能缓解。至南京市浦口区中心医院就诊，1 月前行胃镜检查：胃体前壁小弯侧近贲门见大小约 0.6 cm×1.8 cm 溃疡，覆白苔，边缘水肿。南京市军区总院会诊病理诊断：（体前壁 3 块）黏膜内淋巴组织高度增生，结合免疫组化标记及 B 系基因重排检测结果，疑为黏膜相关淋巴组织边缘区 B 细胞淋巴瘤。建议正规抗幽门螺杆菌（HP）治疗。HP 值：阴性。患者接受抗 HP 治疗后未好转。遂于我院门诊就诊，为求进一步治疗收住入院。病程中患者无发热，无腹泻，无恶心呕吐、无呕血黑便。一般状况可，精神睡眠可，饮食正常，二便正常，体重无明显下降。

【既往史】

2 年前因胆总管结石行经内镜逆行胰胆管造影（ERCP）取石治疗。有胆囊切除手术史 20 余年，有冠心病冠脉搭桥手术史 20 余年，一直口服瑞舒伐他汀、拜阿司匹林。其余无特殊。

【个人史及家族史】

无特殊。

【入院查体】

生命体征平稳，浅表淋巴结无肿大，无杵状指（趾），咽部充血，胸廓对称、双侧呼吸动度一致、语颤均等、双侧叩诊清音，双肺呼吸音清，未闻及干、湿性啰音及哮鸣音，心界不大，心音清、律齐、各瓣膜听诊区无杂音，腹平坦，未见肠型、蠕动波，腹软，上腹轻压痛，未触及包块，肝、脾未触及，肝区无叩痛，肠鸣音正常。其余体格检查大致正常。

【入院分析】

（1）患者老年女性，主因"上腹胀痛 7 年余，加重 1 月"入院。

（2）既往有胆囊结石切除史、冠心病搭桥手术史。

（3）入院查体：上腹轻压痛，无反跳痛及肌紧张。

（4）外院胃镜示胃体溃疡，病理示黏膜相关淋巴组织边缘区 B 细胞淋巴瘤，已行 HP 根除治疗。

（5）患者胃镜病理提示胃黏膜相关淋巴组织淋巴瘤，行 HP 根除治疗腹痛无明显好转，既往有胆囊切除史、胆总管结石取石病史、冠心病冠状动脉搭桥手术史，胰腺炎、胆管结石、心绞痛不能排除，需完善淀粉酶、心电图、心肌酶谱、心肌标志物等检查，排除禁忌后行超声胃镜检查，进一步明确胃体溃疡性质。

【院内观察与分析】

血尿粪常规、凝血、血清淀粉酶、心肌标志物未见明显异常。心电图：① 窦性心律；② 左心室高电压（R Ⅰ > 1.5 mV、RavL > 1.2 mV、R Ⅰ +S Ⅲ > 2.5 mV）；③ 部分导联 T 波改变：TV_3、V_4 低平。全腹部 CT：胃窦部胃壁增厚，胃癌可能，请结合胃镜检查；肝脏微小囊肿；胆囊未见明确显示，肝内外胆管略扩张（图 46-1）。超声胃镜检查示：胃体小弯侧近贲门见 0.6 cm×1.8 cm 溃疡，表面略凹陷及覆盖白苔，周边黏膜充血、水肿（图 46-2）。胃窦部大弯侧偏前壁见一隆起，表面光滑。超声所见：胃体小弯侧溃疡病变处黏膜层稍增厚，中央略凹陷，内部回声欠均匀，黏膜下层及固有肌层尚完整；胃窦部大弯侧偏前壁隆起处呈高回声改变，内部回声均匀，起源于黏膜下层，截面大小约 0.7 cm×0.3 cm（图 46-3）。诊断：① 胃体溃疡性质待定；② 胃窦隆起（脂肪瘤可能）；③ 慢性胃炎。肠镜检查：未见明显异常。

【诊断】

1. 胃体溃疡性质待定；2. 胃窦隆起（脂肪瘤可能）；3. 慢性胃炎；4. 高血压。

【治疗及随访】

予用雷贝拉唑钠、磷酸铝保护黏膜，康复新液修复黏膜，卡络磺钠氯化钠止血治疗后症状缓解出院。出院后免疫球蛋白重链/轻链基因重排克隆性检测结果回报为阳性，胃镜病理免疫组化示：（胃体溃疡）增生的淋巴组织示 CD20（++），Pax-5（+），Bcl-2（+），CD3（−），CD5（−），CD43（−），CK-pan（−），CD38（−），CD21（滤 泡 网+），Igκ（+），Igλ（+），CD23（−），Cyclin D1（−），Ki67（散+）。结合 HE 切片及分子病理免疫球蛋白重链/轻链基因重排克隆性检测结果为阳性，本例符合黏膜相关淋巴组织结外边缘区 B 细胞淋巴瘤（MALT 淋巴瘤），局灶浸润黏膜肌。后患者于江苏省肿瘤医院放疗后病变消退，并定期复查胃镜，至 2018 年 5 月随访未发现复发。

病例讨论

　　黏膜相关淋巴组织淋巴瘤（mucosa associated lymphoid tissue lymphoma，MALT lymphoma）指长期抗原刺激使与黏膜上皮相关的淋巴组织产生免疫应答及局部炎症，发生免疫反应性淋巴增殖，由良性到恶性，产生异常克隆而导致淋巴瘤。可发生于胃、肠道、肺、胸腺、乳腺、腮腺、泪腺、结膜等多处解剖部位，在众多的发生部位中，胃肠道是 MALT 淋巴瘤的最常见部位，占全部 MALT 淋巴瘤的 50%。而在胃肠道 MALT 淋巴瘤中，胃 MALT 淋巴瘤占 85%。近年来自流行病学和临床治疗学方面的资料证明该病的发生、发展与幽门螺杆菌（*Helicobacter pylori*，HP）感染有关，约 92% 的胃 MALT 淋巴瘤患者存在 HP 感染，提示 HP 感染可能是胃 MALT 的致瘤因子。

　　在西方国家，胃 MALT 淋巴瘤多见于 50～70 岁患者，高峰发病年龄在 70 岁左右，国内 MALT 淋巴癌高峰发病年龄较国外偏低，平均较胃癌高峰发病年龄年轻 10 岁。该病起病隐匿，且无特异性，可表现为腹部不适、腹痛、食欲下降、体重减轻、呕血、黑便等。

　　胃镜检查是胃 MALT 淋巴瘤的主要诊断手段。根据肿瘤大体形态可分为溃疡型、隆起型和浸润型。病变在胃窦部多见，大小、形态均不规则，黏膜下浸润表现为鹅卵石样外观或胃壁僵硬。胃癌的各种形态它都可出现。故易于误诊为胃癌。胃 MALT 淋巴瘤与胃癌的区别点主要包括：① 病变数目多范围广泛，多数在胃内两个以上区域出现病灶有跨区域、跨幽门损害，并在十二指肠及食管出现病灶；② 胃壁纤维组织增生很少，故仍有一定的伸展性；③ 肿瘤质地柔软；④ 皱襞粗大，多围绕在肿块周围，而无向心性集中。

　　超声内镜检查可以看到胃的淋巴瘤多起源于黏膜淋巴组织，因而在行胃镜检查时可出现正常或仅有糜烂炎症等表现，若活检没有达到足够深度会出现假阴性的结果。若用超声胃镜检查，会发现胃壁五层结构的变化，因而可提高诊断率。

　　由于胃 MALT 淋巴瘤的一些高恶性度成分存在于胃壁深处，且胃 MALT 淋巴瘤具有多灶性等特点，因此对于可疑病例活检时要注意多处、多次钳取标本，取材要深，有条件可行黏膜下切除，以提高术前确诊率。由于病变原发于黏膜深层，又常伴随炎症，故一次活检阴性不能否定诊断。

　　目前胃 MALT 淋巴瘤的诊断采用组织学诊断为基础，免疫组化、分子生物学三结合的模式。MALT 淋巴瘤本质就是滤泡边缘区 B 细胞淋巴瘤，免疫组化检测呈泛 B 抗原阳性，肿瘤细胞其免疫表型表达 CD19、CD20、CD79α 抗原阳性，细胞表面 Ig 阳性，而 CD5、CD10 和 CD23 抗原为阴性。正常 B 淋巴细胞免疫球蛋白重链 IgH 基因重排为多克隆性，而恶性 B 细胞肿瘤表现为单克隆性。因此，可通过检测病变组织中单克隆 IgH 基因重排，协助诊断。

　　胃 MALT 淋巴瘤的主要治疗方法包括：① 根除 HP 治疗：许多研究提示早期胃 MALT 淋巴瘤应用根除 HP 治疗后可以达到完全消退。根除 HP 治疗的反应因肿瘤的浸润深度不同而不同，肿瘤消退率在肿瘤浸润黏膜层、黏膜下层、肌层和浆膜层的患者中分别为78%、43%、20%和25%。对有淋巴结转移的胃MALT淋巴瘤患者抗HP治疗无效。② 局部放疗：胃MALT淋巴瘤对放疗敏感，5年生存率为80%。局部放疗主要适用于病变局限于胃的Ⅰ期、Ⅱ₁期患者，以及病变不可切除或有肿瘤残留、复发的患者。③ 联合化疗：对于不能手术切除的Ⅱ₂期以上的进展病例，目前公认联合化疗是第一选择。联合化疗也适用于抗HP治疗、局部放疗和手术治疗无效的患者，也可作为根除HP治疗、手术治疗和放疗的辅助治疗。目前主张采用CHOP方案作为一线治疗方案。④ 手术治疗：淋巴瘤是全身性疾病，手术治疗因其对生活质量的影响和手术并发症问题，已经不再是胃淋巴瘤的首选治疗方案，仅在患者发生消化道出血、穿孔及梗阻等并发症时，或经保守治疗后仍有局灶残留者才选择手术治疗。

本例患者超声胃镜提示病变位于黏膜层，黏膜下层及固有肌层完整，病理免疫组化示CD20、Pax-5（＋），CD5、CD23（－），病理免疫球蛋白重链/轻链基因重排克隆性检测结果为阳性，符合胃MALT淋巴瘤诊断。病理确诊后行Hp根除治疗后病变未消退，后选择局部放疗，取得了较好的疗效。

专家视角

胃MALT淋巴瘤属于低度恶性淋巴瘤，该病大多为局限性病变，且进展缓慢，但部分可向高度恶性的弥漫性大B细胞淋巴瘤转化。诊断原发性胃淋巴瘤需排除继发性淋巴瘤。通常采用Dawson原发性胃肠淋巴瘤诊断标准：① 无浅表淋巴结肿大；② 无肝、脾肿大；③ 周围血白细胞分类正常；④ 胸片无纵隔淋巴结肿大；⑤ 手术时除区域淋巴结受累外，未发现其他肿块。根据2020年NCCN临床实践指南中胃肠淋巴瘤的Lugano分期可分为：Ⅰ期，局限于胃肠道，单一原发病灶或多个非连续性病变。Ⅱ期，肿瘤侵及腹腔（Ⅱ₁期，局部区域淋巴结受侵；Ⅱ₂期，远处膈下淋巴结受侵）。Ⅱ_E期，肿瘤突破浆膜层累及邻近器官或组织。Ⅳ期，肿瘤弥漫性结外受累或伴有横膈上淋巴结受累。目前公认HP感染是胃MALT淋巴瘤的重要病因，根除Hp治疗后，多数患者病变可消退，而约10%的患者应用Hp根除治疗无效。晚期胃MALT淋巴瘤患者根除Hp疗效较差，但也应在手术或化疗前根除Hp，以减少肿瘤复发。

参考文献：

［1］NCCN. NCCN Clinical Practice Guidelines in Oncology：B-cell Lymphomas（Version 2. 2018）

［2］孙洪鑫 . 36例胃黏膜相关淋巴组织淋巴瘤临床分析［D］. 大连：大连医科大学 , 2010.

［3］王文佳 . 原发胃淋巴瘤临床特点与预后分析［D］. 郑州：郑州大学 , 2017.

病例 47　反复腹痛、排便次数增多 5 个月，肠镜提示结肠溃疡

【一般情况】

患者，男，26 岁。

【主诉】

下腹痛伴大便习惯改变 5 个月。

【现病史】

患者 5 个月前无明显诱因出现下腹部疼痛伴大便次数增多，2～3 次／日，大便不成形，偶有黏液样便，便后腹痛可缓解，无呕血、黑便，无反酸、嗳气，至昆山市中医院查肠镜：内镜插达回肠末端约 20 cm，黏膜散在点状糜烂；回盲部未见异常，回盲瓣黏膜正常；升结肠、肝曲、横结肠、脾曲、降结肠、乙状结肠、直肠黏膜充血水肿，血管纹理不清，见多发点片状糜烂、溃疡，局部见瘢痕组织，病变间的黏膜正常。诊断：炎症性肠病（溃疡性结肠炎可能性大），予以"匹维溴铵、复方谷氨酰胺"口服治疗，治疗期间腹痛症状有所好转，大便次数未减少，近来患者自觉腹痛症状再次出现，5 天前无明显诱因下出现盗汗症状，为求进一步治疗，收住我院消化科。病程中患者无咯血、咳嗽，无发热、头痛，无反酸、嗳气，食欲欠佳，睡眠可，小便正常，5 个月间体重减轻 20 kg。

【既往史】

反复发作口腔溃疡，余无特殊。

【个人史及家族史】

无特殊。

【入院查体】

生命体征平稳，浅表淋巴结无肿大，无杵状指（趾），咽部充血，胸廓对称、双侧呼吸动度一致、语颤均等、双侧叩诊清音，双肺呼吸音清，未闻及干、湿性啰音及哮鸣音，心界不大，心音清、律齐、各瓣膜听诊区无杂音，腹平坦，未见肠型、蠕动波，腹平软，无压痛，未触及包块，肝、脾未触及，肝区无叩痛，肠鸣音正常。其余体格检查大致正常。

【入院分析】

患者为青年男性，因"下腹痛伴大便习惯改变5月"入院。既往患者反复发作口腔溃疡。体格检查无明显异常。辅助检查：外院肠镜提示炎症性肠病。患者反复发作下腹痛、大便次数多、不成形，回肠及结肠均有充血、水肿、糜烂，结肠为著，考虑溃疡性结肠炎可能性大，白塞病、感染性肠病、克罗恩病不能排除，需进一步完善T-Spot、CMV、风湿免疫指标等检查。鉴别诊断：

（1）克罗恩病：克罗恩病的腹泻一般无肉眼血便，病变主要在回肠末端和邻近结肠且呈节段性、非弥漫性分布，肠镜可见纵行溃疡、鹅卵石样改变。

（2）肠结核：多有肠外结核病史或临床表现，部分患者有结核中毒症状，溃疡型肠结核可以腹泻为主要表现，粪便呈糊状，一般不含黏液或脓血，结肠镜检查病变主要在回盲部，黏膜可充血、水肿，溃疡形成，如活检找到干酪样坏死性肉芽肿具有确诊意义。

（3）白塞氏病：本病若消化道表现突出，与克罗恩病极为相似，但白塞氏病肠外症状更明显，会同时具有或相继出现口腔、眼和生殖器溃疡、皮肤损害、关节炎、血管神经系统症状等，免疫指标、内镜及活检病理可鉴别。

【院内观察与分析】

入院后检查血常规示：中性粒细胞百分比80.80%，血红蛋白126 g/L；粪常规示：烂便，隐血阳性。生化示：白蛋白33.8 g/L。凝血功能、肿瘤标志物6项未见异常。超敏C反应蛋白81.00 mg/L，血沉63.00 mm/h，T-Spot检测（－），EB病毒定量未见异常。输血前八项示：HBsAg阳性，HBeAb阳性，HBcAb阳性。乙肝病毒DNA定量＜500 IU/ml。抗核抗体分型示：抗核抗体（ANA）均质型，抗核抗体滴度（ANA-T）1∶3 200。抗ENA抗体15项示：抗中性粒细胞胞浆抗体未见异常，抗心磷脂IgM抗体10.2 U，抗心磷脂IgG抗体52.6 U。抗结核抗体（IgG）阴性，抗结核抗体（IgM）阴性，抗结核LAM抗体阳性，抗结核16 KD抗体阴性，抗结核38 KD阳性。免疫五项正常。多排CT（胸部＋全腹部）：结肠多发肠管管壁增厚伴强化，肠系膜内多发肿大淋巴结，符合溃疡性结肠炎（图47-1）。肠镜检查：回肠末端见散在点状糜烂及小溃疡；回盲瓣充血水肿，回盲部、升结肠、横结肠、降结肠、乙状结肠及直肠黏膜充血水肿，散在片状糜烂、出血点及多枚溃疡，以环形为主，肠腔内大量脓性分泌物，黏膜质脆，接触后易出血，病变以回盲部及结肠明显，肛门口黏膜充血、水肿、糜烂（图47-2）。病理：黏膜急慢性炎，可见炎性出血、渗出，个别腺腔积脓及局灶肉芽组织增生。

【诊断】

结肠多发性溃疡：白塞病可能。

【治疗及随访】

入院后查抗核抗体滴度高，请风湿科会诊，考虑存在结缔组织性疾病，加用羟氯喹 0.2 g 口服每日两次对症治疗，沙利度胺 50 mg 口服每晚一次 + 复方倍他米松注射液 7 mg 肌内注射 + 美沙拉嗪 1.0 g 口服每日四次抗炎，能全素肠内营养。出院后病理追加 CMV 免疫组化，结果均为阴性。因多次拨打电话均未接听而未能随访。

病例讨论

本例患者为青年男性，以下消化道症状为主，结肠镜检查提示病变连续性分布，存在弥漫性多发溃疡，结肠多发溃疡常见病因：① 炎症性肠病。溃疡性结肠炎典型黏膜连续性病变可能受到治疗影响呈非连续状，部分克罗恩结肠病变也可出现融合，此时两者鉴别比较困难。可借助以下几点进行区别：a. 轻中度溃疡性结肠炎全身症状较轻（克罗恩病全身症状较明显）；b. 溃疡性结肠炎内镜下多呈弥漫性充血水肿，黏膜脆，易接触性出血；c. 溃疡性结肠炎直肠多有病变（典型克罗恩病 80% 无直肠受累）；d. 黏膜活检以固有膜层炎症为主，黏膜下层增宽不明显（克罗恩病黏膜下层增宽）。② 肠结核。起病缓慢，早期症状不明显，常伴有活动性肠外结核，主要病变涉及回盲部，有时累及邻近结肠。结肠镜检查及活检有助于诊断和鉴别诊断。病理检查如发现干酪坏死性肉芽肿和结核杆菌可确诊。对鉴别有困难者，可试用诊断性抗结核治疗；如疗效不显著，常需开腹探查，经病理检查才能确诊。③ 肠淋巴瘤。起病隐匿，主要表现为腹痛、腹泻、发热、腹部包块，易发生肠梗阻。症状多为持续性，进行性发展，恶化较快。可有浅表淋巴结和肺门淋巴结肿大以及肝、脾明显肿大。肠淋巴瘤以黏膜下浸润为主，故内镜下病理活检阳性率较低；凡是内镜下见多发性溃疡并存隆起性病变者，不要轻易诊断为溃疡型结肠炎，特别是伴有消瘦等症状，为提高活检阳性率，可采用"挖掘"式多部位活检，必要时可行免疫组化染色。④ 白塞病。本病是一种以同时或先后发生的口腔溃疡、外阴溃疡、眼炎及皮肤损害为主要临床特征，并累及多个系统的慢性疾病。白塞病累及消化道者称为胃肠型白塞病，病变可累及食管、胃十二指肠、空回肠、结肠和直肠，以回盲部黏膜受累率最高，超过 80%，该病临床表现复杂多样，缺乏特异性。有下述①项合并② ～ ⑤ 2 项以上可诊断本病：① 反复口腔溃疡；② 反复外阴溃疡；③ 眼病变；④ 皮肤病变；⑤ 针刺试验阳性。若青壮年患者有反复发作性腹痛、腹泻、便秘、便血，腹泻与便秘交替出现，应怀疑胃肠型白塞病的可能，特别是发现食管、胃、肠道溃疡同时合并口腔溃疡时要高度警惕白塞病。

此病例患者既往曾反复发作口腔溃疡，抗核抗体滴度较高，考虑胃肠型白塞病可能性大。白塞病目前尚无公认的有效根治办法。多种药物均可能有效，但停药后易复发。治疗的目的在于控制现有症状，防治重要脏器损害，减缓疾病进展，治疗时依临床表现不同而采取不同的方案。治疗药物包括非甾体抗炎药、秋水仙碱、沙利度胺、氨苯砜、糖皮质激素、免疫抑制剂、硫唑嘌呤、氨甲蝶呤、环磷酰胺、环孢素 A、柳氮磺吡啶、苯丁酸氮芥、生物制剂如英夫利西单抗等。白塞病一般不主张手术治疗。重症肠白塞氏病并发肠穿孔时可行急诊手术治疗，但术后复发率可高达 50%。胃肠型白塞氏病治疗上应首先使用糖皮质激素、柳氮磺吡啶、硫唑嘌呤。难治性病例可选用 TNF-α 拮抗剂或沙利度胺。必要时行回肠结肠部分切除术，但术后复发率和二次手术率高。硫唑嘌呤可用于术后的维持治疗以降低二次手术率。

专家视角

结肠溃疡的鉴别诊断迄今仍是一个难题。根据镜下表现：① 多发性浅表溃疡，常见于溃疡性结肠炎，也可出现在克罗恩病、缺血性肠病和肠阿米巴病的早期，缺血性肠病多见于结肠脾曲；② 多发性节段分布溃疡，常见于克罗恩病、肠结核、白塞病及淋巴瘤；③ 纵行溃疡，沿肠轴纵行方向走行分布，常见于克罗恩病，少数见于缺血性肠病；④ 环形溃疡，沿肠轴环形走向，以肠结核最多见，少数见于单纯性溃疡。病理是结肠溃疡诊断的金标准，对溃疡性病变活检取材部位，应选取溃疡边缘的内侧面，并注意多点活检，在边缘内侧面的上下左右共取 4 个点以上，提高阳性率。

参考文献：

［1］中华医学会风湿病学分会 . 白塞病诊断和治疗指南［J］. 中华风湿病学杂志，2011，15（5）：345-347.

［2］陈平，苏秉忠，王丽萍，等 . 回盲部非特异性溃疡临床诊断性治疗的价值及随访研究［J］. 中华消化内镜杂志，2015，32（6）：397-401.

［3］吴荣深，韩冰 . 327 例大肠溃疡结肠镜检查结果分析［J］. 四川医学，2013，34（4）：547-548.

病例 48 反复发作不完全性结肠梗阻，肠镜提示结肠病变

【一般情况】

患者，女，61 岁，已婚，汉族。

【主诉】

反复腹痛 3 年余，再发伴呕吐半天。

【现病史】

患者 3 年来无明显诱因下反复出现腹痛，隐痛性质，脐周及下腹部为主，间歇性发作，排便排气后稍缓解。间断于当地医院治疗，予禁食、补液等对症治疗后可好转。4 月前于外院住院，肠镜检查示：横结肠病变，考虑克罗恩病。病理示：溃疡性炎，灶性上皮轻度异型增生。行钡灌肠示：横结肠近脾曲及降结肠部分肠腔狭窄，肠袋消失，黏膜不规则，考虑结肠克罗恩病。予口服"美沙拉嗪肠溶片 1.0 g 每日三次"控制病情，症状稍好转，但仍有反复发作，后加用"泼尼松 20 mg 口服每日两次"，逐渐减量至 25 mg/d，患者仍时有腹痛、大便不规律、消瘦、纳差等不适，此次因腹痛再发伴呕吐胃内容物半天就诊，无肛门停止排气，无头晕、头痛，无胸闷、心悸，无便血、黑便，无畏寒、发热，我院急诊腹部 CT 示：结肠脾曲及降结肠管壁水肿、增厚，管腔狭窄，周围见絮状渗出密度影，溃疡性结肠炎可能；横结肠及升结肠明显扩张、积气、积液，肠梗阻。急诊拟"肠梗阻"收住入院。病程中，患者食纳、睡眠可，2~3 日大便一次，小便无异常。

【既往史】

既往十余年结肠炎病史，其余无特殊。

【个人史及家族史】

无特殊。

【入院查体】

生命体征平稳，浅表淋巴结无肿大，无杵状指（趾），咽部充血，胸廓对称、双侧呼吸动度一致、语颤均等、双侧叩诊清音，双肺呼吸音清，未闻及干、湿性啰音及哮鸣音，心界不大、心音清、律齐、各瓣膜听诊区无杂音，腹平坦，未见肠型、蠕动波，腹软，下

腹轻压痛，未触及包块，肝、脾未触及，肝区无叩痛，肠鸣音正常。其余体格检查大致正常。

【入院分析】

女性，61岁，因"反复腹痛3年余，再发伴呕吐半天"入院。查体：脐周轻压痛，无反跳痛。外院肠镜检查考虑克罗恩病，病理示：溃疡性炎，灶性上皮轻度异型增生。钡灌肠：横结肠近脾曲及降结肠部分肠腔狭窄，肠袋消失，黏膜不规则，考虑结肠克罗恩病。患者有腹痛，偶有腹泻，发作与缓解交替，且患者病变以结肠为主，年纪较大，溃疡性结肠炎、缺血性肠病不能完全排除，需进一步完善小肠镜等检查。鉴别诊断：

（1）结肠癌：典型症状为排便习惯和粪便性状改变，不同程度与性质的腹痛，常伴贫血、低热等全身症状，粪便隐血常呈持续性阳性，CEA升高有一定意义，结肠镜检查可确诊。

（2）肠结核：常见表现为腹痛、腹泻、乏力、盗汗，肠镜检查及病理可协助诊断。

【院内观察与分析】

入院后检查：血常规示血红蛋白74 g/L。尿常规示白细胞（+++）；粪常规示隐血（+）；生化示钾2.7 mmol/L，钙1.74 mmol/L，白蛋白20.9 g/L。炎症指标：CRP 8.87 mg/L，ESR 8.00 mm/H。免疫、病毒、肿瘤指标：正常。结核指标：T-Spot阳性（+）；结核抗体阴性。小肠CT：结肠脾曲、降结肠炎性病变（图48-1）。肠镜：插镜至距肛门70 cm处见溃疡形成，管腔狭窄，内镜无法通过，距肛门70～66 cm处见结肠黏膜粗糙、充血、糜烂、溃疡形成，严重处溃疡呈环腔分布，活检质脆、易出血（图48-2）。距肛门66 cm处以下黏膜未见异常。病理：（距肛门66～70 cm处）黏膜急慢性炎，伴间质肉芽组织增生，局灶多核巨细胞反应。胸部CT：两肺少许炎症，右上肺小斑片影，心影稍大，心包稍增厚，左侧胸膜肥厚。

【诊断】

不完全性肠梗阻原因待查：① 炎症性肠病？② 肠结核？③ 缺血性肠病？

【治疗及随访】

入院后予"美沙拉嗪"1 g每日四次、肠内外营养支持等治疗。请胸科专科医院会诊，结合其胸部CT、T-Spot等结果，考虑患者既往感染过结核，经科室讨论予试验性抗结核治疗6周（异烟肼1片每日一次，利福平3片每日一次，乙胺丁醇3片每日一次）。治疗2周时再次出现不完全性肠梗阻，复查肠镜示：肠镜插镜至距肛门30 cm处，黏膜充血、糜烂，表面覆白苔，活检质脆、易出血，前方管腔狭窄，内镜无法通过，退镜观察，距肛门30 cm处以下乙状结肠、直肠未见明显异常。患者抗结核治疗2周后疗效不佳，复查肠镜炎症无明显好转。后患者于外院行部分结肠切除手术，后未再出现相关症状。术后病理诊断为溃疡性结肠炎。

病例讨论

引起结肠梗阻的主要原因包括以下几方面：① 肠管本身的病变，如肿瘤、憩室、炎症性肠病等；② 肠道外病变，如扭转、套叠、肿瘤压迫等；③ 肠内异物阻塞。所有梗阻原因中结肠癌最为常见，有文献报道可高达79.5%。结肠梗阻多为不完全性梗阻，梗阻以上的肠管扩张肥厚，但在一定条件下可转化为完全性梗阻。

结肠梗阻具有一般肠梗阻的表现，同时又有其特点：① 腹痛。左半结肠梗阻时腹痛以左下腹为主，右半结肠梗阻时腹痛以右上腹及上腹为主。② 恶心、呕吐。出现较晚，可呕吐粪臭味内容物。③ 腹胀。早期多为两侧腹及上腹部，后期则为全腹胀。④ 肛门停止排气排便。在停止排便排气之前多数有排便习惯的改变，便秘、脓血便较常见。⑤ 贫血、消瘦、腹部包块更为常见。⑥ 完全梗阻前，患者多有肠梗阻反复发作的情况。⑦ 结肠梗阻为闭袢性梗阻，易发生结肠穿孔。

结肠梗阻应尽早明确病因，大多可根据病史、体征及辅助检查做出诊断。腹部平片、CT、钡剂灌肠检查及纤维结肠镜检查是目前常用的辅助检查手段，使确诊率大大提高。对于结肠镜检查的应用，存在以下情况时不宜行结肠镜检查：① 肠穿孔；② 腹胀明显，影像学提示结肠扩张直径 ≥ 10 cm；③ 腹膜炎体征；④ 严重心肺功能不全或腹腔手术史怀疑肠粘连者。

治疗方案的选择应个体化，对于病因明确、诊断清楚的结肠梗阻患者，应根据不同病因采取相应的治疗方法：① 恶性肿瘤引起的结肠梗阻如右半结肠急性梗阻应行一期手术；② 梗阻时间较长、患者全身状态较差、肿瘤较大、与周围组织粘连较重、病情较重估计不能耐受较长手术时间者，尽量简化术式，一般行一期结肠造口以缩短手术时间，及时解除梗阻，视情况再行二期手术为宜；③ 各种原因的粘连所致的结肠梗阻、完全梗阻者，宜尽早手术；不完全梗阻者可根据患者具体情况采取禁食、补液、胃肠减压、服用润滑剂、灌肠等措施，如不能缓解再考虑手术治疗。

本例患者3年来反复发作不完全性结肠梗阻，肠镜、钡灌肠、腹部CT提示结肠脾曲及降结肠炎症，肠镜活检病理第一次提示溃疡性炎，第二次提示黏膜急慢性炎伴间质肉芽组织增生。此外，患者 T-Spot 阳性，结核感染不能排除。经内科保守治疗及实验性抗结核治疗效果不佳，仍反复发作肠梗阻。患者经切除病变区域结肠后未再次发作肠梗阻，取得了良好的疗效。

专家视野

肠梗阻的临床诊断并不困难，但有时难以准确判断诱因，特别是不完全性肠梗阻的诱因，如结核、肿瘤、肠道炎性疾病和克罗恩病等，可行粪便常规、病原学检查、ESR、CRP、自身免疫相关抗体、粪便钙卫蛋白、PPD 试验、T-Spot、结肠镜、小肠镜、胶囊内镜、小肠 CT/MR 等检查进行鉴别。病理仍是诊断的金标准，但临床上常见内镜活检因缺乏特征性病理改变而难以鉴别的情况。而结肠切除后病理检查则因取得全层组织，更易明确诊断。本例经外科手术切除、术后病理证实为溃疡性结肠炎。肠腔狭窄和肠梗阻是溃疡性结肠炎的并发症之一，但发生概率很低。临床上对疑似结肠梗阻患者一定要详细询问病史，如是否存在反复腹泻、黏液血便等情况，且查体时需要格外注意，必要时采用结肠镜及病理检查协助诊断。

　　溃疡性结肠炎并发肠梗阻，存在手术治疗适应证，但并无绝对手术指征。内科治疗疗效不佳和（或）药物不良反应已严重影响生存质量者，可考虑外科手术，有时能够取得理想的疗效。

参考文献：

［1］曹明建，赵明伟. 结肠梗阻 112 例诊治分析［J］. 中国现代普通外科进展，2008（5）：446-447.

［2］苏长顺，杨曙光. 结肠梗阻 163 例临床分析［J］. 临床合理用药杂志，2009（1）：64-65.

［3］中华医学会消化病学分会炎症性肠病学组. 炎症性肠病诊断与治疗的共识意见（2012 年·广州）［J］. 中华内科杂志，2012，51（10）：818-831.

病例49 胃镜病理确诊贲门早癌，近期冠脉支架置入史

【一般情况】

患者，男，80岁，已婚，汉族。

【主诉】

上腹部不适6月。

【现病史】

患者自6月前起无明显诱因下出现上腹部不适，伴腹痛。4月前行胃镜示：贲门下高位胃体可见不规则溃疡及疤痕（图49-1）。病理：贲门下腺上皮高级别上皮内瘤变。进一步行超声胃镜检查示：贲门下病变处黏膜层次界限欠清，呈低回声改变，内部回声欠均匀，局部与固有肌层界限欠清，超声予基底部注射生理盐水隆起欠佳，建议外科手术治疗。患者遂至普外科就诊。为评估心脏功能，3月前行冠脉造影＋支架置入术，后口服"替格瑞洛片"抗血小板治疗。5天前复查超声胃镜示：病灶处呈低回声改变，黏膜层增厚，黏膜下层部分中断。诊断：贲门早癌。因考虑外科手术风险较大，患者及家属拒绝行外科手术治疗。患者自患病以来，食纳、二便正常，体重无明显增减。

【既往史】

有"高血压"病史多年，现口服氨氯地平＋氯沙坦降压；有"房颤"病史多年，1年前因"长间歇"在外院行VVI起搏器植入术，11年前年曾行冠脉搭桥手术；有"2型糖尿病"病史，服用"二甲双胍"降糖治疗；曾行左臂纤维肉瘤切除术，术后化疗2次；有"磺胺类药物"过敏史。余无特殊。

【个人史及家族史】

无特殊。

【入院查体】

生命体征平稳，浅表淋巴结无肿大，无杵状指（趾），咽部充血，胸廓对称、双侧呼吸动度一致、语颤均等、双侧叩诊清音，双肺呼吸音清，未闻及干、湿性啰音及哮鸣音，心律不齐，第一心音强弱不等，各瓣膜听诊区无明显杂音，腹平坦，未见肠型、蠕动波，

腹壁软、无压痛、未触及包块，肝、脾未触及，肝区无叩痛，肠鸣音正常。其余体格检查大致正常。

【入院分析】

患者为老年男性，因"上腹部不适 6 月"入院。既往史：有"高血压"病史多年；有"房颤"病史多年，1 年前年因"长间歇"在外院行 VVI 起搏器植入术，11 年前曾行冠脉搭桥手术，3 月前行 CAG+ 支架置入术；有"前列腺增生"病史；有"2 型糖尿病"病史。入院查体：房颤心律，余无阳性体征。辅助检查：超声胃镜示病灶处呈低回声改变，黏膜层增厚，黏膜下层部分中断。结合临床表现、病史及辅助检查，诊断：贲门及贲门下早癌。

【院内观察与分析】

入院后完善腹部 CT 检查：贲门部胃壁稍厚；心影稍大，心脏起搏器植入术后；冠脉钙化，冠脉支架置入术后，腹主动脉及其分支血管壁多发钙化；两侧胸膜增厚（图 49-2）。患者胃镜病理确诊贲门早癌，超声胃镜提示病变局部与固有肌层界限欠清，故建议行外科手术治疗。但因患者高龄，既往有冠心病搭桥、支架置入、房颤、心脏起搏器植入史，外科手术风险较大，患者及家属不愿行外科治疗。

【诊断】

1. 贲门早癌；2. 冠状动脉粥样硬化性心脏病：① 冠状动脉搭桥术后，② 冠状动脉支架置入术后，③ 心功能Ⅰ级；3. 心律失常：持续性心房颤动；4. 心脏起搏器植入术后；5. 2 型糖尿病；6. 高血压病；7. 左臂纤维肉瘤切除术后。

【治疗及随访】

经科室讨论，对贲门病变行内镜黏膜下剥离（ESD）术，术后予抑酸、止血、抗感染等对症支持治疗。术后病理：贲门及贲门下腺癌Ⅰ~Ⅱ级，局部基底切缘可见癌组织累及。出院后嘱定期消化科门诊随访，复查血常规、肝肾功能电解质、肿瘤标记物等指标，因患者近期有冠心病支架置入手术史，如停用抗血小板药物引起支架内再狭窄风险高，故嘱其继续服用抗血小板药物。患者术后恢复情况较好，术后 2 月复查 PET-CT 未见明显复发、转移灶。至术后 2 年随访未发现肿瘤复发、转移。

病例讨论

消化道早癌指局限于消化道黏膜下组织、未侵犯固有肌层、没有淋巴转移的浅表型癌，包括黏膜内癌和黏膜下浅层瘤。约半数的消化道早癌患者无症状，出现症状时往往已是进展期，其预后的关键在于早发现、早诊断、早治疗。随着染色内镜、放大内镜、共聚焦激光内镜等内镜诊断技术的进步，消化道早癌的诊断率得到了提升。

胃癌很少从正常的胃黏膜上皮直接发生，通常需经历多年持续的癌前病变过程，目前较为认可的模式为：慢性萎缩性胃炎 → 肠化生 → 异型增生 → 胃癌。2000 年国际癌症研究机构（IARC）关于胃肠道癌前病变的诊断命名做了新的规范，对于癌前病变及早期癌统一以"上皮内瘤变"命名。根据程度的不同将上皮内瘤变分为低级别和高级别上皮内瘤变。低级别上皮内瘤变是一种较轻度的上皮异常，对应 I ～ II 级上皮异型增生。高级别上皮内瘤变是细胞学和组织结构具有恶性特征的黏膜病变，但没有任何浸润间质的证据，包括重度（III 级）异型增生和原位癌。

根治性外科手术是消化道早癌的重要治疗方法之一。外科手术常规行淋巴结清扫，虽然其根治性较为有保证，但往往创伤较大，特别是贲门切除后，倾倒综合征等并发症发生率较高，病人术后恢复时间长，生活质量下降。近年来，ESD 术因具有微创、术后恢复快、病灶切除完整、易耐受性高、费用较低等优点，在治疗消化道早癌方面的效果及安全性已得到广泛的认可。针对消化道早癌的 ESD 及外科手术疗效对比的研究证明：ESD 相对于外科根治手术，在复发率方面相当，在生活质量、住院天数、住院费用方面均优于外科手术。消化道早癌的淋巴结转移率相对较低，其发生率仅为 8%～20%，病变直径较小（小于 30 mm）的黏膜下层癌，发生淋巴结转移的风险更低。因此，进行充分的淋巴结转移风险评估后，很大一部分胃早癌患者都可以进行内镜下的治疗。

本例患者经胃镜及病理确诊为贲门早癌，腹部 CT 未发现明显淋巴结或其他脏器转移，虽超声胃镜提示病灶局部与固有肌层分界不清，但患者高龄，有冠心病搭桥、近期支架置入手术史，如停用抗血小板药物形成支架内再狭窄风险高，外科手术风险较大，符合 ESD 手术指征，行 ESD 术治疗对其预后具有重要的意义。

专家视野

ESD 术在消化道早癌、癌前病变方面的疗效已得到认可，高龄、因有心血管疾病等重大疾病无法手术的消化道早癌患者，尤其适用 ESD 术，可取得重大获益。ESD 的适应证主要从以下几个方面考虑：① 肿瘤是否伴有淋巴结转移；② 肿瘤浸润的深度；③ 病变的大小；④ 病变的部位和食管或肠管沿管腔周缘的浸润情况；⑤ 病变的数量；⑥ 病变的病理类型和脉管浸润情况；⑦ 患者的一般情况；⑧ 患者及家属对内镜下手术的接受程度；⑨ 具有的医疗条件等。目前，积极的 ESD 治疗消化道早癌指征为：① 无论病灶大小，分化型无溃疡形成的黏膜内癌；② 病变直径 ≤ 30 mm 伴溃疡的分化型黏膜内癌；③ 分化型黏膜下层癌，病变直径 ≤ 30 mm；④ 未分化型黏膜内癌，表面未形成溃疡，且病变直径 ≤ 20 mm。

ESD 是一种安全、可靠的治疗消化道浅表性病变的方法，但其操作难度及风险均较高，需要术者有丰富、综合的内镜操作经验和过硬的心理素质。进行 ESD 须严格掌握适应证及个体化考虑患者的潜在状况（如年龄、基础疾病、有无服用抗凝及抗血小板药物、病变组织类型、病变部位、病变大小、病变部位有无纤维化、有无消化道畸形等因素），以做出综合判断是否适于行 ESD，术中精准操作，术后进行严密观察及正规治疗，并进行规律性的随访。

参考文献：

［1］朱靖宇 . 内镜黏膜下剥离术与外科手术治疗胃早癌的综合疗效对比［D］. 济南：山东大学，2017.

［2］张志宏 . EMR 与 ESD 治疗胃食管早癌及癌前病变的疗效观察［D］. 济南：山东大学，2011.

［3］吴蓓 . 胃黏膜低级别上皮内瘤变的转归及高级别上皮内瘤变和早癌的内镜治疗与外科手术疗效对比研究［D］. 北京：军区进修学院，2011.

［4］SONG W C, QIAO X L, GAO X Z. A comparison of endoscopic submucosal dissection（ESD）and radical surgery for early gastric cancer：a retrospective study［J］. World J Surg Oncol, 2015, 13（1）: 309.

［5］KAWAGUTI F S, NAHAS C S, MARQUES C F, et al. Endoscopic submucosal dissection versus transanal endoscopic microsurgery for the treatment of early rectal cancer［J］. Surg Endosc, 2014, 28（4）: 1173-1179.

病例 50　老年女性，腹胀 1 年余，胃镜病理示高级别上皮内瘤变

【一般情况】

患者，女，66 岁，已婚，汉族。

【主诉】

腹胀 1 年余，加重 2 个月。

【现病史】

患者 1 年前无明显诱因下出现上腹胀，呈阵发性，每次持续 1~2 h，餐后加重，近 2 个月来腹胀明显加重，每次持续 3~4 h，曾查胃镜示：胃小弯浅表溃疡。病理示：胃黏膜中度慢性浅表性炎，有活动，伴糜烂，部分腺上皮呈高级别内瘤变。曾查胸部与上腹部 CT 示：右肺上叶肺大疱，左下肺结节，脂肪肝，胆囊炎，胃周结构尚清楚。肺功能检查示：重度阻塞性通气功能障碍。患者自发病以来，有咳嗽、咳痰、气喘等症状，咳白黏痰，无腹痛、腹泻，无恶心、呕吐，无呃逆、反酸，食欲一般，睡眠可，二便正常，近期体重无明显改变。

【既往史】

患有慢性支气管炎 7 年余，发作期给予头孢等药物控制病情，现咳嗽、咳痰 10 日，余无特殊。

【个人史及家族史】

无特殊。

【入院查体】

生命体征平稳，发育正常，营养中等，浅表淋巴结无肿大，无杵状指（趾），胸廓对称、双侧呼吸动度一致、语颤均等、双侧叩诊清音，双肺呼吸音清，未及干、湿性啰音及哮鸣音，心界不大，心音清，律齐，各瓣膜听诊区无杂音，腹平坦，未见肠型、蠕动波，腹壁软，无压痛、反跳痛，未触及包块，肝、脾未触及，肝区无叩击痛，Murphy 征（－），肠鸣音无亢进。其余体格检查大致正常。

【入院分析】

老年女性，腹胀 1 年余，加重 2 月，血常规：白细胞计数 $9.74 \times 10^9/L$。尿常规：红细胞计数 $31.9/\mu l$，粪便常规未见明显异常。血生化：总胆固醇 7.28 mmol/L，肌酐（干化学法）40.90 μmol/L，白蛋白 38.9 g/L。肿瘤标志物：CA 72-4 48.9。降钙素原：0.033 ng/ml。输血前 8 项：乙型肝 e 抗体弱阳性，乙型肝炎核心抗体阳性。查胃镜示：胃小弯浅表溃疡。病理示：胃黏膜中度慢性浅表性炎，有活动，伴糜烂，部分腺上皮呈高级别内瘤变。查胸部与上腹部 CT 示：右肺上叶肺大疱，左下肺结节，脂肪肝，胆囊炎，胃周结构尚清楚。超声胃镜示距门齿 40 cm 贲门下胃体小弯侧见一大小 0.8 cm × 0.8 cm 浅溃疡。超声所见：贲门下胃体病变，胃壁一、二层增厚，呈低回声改变，固有肌层尚完整（图 50-1）。其胃部病变需与以下疾病鉴别：① 消化性溃疡。分为良性溃疡和恶性溃疡，主要通过内镜＋病理活检鉴别。良性溃疡的镜下多呈圆形或椭圆形，也有的呈线形，边缘光整，底部覆盖灰黄色或灰白色渗出物，周围黏膜可有出血、水肿，可见皱襞向溃疡集中，分三期，即活动期、愈合期、瘢痕期。恶性溃疡包括胃癌、胃淋巴瘤。恶性溃疡的镜下形态不规则，底凹凸不平，边缘结节隆起，有污秽苔，溃疡周围因癌性浸润而增厚，强直，可有结节、糜烂，易出血。② 慢性萎缩性胃炎。患者病理无明显萎缩性胃炎表现，暂不考虑。

【院内观察与分析】

该患者为老年女性，根据患者病史、体征及胃镜检查结果，考虑消化道肿瘤可能，患者胃早癌有手术指征，行 ESD 术，可有效切除病变，创伤小、恢复快，较外科手术有优势。患者无慢性心肺肾疾患史，查尿常规、凝血二项、心电图、胸片等均正常。内镜下 ESD 术有局部出血、穿孔、感染等并发症可能，严重时发生气腹、腹膜炎，危及生命时需急诊外科手术，从而增加患者心理、生理及经济负担。向患者及家属告知术中术后可能存在的风险及并发症，同时充分做好术前准备，术中输血小板，减少手术风险。

【诊断】

胃溃疡伴高级别上皮内瘤变。

【治疗及随访】

排除禁忌，患者行全麻下胃 ESD 术：胃镜见胃体小弯侧 0.8 cm × 0.8 cm 浅溃疡，病灶处予以靛胭脂染色，病灶周围以氩气标记，于基底部注射 NS＋靛胭脂＋盐酸肾上腺素，病灶抬举征良好。KD-650L 刀切开病灶边缘，KD-611L 刀逐步分离，见病灶基底部有较多血管，分离易出血。继续分离，完整大块切除病灶，创面 FD-410LR 电凝后喷洒悦凝胶止血处理，确认没有活动性出血后退镜。诊断：胃体病变 ESD 术。予卡络磺钠、巴曲亭止血、七叶皂苷钠消肿，营养，潘妥洛克抑酸，头孢唑肟钠抗感染，顺尔宁、沐舒坦祛痰止咳等治疗，考虑患者肺功能不良，给予心电监护、吸氧，密切观察。术后病理提示：胃腺癌，癌组织局灶侵犯黏膜肌，切缘及基底均未见癌累及（图 50-2）。建议患者进一步前往外科就诊。

　　2 年后随访患者，患者家人诉患者出院后未前往外科就诊，未行外科手术，但患者一直无明显胃肠道不适症状，无便血，无黑便，无呕血，一般情况可，日常生活。

病例讨论

　　根据我国最新胃癌治疗共识（2018 年版），早期胃癌内镜治疗的绝对适应证包括：① 肉眼可见黏膜内（cT1a）分化癌，必须无溃疡（瘢痕）发生，即 UL（−）；② 肉眼可见黏膜内（cT1a）分化癌，直径 ≤ 3 cm，有溃疡（瘢痕）发生，即 UL（＋）。当血管浸润超出上述标准，淋巴结转移风险极低时，也可以考虑进行内镜治疗。对于 EMR/ESD 治疗后局部黏膜病灶复发患者，可行扩大适应证进行处理。早期胃癌内镜治疗禁忌证包括：① 明确淋巴结转移的早期胃癌；② 癌症侵犯固有肌层；③ 患者存在凝血功能障碍。另外，ESD 的相对手术禁忌证还包括抬举征阴性，即在病灶基底部的黏膜下层注射盐水后局部不能形成隆起，提示病灶基底部的黏膜下层与肌层之间已有粘连。此时行 ESD 治疗，发生穿孔的危险性较高，但是随着 ESD 操作技术的熟练，即使抬举征阴性也可以安全地进行 ESD。

　　该患者为老年女性，根据患者病史、体征及胃镜检查结果，考虑消化道肿瘤可能，患者早癌有治疗指征，行内镜下 ESD 术可有效切除病变，创伤小、恢复快，较外科手术有优势。术后患者切除病理示：黏膜内（cT1a）分化癌，且切缘阴性，胸＋上腹部 CT 暂未发现明显淋巴结转移迹象，必要时需要完善 PET-CT 检查，排除远处器官、淋巴结转移风险。必要时需追加外科手术或新辅助治疗。患者术前胃镜病理提示胃高级别上皮内瘤变（high grade intraepithelial neoplasia，HGIN），这种病变是指胃黏膜上皮组织结构和细胞学异常扩展至胃黏膜上皮层的上半部乃至全层。近年来随着我国消化内镜、病理诊断整体水平的提升，胃镜病变活检诊断 HGIN 的病例呈逐年大幅上升趋势。然而诸多临床研究已证实，胃镜活检病理的 HGIN 诊断往往不能准确反应病变的整体病理情况。如在内镜下发现可疑高级别上皮内瘤变者，建议进一步行开腹或腹腔镜根治术，以彻底清除体内癌组织。该患者未进一步就诊，但 2 年后随访较前症状好转，无明显胃肠不适，生存质量佳，从而提出问题，是否国内内镜发展会导致一些疾病的过度治疗，而这些过度治疗可能造成患者不必要的器官损失，导致患者生活质量下降等情况，这位老年女性，未接受外科根治手术，保证了两年来的生活质量，也提示内镜下切除为腺癌患者提供了一项新的治疗挑战——是否一定要追加外科手术的问题。但患者自出院 2 年间也未行胃镜检查，从而无法从病变本身的预后情况评估患者目前的病情进展。

　　虽然手术治疗不一定能改善症状，但需要对病理活检提示高级别上皮内瘤变的患者进行长期随访。多项研究表明，对早期胃癌应进行长期随访不仅可以发现与之前治疗相关的问题，收集资料以评估临床治疗的效果，促进医疗质量改善，还有助于在出现临床症状前早期发现复发，使得病人获得及时治疗的机会，从而改善预后、提高患者生活质量。研究表明，早期胃癌合理治疗后 5 年存活率在 90% 以上，如果能早期发现局部再发癌，外科治疗仍然是可行的。即使少数患者不能实施内镜下切除治疗，他们中仍有 85% 可以获得整块切除，5 年存活率约在 40% 以上。

专家视野

目前，胃肠道病变的进展遵循：慢性胃炎→萎缩性胃炎→肠上皮化生→HGIN→胃癌。胃黏膜上皮异型增生与胃癌的发病具有密切相关性，是公认的重要癌前期病变。一般确诊高级别需要通过 ESD 后病理活检结果，如活检提示腺癌，则原则上需追加外科手术，而追加手术治疗会增加患者就诊的经济花费，增加患者自身痛苦，降低生活质量。因此，对于这类患者，在是否手术的决策之间是否存在一种度的问题？这对内镜和外科手术切除胃病变提出了一个新的挑战。然而如果要进行这个"度"的研究，可能永远都不会有答案，因为本身是不符合伦理的。对于已知是腺癌的患者，如果不建议外科手术，出现瘤体淋巴结转移等情况可能会大大降低患者的生存期，从而影响整体预后。因此，本例患者还需后续继续随访，以进一步了解对于仅内镜下切除的胃腺癌患者，不行外科手术对其生存期的影响究竟有多大。

参考文献：

［1］高泽立、张成、盛飞英，等. 胃黏膜肠上皮化生、胃上皮内瘤变与胃癌的组织发生［J］. 世界华人消化杂志，2011，19（19）：1981–1984.

［2］GAO Z L, ZHANG C, SHENG F Y, et al. Intestinal metaplasia, intraepithelial neoplasia and gastric carcinogenesis［J］. World Chinese Journal of Digestology, 2011, 19（19）：1981–1984.

［3］DIXON M F. Gastrointestinal epithelial neoplasia：Vienna revisited［J］. Gut, 2002, 51（1）：130–131.

［4］孙学工、束宽山、苏昭然. 胃镜活检高级别上皮内瘤变 19 例临床分析［J］. 安徽医药，2014，18（8）：1515–1516.

［5］毕建威，申晓军. 早期胃癌预后与随访［J］. 中国实用外科杂志，2007，27（11）：870–872.

病例 51 进食梗阻伴呕吐，上消化道造影示食道下端呈鸟嘴状

【一般情况】

患者，男，21岁，未婚，汉族。

【主诉】

间断进食梗阻感3年余，加重1个月。

【现病史】

患者3年前无明显诱因下出现进食梗阻感，伴胸骨后烧灼感，进食固体、流质、半流质食物均可，偶尔进食过快、过多后梗阻症状加重，可出现呕吐，呕吐物为进食食物，无恶心、反酸、嗳气，无胸骨后疼痛，曾查胃镜示慢性浅表性胃炎，予抑酸等治疗后未见明显好转。近1月来自觉症状较前加重，每餐均可发生吞咽困难，偶出现反酸，无明显胸骨后疼痛，遂查上消化道造影示：食道下端呈鸟嘴状，钡剂淤积于食道内，食道管腔增宽，贲门间断开放，少量钡剂进入胃内，胃内滞留液较多，考虑贲门失弛缓症可能，未予特殊治疗。后查食管测压示：［食管胃结合部（ECJ）］综合松弛压（IRP）平均值32.5 mmHg，大于15 mmHg，结果示贲门失弛缓症 Ⅱ 型可能。患者自发病以来，精神可，偶有反流，无嗳气，无胸闷、气喘，食欲一般，睡眠可，二便正常，近3年体重减轻30 kg。

【既往史】

"高血压" 4年，血压最高达160/100 mmHg，未予特殊治疗，自述血压控制可，余无特殊。

【个人史及家族史】

无特殊。

【入院查体】

生命体征平稳，发育正常，营养中等，浅表淋巴结无肿大，无杵状指（趾），胸廓对称、双侧呼吸动度一致、语颤均等、双侧叩诊清音，双肺呼吸音清，未及干、湿性啰音及哮鸣音，心界不大，心音清，律齐，各瓣膜听诊区无杂音，腹平坦，未见肠型、蠕动

波，腹壁软，无压痛、反跳痛，未触及包块，肝、脾未触及，肝区无叩击痛，Murphy征（－），肠鸣音无亢进。其余体格检查大致正常。

【入院分析】

青年男性，间断进食梗阻感 3 年余，加重 1 个月，外院上消化道造影示：食道下端呈鸟嘴状，钡剂淤积于食道内，食道管腔增宽，贲门间断开放，少量钡剂进入胃内，胃内滞留液较多。食管测压示：［食管胃结合部（ECJ）］综合松弛压（IRP）平均值 32.5 mmHg，大于 15 mmHg，提示贲门失弛缓症 II 型可能。需要对患者吞咽困难的症状做以下鉴别：

（1）需考虑贲门失弛缓症。该患者表现为进食固体食物时出现吞咽困难，上消化道造影显示可见食管远端出现平滑对称、逐渐变细的"鸟嘴征"，内镜检查可见食管腔内有食物潴留，食管腔扩大，贲门口痉挛性狭窄。

（2）食管环和食管蹼。该患者无明显先天性食管病变，食管钡剂造影未显示食管环和食管蹼等，且患者无缺铁性贫血等表现，故暂不考虑。

（3）食管憩室。根据该患者食管钡剂造影，可暂予排除。

（4）幽门不全梗阻。也可表现为恶心呕吐，食管内潴留严重，该患者暂不考虑。

（5）胃食管反流病。部分患者可有吞咽困难，进食固体或液体食物均可发生，可有明显的胃灼热及泛酸症状。该患者有吞咽困难但无明显反酸烧灼感，故予排除。

【院内观察与分析】

该患者为青年男性，根据患者病史、体征及上消化道造影、食管测压结果，考虑贲门失弛缓症可能，需对患者做贲门失弛缓症 Eckardt 评分：3+3+0+1=7 分（体重减轻 ＞ 10 kg，每餐吞咽困难，无胸骨后疼痛，偶有反流），考虑该患者贲门失弛缓症临床分级为 III 级。入院后行超声胃镜示：食管层次结构清晰，食管距门齿 40 cm 处肌层厚度约 2.2 cm，距门齿 38 cm 处肌层厚度约 2.0 cm，距门齿 35 cm 处肌层厚度约 1.8 cm，距门齿 30 cm 处肌层厚度约 1.6 cm。诊断：① 贲门失弛缓症，② 慢性胃炎。暂予雷贝拉唑抑酸，等待行经口内镜下肌切开术（POEM 术）。

【诊断】

贲门失弛缓症（ II 型）。

【治疗及随访】

排除禁忌，患者接受全麻下行内镜下肌切开术（POEM 术）：食管管腔内见潴留液，距门齿 45 cm 达贲门，贲门紧闭，进镜有阻力，于距门齿 35 cm 处左侧壁黏膜下注射，局部黏膜呈充分抬举征后，用刀切开黏膜层，形成一纵切口，继续分离形成隧道，至贲门下约距门齿 48 cm 处，后用刀在隧道内沿食管左侧壁（距门齿 38 cm 至 48 cm 处）切开食管环肌和部分纵肌，保持纤维膜完整。隧道口用钛夹纵行夹闭，确认没有活动性出血后退镜，手术顺利，历时 50 min，术毕患者无气胸，无皮下气肿，术后予头孢唑肟抗感染、蛇毒凝血酶、卡络磺钠止血，兰索拉唑抑酸，同时嘱禁食 24 h，加强肠外营养。

1 个月后随访患者，患者吞咽困难症状较前明显好转，行贲门失弛缓症 Eckardt 评分：1+1+0+1=3 分（体重减轻 <5 kg，偶尔出现吞咽困难，无胸骨后疼痛，偶有反流）。

3 个月后随访患者，其吞咽困难症状较前好转，但反流较前增多，行贲门失弛缓症 Eckardt 评分：1+1+0+2=4 分（体重减轻 <5 kg，偶尔出现吞咽困难，无胸骨后疼痛，每天出现反流）。

1 年后随访患者，其吞咽困难症状较前好转，但反流仍较多，行贲门失弛缓症 Eckardt 评分：1+1+0+2=4 分（体重减轻 <5 kg，偶尔出现吞咽困难，无胸骨后疼痛，每天出现反流）。复查食管测压示：[食管胃结合部（ECJ）]：综合松弛压（IRP）平均值 12.4 mmHg，小于 15 mmHg。嘱患者按需服用质子泵抑制剂控制反酸症状，必要时加用促胃动力药，加强胃肠正常蠕动。

病例讨论

贲门失弛缓症（achalasia，AC）是一种食管运动障碍性疾病，可能与遗传因素、病毒感染或自身免疫有关，造成免疫失衡、肌间神经丛的抑制性神经元减少或缺失，导致下食管括约肌放松和蠕动功能障碍。

食管测压仍是诊断贲门失弛缓症的金标准，其症状通常表现为食管平滑肌蠕动消失，LES 松弛不全，LES 压力常显著增高。依据食管高分辨率测压（HRM）结果，贲门失弛缓症可分为三型：Ⅰ 型（经典失弛缓症）表现为食管蠕动显著减弱而食管内压不高；Ⅱ 型表现为食管蠕动消失及全食管压力明显升高；Ⅲ 型表现为食管痉挛，可导致管腔梗阻。该分型可用于判断手术疗效：Ⅱ 型患者手术治疗疗效最好，而 Ⅲ 型患者对手术治疗反应最差。

既往治疗 AC 的方法主要包括：药物治疗、球囊扩张术、肉毒杆菌注射、食管支架、外科手术、内镜下治疗等。① 药物治疗：药物如硝酸甘油等，但是效果一般不佳。② 球囊扩张术、肉毒杆菌注射：一般效果不佳，需要反复治疗方可获得持久的疗效，病人比较痛苦。③ 食管支架：支架置入，病人较痛苦，且支架取出后易复发。④ 外科手术治疗：如经腹腔镜贲门肌切开术（laparoscopic heller myotomy，LHM），一般创伤较大，可能造成反流等并发症。⑤ 经口内镜下肌切开术（peroral endoscopic myotomy，POEM）：是近十年来出现的微创手术，创伤较小，值得推广，但有反流等并发症发生，关于其疗效的临床试验也在逐渐开展。完全、有效、足够长的肌切开是保证 POEM 操作成功的关键。胃镜直视下从"隧道"入口下方 2 cm 处开始，自上而下、由浅入深纵行切开环形肌束至

EGJ 下方 2 cm 以上。对于 Ⅲ 型贲门失弛缓症患者，肌切开范围应包括所有异常收缩导致的狭窄环，具体切开长度可通过内镜或测压判断；对 Heller 术后患者的肌切开部位常规选择原手术区对侧，以避免既往手术瘢痕粘连的影响。

专家视野

贲门失弛缓症的诊断方法包括内窥镜、X 线钡剂造影检查、超声内镜（endoscopic ultrasonography，EUS）、胸部 CT、HRM 等多种检查方法。检查首要目的是排除先天的解剖异常、肿瘤导致的梗阻及假性贲门失弛缓症。胃镜可显示扩张的食管、残留食物，感受贲门处增加的阻力，直观地观察到食管黏膜病变，对排除肿瘤和进行活组织病理检查有极大的优势。我国学者根据内镜表现将 AC 分为 Ling Ⅰ 型 AC、Ling Ⅱ 型 AC、Ling Ⅲ 型 AC 三种类型，主要用于探究内镜下治疗的适应证。X 线钡剂造影检查在诊断 AC 方面也有独到之处，能评估食管直径及有无横膈上憩室，观察食管形态、蠕动、舒张度、有无反流等表现，显示上段食管呈现不同程度的扩张、延长与弯曲，无蠕动波，钡剂通过障碍，食管远侧可呈现经典的鸟嘴征象。

POEM 通过建立食管黏膜下隧道，于管腔切开食管下括约肌，从而达到治疗的目的。该技术 2008 年由日本学者创建，有效性和安全性得到肯定。POEM 术在内窥镜下进行，经过食管中段后通过孔道送入勾刀，用于切开黏膜层，并在黏膜下层逐渐创建隧道和切割食管下括约肌，随后在创建的隧道下逐渐创建隧道空间。POEM 手术不良事件发生率低，无死亡病例报道，但国际中心发布的调查显示了高不良事件发生率，不过仍然比 LHM 和球囊扩张术的不良事件发生率小。不良事件包括食管黏膜损伤、纵隔气肿、气胸、气腹、出血和术后 GERD 的发生。

参考文献：

［1］徐晓玥，李全林，周平红.贲门失弛缓症病因研究进展［J］.中华消化内镜杂志，2016，33（2）：127-130.

［2］MAYBERRY J F. Epidemiology and demographics of achalasia［J］. Gastrointest Endosc Clin N Am, 2001, 11（2）：235-248.

［3］KRILL J T, NAIK R D, VAEZI M F. Clinical management of achalasia：current state of the art［J］. Clin Exp Gastroenterol, 2016, 9：7182.

［4］ULSELMANSH M, VANUYTSELV T, DEGREEF T, et al. Long-term outcome of pneumatic dilation in the treatment of achalasia［J］. Clin Gastroenterol Hepatol, 2010, 8（1）：30-35.

［5］内镜治疗专家协作组. 经口内镜下肌切开术治疗贲门失弛缓症专家共识［J］. 中华胃肠外科杂志，2012，15（11）：1197-1200.

［6］SINAN H, TATUM R P, SOARES R V, et al. Prevalence of respiratory symptoms in patients with achalasia［J］. Dis Esophagus, 2011, 24（4）: 224-228.

［7］RAKITA S, VILLADOLID D, KALIPERSAD C, et al. BMI affects presenting symptoms of achalasia and outcome after Heller myotomy［J］. Surg Endosc, 2007, 21（2）: 258-264.

［8］令狐恩强，李惠凯. 一种新的贲门失弛缓的内镜下分型［J］. 中华腔镜外科杂志，2011, 4（5）：334-336.

病例52 中年女性，突发呕血，胃镜示食管胃底静脉曲张，10年来血小板升高

【一般情况】

患者，女，52岁，已婚，汉族。

【主诉】

中上腹不适1天伴呕血1次。

【现病史】

患者1天前于劳累后凌晨突发中上腹部胀痛不适，随即伴呕血1次，呕出物为咖啡色物质，约10 ml，呕血后腹部不适好转，偶有嗳气，无黑便，无便血，无明显腹痛、腹胀，无肩背腰部等放射痛，无反酸及恶心、呕吐，无胸闷或心前区不适，无畏寒、发热或咳嗽、咳痰。曾查血常规：白细胞计数 15.73×10^9/L，中性粒细胞计数 12.46×10^9/L，中性粒细胞百分比79.2%，红细胞计数 5.90×10^{12}/L，血小板计数 840×10^9/L，血小板压积0.9%。急诊予禁食、止血、抑酸营养支持等治疗后好转。患者自发病以来，精神可，偶有嗳气，无胸闷气喘，食欲一般，睡眠可，二便正常，近期体重无明显增减。

【既往史】

2011年因上腹部不适收住我院，诊断为：门脉高压症。曾行胃镜示：食管－胃底静脉曲张。全腹部CT示：食管胃底，肝、脾门处，腹壁皮下多发迂曲血管影，门脉高压，脾大；肝脏体积增大，局部肝裂增宽，肝左叶减小，尾状叶增大，左肺下叶肺大泡形成。曾查骨髓穿刺示：粒系、红系、巨核系增生活跃，血小板成大簇可见。*JAK2V617F* 突变检测阳性。对症治疗后出院，之后未继续用药治疗，余无特殊。

【个人史及家族史】

无特殊。

【入院查体】

患者生命体征平稳，发育正常，营养中等，浅表淋巴结无肿大，无杵状指（趾），胸廓对称、双侧呼吸动度一致、语颤均等、双侧叩诊清音，双肺呼吸音清，未及干、湿性啰音

及哮鸣音，心界不大，心音清，律齐，各瓣膜听诊区无杂音，腹平坦，未见肠型、蠕动波，腹壁软，无压痛、反跳痛，未触及包块，肝未触及，脾肋下约 4～5 指，肝区无叩击痛，Murphy 征（－），肠鸣音无亢进。其余体格检查大致正常。

【入院分析】

患者中年女性，急性起病，中上腹不适 1 天伴呕血 1 次，入院后查凝血功能五项：纤维蛋白原 1.8 g/L。血常规：白细胞计数 9.8×10⁹/L，中性粒细胞百分比 81.90%，血红蛋白 140 g/L，血小板计数 477×10⁹/L。尿常规：尿白细胞（＋）。粪便常规未见异常。查胃镜示：慢性浅表性胃炎，胃底重度静脉曲张，十二指肠球部糜烂。肝胆胰脾 B 超示：肝尾状叶明显增大，脾大。门静脉超声发现门静脉主干直径 1.4 cm，提示门静脉高压。上腹部增强 CT：肝脾肿大，门静脉分支内可疑血栓，胃底、脾门静脉曲张。生化：ALT、AST、球蛋白、GGT 增高。查体：脾肋下约 4～5 指。需考虑以下疾病可能：① 门静脉血栓形成。主要表现为门静脉高压，可有食管胃底静脉曲张、脾大、腹水等表现，病程相对较短。且此患者上腹部增强 CT 提示门静脉分支内可疑血栓，此类患者常有凝血功能异常，不能排除。② 肝硬化。该患者否认肝炎、酗酒、长期服药史，CT 未提示肝硬化，且无明显肝区不适、进食油腻恶心呕吐、黄疸、出血倾向、腹水形成等，暂予排除。③ 右心功能衰竭或缩窄性心包炎。该患者无明显腹水、双下肢水肿、颈静脉怒张、肝颈静脉回流征阳性等体征，暂不考虑。

【院内观察与分析】

患者此次入院查全腹部 CT 示：食管胃底，肝、脾门处腹壁皮下多发迂曲血管影，考虑门脉高压，脾大；肝脏体积增大，局部肝裂增宽，肝左叶减小，尾状叶增大。胃镜示：（食管）下段见数条串珠样曲张静脉，（胃底）见散在多发静脉球，红色征阴性。患者 7 年胃镜提示食管-胃底静脉曲张，全腹部 CT 示食管胃底，肝、脾门处，腹壁皮下多发迂曲血管影，门脉高压，脾大。多年来血小板升高，行骨髓穿刺示：粒系、红系、巨核系增生活跃，血小板成大簇可见。*JAK2*V617F 突变检测阳性。考虑患者原发性血小板增高症可能。7 年前医师建议患者长期服用羟基脲治疗，但患者未遵循医嘱，现患者又出现呕血症状，警惕出现供血不足及心脏骤停的可能。患者有门静脉高压症表现，CT 有肝硬化表现，因而考虑门静脉高压可能由肝硬化引起。但结合患者常年血小板升高病史，CT 提示脾梗死，因此也不排除患者为原发性血小板升高导致的区域性门脉高压可能。

【诊断】

1. 门静脉高压症；2. 原发性血小板增高症。

【治疗及随访】

入院后嘱患者禁食，予美托洛尔降低门静脉压，埃索美拉唑抑酸，生长抑素抑酶止血，并加强静脉营养支持等对症处理。复查胃镜仍提示食管、胃底静脉曲张，有出血风险。但患者未再呕血，无明显黑便，无便血，要求出院。

1个月后随访患者，患者无呕血，无明显黑便，无便血，但依从性仍较差，仍未坚持服药控制血小板。

病例讨论

该患者为中年女性，急性起病，中上腹不适1天伴呕血1次，查体有脾大指征。既往并无肝炎、脂肪肝等肝病病史，无消化性溃疡等胃肠疾病病史，肝功能一直未见异常，但8年来一直有食管胃底静脉曲张，两次住院均以呕血为首发表现，结合其病史、体征，考虑其有门静脉高压症。门静脉高压症的概念为：门静脉与下腔静脉压力差大于5 mmHg者，由于门静脉压力增加导致全身内脏动脉血管扩张，高动力循环状态伴发门体侧支循环形成，加速相关并发症的发生。其常见的并发症包括食管胃静脉曲张破裂出血、脾功能亢进症、难治性腹水、肝性脑病、自发性细菌性腹膜炎等。

门静脉高压症可分为肝硬化性门静脉高压症和非肝硬化性门静脉高压症两类，其中以肝硬化性门静脉高压常见。肝硬化引起的门静脉高压及其肝脏损害可以导致肝功能、凝血功能、糖和脂肪酸代谢指标的异常。该患者肝功能一直未见明显异常，并无血清学证据，但有影像学肝硬化证据，现出现食管静脉曲张、肝脾肿大的症状，因此考虑其门静脉高压症可能为由肝硬化性门静脉高压症，必要时肝活检进一步明确诊断。此外，结合患者10年来血小板增高，脾大，也不排除有非肝硬化性因素，很多非肝硬化门静脉高压症患者往往在出现并发症后才受到关注和诊断，其中最常见且最凶险的并发症是门静脉高压伴食管胃静脉曲张破裂出血。非肝硬化性门静脉高压症也可由很多原因引起，包括：特发性门静脉高压症（idiopathic portal hypertension，IPH）、胰源性门静脉高压症、门静脉海绵样变性、先天性肝纤维化、巴德－基亚里综合征、肝窦阻塞综合征、门静脉血栓形成、骨髓增生性疾病、肝淀粉样变、血色病等。

特发性门静脉高压症又称为非肝硬化性门静脉纤维化（non-cirrhotic portal fibrosis，NCPF），是一种病因不确定的疾病，其特征是门脉周围的病灶和门脉的中小分支纤维化导致门脉高压的发展，而肝脏功能和结构基本保持正常。其病因可能包括免疫因素、慢性感染、药物毒素累积、先天性疾病、血栓前期状态等。据文献报道，IPH的预后较肝硬化性门静脉高压症为佳。结合该患者病史特点，多年来肝功能未见明显异常，一直有不明原因血小板增多症，需考虑为非肝硬化性门静脉高压症可能。然而，IPH的诊断属于排除性诊断，尚无金标准。亚太肝脏研究协会（APASL）的IPH诊断标准为：① 中至重度的脾大；② 门脉高压表现，静脉曲张和（或）侧支形成；③ 多普勒超声提示脾－

门脉轴及肝静脉血流通畅；④ 肝功正常或接近正常；⑤ 肝静脉压力梯度（HVPG）正常或接近正常；⑥ 肝活组织检查无肝硬化或肝实质受损证据。其他特征包括：① 无慢性肝病表现；② 静脉曲张出血后可有一过性腹水，无肝功能失代偿表现；③ 排除 HBV、HCV 感染；④ 无已知病因的肝脏疾病；⑤ 超声或其他影像学提示门静脉扩张或增粗，外周门静脉截断征，门静脉周围高回声区。该患者曾查骨髓穿刺示：粒系、红系、巨核系增生活跃，血小板成大簇可见，JAK2V617F 突变检测阳性。由于患者家庭经济原因，仅对症治疗后出院，之后也无继续服用抗血小板药物治疗，此次查腹部 CT 提示脾静脉血栓形成。脾静脉属门静脉分支之一，长期脾静脉阻塞、血液回流障碍而引起的区域性心脉高压，是致使 IPH 发展的重要因素。遗憾的是患者家属考虑经济问题，未进一步血液科就诊以查明原因，也拒绝进一步肝脏穿刺、排除其他病因等检查，因此其最终诊断仍未明确。

专家视野

IPH 是非硬化性门静脉高压症（NCPH）的一种，其主要临床特点为：明显的脾大伴有或不伴脾亢、贫血，耐受性较好的 1 次或多次胃肠道出血和门静脉高压，肝脏功能基本正常。

IPH 可能是由多种原因通过相似的发病机制引起的一种疾病。如细菌感染，内毒素可直接损伤门静脉壁内皮细胞引起细胞肿胀、变性及纤维组织增生，细菌抗原的反复刺激所引起的免疫异常反应也可致门静脉中小分支内皮损害和纤维增生，内毒素可通过激活补体和免疫系统和凝血机制引起门脉损伤和门静脉小分支内血栓形成，这些因素最终均可引起门静脉管腔狭窄，导致门脉血流阻力增加。据文献报道，IPH 患者组织病理学表现：门静脉和其中小分支血管壁有血栓形成和内膜硬化，提示了一种以血栓栓塞为基础的发病机制。IPH 患者可检测到有凝血因子 V Leiden 突变是各种静脉血栓形成的基因危险因素，可引起凝血异常和门静脉分支微血栓形成，因此基因突变可能是引起 IPH 凝血异常的原因，而该患者 JAK2V617F 突变检测阳性，也可能是 IPH 发生的危险因素之一。

IPH 的治疗与肝硬化的治疗存在共同点与不同点：① 都包括针对门脉高压引起的静脉曲张出血治疗，其中药物治疗包括生长抑素、奥曲肽等。内镜下治疗包括硬化治疗和套扎术。对于 IPH 导致食管静脉曲张破裂而引起的消化道出血，内镜治疗依然为首选治疗方法，套扎术与硬化治疗的效果大致相当，但前者并发症发生率和再出血率较低，静脉曲张的复发率较高。仅有 5% 的 IPH 合并食管静脉曲张出血患者内镜和药物治疗均无效，需要急诊手术止血。除此以外，可联合药物如普萘洛尔等降低门静脉压力，阿司匹林、羟基脲联合抗血小板，有助于减少 IPH 再发消化道出血的风险。② 手术治疗。由于 IPH 的发生与脾脏血流增加及高灌注有关，因此，可考虑脾脏切除治疗，特别是对因脾大出现腹部不适症状的患者。对于降低门静脉压，多数文献支持分流术，大多数学者认为 IPH 患者术后出现门体分流性脑病的可能性很小，远期预后好于断流术。③ 抗凝治疗。肝硬化性门静脉高压症一般没有抗凝治疗的必要性，但鉴于 IPH 的发病机制可能与凝血异常有关，并且门静脉血栓引发的 IPH 患者预后不良，因此部分患者需要进行抗凝治疗。由于抗凝与防治出血存在一定矛盾，因此应谨慎选择适应证。目前认为，对伴有门静脉血栓形成和易栓因素的 IPH 患者应考虑抗凝。该患者有长期血小板增高病史，需要抗血小板治疗，并且建议定期检测其凝血功能，必要时抗凝治疗。④ 肝移植。只适用于内科保守治疗、手术治疗无效，并且伴有严重并发症的患者。

综上，IPH 的诊断如今还仅是一种排除性诊断，需排除肝硬化性门静脉高压症和非肝硬化性门静脉高压症中包含的其他各种原因引起的门静脉高压可能后方能诊断，因此，确诊需要大量的检查结果支持，很多患者由于经济原因，往往不能明确确诊，但根据此病例，我们回顾了 IPH 的发病特点、临床表现以及治疗方法等等，拓宽了对此疾病的诊疗知识，希望在今后的临床诊疗工作中有更严密逻辑的诊疗思维。

参考文献：

［1］SCHOUTEN J N, VERHEIJ J, SEIJO S. Idiopathic non-cirrhotic portal hypertension：a review［J］. Orphanet J Rare Dis, 2015, 10：67.

［2］SCHOUTEN J NL, GARCÍA-PAGÁN J C, VALLA D C, et al. Idiopathic non-cirrhotic portal hypertension［J］. Hepatology, 2011, 54：1071-1081.

［3］SIRANOLPIWAT S, SEIJO S, MIQUEL R, et al. Idiopathic portal hypertension：natural history and long-term outcome［J］. Hepatology, 2014, 59：2276-2285.

［4］EAPEN C E, NIGHTINGALE P, HUBSCHER S G, et al. Non-cirrhotic intrahepatic portal hypertension：associated gut diseases and prognostic factors［J］. Dig Dis Sci, 2010, 56：227-235.

［5］SARIN S K, KAPOOR D. Non-cirrhotic portal fibrosis：current concepts and management［J］. J Gastroenterol Hepatol, 2002, 17：526-534.

［6］AUSTIN A. Nodular regenerative hyperplasia of the liver and coeliac disease：potential role of IgA anticardiolipin antibody［J］. Gut, 2004, 53：1032-1034.

［7］HILLAIRE S, BONTE E, DENNINGER M-H, et al. Idiopathic non-cirrhotic intrahepatic portal hypertension in the West：a re-evaluation in 28 patients［J］. Gut, 2002, 51：275-280.

［8］CHANG P-E, MIQUEL R, BLANCO J-L, et al. Idiopathic portal hypertension in patients with HIV infection treated with highly active antiretroviral therapy［J］. Am J Gastroenterol, 2009, 104：1707-1714.

［9］TSUNEYAMA K, HARADA K, KATAYANAGI K, et al. Overlap of idiopathic portal hypertension and scleroderma：report of two autopsy cases and a review of literature［J］. J Gastroenterol Hepatol, 2002, 17：217-223.

［10］SCHOUTEN J N L, VAN dER ENDE M E, KOËTER T, et al. Risk factors and outcome of HIV-associated idiopathic noncirrhotic portal hypertension［J］. Aliment Pharmacol Ther, 2012, 36（9）：875-885.

［11］张谊，陈宗静，张启瑜. 区域性门静脉高压症研究进展［J］. 肝胆胰外科杂志, 2006, 5：323-325.

［12］施宝民，王秀艳，王亚力，等. 区域性门静脉高压症的诊断与治疗［J］. 中华肝胆外科杂志, 1999, 1：53-54.

病例 53　老年女性，腹痛、腹胀 1 月余，加重伴排便停止 2 周

【一般情况】

患者，女，63 岁，已婚，汉族。

【主诉】

腹痛腹胀 1 月余，加重伴排便停止 2 周。

【现病史】

患者 1 个月前无明显诱因出现腹痛、腹胀，2 周前排便停止，偶有排气，无恶心、呕吐。曾查全腹增强 CT 示：腹部肠管扩张、积气，直肠局部管壁轻度增厚；子宫形态不规则，左侧附件区软组织影。行消化道钡剂造影示：胃下垂，肠腔积气、积液增多，外院予肠外营养支持、抑酸、解痉、补液治疗，无明显好转，患者自发病以来，一般情况可，食欲一般，睡眠可，二便正常，1 个月来体重下降 3 kg。

【既往史】

患者 40 年前诊断"双子宫"，因"产时子宫破裂"行"单侧子宫切除术"，后因"肠粘连"住院治疗 2 次。有输血史，余无特殊。

【个人史及家族史】

无特殊。

【入院查体】

生命体征平稳，发育正常，营养中等，浅表淋巴结无肿大，无杵状指（趾），胸廓对称，双侧呼吸动度一致，语颤均等，双侧叩诊清音，双肺呼吸音清，未闻及干、湿性啰音及哮鸣音，心界不大，心音清，律齐，各瓣膜听诊区无杂音，腹平坦，下腹正中可见 2 条长约 10 cm 纵行陈旧性手术疤痕。未见肠型、蠕动波，腹壁软，无压痛、反跳痛，未触及包块，肝、脾未触及，肝区无叩击痛，Murphy 征（－），肠鸣音无亢进。其余体格检查大致正常。

【入院分析】

老年女性，腹痛腹胀 1 月余，加重伴停止排便 2 周。完善实验室检查，血常规：白细胞计数 3.06×10^9/L，中性粒细胞计数 1.71×10^9/L，淋巴细胞计数 0.86×10^9/L。凝血功

能：纤维蛋白原 1.85 g/dl，D- 二聚体 2.51 mg/L。尿常规：尿糖（＋－）。粪常规：硬度糊状便。生化全套：低密度脂蛋白胆固醇 2.50 mmol/L，尿素 9.77 mmol/L，白蛋白 37.2 g/L，脂蛋白 a 586 mg/L，高密度脂蛋白胆固醇 0.87 mmol/L。胃部疾病筛查组套：胃蛋白酶原 I 56.9 μg/L。肿瘤标志物 6 项 CA15-3+ 输血前八项未见异常。根据患者既往病史、体征及辅助检查结果，需考虑以下可能：

（1）胃肠道器质性疾病。常见的有：① 消化道肿瘤。多见于中老年患者，可以乏力、消瘦及上腹部不适为主要表现，查粪隐血试验可能为阳性，上腹部 CT 及胃镜下活检可进一步鉴别。② 肠结核。既往或现有肠外结核史，临床表现少有瘘管、腹腔脓肿和肛周病变，内镜检查病变主要涉及回盲部，可累及邻近结肠，溃疡多呈横行、浅表而不规则，活检组织抗酸杆菌染色阳性有助诊断。③ 粘连性肠梗阻。患者多有腹腔手术史，症状主要表现为腹痛、腹胀、呕吐，停止排气排便。

（2）胃肠道功能性疾病。若能排除以上器质性病变，则需考虑功能性疾病，常见的有肠功能紊乱，可有腹痛、便秘及腹泻症状，排除器质性病变后才可诊断。

【院内观察与分析】

该患者为老年女性，腹痛腹胀 1 月余，加重伴停止排便 2 周，既往有腹腔手术史。全腹 CT 增强示：腹部肠管扩张、积气，需先排除胃肠道器质性病变，如肠道肿瘤等，因此需进一步完善妇科超声、小肠 CT 等检查，另外，患者既往有手术史，也需考虑粘连性肠梗阻可能。

【诊断】

粘连性肠梗阻。

【治疗及随访】

入院后予禁食、胃肠减压、抑酸护胃、抗感染、营养支持等治疗，后复查腹部平片示：右下腹及回盲部少量造影剂残留，局部肠管积气扩张较前稍好转；左中腹局部肠管稍积气扩张。肝区点状致密影，胆囊结石可能（图 53-1）。行小肠 CT 示：小肠未见明显异常强化；直肠局部管壁稍厚；左肾一枚复杂囊肿；结肠内致密影，考虑残留钡剂；子宫形态不规则，双角子宫可能，左侧附件区可疑软组织影；肝右叶 S6 段钙化灶；脾大；右肺中叶慢性炎症。子宫双附件超声示：双子宫（右侧子宫切除术后），左侧子宫宫腔分离，盆腔未见明显积液。

病例讨论

该患者为老年女性，腹痛腹胀 1 月余，加重伴停止排便 2 周，既往有腹腔手术史。全腹 CT 增强示腹部肠管扩张积气，需首先排除胃肠道器质性病变，如肠道肿瘤等，因此需进一步完善妇科超声、小肠 CT 等检查。该患者小肠 CT 等检查未见明显肿瘤证据，因此暂予排除。结合患者既往有手术史，需考虑粘连性肠梗阻，治疗上，分为内科保守治疗和外科手术治疗。对于既往有手术史的患者，发生肠梗阻，在采用保守治疗和手术治疗之间可能存在争议，因为再次手术可能又是肠梗阻再发的一项高危因素，因此怎样权衡利弊，有待更多临床研究去解决问题。该患者保守治疗后肠梗阻症状好转。

此外，老年患者如有手术史，也有一定的肠梗阻发生的风险，这些风险因素包括：① 糖尿病患者。此类患者手术切口愈合恢复速度较慢且极易发生术后感染。手术切口愈合需要多种蛋白和因子共同参与完成，而糖尿病患者因机体糖代谢异常影响了机体内物质间的相互转化；高糖状态破坏了组织间的渗透性，高糖高渗不利于细胞存活；高血糖会降低患者免疫水平，容易发生术后感染。因此伴糖尿病增加了患者发生术后粘连性肠梗阻风险。② 有胃肠道肿瘤的患者。一方面，结直肠癌 TNM 分期为 Ⅲ ~ Ⅳ 期，多伴有区域淋巴结受累或癌症细胞远端转移，根治性手术后需要辅助进行淋巴清扫淋巴清扫会损伤淋巴管，导致淋巴液外渗，引发周围组织非感染性炎症反应，诱发粘连性肠梗阻；另一方面，结直肠癌的发生破坏了肠道正常生理结构，癌细胞会分泌大量细胞因子，对周围组织进行侵袭和迁移，诱发肠粘连。

专家视野

粘连性肠梗阻是外科比较常见的急腹症。此病具有起病急、病情变化快、易反复发作等特点。如果治疗不及时，患者很容易发生胃肠出血、继发性感染等严重的并发症，从而严重威胁其生命安全。目前，临床上主要采用保守疗法和手术疗法对粘连性肠梗阻患者进行治疗。

目前认为，治疗粘连性肠梗阻最重要的是区分其为单纯性还是绞窄性，除有绞窄性肠梗阻表现者需急诊手术治疗外，对于单纯性、不完全性、粘连性肠梗阻可施行非手术治疗。非手术治疗包括：禁食，胃肠减压，维持水、电解质及酸碱平衡，抗炎以及应用一些润肠剂。然而，非手术治疗虽使部分患者症状得到缓解，但临床上大部分患者都需转手术治疗，因此在非手术治疗期间应严密观察患者的生命体征和各种症状的变化，并根据病情及时进行各种辅助检查，以了解病情的进展。在非手术治疗过程中，如出现下列情况应及时、果断地中转手术治疗：① 单纯性、不完全性粘连性肠梗阻经保守治疗未见好转或腹绞痛等症状加重，② 腹膜炎等绞窄情况，③ 经多次非手术治疗仍频繁、反复发作。

近年也有研究提出过一些术后预防肠粘连的方法：如在手术完成后可以利用维生素 E、中草药对患者进行治疗，维生素 E 可减少胶原蛋白形成，防止粘连，中草药活血化瘀，行气止痛，亦可预防粘连形成。另外，也可将经鼻导管送入肠道梗阻部位直接对其近端进行减压，吸出大量肠内容物，降低肠道内压力，从而快速缓解腹痛、腹胀等症状。或应用新斯的明，通过增强胃肠道平滑肌收缩、促进胃肠运动而将肠道中内容物逐渐向下推出等方法。

参考文献：

［1］郑本虎. 单纯性粘连性肠梗阻保守治疗与手术治疗综合对比分析［J］. 中国保健营养，2016，26（6）：109-110.

［2］方忠伟、俞恒. 手术保守治疗粘连性肠梗阻疗效比较［J］. 中国中医药现代远程教育，2014，12（14）：141.

［3］周树立、齐春华. 粘连性肠梗阻的治疗与预防［J］. 中国现代药物应用，2012，6（8）：37-38.

［4］区文辉. 312 例粘连性肠梗阻手术时机选择探讨［J］. 现代诊断与治疗，2016，27（22）：4283-4285.

［5］张俊华. 腹部手术后急性粘连性肠梗阻的治疗及预防［J］. 中国老年学杂志，2013（13）：91.

病例 54 　中年女性，间断黑便半年余，胃镜示毛细血管扩张

【一般情况】

患者，女，37岁，已婚，汉族。

【主诉】

间断黑便8年余。

【现病史】

患者8年前曾因"黑便"至我院消化科就诊，曾查胃镜示贲门下前壁距门齿40 cm处见一黏膜隆起，约0.6 cm×1.0 cm大小，表面充血明显，有间断性渗血，考虑恒径动脉可能性大，内镜下予钛夹止血，术后予抑酸、止血、补液等治疗。7年前因呕血伴黑便，至我院外科就诊，诊断为"贲门下恒径动脉伴出血"，后于全麻下行腹腔镜剖腹探查术，术中探查见：胃小弯侧一黏膜隆起，约1.0 cm×1.0 cm大小，表面充血，有活动性出血，而予以仔细分离胃小弯侧粗大曲张之血管，夹闭后切断。取胃前壁纵行切口约5 cm打开，予3-0薇乔缝合结扎隆起之黏膜，术后安返病房。术中诊断：贲门下恒径动脉伴出血。予以补液、对症治疗，患者恢复良好，未再就诊。半年前，患者无明显诱因又出现黑色柏油样便，平素无呕血，无黑矇，无其他伴随症状，曾查血常规示：红细胞计数3.69×10¹²/L，血红蛋白69 g/L。查胃镜示：① 贲门下病变（恒径动脉病变可能，静脉曲张可能）；② 十二指肠球降交界处糜烂伴出血。全腹CTA+CTV：肝门区及邻近肝动脉分支明显迂曲扩张，肝内动脉期可见多发小结节样及斑片状异常强化灶，回盲部至横结肠管壁内广泛畸形血管团，降结肠远段及直肠少量畸形血管，考虑遗传性毛细血管扩张症累及肝脏及肠道（以升结肠为著）。患者自发病以来，一般情况可，食欲一般，睡眠可，二便正常，近期体重无明显改变。

【既往史】

无特殊

【个人史及家族史】

无特殊。

【入院查体】

生命体征平稳，发育正常，营养中等，浅表淋巴结无肿大，无杵状指（趾），胸廓对称、双侧呼吸动度一致、语颤均等、双侧叩诊清音，双肺呼吸音清，未及干、湿性啰音及哮鸣音，心界不大，心音清，律齐，各瓣膜听诊区无杂音，腹平坦，未见肠型、蠕动波，腹壁软，无压痛、反跳痛，未触及包块，肝、脾未触及，肝区无叩击痛，Murphy 征（−），肠鸣音无亢进。其余体格检查大致正常。

【入院分析】

中年女性，间断黑便 8 年余，此次入院后血常规：红细胞计数 3.70×10^{12}/L，血红蛋白 79 g/L，平均红细胞体积 74.1 fl，平均血红蛋白含量 21.4 pg，平均血红蛋白浓度 288 g/L，血小板计数 293×10^9/L。凝血功能、肿瘤标志物、肝肾电解质未见明显异常。输血前八项：乙肝表面抗体 834.800 IU/L，乙肝核心抗体阳性 0.014 COI。生化：无明显转氨酶升高，白蛋白水平正常。原发性胆汁性肝硬化组套：抗线粒体抗体 9 型（AMA-M9）弱阳性，抗 ENA 抗体 15 项、抗核抗体分型未见异常。查胃镜示毛细血管扩张。全腹 CTA+CTV：肝门区及邻近肝动脉分支明显迂曲扩张，肝内动脉期可见多发小结节样及斑片状异常强化灶，回盲部至横结肠管壁内广泛畸形血管团，降结肠远段及直肠少量畸形血管，考虑遗传性毛细血管扩张症累及肝脏及肠道（以升结肠为著），需与以下疾病鉴别：

（1）消化性溃疡：患者无典型周期性和节律性上腹部疼痛症状，也无明显反酸、嗳气、胃灼热、上腹饱胀不适等消化不良症状，胃镜检查未发现溃疡，暂不予考虑。

（2）急性糜烂出血性胃炎：患者无服用 NSAIDs 史、无严重疾病状态或大量饮酒史，暂不考虑。

（3）消化道肿瘤：患者为中年女性，无乏力、消瘦及上腹部不适，胃镜未提示肿瘤，暂不予考虑。

【院内观察与分析】

该患者为中年女性，根据患者病史、体征及胃镜检查结果，考虑胃肠毛细血管扩张待查，建议行胃肠镜进一步明确胃肠道毛细血管曲张部位、是否引起破裂出血等情况。

【诊断】

1. Dieulafoy 病；2. 遗传性出血毛细血管扩张症可能。

【治疗及随访】

排除禁忌，患者行全麻下行胃镜＋肠镜检查：胃底黏膜稍粗糙。胃体、胃窦、胃角见散在毛细血管扩张。肠镜示：回盲瓣口见散在毛细血管扩张，予 APC 治疗；回盲部见多枚大小约 0.3 cm×0.4 cm ~ 0.5 cm×0.6 cm 息肉，表面充血；横结肠距肛门约 60 cm 处见大小约 0.5 cm×0.6 cm 息肉，表面稍充血；距肛门约 40 cm 处见直径约 0.4 cm 息肉，活检基本夹除后予 APC 治疗。诊断：① 回盲部、结肠多发息肉 EMR+APC 治疗术，② 回盲瓣毛细血管扩张 APC 治疗术。予卡络磺钠、巴曲亭止血，七叶皂苷钠消肿，营养，潘妥洛克抑酸，头孢唑肟钠抗感染，患者无明显不适。

1 个月后随访患者，建议患者进一步就诊，但患者一直自觉无明显胃肠道不适症状，无便血，无黑便，无呕血，一般情况可，日常生活。暂拒绝就诊。

病例讨论

该患者为中年女性，以黑便为主要症状，首先，应对上消化道出血做主要鉴别诊断。① 食管胃底静脉曲张曲张破裂：是肝硬化患者消化道出血最常见原因，出血量大，病情凶。此患者有乙型肝炎肝硬化病史，消化道出血特点较为吻合，可行胃镜检查明确。② 门脉高压性胃病：可继发于肝硬化门脉高压，表现为胃黏膜广泛充血、水肿、糜烂，呈樱桃红样改变，约占肝硬化消化道出血病因的 1/3。③ 消化性溃疡：是消化道出血常见病因之一，典型病例表现为周期性和节律性上腹部疼痛，也可有反酸、嗳气、胃灼热、上腹饱胀不适等消化不良症状，肝硬化患者由于低蛋白血症，胃肠淤血，黏膜屏障功能减退，易于发生消化性溃疡。但此患者无腹痛、反酸、嗳气等，诊断依据不足，可查胃镜排除无症状型消化性溃疡合并出血。④ 急性糜烂出血性胃炎：也是引起上消化道出血常见的病因，患者常有服用 NSAIDs 史、严重疾病状态或大量饮酒史，该患者否认服用 NSAIDs 史及饮酒史等，因此暂不考虑该诊断。⑤ 胃癌、食管癌等消化道肿瘤：常有纳差、厌食、上腹部饱胀不适、体重减轻等非特异性症状，诊断主要依赖 X 线钡剂造影检查和胃镜检查加活检。结合该患者辅助检查结果（胃镜示毛细血管扩张；全腹 CTA+CTV 见肝门区及邻近肝动脉分支明显迂曲扩张，肝内动脉期可见多发小结节样及斑片状异常强化灶，回盲部至横结肠管壁内广泛畸形血管团，降结肠远段及直肠少量畸形血管），考虑遗传性毛细血管扩张症累及肝脏及肠道（以升结肠为著）。

血管畸形是引起消化道出血的较少见原因，这类疾病主要包括：小肠血管发育不良、Dieulafoy 病、门脉高压性肠病、主动脉小肠瘘、遗传性毛细血管扩张症等。其中，Dieulafoy 病引起上消化道大出血较罕见，主要表现为反复黑便或呕血，由于其致病机制与一般消化道出血不同，故应用常规抑酸方法治疗收效甚微。目前，内镜下止血技术飞速发展，并已取代手术成为首选方案。2017 年一项对中国 5 145 例消化道 Dieulafoy 病的文献回顾性分析显示：70% 以上的 Dieulafoy 病采取内镜下治疗，而手术治疗的患者约占 25%。内镜下治疗方法多种多样，主要包括内镜下喷洒止血药物、黏膜下注射、硬化治疗、热凝治疗、金属夹治疗、微波治疗、射频消融治疗等。Dieulafoy 病的内镜下治疗效果显著，该文献回顾性研究报道成功率可达 90.49%，但不同治疗方法的疗效尚缺乏随机对照研究，治疗方法的选择应结合出血部位、出血情况，以及操作的熟练程度进行。能够进行内镜下治疗的 Dieulafoy 病出血患者应首选内镜下治疗，治疗方法根据实际情况可选择内镜下注射、热凝、止血夹、硬化、套扎等不同方式，甚至可联合应用。据此，我们对本例患者使用了内镜下热凝治疗。

毛细血管扩张症也是引起反复消化道出血的罕见原因之一，主要表现为反复的消化道出血和失血性贫血。若患者经多种检查能排除肿瘤、息肉和憩室等，则应考虑此病的可能。可行选择性血管造影和结肠镜进一步明确诊断。结肠镜检阳性率 ＞90%，表现为黏膜多发点状糜烂，可数个簇集在一起，也可散在分布，边缘不规则，病变可略高于黏膜表面。以上表现在结肠充气扩张后均能清楚显示。结肠镜检查时机应选择在未出血或小量出血时。其资料主要包括介入治疗、内镜治疗（电凝术、激光、注射硬化剂）和传统开腹手术等。介入治疗和内镜下治疗虽有安全、方便、创伤小，适用于合并心肺等慢性疾病的患者、不能耐受手术的老年患者等优点，但缺点是仅对病灶量少，出血较局限者有效，常需分期手术，术后复发率高。对于出血量大、病灶呈弥漫性分布且定位准确的患者，病变部位切除术是最主要的治疗方法。然而如果病变范围广泛，手术常常难以或不可能全部切除病变的肠段，且术后再出血率较高，文献报道高达 90% 左右。

目前暂无文献报道 Dieulafoy 病合并毛细血管扩张症患者，可能是由于这两种病症都属于引起消化道出血的少见原因之一，两者同时并存可能会加重患者消化道出血的程度和增加反复出血频率。

专家视野

Dieulafoy 病绝大部分发生在胃十二指肠。Dieulafoy 病的内镜治疗具有重要的价值，主要的方法有 TTSC 内镜夹止血术、OTSC 吻合夹止血术等。近年有文献报道，内镜下金属夹止血效果明显，再出血发生率低，是临床上推荐使用的一种内镜下治疗急性非静脉曲张性消化道出血的安全有效措施。内镜下金属夹止血术是一种物理机械止血方法，其止血机理与外科血管缝合结扎类似，是利用内镜金属夹闭合时产生的机械力，将其周围组织及病灶出血血管一并夹闭，从而闭合出血血管以阻断血流，有效地发挥止血作用。内镜金属夹根据其设备工作途径不同主要分为两种：通过内镜钳道的 TTSC 内镜夹和安装于内镜外侧的 OTSC 吻合夹。TTSC 内镜夹适用于血管性出血，尤其是小动脉出血或局灶性出血。对于出血量大且出血速度快的大血管出血及广泛的活动性渗血，由于其抓持力不够，易导致出血复发。OTSC 吻合夹是钛镍合金制成的用于消化道缺损修补及止血的新型金属夹，是一种安装和释放类似于静脉曲张套扎术和内镜黏膜切除术的装置。与普通内镜夹 TTSC 相比，新型 OTSC 吻合夹具有更大的抓持力和压缩力，能够迅速、有效、持久地止血。

但是，内镜治疗仍有一定的局限性：① 内镜下止血成功率与恒径动脉的直径有明显相关性，动脉直径 > 1.5 cm 时成功率明显下降；② 内镜治疗难免失败，并有较高的复发率；③ 首次内镜治疗成功后再出血者死亡的危险性明显增加；④ 内镜下多次硬化治疗后会在局部形成较重的溃疡，日后有穿孔或癌变的危险。故就止血效果和远期疗效而言，内镜治疗并不十分理想。此外，外科切除被认为是根治 Dieulafoy 病的方法，但手术风险大、并发症多、适应证范围窄、可重复性差。随着腹腔镜技术的广泛应用，近年来有胃镜和腹腔镜结合切除胃 Dieulafoy 病病变的报道，但该手术复杂，需要全麻，对患者的一般状况要求高，手术风险相对较大。有文献报道了一项研究：对 94 例内镜治疗失败的上消化道动脉性大出血患者分别予以动脉栓塞治疗和手术治疗，从完全止血成功率、复发率、无效率、住院时间及住院费用方面进行比较。研究认为动脉栓塞治疗用于治疗内镜治疗失败的上消化道大出血，止血效果可靠，可缩短患者住院时间，减少治疗费用和减轻手术创伤。

参考文献：

［1］卢崇亮. Dieulafoy 病的临床近况［J］. 中国胃肠外科杂志，2000，3（4）：251-253.

［2］疏东升，唐美娟. Dieulafoy 病 19 例诊治分析［J］. 胃肠病学和肝病学杂志，2010，19（3）：247-248.

［3］SHU D S, TANG M J. Diagnosis and treatment of 19 cases of Dieulafoy disease［J］. Chin J Gastroenterol Hepatol, 2010, 19（3）：247-248.

［4］吴寒，吴毓麟，邹晓平. 内镜下止血夹在消化道出血治疗中的应用［J］. 中华消化内镜杂志，2008，25（8）：428-429.

［5］WILLINGHAM F F, BUSCAGLIA J M. Endoscopic management of gastrointestinal leaks and fistulae［J］. Clin Gastroenterol Hepatol, 2015, 13（10）：1714-1721.

［6］叶少松，于劲，樊超强，等. 内镜下 Dieulafoy 病并出血 OTSC 吻合夹治疗一例［J］. 中华消化内镜杂志，2015，32（5）：299.

［7］SARKER S, GUTIERREZ J P, COUNCIL L, et al. Over-the-scope clip-assisted method for resection of fullthickness submucosal lesions of the gastrointestinal tract［J］. Endoscopy, 2014, 46（9）：758-761.

［8］KIRSCHNIAK A, KRATT T, STÜKER D, et al. A new endoscopic over-the-scope clip system for treatment of lesions and bleeding in the GI tract：first clinical experience［J］. Gastrointest Endosc, 2007, 66（1）：162-167.

［9］KIRSCHNIAK A, SUBOTOVA N, Zieker D, et al. The over-the-scope clip（OTSC）for the treatment of gastrointestinal bleeding, perforations, and fistulas ［J］. Surg Endosc, 2011, 25（9）: 2901-2905.

［10］SKINNER M, GUTIERREZ J P, NEUMANN H, et al. Over-the-scope clip placement is effective rescue therapy for severe acute upper gastrointestinal bleeding ［J］. Endosc Int Open, 2014, 2（1）: E37-E40.

［11］汪兴伟，张世荣，陈志惠，等. 中国消化道 Dieulafoy 病 5145 例回顾性文献分析 ［J］. 中华消化杂志，2017, 37（7）: 462-465.

病例 55　老年男性，腹痛、腹泻，间断便血

【一般情况】

患者，男，70岁，已婚，汉族。

【主诉】

反复腹痛腹泻2个月，间断便血1月余。

【现病史】

患者2个月前无明显诱因下出现左下腹阵发性隐痛，疼痛后排稀便，便后疼痛缓解，无腹胀，无血便，无恶心、呕吐，无头痛、头晕，一天可发生4~5次类似症状。曾查肠镜示：横结肠见多发不规则溃疡，周围黏膜充血、水肿；乙状结肠见黏膜充血、水肿。活检病理示：（横结肠）缺血性肠病。予"双歧三联活菌""复方谷氨酰胺"治疗后好转出院。1个月前患者无明显诱因下类似症状再发，出现便中带血，呈暗红色，一天4~5次，最多10余次，每次量约100 ml，遂查血常规：白细胞计数11.7×10⁹/L，中性粒细胞百分比80.2%，中性粒细胞计数9.4×10⁹/L；凝血功能：D-二聚体8.28 mg/L。予"头孢噻肟、奥硝唑"抗感染，"生长抑素"止血，"前列地尔"改善微循环等对症支持治疗。后查腹部CTA示：① 腹主动脉及其分支动脉粥样硬化；② 升结肠、降结肠、部分乙状结肠及直肠管壁广泛增厚水肿；③ 肠系膜根部多发小淋巴结。复查肠镜示：① 结直肠多发溃疡，性质待定；② 结肠息肉EMR术+APC+钛夹缝合。病理示：（回盲瓣）黏膜急性炎，伴局灶黏膜溃疡形成，小灶间质肉芽组织增生及小片炎性坏死渗出。予消炎消肿、营养肠道、调整菌群、改善微循环、增强抵抗力等对症支持治疗稍好转。患者入院以来，自感乏力，食欲尚可，睡眠差，小便正常，近期体重下降约5 kg。

【既往史】

"高血压"史15余年，血压最高170/110 mmHg，服用"拜新同1片，每日一次"，血压控制平稳。余无特殊。

【个人史及家族史】

患者父亲有"高血压"史。

【入院查体】

生命体征平稳，发育正常，营养中等，浅表淋巴结无肿大，无杵状指（趾），胸廓对称、双侧呼吸动度一致、语颤均等、双侧叩诊清音，双肺呼吸音清，未闻及干、湿性啰音及哮鸣音，心界不大，心音清、律齐、各瓣膜听诊区无杂音，腹平坦，未见肠型、蠕动波，腹壁软，全腹无明显压痛、反跳痛，未触及包块，肝、脾未触及，肝区无叩痛，肠鸣音无亢进。其余体格检查大致正常。

【入院分析】

老年男性，反复腹痛腹泻 2 个半月，间断便血 1 月余，查粪常规：粪隐血试验阳性。血常规示：中性粒细胞百分比 80.8%，淋巴细胞百分比 14.1%。凝血：D- 二聚体 3.39 mg/L，降钙素原 0.064 ng/ml。电解质：钙（干化学法）2.08 mmol/L。输血前八项：乙型肝炎表面抗体阳性。C 反应蛋白 16.10 mg/L。生化：血糖 7.14 mmol/L，脂蛋白 a 450 mg/L。结合病史、症状、体征及辅助检查结果，其腹痛伴便血的原因需首先排除肠道器质性疾病：

（1）溃疡性结肠炎：患者肠镜示肠道弥漫性充血、糜烂，似溃疡性结肠炎表现，症状多以腹痛、腹泻、黏液脓血便为主，可伴不同程度的肠外表现，如关节病变、结膜炎、发热等。病情较重者可发生消化道出血、中毒性巨结肠、肠梗阻等。

（2）消化道肿瘤：患者肠镜回盲部溃疡似肿瘤表现。常见于中老年患者，可出现腹痛、腹水、消瘦、腹部包块、大便隐血阳性、肿瘤标志物异常。CT 检查、结肠镜检查及病理可予鉴别。该患者肠镜结果未见明显肿瘤，暂不予考虑。

（3）缺血性肠病：患者回盲瓣见溃疡形成，横结肠弥漫性充血、糜烂，距肛门 30 cm 处以下见散在片状充血糜烂，溃疡形成，病变呈节段性改变。查腹部 CTA 示：腹主动脉及其分支动脉粥样硬化；升结肠、降结肠、部分乙状结肠及直肠管壁广泛增厚、水肿。考虑缺血性肠病可能性大。

【院内观察与分析】

该患者肠镜示：回盲瓣见溃疡形成，横结肠弥漫性充血、糜烂，距肛门 30 cm 处以下见散在片状充血、糜烂，溃疡形成，病变呈节段性改变。腹部 CTA 示：腹主动脉及其分支动脉粥样硬化；升结肠、降结肠、部分乙状结肠及直肠管壁广泛增厚水肿。考虑缺血性肠病可能性大，进一步完善相关检查，血常规示：中性粒细胞百分比 80.8%，淋巴细胞百分比 14.1%。凝血：D- 二聚体 3.39 mg/L。降钙素原 0.064 ng/ml。电解质：钙（干化学法）2.08 mmol/L。输血前八项：乙型肝炎表面抗体阳性。C 反应蛋白 16.10 mg/L。生化：血糖 7.14 mmol/L，脂蛋白 a 450 mg/L。患者多次因便血入院，追问病史，患者此次入院前曾用中药灌肠，自述为活血类药物，具体不详，考虑可能与此次出血有关。

【诊断】

缺血性肠病。

【治疗及随访】

予卡络磺钠、七叶皂苷钠止血，泮托拉唑抑酸，曲克芦丁脑蛋白水解物改善血管通透性，益谱柠等止血、康复新修复黏膜，美沙拉嗪抗炎，复方谷氨酰胺肠溶胶囊营养肠道，患者好转，经治疗后，患者未再便血。出院后嘱其继续口服美沙拉嗪、康复新、复方谷氨酰胺，并建议患者短期内复查肠镜。该患者出院后诉症状好转，未再复查肠镜。

病例讨论

该患者为老年男性，以反复腹痛腹泻伴间断便血为主要表现，针对此病史特点，考虑腹痛伴便血的原因有：① 缺血性肠病。患者回盲瓣见溃疡形成，横结肠弥漫性充血、糜烂，距肛门30 cm处以下见散在片状充血、糜烂，溃疡形成，病变呈节段性改变。查腹部CTA示：腹主动脉及其分支动脉粥样硬化；升结肠、降结肠、部分乙状结肠及直肠管壁广泛增厚水肿。考虑缺血性肠病可能性大。② 溃疡性结肠炎。患者肠镜示肠道弥漫性充血、糜烂，似溃疡性结肠炎表现，症状多以腹痛、腹泻、黏液脓血便为主，可伴不同程度的肠外表现，如关节病变、结膜炎、发热等。病情较重者可发生消化道出血、中毒性巨结肠、肠梗阻等。③ 消化道肿瘤。患者肠镜回盲部溃疡似肿瘤表现。常见于中老年患者，可有腹痛、腹水、消瘦、腹部包块、大便隐血阳性、肿瘤标志物异常。CT检查、结肠镜检查及病理学检查可予鉴别，该患者肠镜结果未见明显肿瘤，暂不予考虑。

缺血性肠病（ischemic bowel disease）是因肠壁缺血、乏氧，最终发生梗死的疾病。本病多见于患动脉硬化、心功能不全的老年患者。病变多以结肠脾曲为中心，呈节段性发生，从解剖结构看，主要原因为：结肠脾区为肠系膜上动脉和肠系膜下动脉的交界处，称为"分水岭"区。造成结肠缺血的直接原因多为肠系膜动、静脉，特别是肠系膜上动脉粥样硬化或血栓形成引起的血管闭塞及狭窄。心力衰竭、休克引起血压降低，肠局部供血不足也可成为发病原因。

凡能引起内脏血流量下降的原因，如冠心病、心瓣膜病或心律失常所致的心排出量降低、低血压休克时外周血管的灌注不足等均可引发肠道缺血，导致缺血性肠炎，其他疾病如肠系膜上动脉压迫综合征、肠道血管畸形、肠道及腹部恶性肿瘤、肠梗阻、急性胰腺炎等也可导致缺血性肠病发生。急性胰腺炎是一临床常见疾病，其并发症的发生率约为20%，血管并发症并不少见，19例患者中有2例属于急性胰腺炎侵及肠道动脉和静脉引起缺血性肠病。

专家视野

对于由缺血性肠病引起的肠功能紊乱的治疗，应以治疗原发疾病为主。如积极纠正休克，禁食，静脉高营养，使肠道充分休息，并给予广谱抗生素。心功能正常时则尽可能撤去造成肠系膜血管收缩的药物如洋地黄和血管升压素。严重的肠功能紊乱不仅不利于缺血病变的恢复，而且可以加重缺血，甚至引起水和电解质紊乱、蛋白缺失性结肠病、结肠穿孔等并发症。因此，应予以积极对症治疗，如结肠胀气者给予肠管排气减压和经鼻饲管抽气减压，恶心、呕吐者给予止吐药物和胃肠动力药物，腹泻者给予肠道黏膜保护剂如思密达、碱式碳酸铋剂。解痉剂如阿托品、山莨菪碱等和鸦片类制剂如地芬诺酯、洛哌丁胺等可以减少肠蠕动，使盐和水的重吸收率由于与肠道接触时间增加而升高，从而减少大便次数和缓解腹部疼痛，但由于某些药物有诱发肠麻痹和肠穿孔的可能，故在实际工作中应慎重选择。糖皮质激素对缺血性病变恢复无帮助，且有促发肠穿孔的可能，故不提倡使用。大部分非坏疽性患者经过上述治疗，病情在 1 周内可以得到改善，如仍继续腹泻、出血或有明显梗阻症状，一般即需外科手术治疗。一般治疗包括胃肠减压，静脉补液维持水和电解质平衡，输血及使用广谱抗生素，急性肠系膜缺血一经诊断应立即将罂粟碱用生理盐水稀释至 1.0 mg/ml，以 30～60 mg/h 的输注速度用输液泵经肠系膜上动脉插管输入。对于非闭塞性肠系膜缺血，罂粟碱输注需持续 24 h，根据血管痉挛缓解情况决定罂粟碱是否停药，通常 24 h 即可，但也可延长至 120 h。部分病例可行肠系膜动脉血管置换术进行治疗。

参考文献：

［1］潘晓莉，熊枝繁.缺血性肠病的诊治进展［J］.中华老年医学杂志，2008，27（8）：633-635.

［2］徐赛群，刘丽，王伟宁，等.缺血性肠病临床特点和诊治的回顾性分析［J］.湖南师范大学学报（医学版），2016，13（2）：90-93.

［3］崔凝，罗和生.中青年缺血性肠病患者临床特点分析［J］.中华医学杂志，2012，92（22）：1544-1546.

［4］苏磊，刘一东.急性动脉缺血性肠病的早期诊断及治疗［J］.中国普外基础与临床杂志，2013（4）：441-443.

病例 56　老年女性，反复剑突下隐痛，恶心、呕吐

【一般情况】

患者，女，58 岁，已婚，汉族。

【主诉】

反复剑突下隐痛 3 个月，加重 1 天。

【现病史】

患者 3 个月前无明显诱因下出现剑突下隐痛，进食后腹痛加重，1 天前因进食油腻食物腹痛加重，伴恶心、呕吐，呕吐物为胃内容物，无呕血、黑便，无头晕、头痛。予收治入院，病程中，患者一般情况可，无咳嗽、咳痰，无畏寒、发热，食纳、睡眠可，大小便正常，近期体重无明显变化。

【既往史】

有"间质性肾炎"病史。

【个人史及家族史】

无特殊。

【入院查体】

生命体征平稳，发育正常，营养中等，浅表淋巴结无肿大，无杵状指（趾），胸廓对称、双侧呼吸动度一致、语颤均等、双侧叩诊清音，双肺呼吸音清，未闻及干、湿性啰音及哮鸣音，心界不大，心音清、律齐、各瓣膜听诊区无杂音，腹平坦，未见肠型、蠕动波，腹壁软，无压痛、反跳痛，未触及包块，肝、脾未触及，肝区无叩痛，Murphy 征（－），肠鸣音无亢进。

【入院分析】

老年女性，反复剑突下隐痛 3 个月，加重 1 天，伴恶心、呕吐，进食油腻食物后加重，需考虑以下疾病：

（1）急性胃肠炎：该患者无明显不洁饮食史，必要时查胃镜进一步诊断。

（2）胃、十二指肠溃疡：该患者为老年女性，疼痛与进食关系不大，无大便隐血，暂

不予考虑。

（3）急性阑尾炎：该患者无明显转移性右下腹痛，查体无明显麦氏点有压痛，暂不予考虑。

（4）胆囊炎、胆结石：该患者属此病好发人群。进食油腻食物后发作，需考虑此可能。

【院内观察与分析】

患者为中老年女性，以腹痛3个月为主诉，腹痛与进食油腻食物相关，结合病史特点，需考虑胆囊炎、胆囊结石、胆管炎可能。完善相关检查，肝功能：直接胆红素8.3 μmol/L，γ-谷氨酰转肽酶289.6 U/L，碱性磷酸酶309.7 U/L，乳酸脱氢酶359 U/L，谷丙转氨酶467.5 U/L，谷草转氨酶352.4 U/L，总胆红素21.2 μmol/L。电解质：钾3.1 mmol/L，钠134.7 mmol/L，磷0.57 mmol/L。C反应蛋白10.60 mg/L。免疫球蛋白M 8.11 g/L。抗ENA抗体组套：抗SSA/Ro52kD阳性，抗Ro52阳性，抗线粒体抗体AMA-M2弱阳性。全腹部CT：肝右后叶下段异常密度影，血管瘤可能；肝左外叶小囊肿；胆囊炎，胆囊结石；肝门多发淋巴结。MRCP示：胆囊结石；肝多发圆形长T2信号影，囊肿或血管瘤（图56-1）。该患者有血清AST、ALT升高，同时伴有胆系酶谱GGT、ALP升高，病毒性肝炎相关检查均为阴性，排除病毒性肝炎可能，且患者自身免疫抗体ENA异常，伴抗线粒体抗体AMA-M2弱阳性，因此不排除自身免疫性肝病可能。其腹痛可能是自身免疫性肝病引起的炎症刺激性腹痛。自身免疫性肝病可由以下几种疾病组成：① 自身免疫性肝炎；② 原发性胆汁性胆管炎；③ 原发性硬化性胆管炎；④ IgG4相关性胆管炎。患者自身免疫抗体ENA异常伴肝损加胆汁淤积表现，抗线粒体抗体AMA-M2弱阳性，其诊断不排除自身免疫性肝炎与原发性胆汁性胆管炎重叠致病可能。

【诊断】

原发性胆汁性胆管炎可能性大。

【治疗及随访】

给予还原型谷胱甘肽、瑞甘和复合辅酶保肝治疗。行结直肠多发息肉EMR术和APC术、十二指肠球部多发息肉APC术、胃窦息肉APC术。术后予抑酸、补液、营养等对症治疗。一年后患者复查肝功能：谷丙转氨酶56.9 U/L，碱性磷酸酶225.9 U/L，γ-谷氨酰转肽酶191.5 U/L。患者抗SSA/Ro52kD阳性，抗Ro52阳性，抗线粒体抗体AMA-M2弱阳性。结合其有间质性肾炎多年，TGAb 466.3 IU/ml，抗甲状腺过氧化物酶抗体357.4 IU/ml，考虑全身多发自身免疫性疾病，予熊去氧胆酸口服、泮托拉唑抑酸，谷氨酰胺调理肠道。患者出院后仍有症状，但未再急性发作，复查肝功能指标有明显好转。

病例讨论

该患者为老年女性，反复剑突下隐痛 3 个月，加重 1 天，伴恶心、呕吐，进食油腻食物后加重，应首先考虑胆囊、胆管结石和炎症性改变。该患者肝胆 B 超、MRCP 虽无明显肝脏病灶，但 AMA-M2 呈弱阳性伴随 γ-谷氨酰转肽酶和血清碱性磷酸酶升高，提示自身免疫性肝病可能性大。胆汁性肝硬化是胆道阻塞、胆汁淤积引起的肝硬化，分为原发性胆汁性胆管炎（PBC）和继发性胆汁性肝硬化两种。后者由肝外胆管长期梗阻引起。一般认为原发性胆汁性胆管炎是一种自身免疫性疾病，临床上，病情缓解与恶化交替出现，常伴有其他自身免疫性疾病，如干燥综合征、系统性红斑狼疮、类风湿性关节炎及慢性淋巴细胞性甲状腺炎等，患者体液免疫显著异常，抗线粒抗体阳性率达 90% ~ 100%，80% 患者其滴度大于 1∶80。

原发性胆汁性胆管炎，以往又称原发性胆汁性肝硬化，多发于中老年女性，临床表现可出现口干、乏力、皮肤瘙痒、纳差等，该患者并无明显上述症状，因此明确诊断需进一步依据血清学、影像学和病理学证据。AMA 和 AMA-M2 阳性有助于原发性胆汁性胆管炎的诊断。其中 AMA 异常是原发性胆汁性胆管炎较为突出的免疫学指标，阳性率 >95% 时对原发性胆汁性胆管炎的诊断具有重要意义，AMA-M2 是原发性胆汁性胆管炎的特异性抗体，仅在胆管上皮表达，其他肝病中并不存在。肝脏穿刺活检是确诊原发性胆汁性胆管炎的金标准，因此，具体确诊需要行肝脏穿刺进一步评估。该患者考虑肝脏穿刺为侵入性检查，拒绝该检查。因此，我们对患者进行药物治疗，包括：口服熊去氧胆酸，每日 2 ~ 3 次，每次 250 mg，疗程为半年；建议患者必要时辅助使用免疫抑制药，如环孢素 A、硫唑嘌呤等。

专家视野

原发性胆汁性胆管炎（primary biliary cirrhosis，PBC）是一种慢性肝内胆汁淤积性疾病。其发病机制尚不完全清楚，可能与遗传背景及环境等因素相互作用所导致的自身免疫反应异常有关。原发性胆汁性胆管炎常与其他免疫性疾病如类风湿性关节炎、干燥综合征、硬皮病、慢性淋巴细胞性甲状腺炎等并存，多见于中年妇女，起病隐袭，经过缓慢，早期症状轻微，病人一般情况良好，食欲与体重多无明显下降，约 10% 的患者可无任何症状。对原因不明的慢性进行性梗阻性黄疸病人，尤其伴有脂肪泻者，应详细了解起病的诱因及病情进展情况，是否有其他免疫性疾病存在，注意与继发性胆汁性肝硬化及其他原因肝硬化出现黄疸进行鉴别。患者皮肤、巩膜黄染，可见多处抓痕和脱屑。肝、脾肿大，表面尚光滑，无压痛。

原发性胆汁性胆管炎的治疗主要有：适当休息，给予高蛋白、高碳水化合物、高维生素、低脂饮食，每日摄入脂肪低于 40～50 g 为宜。补充脂溶性维生素 A、D、E、K。熊去氧胆酸服药 6 个月以上可改善临床症状及实验室化验指标，皮质类固醇如泼尼松龙口服可改善症状。应注意晚期患者骨病加剧及并发细菌感染。硫唑嘌呤、环孢毒素 A 均有效，但因有肾毒性及骨髓抑制应慎用。在疾病治疗过程中，应注意药物的副作用。伴有肝功能失代偿和（或）生活质量差的病人可考虑进行肝脏移植。

参考文献：

［1］BEUERS U, GERSHWIN M E, GISH R G, et al. Changing nomenclature for PBC：from cirrhosis to cholangitis［J］. Gut, 2015, 64（11）：1671-1672.

［2］CHUANG N, GROSS R G, ODIN J A. Update on the epidemiology of primary biliary cirrhosis［J］. Expert Rew Gastroenterol Hepatol, 2011, 5（5）：583-590.

［3］JIANG X H, ZHONG R Q, FAN X Y, et al. Characterization of M2 antibodies in asymptomatic Chinese population［J］. World J Gastroenterol, 2003, 9（9）：2128-2131.

［4］LIU H, LIU Y, WANG L, et al. Prevalence of primary biliary cirrhosis in adults referring hospital for annual health check-up in Southern China［J］. BMC Gastroenterol, 2010, 10：100.

［5］MAYO M J. Natural history of primary biliary cirrhosis［J］. Clin Liver Dis, 2008, 12（2）：277-288.

［6］PRINCE M, CHETWYND A, NEWMAN W, et al. Survival and sympotom progression in geogapfically based cohort of patients with primary biliary cirrhosis：follow up for up to 28 years［J］. Gastroenterology, 2002, 123（4）：1044-1051.

［7］IMAN M H, LINDOR K D. The natural history of primary biliary cirrhosis［J］. Semin Liver Dis, 2014, 34（3）：329-333.

［8］尧颖，徐智媛，高建鹏，等. 60 例原发性胆汁性胆管炎患者的临床与病理特征及预后分析［J］. 中华肝脏病杂志，2008，16（6）：457-460.

［9］张福奎，贾继东，王宝恩，等. 45 例原发性胆汁性胆管炎的临床特征［J］. 中华内科杂志，2002，41（3）：163-167.

［10］王吉耀，蒋炜，高虹，等. 原发性胆汁性胆管炎的临床及病理学特征［J］. 中华肝脏病杂志，2002，10（5）：334-337.

病例 57　老年女性，反复腹泻 2 年余，肠镜示溃疡性结肠炎

【一般情况】

患者，女，69 岁，已婚，汉族。

【主诉】

反复腹泻 2 年余。

【现病史】

患者 2 年前无明显诱因出现腹泻，每日 2～3 次，无黏液脓血便，曾查肠镜提示：溃疡性结肠炎。予"艾迪莎"口服，同时予中药每周 2 次灌肠治疗，症状得以缓解。半年前为求复查肠镜做肠道准备，口服磷酸钠盐洗肠时出现呕吐，反复多次，初为洗肠液混合胃液，后为红色血水，遂放弃肠镜检查，当日下午出现发热，最高体温 39.1℃，伴畏寒，无寒战，予"头孢呋辛"抗感染治疗无效。随后半年中，患者反复低热，偶伴畏寒、腹部隐痛，疼痛部位主要为脐周及下腹部，可耐受，大便呈糊状，每日 1 次，无黏液、脓血便，曾查全胸腹部 CT 示：升结肠见不规则肿块影，较大层面约 6.0 cm×4.3 cm，密度欠均，累及回盲部，周围腹膜密度欠均，见数枚稍大淋巴结，较大者直径约 0.9 cm，考虑肿瘤可能；小肠多发扩张积液，考虑肠梗阻（图 57-1）。遂于 2016 年 9 月 22 日于我院住院，住院期间查肠镜提示：回盲部隆起，性质待定；直肠病变，性质待定。小肠镜示：① 回盲部隆起，性质待定；② 直肠病变，性质待定（图 57-2）。病理：（回盲瓣对侧）黏膜慢性炎（图 57-3）。予进食流质，肠内营养，美沙拉嗪抗炎，同时予抑酸、修复肠黏膜、调理肠道菌群及调节免疫等治疗，出院后嘱其口服美沙拉秦缓释颗粒，3 次 / 日。患者自发病以来，一般情况可，食欲一般，睡眠可，二便正常，近期体重无明显改变。

【既往史】

20 年前因甲状腺肿块行"甲状腺手术"（具体不详），余无特殊。

【个人史及家族史】

父亲因"肺癌"去世，余无特殊。

【入院查体】

生命体征平稳，发育正常，营养中等，浅表淋巴结无肿大，无杵状指（趾），胸廓对称、双侧呼吸动度一致、语颤均等、双侧叩诊清音，双肺呼吸音清，未及干、湿性啰音及哮鸣音，心界不大，心音清，律齐，各瓣膜听诊区无杂音，腹平坦，未见肠型、蠕动波，腹壁软，无压痛、反跳痛，未触及包块，肝、脾未触及，肝区无叩击痛，Murphy 征（－），肠鸣音无亢进。其余体格检查大致正常。

【院内观察与分析】

该患者为老年女性，因"反复腹泻 2 年余"入院。入院查体：血沉 22.00 mm/h，血红蛋白 116 g/L，CA 72–4 6.97 U/ml。抗核抗体分型、抗 ENA 抗体：抗核抗体（ANA）均质型，抗核抗体滴度（ANA-T）1：320，抗双链 DNA 抗体（A-dsDNA）阳性。风湿三项、粪便常规＋隐血组套、抗心磷脂抗体测定（IgG+IgM）、大便细菌真菌培养涂片、感染性腹泻相关检查、抗中性粒细胞胞浆抗体 ANCA 抗体等均未见异常。结合我院肠镜及小肠镜结果，考虑炎症性肠病可能，需考虑以下鉴别诊断：

（1）结肠癌：早期可有排便习惯和大便性状改变，如血便等，右侧大肠癌多以全身症状、贫血和腹部包块为主要表现，粪便隐血阳性，肠镜、影像学检查可发现病变，活检病理可明确。

（2）肠结核：既往或现有肠外结核病史，病变主要位于回盲部，溃疡多呈横行、浅表而不规则，干酪性肉芽肿为特征性病理改变。

（3）淋巴瘤：肠淋巴瘤多位于小肠，一般进展较快，CT 检查肠壁明显增厚、腹腔淋巴结肿大，内镜下活检可明确诊断。

【诊断】

回肠炎性改变（克罗恩病可能）。

【治疗及随访】

入院后，予进食流质，肠内营养，美沙拉嗪抗炎，同时予抑酸、修复肠黏膜、调理肠道菌群及调节免疫等治疗，出院后嘱其继续口服美沙拉嗪缓释颗粒每次2片，tid，患者好转出院。

本例患者出院后失访。

病例讨论

该患者为老年女性，因"反复腹泻 2 年余"入院。无黏液脓血便，但既往肠镜考虑溃疡性结肠炎可能（具体报告未见），予"艾迪莎"口服，同时予中药每周 2 次灌肠治疗，症状得以缓解。半年前为求复查肠镜做肠道准备失败，随后反复低热，偶伴畏寒、腹部隐痛，疼痛部位以脐周及下腹部为主。半年后复查小肠镜示：① 回盲部隆起，性质待定；② 直肠病变，性质待定。该患者虽然初始考虑溃疡性结肠炎（UC）可能，但随着疾病的进展，其肠道炎症的表现又向克罗恩病（CD）靠近，给我们的启示是：不能在疾病的一开始，或单凭一次胃肠镜就严格把炎症性肠病区分为溃疡性结肠炎或克罗恩病，要动态长期监测疾病的发展，才能更精确鉴别患者到底是以哪种病变为主。

根据我国既往开展的克罗恩病相关流行病学调查，在香港地区，18～34 岁患者发病率增长趋势最明显，而年龄超过 65 岁的老年人克罗恩病发病率增幅缓慢。在台湾地区，男性克罗恩病发病率的第一个高峰在 20～29 岁，第二个小高峰在 70～79 岁，而女性的发病率只在 60～69 岁后才较明显地升高。因此，由于老年人所处的特殊年龄阶段，肠病的病因、鉴别诊断以及处理会比年轻人更复杂，如缺血性肠病、感染性肠病以及药物相关性肠炎等均需做相关鉴别。

UC 病程可分为活动期、缓解期及静止期。活动期表现为血管充血，黏蛋白缺失，隐窝炎和隐窝脓肿，上皮剥脱，溃疡形成。缓解期表现为血管充血减轻，中性粒细胞逐渐消失，隐窝脓肿逐渐消失，基底部浆细胞仍保留，上皮再生，细胞增殖带扩大。静止期表现为黏膜萎缩、分支、隐窝变浅，潘氏细胞化生，淋巴组织增生。由于 UC 病变主要在黏膜层，内镜活检组织内可以出现上述诊断要点，所以内镜活检标本诊断 UC 准确率高。如果隐窝排列整齐，结构不紊乱，即使看到隐窝炎、隐窝脓肿，也不能轻易诊断为 UC。

CD 的内镜下表现会随时间发生变化，早期 CD 可见位于浅表部位的、贴近淋巴小结的炎症反应，内镜可见到口疮样溃疡，显微镜下为黏膜局部糜烂，杯状细胞相对正常。CD 炎症反应呈多灶性，程度不均匀，有跳跃性病变的特点。CD 炎性细胞也表现为多样，包括组织细胞、中性粒细胞、淋巴细胞、浆细胞及嗜酸性粒细胞。如发现上皮样肉芽肿，则有一定的诊断价值。由于 CD 是肠壁全层的炎症反应，而内镜活检只能取到肠壁黏膜层和浅表黏膜下层，这给诊断带来一定的难度。补充上消化道包括食管、胃及十二指肠的活检，若发现上皮样肉芽肿或局灶性增强性胃炎，可以协助诊断 CD。

病理下的活检诊断对区分 UC 和 CD 也是具有挑战性的。一般来说，病理组织学上显示弥漫的炎症反应，特别是发生在结肠的 CD，往往很难与 UC 区别。因此，内镜医生取活检时，需取多个部位多块组织活检，至少要包括回肠末端和直肠。除了病变部位，有时正常部位的黏膜和溃疡边的黏膜也要活检。当诊断有困难时，建议行上消化道检查并取活检协助诊断。对已经确诊炎症性肠病（IBD）的病例，治疗后复诊活检的主要目的是判断病变范围、活动度及进行瘤变观察。

专家视野

炎症性肠病是一组累及胃肠道的慢性炎症性疾病，包括克罗恩病和溃疡性结肠炎两种疾病。这两者常常有相似临床表现，有时也很难在短期内做明确的鉴别，因此，给临床诊疗带来一定的挑战。近年随着消化内镜技术的发展，胃肠镜和病理检查已成为诊断两种疾病的主要手段。

可以从以下方面对两者做进一步鉴别：① 溃疡性结肠炎逐渐缓慢起病或者是突然发病；而克罗恩病的起病比较隐匿，通常无法尽快发现。② 溃疡性结肠炎患者常常出现脓血便，且呈里急后重；克罗恩病的患者虽然也是腹泻，但是没有脓血，里急后重感不强。③ 溃疡性结肠炎患者可出现重度症状，但是克罗恩病患者无中毒症状的出现。④ 溃疡性结肠炎结肠一般病变局限在结肠，不会出现在小肠；而克罗恩病病变特点为节段性和多发性。⑤ 溃疡性结肠炎出现肠腔狭窄的情况比较少见，晚期可以出现；克罗恩病出现肠腔狭窄更为多见，在早期即可出现。⑥ 溃疡性结肠炎一般不形成瘘管，而克罗恩病会形成瘘管。⑦ 溃疡性结肠炎有 4% 的概率会出现癌变，而克罗恩病不会有癌变的可能性。⑧ 溃疡性结肠炎病变仅累及结直肠，以左半结肠和全结肠多见，其次是直肠，单纯发生于右半结肠者极少，绝大多数病变为连续性分布；而克罗恩病可累及全消化道，以回盲部发病多见，其次为结肠、直肠，十二指肠少见，病变呈节段性或跳跃式分布，卵石样改变、裂隙样溃疡是内镜下诊断克罗恩病的特征性表现。

综上，克罗恩病与溃疡性结肠炎在临床表现和并发症等方面虽有一些不同点，但在临床上仅能作为诊断的参考指标，确诊主要依靠内镜和病理检查。因此，临床医生必须对患者的所有临床资料及整个发病过程进行全面的综合分析，在患者无禁忌证情况下，应常规进行内镜活检，做出正确的病理诊断，并注意在鉴别和排除与炎症性肠病症状很相似的多种疾病后，才可能做出正确诊断。目前基因诊断也已应用于临床，给两者的鉴别诊断带来新的途径。

参考文献：

［1］陈红莉，唐建光. 克罗恩病与溃疡性结肠炎的临床特点分析［J］. 吉林医学，2013，34（1）：30-32.

［2］许玲芬，李静，郭静，等. 53 例初诊儿童炎症性肠病临床分析［J］. 临床军医杂志，2016，44（4）：393-397.

［3］吕芙蓉，曹茂荣，董鹏飞，等. 55 例炎症性肠病诊断及治疗临床分析［J］. 现代诊断与治疗，2013，24（3）：649-650.

［4］程灿昌，李国华，杜国平，等. 美沙拉嗪联合益生菌治疗炎症性肠病的临床疗效分析［J］. 现代诊断与治疗，2016，27（10）：1809-1810.

［5］MUTINGA M L, ODZE R D, WANG H H, et al. The clinical significance of right-sided colonic inflammation in patients with left-sided chronic ulcerative colitis［J］. Inflamm Bowel Dis, 2004, 10（3）：215-219.

［6］PATIL D T, ODZE R D. Backwash is hogwash: the clinical significance of ileitis in ulcerative colitis［J］. Am J Gastroenterol, 2017, 112（8）：1211-1214.

［7］DE ROCHE T C, XIAO S Y, LIU X. Histological evaluation in ulcerative colitis［J］. Gastroenterol Rep, 2014, 2（3）：178-192.

［8］GUY T S, WILLIAMS N N, ROSATO E F. Crohn's disease of the colon［J］. Surg Clin North Am, 2001, 81（1）：691-696.

［9］SOUCY G, WANG H H, FARRAYE F A, et al. Clinical and pathological analysis of colonic Crohn's disease, including a subgroup with ulcerative colitis-like features［J］. Mod Pathol, 2012, 25（2）：295-307.

［10］YANTISS P K, ODZE R D. Diagnostic difficulties in inflammatory bowel disease pathology［J］. Histopathology, 2006, 48（2）：116-132.

［11］LOK K H, HUNG H G, NG C H, et al. The epidemiology and clinical characteristics of Crohn's disease in the Hong Kong Chinese population: experiences from a regional hospital［J］. Hong Kong Med J, 2007, 13（6）：436-441.

［12］KUO C J, YU K H, SEE L C, et al. The trend of inflammatory bowel diseases in taiwan: A population-based study［J］. Dig Dis Sci, 2015, 60（8）：2454-2462.

病例 58 右上腹痛，腹部 CT 示胰头占位、腹腔多发淋巴结肿大

【一般情况】

患者，男，25 岁，未婚，汉族。

【主诉】

右上腹痛 20 余天。

【现病史】

患者 20 余天前无明显诱因出现右上腹痛，为间歇性绞痛，无畏寒、发热，无恶心、呕吐，曾查 B 超示：肝门部不均质低回声。上腹部 CT（平扫＋增强）示：肝门部囊实性团块影伴肝门部多发淋巴结肿大，考虑来源于胆管或胰头部恶性肿瘤可能；后腹膜数枚小淋巴结。上腹部 MRCP（平扫＋增强）示：胆囊炎，肝门部及后腹膜多发淋巴结肿大。患者自发病以来，无明显低热、盗汗，精神、食欲一般，二便正常，体重稳定。

【既往史】

半年前有"结核性胸膜炎"病史，病初有低热、胸痛、盗汗症状，现仍在抗结核治疗中，具体方案为："利福平 450 mg 每日一次""盐酸乙胺丁醇 750 mg 每日一次""异烟肼 300 mg 每日一次"；曾有 3 年新加坡居住史，吸烟 10 余年，平均 20 支 /d，饮酒近 10 年，平均 500 g/d，烟酒已戒 4 月余。

【个人史及家族史】

无特殊。

【入院查体】

生命体征平稳，发育正常，营养中等，浅表淋巴结无肿大，无杵状指（趾），胸廓对称、双侧呼吸动度一致、语颤均等、双侧叩诊清音，双肺呼吸音清，未闻及干、湿性啰音及哮鸣音，心界不大，心音清、律齐、各瓣膜听诊区无杂音，腹平坦，未见肠型、蠕动波，腹壁软，无压痛、反跳痛，未触及包块，肝、脾未触及，肝区无叩痛，Murphy 征（－），肠鸣音无亢进。其余体格检查大致正常。

【入院分析】

青年男性，上腹痛 20 天余，实验室检查：血红蛋白 117 g/L，尿常规及粪便常规无异常。生化：白蛋白 34.8 g/L，γ-谷氨酰转肽酶 100.5 U/L。肿瘤标志物：神经元特异性烯醇化酶 24.4 ng/ml。C 反应蛋白 44.02 mg/L。血沉 45.00 mm/h。上腹部 CT 示：胰头占位。结合患者半年前有"结核性胸膜炎"病史，病初有低热、胸痛、盗汗症状，现仍在抗结核疗程中，伴 ESR、CRP 增高，首先需鉴别胰头占位可能的原因。

（1）根据上腹部 CT 结果，需考虑胰头部恶性肿瘤，但该患者为青年男性，仅有上腹痛，无明显食欲减退、上腹痛、进行性消瘦和黄疸，必要时可行超声胃镜穿刺活检以明确诊断。

（2）根据上腹部 CT 结果，需考虑胆管恶性肿瘤，但该患者为青年男性，无进行性黄疸，无大便灰白、陶土色，无尿色深黄，无明显右上腹疼痛、寒战高热、黄疸等三联征表现，CA19-9 无明显变化，暂不考虑。

【院内观察与分析】

除常见引起胰头占位病因外，患者既往史也不能忽略，结合患者半年前有"结核性胸膜炎"病史，病初有低热、胸痛、盗汗症状，现仍在接受抗结核治疗，不排除腹腔内结核感染可能。完善相关检查，暂予抑酸治疗，排除禁忌，行胰头占位超声内镜引导下细针穿刺活栓（EUS-FNA）术，穿刺针入胰头低回声病灶，送病理学检查。病理示：未见恶性肿瘤细胞，见少量淋巴细胞及少许坏死，术后予卡络磺钠止血、头孢噻肟抗感染并加强营养支持治疗。

【诊断】

腹腔结核病。

【治疗及随访】

EUS-FNA 术后予卡络磺钠止血、头孢噻肟抗感染，继续加强抗结核治疗，同时注意休息，清淡饮食，加强营养。

患者继续服用抗结核药 3 个月后停药，抗结核治疗后复查上腹 CT，提示腹腔淋巴结明显缩小，同时该患者症状也逐渐好转，至今未再用药，症状亦未反复。

病例讨论

上腹痛是一种很常见的症状，指由各种原因引起的腹腔内外脏器的病变而表现为腹部的疼痛，半数以上病人有上腹部疼痛胀满、恶心、呕吐。主要考虑的原因有：① 胃肠炎。腹痛以上腹部与脐周部为主，常呈持续性急痛伴阵发性加剧，常伴恶心、呕吐、腹泻，亦可有发热。体格检查时可发现上腹部或（和）脐周部有压痛，多无肌紧张，更无反跳痛，肠鸣音稍亢进。② 胃、十二指肠溃疡。好发于中青年，腹痛以中上腹部为主，大多为持续性隐痛，多在空腹时发作，进食或服制酸剂可以缓解为其特点。体格检查可有中上腹压痛，但无肌紧张，亦无反跳。频繁发作时可伴粪便潜血试验阳性。③ 胆囊炎、胆石症。好发于中老年妇女，常感右上腹部隐痛，进食脂肪餐后加剧，并向右肩部放射，伴胆石症者多同时伴有慢性胆囊炎。体格检查时在右上腹有明显压痛和肌紧张，Murphy 征阳性，发作时白细胞计数及中性粒细胞百分比明显增高。④ 胰腺炎。多在饱餐后突然发作，中上腹持续性剧痛，常伴恶心、呕吐及发热，上腹部深压痛、肌紧张及反跳痛不甚明显，血清淀粉酶可明显增高，CT 检查可见胰腺肿大、周围脂肪层消失。

但上腹痛在考虑以上常见疾病鉴别的同时，亦需仔细询问患者的既往史，这可能是进一步诊疗疾病的重要线索。该患者为青年男性，既往半年前有"结核性胸膜炎"病史，病初有低热、胸痛、盗汗症状，现仍在接受抗结核治疗，此次查磁共振胆管造影（MRCP）提示胰头占位伴腹腔多发淋巴结肿大，因此需考虑腹腔内结核感染可能。

腹腔结核病包括胃、肝、脾、肠、腹膜及肠系膜淋巴结结核，其中以肠、腹膜及肠系膜淋巴结结核为多见。主要的传染途径有：① 消化道传染。饮用带结核杆菌的牛奶，取食和舔啃被结核杆菌污染过的食具或物品，以及吞咽带菌痰液可使结核杆菌侵入肠道。② 血行播散。腹部病变为全身粟粒性结核病的一部分。③ 淋巴播散。胸腔内淋巴结结核经淋巴管逆流可侵犯腹腔内淋巴结。抗结核治疗后，腹腔淋巴结较前明显缩小，且腹痛症状消失未再复发，证明治疗有效。

专家视野

部分原因不明的上腹痛需紧密结合患者既往病史，在病史回顾中，需结合患者年龄、性别及个人属性，细致询问近期患者的疾病史、有无外地居住史以及家族史等等。

腹腔结核病较少见，且起病缓慢、病程长、全身症状大多不明显，临床表现往往因结核病变的发病部位、程度、范围不同而不同。在病理中，腹腔结核主要侵犯的部位包括：① 腹膜壁层、腹腔脏器浆膜层，如肝脏、大网膜、肠系膜、肠管等，通常有腹腔炎性渗出，部分形成广泛肠粘连甚或团块，引起肠梗阻；② 肠管，通常形成溃疡而引起大便习惯的改变，出现腹泻或黏液便，如为增殖型结核，可出现下腹部硬韧的较固定的压痛包块，或伴有不完全性肠梗阻。

腹腔结核病的治疗还是以抗结核药为主，但抗结核治疗对本病的疗效略低于肠结核，因此用药及疗程应予加强或适当延长。外国文献报道抗结核治疗时间应在 9 个月以上。方案一般以链霉素、异烟肼及利福定联合应用为佳，也可另加吡嗪酰胺或乙胺丁醇，病情控制后，可改为异烟肼与利福定或异烟肼口服加链霉素每周 2 次，疗程应在 12 个月以上。鉴于本病常继发于体内其他结核病，多数患者已接受过抗结核药物治疗，因此对这类患者，应选择以往未用或少用的药物，制订联合用药方案。

参考文献：

［1］吴阶平，裘法祖. 黄家驷外科学［M］. 5 版. 北京：人民卫生出版社，1992：1171.

［2］郝卉杰，石朝阳，周川，等. 结核性腹膜炎诊断方法比较［J］. 郑州大学学报（医学版）2012，47（1）：32-33.

［3］CHIEN K, SEEMANGAL J, BATT J, et al. Abdominal tuberculosis：a descriptive case series of the experience in a Canadian tuberculosis clinic［J］. Int J Tuberc Lung Dis, 2018, 22（6）：681-685.

［4］RASHEED S, ZINICOLA R, WATSON D, et al. Intra-abdominal and gastrointestinal tuberculosis［J］. Colorectal Dis, 2007, 9（9）：773-783.

［5］MAMO J P, BRIJ S O, ENOCH D A. Abdominal tuberculosis：a retrospective review of cases presenting to a UK district hospital［J］. QJM, 2013, 106（4）：347-354.

［6］FLOCH MARTIN H. Gastrointestinal tuberculosis//［M］. Netter's gastroenterology, Aalborg：Elsevier, 2010：452-454.

病例 59　急性右下腹痛，腹部 CT 示腹主动脉系膜根部囊性病变

【一般情况】

患者，女，43 岁，已婚，汉族。

【主诉】

右下腹痛 3 天。

【现病史】

患者 3 天前无明显诱因出现右下腹痛，为持续性隐痛，向后背部放射，无恶心、呕吐，无腹胀、腹泻，无呕血、黑便，无发热、畏寒，曾查血常规示：白细胞计数 $10.9 \times 10^9/L$，中性粒细胞百分比 89.2%。腹部 B 超示：腹腔内脐水平腹主动脉旁低回声区。腹部 CT（平扫＋增强）示：中腹部腹主动脉右前方系膜根部囊性病变（2.6 cm×2.6 cm），良性，肠源性囊肿或淋巴管囊肿可能（图 59-1）。患者自发病以来，食欲、睡眠可，大便正常，今晨诉小便色深，体重无明显变化。

【既往史】

无特殊。

【个人史及家族史】

无特殊。

【入院查体】

生命体征平稳，发育正常，营养中等，浅表淋巴结无肿大，无杵状指（趾），胸廓对称、双侧呼吸动度一致、语颤均等、双侧叩诊清音，双肺呼吸音清，未闻及干、湿性啰音及哮鸣音，心界不大，心音清、律齐、各瓣膜听诊区无杂音，腹平坦，未见肠型、蠕动波，腹壁软，无压痛、反跳痛，未触及包块，肝、脾未触及，肝区无叩痛，Murphy 征（－），肠鸣音无亢进。其余体格检查大致正常。

【入院分析】

中年女性，右下腹痛 3 天，影像学检查示腹主动脉旁囊性病变，考虑腹痛病因：

（1）胰腺囊肿：胰腺囊肿包括真性囊肿、假性囊肿和囊性肿瘤，临床表现为腹痛，伴

有恶心、呕吐、食欲下降等，少数病例肿物压迫周围脏器可出现相应症状，多在胰腺炎或胰腺外伤后出现。

（2）胰腺囊腺瘤：少见的胰腺外分泌瘤，临床表现为上腹胀痛或隐痛、上腹部包块等，EUS+FNA 有助于鉴别诊断。

（3）胰腺导管内乳头状黏液肿瘤（intraductalpapillary mucinous neoplasms，IPMN）：IPMN 是一种起源于胰管上皮的肿瘤，影像学可见胰管扩张，呈囊性改变，分为三型：主胰管型、分支胰管型、混合型，必要时行 MRCP 有助于鉴别诊断。

（4）胰腺癌：可表现为腹痛、腹部包块、消瘦等，上腹部增强 CT、肿瘤标志物有助于鉴别。

（5）急性阑尾炎：表现为转移性右下腹痛，可有白细胞计数上升、中性粒细胞百分比上升，腹部 B 超有助于诊断，该患者腹部 B 超未提示阑尾异常，暂不考虑。

【院内观察与分析】

考虑单凭影像学检查，其腹主动脉旁囊性肿物性质无法明确，不排除肿瘤可能，首先，全面评估全身有无其他病灶存在，行 PET-CT 提示：腹膜后偏右侧一大小约 2.9 cm×2.9 cm×2.8 cm 低密度团块影，与邻近十二指肠水平部及下腔静脉分界欠清，FDG 代谢轻度增高，考虑恶性神经源性肿瘤可能，侵犯邻近结构。排除禁忌，行超声内镜引导下细针穿刺术（EUS+FNA）：于腹主动脉旁可见 3.2 cm×3.0 cm 的类圆形低回声团块，形态规则，边界清，内部回声不均匀，未累及腹主动脉。胰腺形态正常，胰管未见扩张。穿刺针刺入低回声病灶，送检病理，病理提示：片状坏死，仅存小团嗜伊红染色上皮样细胞，性质难定。免疫组化示：小团上皮样细胞示 PR（－），CD10（－），syn（＋），CgA（＋），CD56（＋），CD117（－），CD34（－），S-100（－），SMA（－），CK（－），Ki-67（个别＋），β–catenin（－），HMB45（－），CK5/6（－）。结合 HE 切片，本例考虑神经内分泌肿瘤（NET）。术后予卡络磺钠止血、头孢噻肟抗感染并加强营养支持治疗。

【诊断】

腹腔神经内分泌肿瘤。

【治疗及随访】

EUS-FNA 术后予卡络磺钠止血、头孢噻肟抗感染，继续加强抗结核治疗，同时注意休息，清淡饮食，加强营养。随后，患者于外科就诊，行腹腔镜下肿物切除术，术后病理提示：神经内分泌肿瘤，高分化、WHO1 级。

患者术后每隔半年复查上腹 CT，提示术后改变，未见明显转移灶及新发灶，患者后未行内分泌相关检查，无法确定导致腹痛的原因是占位效应还是 NET 所致的内分泌紊乱。但该患者自述术后恢复可，至今未有类似腹痛发生，因此未再至消化内科复诊。

病例讨论

　　神经内分泌肿瘤（neuroendocrine neoplasms，NENs）的发生率不高，占全部恶性肿瘤的比例不足 1%，多发生于胃、肠、胰腺。在这类肿瘤中最常见的是类癌，其发生率占全部胃肠胰神经内分泌肿瘤（GEP-NENs）的 50%，根据起源部位的不同，可将类癌分为前肠（肺、支气管及直到空肠的上部胃肠道）类癌、中肠（回肠和阑尾）类癌和后肠（直肠）类癌。胰腺是常见的累及部位。内分泌系统的很多肿瘤同样属于神经内分泌肿瘤范畴。虽然神经内分泌肿瘤不像胃癌、肝癌那么多见，但也并不像我们原先想象的那么少见。尤其是随着近年来世界卫生组织和中国病理诊断共识的建立，病理诊断水平大大提高，被确诊的患者人数也越来越多。在过去 30 年间，神经内分泌肿瘤的发病率提高约 5倍，这固然与临床诊断手段的进步有关，但实际发病率也的确在增加。流行病学显示，欧洲 NENs 年发病率为 5.25/10 万；美国 GEP-NENs 年发病率约占全部肿瘤的 0.9%；我国NENs 国年发病率大约为 2.5/10 万。

　　结合该患者，中年女性，以右下急腹症为首发症状，影像学检查示腹主动脉旁囊性病变，首先应对急腹症做鉴别诊断。该患者右下腹急腹症应考虑：① 急性阑尾炎。该患者虽然有白细胞计数、中性粒细胞百分比上升，但查体麦氏点无明显压痛、反跳痛，腹部 B 超、CT 均未提示阑尾异常，暂不考虑。② 右侧卵巢肿瘤蒂扭转。该患者为中年女性，应排除妇科相关性急腹症可能，但患者全腹部 CT 未见异常，必要时应行子宫双附件 B 超检查（患者拒绝）。此外，患者影像学检查提示腹主动脉旁囊性病变，此部位应考虑胰腺病变：如胰腺囊肿、胰腺囊腺瘤、胰腺导管内乳头状黏液瘤（IPMN）、胰腺癌等。然而，仅凭影像学检查，其腹主动脉旁囊性肿物性质无法明确。因此，我们对患者行 PET-CT，以全面评估全身有无其他病灶存在，PET-CT 提示：腹膜后偏右侧见一大小约2.9 cm × 2.9 cm × 2.8 cm 低密度团块影，与邻近十二指肠水平部及下腔静脉分界欠清，氟代脱氧葡萄糖（FDG）代谢轻度增高，考虑恶性神经源性肿瘤侵犯邻近结构可能。有此证据后，为了进一步明确性质，我们对患者行超声内镜引导下细针穿刺术（EUS+FNA），术后病理提示：神经内分泌肿瘤可能，从而更加明确了诊断方向。

专家视野

　　神经内分泌肿瘤的治疗手段包括内镜手术和外科手术治疗、放射介入治疗、放射性核素治疗、化学治疗、生物治疗、分子靶向治疗等。选择何种治疗手段，取决于肿瘤的分级、分期、发生部位以及是否具有分泌激素的功能。局限性肿瘤可以通过根治性手术切除；进展期的肿瘤患者，部分也可以通过外科减瘤手术进行姑息治疗；只有肝脏转移的患者，可选择针对肝脏转移病灶的局部治疗，包括各种消融、肝动脉栓塞、放射性粒子植入、甚至肝移植；转移性神经内分泌肿瘤可以应用核素标记的生长抑素类似物进行肽受体介导的放射性核素治疗，简称 PRRT 治疗（peptide radio receptor therapy，PRRT）。神经内分泌肿瘤药物治疗包括化学治疗、生物治疗、分子靶向治疗。药物治疗的目标在于控制功能性神经内分泌肿瘤激素过量分泌导致的相关症状，以及控制肿瘤生长。药物的选择也取决于肿瘤的部位、功能状态、病理分级和肿瘤分期。传统的细胞毒化疗药物对于分化差的 G3 级神经内分泌肿瘤依然是一线治疗，但分化好的 G1、G2 级神经内分泌肿瘤对化疗不敏感。生物治疗和靶向治疗是 G1、G2 级神经内分泌肿瘤的主要药物治疗。目前用于神经内分泌肿瘤生物治疗的药物主要是生长抑素类似物，包括奥曲肽和兰瑞肽，靶向药物包括哺乳动物雷帕霉素靶蛋白抑制剂依维莫司和受体酪氨酸激酶抑制剂舒尼替尼。

近年来，内镜技术飞速发展，内镜下诊断、治疗技术在国内各大医院普及，超声内镜引导下细针穿刺活检（endoscopic ultrasound-guided fine-needle aspiration biopsy，EUS-FNA）是指在 EUS 实时引导下对病变部位进行细针穿刺获取细胞、组织或体液标本，从而获得细胞学和（或）病理学等诊断的检查方法，近年来 EUS-FNA 在消化道管壁邻近组织占位性疾病的诊断中得到了越来越多的肯定，已被认为是诊断胰腺疾病的最先进、最准确技术。EUS-FNA 的靶器官包括：后纵隔和食管下段区域、胃周围区域、胰腺和胰腺周围大部分区域、直肠周围及盆腔区域，其最大优势是可获得满意的组织及细胞学标本，提高疾病的病理学诊断水平，同时还具有微创、并发症发生率低等特点。

参考文献：

［1］LÜTTGES J. What's new? The 2010 WHO classification for tumors of the pancreas［J］. Pathologe, 2011, 32（S2）: 332-336.

［2］GARCIA-CARBONERO R, SORBYE H, BAUDIN E, et al. ENETS Consensus Guidelines for high-grade gastroenteropancreatic neuroendocrine tumors and neuroendocrine carcinoma［J］. Neuroendocrinology, 2016, 103（2）: 186-94.

［3］中国胃肠胰神经内分泌肿瘤病理诊断共识专家组. 中国胃肠胰神经内分泌肿瘤病理诊断共识（2013 版）［J］. 中华病理学杂志, 2013, 42（10）: 691-4.

［4］李剑昂，韩序，方圆，等. 胃神经内分泌肿瘤的临床病理特征及根治性手术后预后分析［J］. 中国实用外科杂志, 2013, 33（10）: 866-870.

［5］曹晖，赵文毅. 应该重视特殊类型的胃肿瘤［J］. 中华胃肠外科杂志, 2013, 16（2）: 128-131.

病例 60 反复腹痛，腹部 CT 示阑尾炎伴周围包裹积液

【一般情况】

男，52 岁，已婚，汉族。

【主诉】

反复腹痛 2 月余，加重 15 天。

【现病史】

患者 2 个月前无明显诱因出现腹痛，疼痛部位以右侧腹部为主，与进食、排便无关，未予重视，曾查血常规：白细胞计数 $18 \times 10^9/L$，N 81.7%。予灌肠、抗感染及补液等治疗，效果不佳。后行全腹 CT 平扫：阑尾炎，阑尾周围渗出并包裹积液；胰腺内钙化灶、肠梗阻。予禁食、抑酸、抗感染及补液等治疗后腹痛缓解，曾予内镜下行阑尾冲洗 1 次，后好转出院。15 天前患者无明显诱因再次出现腹痛，疼痛部位以右腹部为主，较剧烈，排便排气未停止，无恶心、呕吐，查腹部超声示：脂肪肝，胆囊体积增大，胆囊沉积物，胆总管显示不清；胰、脾未见明显异常。查全腹 CT 平扫 + 增强：阑尾炎伴周围包裹性渗出，胰腺尾部点状钙化左侧肾上腺增粗（图 60-1）。此次病程中，食欲一般，睡眠一般，大小便正常。

【既往史】

有"高血压"10 年，血压最高达 160/100 mmHg，规律口服"氨氯地平片每晚 1 次，每次一片"，血压控制可；"糖尿病"史 5 年余，口服"二甲双胍、亚莫利"，血糖控制可。余无特殊。

【个人史及家族史】

无特殊。

【入院查体】

生命体征平稳，发育正常，营养中等，浅表淋巴结无肿大，无杵状指（趾），胸廓对称、双侧呼吸动度一致、语颤均等、双侧叩诊清音，双肺呼吸音清，未闻及干、湿性啰音及哮鸣音，心界不大，心音清、律齐、各瓣膜听诊区无杂音，腹平坦，未见肠型、

蠕动波，腹壁软，右下腹轻压痛，无明显反跳痛，未触及包块，肝、脾未触及，肝区无叩痛，Murphy 征（－），肠鸣音无亢进。其余体格检查大致正常。

【入院分析】

中年男性，反复腹痛 2 月余，加重 15 天，影像学检查示阑尾炎伴周围包裹性渗出，考虑腹痛病因：

（1）消化道肿瘤：可出现大便性状改变、腹痛、贫血、肠梗阻等症状，晚期可表现为消瘦、恶病质。该患者无明显消瘦及胃肠道症状，暂不考虑。

（2）急性阑尾炎：又称为阑尾急性化脓性感染，是最常见的急腹症之一。典型的腹痛发作始于上腹，遂转移向脐部，数小时后转移并局限在右下腹。急性阑尾炎一旦确诊，应早期手术治疗，若穿孔形成周围脓肿，宜用抗生素促进脓肿吸收消退，再考虑手术。

【院内观察与分析】

患者反复腹痛，CT 示阑尾炎伴周围包裹性渗出，暂不宜外科手术治疗，入院完善相关检查，白细胞计数 6.00×10^9/L，中性粒细胞百分比 57.10%，中性粒细胞计数 3.43×10^9/L，C 反应蛋白 3.16 mg/L，总蛋白 71.3 g/L，白蛋白 31.9 g/L，总胆红素 19.2 μmol/L，直接胆红素 7.2 μmol/L，尿蛋白（＋），粪常规、凝血功能等未见明显异常。排除禁忌后行肠镜检查：肠镜顺利进入回盲部，见阑尾开口处水肿、组织增生，阑尾黏膜脱出，阑尾开口旁见隆起并可见脓性液体溢出，在脓液流出之开口予以 APC 烧灼至黏膜发白；余所见结直肠未见异常。诊断：① 急性阑尾炎，② 脓液流出开口处 APC 术（图 60-2）。患者无不适，安返病房。

【诊断】

阑尾炎伴周围脓肿。

【治疗及随访】

现患者无特殊不适，暂予禁食、消肿、营养支持。随后，患者复查多排 CT 全腹部直接增强示：阑尾炎伴周围包裹性渗出较前明显吸收好转（图 60-3）。

患者出院后服用莫西沙星抗感染、安素加强营养，腹痛症状逐渐消失，恢复可，至今未有类似腹痛发生，因此也未前往外科进一步治疗。

病例讨论

阑尾周围脓肿是化脓性或已穿孔阑尾所产生的脓液被局限于阑尾周围，将阑尾包裹并粘连，从而形成的炎性肿块。由于粘连过多，手术操作难而阑尾不易切除，且有破坏腹腔防御功能而使炎症扩散的风险。主要鉴别诊断有：① 结核性腹膜炎并发不全性肠梗阻。此种情况有类似阑尾炎或阑尾周围脓肿时的临床表现，如慢性腹痛、腹胀、阵发性腹痛，合并混合感染时更像急性阑尾炎的腹部体征。如果仔细询问病史和查体会发现既往有盗汗、乏力、腹痛位置不固定、腹部压痛位置不确切现象，此时应该想到结核性腹膜炎的可能，需要借助 X 线胸部摄片、腹穿加以排除。② 急性盆腔炎、右侧卵巢囊肿蒂扭转。被初诊为急性阑尾炎的女性患者，应设法排除一些妇科病的可能，月经异常、白带异味、耻骨联合上压痛牵涉到右下腹时应想到妇科病的可能，需要妇科会诊，借助必要的辅助检查排除妇科病。③ 胃溃疡并发胃穿孔。空腹胃穿孔，穿孔部被食物残渣堵塞或穿孔较小时，6～12 h 后易形成右下腹局限性腹膜炎，上腹部有较轻的腹膜炎表现，有时无膈下游离气体，特别像急性阑尾炎的转移性右下腹痛。因此初诊为急性阑尾炎的患者要了解胃病史，消瘦的老年患者要特别注意胃病史，仔细检查上腹部体征，用腹透、腹穿等方法进行鉴别。④ 其他疾病肠系膜淋巴结炎、梅克尔憩室炎、肠套叠都是常见的小儿外科疾病，都有类似急性阑尾炎的右下腹痛、压痛等表现，以下为鉴别诊断建议。a. 肠系膜淋巴结炎上呼吸道感染的临床表现如发热、咽喉干痛、咳嗽等，出现较早，之后才出现右下腹痛，查体时会发现平卧右下腹压痛存在、左侧卧位压痛消失、腹痛向中下腹移位的现象。b. 梅克尔憩室炎在术前没有特征性症状和体征，发病后大部分有类似阑尾炎的右下腹痛，经常有低位肠梗阻的临床表现，无腹膜炎表现或腹膜炎表现较轻，可有脐周压痛。查体发现脐肉芽肿、脐茸、脐卵黄管异常时应想到梅克尔憩室炎。除此之外，术中发现阑尾无异常时应探查远端回肠 30～50 cm，可防止梅克尔憩室炎的漏诊、漏治。c. 回盲部肠套叠的腹痛与急性阑尾炎相似，但是诊断为阑尾脓肿的患者必须排除肠套叠。病史中腹痛、便血、腹内肿物的典型三联征提示肠套叠，B 超提示所谓的肿物横断面呈同心圆征、纵断面呈套袖征，回盲部肠套叠诊断可确立。⑤ 右肾输尿管结石。当阑尾腔内有粪石嵌顿时，剧烈的腹痛较难与右肾输尿管结石区别，易误把患者鼓腹认为肌紧张。因此，初诊为急性阑尾炎而疼痛剧烈的病例应仔细查肾区叩击痛，借助 B 超查肾、输尿管，查尿常规防止误诊。⑥ 慢性阑尾炎。慢性阑尾炎的诊断必须慎重，切忌把习惯性便秘导致的盲肠胀气、肠痉挛引起的右下腹痛误诊为慢性阑尾炎而手术治疗。既往史中，典型的急性阑尾炎发作史，有脓肿形成史，反复发作的右下腹痛，三者是慢性阑尾炎的诊断依据，也是手术的适应证。

专家视野

内镜下逆行阑尾炎治疗术（endoscopic retrograde appendicitis therapy，ERAT）是一种安全、有效的急性非复杂性阑尾炎的内镜治疗方法，具有创伤小、恢复快等优点。特别是伴有粪石、阑尾腔狭窄的急性非复杂性阑尾炎，应作为 ERAT 的最佳适应证。其操作步骤由以下 5 步组成：① 经内镜阑尾腔插管。因阑尾开口常有 Gerlach's 瓣覆盖，导致插管困难，采用透明帽技术及 Seldinger 技术，可使阑尾插管相对容易、安全。② 阑尾腔减压。阑尾插管成功后，迅速抽吸阑尾腔内脓液，降低阑尾腔压力，防止阑尾腔压力升高导致阑尾缺血、坏死。③ 内镜下逆行阑尾造影（ERA）。阑尾腔减压后，经导管注入适量造影剂，在X线下显示阑尾腔内情况，如狭窄、充盈缺损等。④ 阑尾支架引流。在X线及内镜直视下，将塑料支架置入阑尾腔内，充分引流阑尾腔内脓液，降低阑尾腔内压力。⑤ 阑尾腔冲洗。支架引流后1周，阑尾急性炎症消退，予拔除后，采用生理盐水或含抗生素的溶液充分冲洗阑尾腔，再次造影显示阑尾腔通畅。

根据急性阑尾炎的最新临床研究，目前ERAT治疗适应证为急性非复杂性阑尾炎，治疗前需排除伴有穿孔、腹腔脓肿的复杂性阑尾炎患者。特别是临床上出现右下腹反跳痛的急性阑尾炎伴腹膜炎的患者，治疗前需仔细检查反跳痛的范围和程度，并结合CT或B超等影像学检查做出诊断。可将以下3种影像学表现作为复杂性阑尾炎的诊断标准：阑尾腔外游离气体、阑尾周围积液和弥漫性腹腔内积液。

ERAT是治疗急性单纯性、化脓性阑尾炎有效的微创术式，具有不开刀、创伤小、无疤痕、症状缓解快、术后恢复迅速的优点，与外科手术比较，其治疗费用较低，且避免了外科手术及其相关并发症，保留了阑尾及其免疫功能，术后并发症发生率低、复发率低，为临床治疗急性单纯性、化脓性阑尾炎提供了一种有效、经济、安全的方式，值得临床推广。

参考文献

［1］ANSALONI L, CATENA F, COCCOLINI F, et al. Surgery versus conservative antibiotic treatment in acute appendicitis: a systematic review and meta-analysis of randomized controlled trials［J］. Dig Surg, 2011, 28（3）: 210–221.

［2］MASON R J, MOAZZEZ A, SOHN H, et al. Meta-analysis of randomized trials comparing antibiotic therapy with appendectomy for acute uncomplicated（no abscess or phlegmon）appendicitis［J］. Surg Infect（Larchmt）, 2012, 13（2）: 74–84.

［3］VARADHAN K K, HUMES D J, NEAL K R, et al. Antibiotic therapy versus appendectomy for acute appendicitis: a meta-analysis［J］. World J Surg, 2010, 34（2）: 199–209.

［4］STYRUD J, ERIKSSON S, NILSSON I, et al. Appendectomy versus antibiotic treatment in acute appendicitis: a prospective multicenter randomized controlled trial［J］. World J Surg, 2006, 30（6）: 1033–1037.

［5］LIU K, FOGG L. Use of antibiotics alone for treatment of uncomplicated acute appendicitis: a systematic review and meta-analysis［J］. Surgery, 2011, 150（4）: 673–683.

［6］SHRESHA B. Antibiotics versus surgery for appendicitis［J］. Lancet, 2011, 378（9796）: 1067.

［7］BANZI R, TORRI V, BERTELE V, et al. Antibiotics versus surgery for appendicitis［J］. Lancet, 2011,

378（9796）：1067-1068.

　　［8］ANDERSSON R. Antibiotics versus surgery for appendicitis［J］. Lancet, 2011, 378（9796）：1068.

　　［9］LIVINGSTON E, VONS C. Treating appendicitis without surgery［J］. JAMA, 2015, 313（23）：2327-2328.

　　［10］刘冰熔. 内镜下逆行阑尾炎治疗技术介绍［J］. 中华结直肠疾病电子杂志，2012，1（2）：96.

　　［11］付亮，锁涛，张钰，等. 保守治疗对比手术治疗急性非复杂性阑尾炎的临床疗效的 Meta 分析［J］. 国际外科学杂志，2014，41（5）：300-305.

　　［12］厉英超，米琛，李伟之，等. 内镜下逆行阑尾炎治疗术对急性阑尾炎的诊治价值［J］. 中华消化内镜杂志，2016，33（11）. 759-763.

病例 61　青年男性，间断腹痛 1 月余，腹部 CT 提示肠管扩张

【一般情况】

患者，男，25 岁，未婚，汉族。

【主诉】

间断腹痛伴消瘦 1 月余。

【现病史】

患者 1 个月前每于咳嗽后出现腹部隐痛，阵发性胀痛，以右下腹为著，伴发热，体温最高达 38 ℃，稍伴腹胀、恶心，无腹泻、呕吐。曾查全腹部 CT 示：中腹部及盆腔内小肠管壁增厚伴周围系膜增厚，考虑炎性改变。查腹部超声示：盆腔右侧见范围 5.7 cm×4.7 cm 不均质团，边界尚清；盆腔右侧肠袢间探及不规则液性暗区，最大液平 1.17 cm，盆腔右侧局部肠管扩张。复查超声示：右下腹见低回声不均质团块，大小 7.3 cm×5.2 cm，边界欠清，边缘不规则，其内见液性暗区，透声差，宽约 0.9 cm，见星点状彩色血流。予抑酸、护胃、抗感染、解痉、补液等对症治疗后，腹痛较前好转。查肠镜示：末端回肠近回盲瓣处黏膜见不规则溃疡形成，回盲瓣变形，黏膜充血水肿，见黏膜桥样增生改变，管腔轻度狭窄，镜身勉强通过，回盲部见假性息肉形成。后行小肠 CT 示：远段回肠纠集，肠壁显著增厚，局部管腔明显狭窄，似呈软组织肿块改变（图 61-1）。行 CT 引导下腹腔肿块穿刺术，病理示：慢性肉芽肿性炎伴多核巨细胞反应，坏死不显著。患者后出现呕吐，呕吐物为胃内容物，出现间断性下腹部疼痛，查腹部平片示：不完全性肠梗阻可能。患者自发病以来，有畏寒、发热，最高体温 40 ℃，有阵发性咳嗽，咳少量白痰，食欲、睡眠可，大便正常，今晨诉小便色深，近 1 个月体重下降 5 kg。

【既往史】

4 岁时行右下腹手术（具体不详），余无特殊。

【个人史及家族史】

吸烟 2 年，10 支 /d，父亲有"高血压"史，余无特殊。

【入院查体】

生命体征平稳，发育正常，营养中等，浅表淋巴结无肿大，无杵状指（趾），胸廓对称、双侧呼吸动度一致、语颤均等、双侧叩诊清音，双肺呼吸音清，未闻及干、湿性啰音及哮鸣音，心界不大，心音清、律齐、各瓣膜听诊区无杂音，腹平坦，未见肠型、蠕动波，腹壁软，下腹部稍压痛、未及明显包块，肝、脾未触及，肝区无叩痛，Murphy 征（-），肠鸣音无亢进。其余体格检查大致正常。

【入院分析】

青年男性，间断腹痛 1 月余，入院后查血常规：血红蛋白 128 g/L，未见中性粒细胞比例增高。尿常规：尿比重 1.032，尿蛋白（+）。粪隐血试验：阳性。血生化示：C 反应蛋白 35.00 mg/L，血沉 18.00 mm/h，降钙素原 0.702 ng/ml。结核 T-Spot 试验（-）。凝血常规、肿瘤标志物、EBV 和 CMV 病原体 DNA 检测、输血前八项未见明显异常。腹部 CT 提示肠管扩张，入院病程中间断发热，需考虑腹痛病因：

（1）克罗恩病：主要表现为腹痛腹泻，排便后腹痛缓解，一般无脓血便，伴有瘘管形成，直肠周围瘘管、脓肿、肛裂等。该患者肠镜提示回盲部病变，伴血清 CRP、ESR 增高，需考虑。

（2）消化道肿瘤：多见于中老年患者，可有乏力、消瘦及上腹部不适等主要表现，粪隐血试验可呈阳性，上腹部 CT 及胃镜下活检可进一步鉴别。该患者虽然粪隐血试验阳性，但 CT 未提示肿瘤，暂不考虑。

（3）肠功能紊乱：可有腹痛、便秘及腹泻症状，该患者器质性病变待排，需排除器质性病变后才可诊断。

（4）肠结核：该患者既往无明显肠外结核史，但内镜检查病变主要涉及回盲部，暂不能排除肠结核可能，必要时可完善相关结核指标进一步明确，入院后 T-Spot 等试验阴性，暂不考虑。

【院内观察与分析】

患者 1 个月来有咳嗽、腹痛、发热，血常规虽无明显贫血、中性粒细胞比例升高等变化，但血清炎症相关指标 CRP、ESR 升高，已初步排除结核、EBV、CMV 等病原体感染可能，全腹部 CT 示：小肠管壁增厚伴周围系膜增厚，考虑炎性改变。腹部超声示：右下腹低回声不均匀团块。肠镜示：末端回肠近回盲瓣处黏膜见不规则溃疡形成，回盲瓣变形，黏膜充血、水肿、桥样增生改变，管腔轻度狭窄，镜身勉强通过，回盲部见假性息肉形。小肠 CT 示：远段回肠纠集，肠壁显著增厚，局部管腔明显狭窄，似呈软组织肿块改变。行 CT 引导下腹腔肿块穿刺术，病理示：慢性肉芽肿性炎伴多核巨细胞反应，坏死不显著。考虑患者小肠、回肠末端均有炎症性改变，随后患者出现不完全性肠梗阻表现，可能为肠道炎症水肿引起的并发症。

【诊断】

1. 克罗恩病可能；2. 肠结核待排查。

【治疗及随访】

根据病史及辅助检查，患者小肠、回肠末端均有炎症性改变，伴血清炎症指标C反应蛋白增高，已初步排除其他病原体感染所致的肠道炎症可能，目前考虑克罗恩病可能性大，入院予禁食、抗感染、抑制消化液分泌、营养支持等治疗。予进一步复查腹部平片，评估肠梗阻症状是否改善，但复查腹部平片示：左中下腹部肠管积气稍多。暂予颇得斯安（美沙拉秦缓释片）每次2粒，qid，并同时继续予抗感染、抑酸等对症支持治疗，但患者由于家庭经济原因拒绝进一步检查，要求出院。故无法追踪后续疗效。

病例讨论

对于一个临床医生而言，区分克罗恩病和肠结核是一项挑战，只因两者常常有重叠的临床表现、影像学特征、实验室检查特征及组织病理肉芽肿特征。若将肠结核误诊为克罗恩病，则激素和免疫抑制剂的使用会加快结核的进展，甚至引起死亡；而若将克罗恩病诊断为肠结核，则抗结核治疗会延误患者为诱导疾病缓解而使用免疫抑制剂的时机。因此，在不能确诊炎症性肠病之前，应该排除结核相关指标，若不能排除结核，应先予诊断性抗结核治疗，无效后再考虑炎症性肠病的治疗。

该患者为青年男性，以腹痛伴发热为主要症状，全腹部CT示：中腹部及盆腔内小肠管壁增厚伴周围系膜增厚，考虑炎性改变。肠镜示：末端回肠近回盲瓣处黏膜见不规则溃疡形成，回盲瓣变形，伴黏膜充血、水肿。应考虑炎症性肠病可能性，但该患者总病程仅1个月，其腹痛与咳嗽相关，伴随症状以发热为主，据此需考虑肠结核可能，因此应重点鉴别炎症性肠病和肠结核。为进一步评估患者病情，我们对患者进行小肠CT检查，提示：远段回肠肠壁显著增厚，局部管腔明显狭窄，似呈软组织肿块改变。为了明确组织肿块性质，考虑对患者行CT引导下腹腔肿块穿刺术，病理活检示：慢性肉芽肿性炎伴多核巨细胞反应，坏死不显著；考虑患者小肠、回肠末端均有炎症性改变。为进一步鉴别，应对患者完善胸部CT、结核T-Spot等检查，进一步排除肠结核可能性，但患者由于家庭经济原因拒绝进一步检查，故无法追踪后续疗效。

专家视野

溃疡性结肠炎与肠结核鉴别一般比较容易，然而肠结核（ITB）临床表现酷似克罗恩病，临床上常难以区分，因此克罗恩病与肠结核常常困扰着临床医师。一般说来，肠结核的结核中毒症状，如发热、乏力、盗汗、消瘦等可以比较明显，并多有肠外结核病如肺结核，肠穿孔和肠出血也相对较少见。肠结核和克罗恩病好发部位相似，回盲瓣和（或）盲肠受累多考虑肠结核，单纯累及回肠多见于克罗恩病。肠镜下两者表现也存在不同：肠结核溃疡常呈环形，克罗恩病多为纵行溃疡、裂隙状溃疡、卵石征并节段性分布。影像学显示肠结核的淋巴结直径常常大于 1.5 cm，约 1/3 有中心坏死，而在克罗恩病患者中淋巴结直径大于 1 cm 就要怀疑恶性淋巴瘤。组织病理学的检查较有价值，克罗恩病的特征之一是非干酪样肉芽肿，而肠结核的特征则是干酪样肉芽肿和抗酸杆菌染色阳性，但缺点是两者的检出率均较低。即使如此，肠结核的肉芽肿数目更多且位置多在固有层，克罗恩病的肉芽肿数目少且位置多在黏膜下层。血清学检查包括结核杆菌培养、抗体检测和结核杆菌 DNA 检测。这些方法虽然特异性较高，但敏感性差，20%～50% 的结核杆菌感染者呈阳性反应。近年来，针对结核杆菌特异性蛋白的 T 细胞 γ 干扰素（IFN）释放试验（IGRA）已被普遍用于结核杆菌感染的诊断。IGRA 对活动性结核和潜伏性结核均具有较高敏感性，适用于肠结核和克罗恩病的鉴别诊断及生物制剂应用前后潜伏性结核的检出。其阴性预测值和准确度分别高达 94.2% 和 76.5%，敏感度和特异度分别达 87.5% 和 86.0%。但须注意，IGRA 不同方法之间可能有差异，此外，IGRA 还受机体免疫状态的影响。奥地利学者研究显示，应用免疫抑制剂硫唑嘌呤（尤其是将其与其它免疫抑制剂联合应用）可显著降低 IGRA 水平，继而影响 IGRA 的阳性率。因此，在临床应用时要予以重视。若两者鉴别有困难，可先试行抗结核治疗 8～12 周，如果临床和内镜表现均有明显改善，则支持结核的诊断，或手术探查，取病变肠段及周围多个肠系膜淋巴结行组织病理学检查。

参考文献：

［1］中华医学会消化病学分会炎症性肠病学组. 炎症性肠病诊断与治疗的共识意见（2012 年·广州）［J］. 胃肠病学，201，17（12）：781-1230.

［2］钟捷. 内镜及影像学检查在克罗恩病诊断及随访中的价值［J］. 中华消化杂志，2011，31（3）：190，192.

［3］刘占举. 克罗恩病的规范化药物治疗［J］. 世界华人消化杂志，2012，20（19）：1701-1704.

［4］范明，王永利. 肠结核的临床诊疗分析［J］. 中国当代医药，2011，18（29）：89-90.

［5］萧树东，许国铭. 中华胃肠病学［M］. 北京：人民卫生出版社，2008：471-472.

病例 62　结肠癌术后再发空肠腺癌

【一般情况】

患者，男，58岁，已婚，汉族。

【主诉】

结肠癌术后4年余，呕吐3月余。

【现病史】

患者4年余前于外院行结肠癌根治术，术后恢复可。3月余前出现进食后呕吐，呕吐物为隔夜宿食，无反酸、嗳气，无腹痛、腹胀，无腹泻，肛门有排气，大便量减少。于外院诊治，查上消化道造影示：胃充盈可，十二指肠充盈，近端稍扩张，远端狭窄可能。腹部增强CT：十二指肠水平段末端管壁增厚；左侧肾上腺占位，考虑腺瘤可能。PET-CT：结肠癌术后改变；十二指肠、空肠移行区肠壁明显增厚，FDG摄取增高，考虑恶性占位性病变。予以禁食、胃肠减压、抗感染、补液治疗。患者自起病以来，精神、睡眠欠佳，无尿频、尿急、尿痛，无发热，无皮疹及口腔溃疡，大便量减少，近3个月体重下降近5 kg。

【既往史】

无特殊。

【个人史及家族史】

无特殊。

【入院查体】

生命体征平稳，心肺无特殊，腹部平坦，下腹部可见一长约15 cm陈旧疤痕，未见胃肠型及蠕动波，无腹壁静脉曲张，全腹无压痛，无反跳痛及肌紧张，肝、脾肋下未及，全腹未及包块，Murphy征（-），移动性浊音（-），肝区、肾区无叩击痛，肠鸣音稍亢进，双下肢无水肿。

【入院分析】

患者为中老年男性，3月余前出现进食后呕吐，呕吐物为隔夜宿食，外院PET-CT示：十二指肠、空肠移行区肠壁明显增厚，FDG摄取增高，考虑恶性占位性病变。应与以下疾病鉴别：

（1）十二指肠肿瘤：患者 CT 示十二指肠水平段末端管壁增厚，PET-CT 示十二指肠、空肠移行区肠壁明显增厚，FDG 摄取增高，考虑恶性占位性病变。需考虑十二指肠原发性肿瘤。

（2）结肠癌转移：患者有结肠癌病史，结肠癌转移不能排除。

（3）肠结核：多见于回盲部，表现低热、盗汗、消瘦等结核中毒症状，常表现肠梗阻。但患者无结核病史，完善结核抗体、T-Spot 检查进一步排除。

【院内观察与分析】

患者 3 月余前进食后出现呕吐，呕吐物为隔夜宿食，为不完全性肠梗阻的表现。患者既往有结肠癌病史，予对症营养支持治疗后症状改善不明显，除常见引起梗阻的原因外，PET-CT 示十二指肠、空肠移行区肠壁明显增厚，FDG 摄取增高，考虑恶性占位性病变。患者后转至胃外科行剖腹探查术，术中诊断：小肠肿瘤，行部分小肠切除术 + 肠粘连松解术。术后病理示：空肠腺癌。因患者既往有结肠癌病史，再发恶性占位性病变，常考虑为结肠癌转移，但本例中患者为结肠癌再发空肠腺癌，颠覆了一元论的观点。考虑为多原发癌。

【诊断】

1. 空肠腺癌；2. 十二指肠梗阻；3. 结肠癌术后。

【治疗及随访】

患者入消化科行保守治疗效果欠佳，转入胃外科行剖腹探查术，术中见腹盆腔少量腹水，腹盆腔广泛粘连，肿块位于十二指肠悬韧带左侧、十二指肠升部，大小约 12 cm×10 cm×8 cm，侵犯浆膜及系膜血管，术中诊断：小肠肿瘤，行部分小肠切除术 + 肠粘连松解术。术后病理（部分空肠切除标本）：（空肠）腺癌，Ⅱ~Ⅲ级，灶性坏死，隆起型，肿块大小 4.5 cm×4.5 cm×2 cm，肿瘤浸润肠壁浆膜下脂肪结缔组织。上下切缘及另送（上切缘）未见癌组织。肠周淋巴结未见癌转移（0/4），见图 62-1。患者术后恢复可，好转出院。本例患者出院后失访。

病例讨论

呕吐在临床上极为常见，它可由功能性障碍或器质性疾病引起，多系消化系统本身病变所致，也可因消化系统外或全身疾病造成。其病因可分别为：① 反射性呕吐，② 中枢性呕吐，③ 前庭障碍性呕吐等。本例中患者呕吐，呕吐物为隔夜宿食，考虑消化系统疾患可能性大，考虑为不完全性小肠梗阻。不完全性肠梗阻是指肠腔内容物可部分通过梗阻点，腹部 X 片上显示梗阻点以下肠腔内可有少量积气和积液，梗阻点以上的肠曲扩张程度较轻，结肠内有较多的气体。主要症状有：腹痛，为阵发性绞痛；呕吐，早期为反射性，晚期可为频繁呕吐，高位梗阻呕吐早，低位者呕吐迟；腹胀，一般高位梗阻不明显，低位或麻痹性梗阻显著且范围广；可见肠型及蠕动波，肠鸣音亢进伴气过水声，腹膜炎、压痛及反跳痛为肠绞窄表现。结合患者病史，症状、体征及相关辅助检查，考虑为机械性肠梗阻（小肠肿瘤可能性大）。患者既往有结肠癌手术史，因此我们考虑为结肠癌复发转移所致梗阻，但是患者术后病理示空肠腺癌。

原发性小肠肿瘤非常少见，约占胃肠道恶性肿瘤的 3%～6%，其中原发性空肠肿瘤占小肠肿瘤的 13.1%，小肠腺癌发病率约为大肠腺癌的六十分之一，可发生在小肠的任何部位，但以上段肠管最常见。文献报道小肠肿瘤中位生存期为 39.7 个月，其中淋巴结浸润及肿块位置是独立的影响预后因素，远端肿瘤预后更差。手术切除是治疗空肠肿瘤的必要手段，辅助治疗的地位尚不明确。来自日本的一项回顾性分析表明化疗可以提高晚期空肠癌的中位生存期。

患者既往有结肠癌病史，再发空肠腺癌，考虑为多原发癌。多原发癌是指同一个体同时或先后在不同组织器官或同一组织器官中发生 2 种或以上彼此无关的原发性恶性肿瘤，根据发生的时间又可分为同时性及异时性多原发癌。目前公认 1932 年 Warren 等提出的诊断标准：① 每一种肿瘤必须经组织细胞学证实为恶性；② 每一种肿瘤发生在不同的部位或器官；③ 必须排除新出现的肿瘤非转移癌。肖彩宏等报道在首发肿瘤后 5 年内发病率为 67.5%。因此在首发癌后的 5 年内，当患者出现新发病灶时，应区分多原发癌与癌转移，因两者治疗手段完全不同，需仔细鉴别诊断，减少漏诊与误诊的发生。国内的相关研究显示，多原发恶性肿瘤的好发器官依次为胃、大肠、肺等。

多原发癌的手术治疗率明显低于首发癌，原因可能为随着患病时间延长、首发癌的治疗副反应发生率升高及首发癌的病情控制不佳，患者耐受手术的能力下降。对于多原发癌的治疗，文献一致认为应采取积极态度，治疗原则与单原发癌相同，主张根治性治疗，在患者机体允许的情况下，依据患者肿瘤类型、分期，尽早手术治疗或进行其他根治性治疗。多原发癌与转移癌完全不同，经过手术等治疗后患者可以得到较好的预后。

专家视野

原发性空肠肿瘤发病率低，尚缺乏准确性高、价廉、无创的诊断方法，术前诊断困难，临床发现时往往已是晚期，失去了根治性手术治疗的机会，术后辅助治疗尚缺循证医学依据。故医务工作者应加强对该病的认识，提高对该病的警惕性，探索有效的诊断及治疗方案。

消化系统本身好发癌肿，首发于消化系统的多原发癌患者，第二原发癌也好发于消化系统本身。我们在明确癌症患者诊断的同时，应该有多原发癌的概念，特别是应对上消化道（尤其是胃、肠）进行充分而仔细地检查，不要放过可疑之处，避免漏诊，使患者不至于失去根治机会，以提高患者远期生存率。对异时性多原发癌也不要误诊为第一原发癌的复发或转移，因为不同肿瘤的治疗方案是完全不同的。上消化道多原发癌的治疗应根据病灶的部位、间距、深度及病理类型选择不同的治疗方法，力争达到根治的目的。临床工作中要注意多原发癌与复发癌和转移癌的鉴别，避免误诊和漏诊，强调早发现、早诊断、早治疗。目前对于多原发癌的发病原因仍不清楚，在今后的临床工作中，医务工作者应不断探究，找出多原发癌病因，并应进一步深入研究多原发癌的发病机制、发病特点、诊疗方法，以提高多原发癌的诊治水平，给患者带来生存获益。

参考文献：

［1］路丽娟，李雪，吴杰，等 . 原发性小肠肿瘤的诊断进展［J］. 北京医学，2017，39（10）：1053-1055.

［2］NUTU O A, MARCACUZCO QUINTO A A, JIMÉNEZ ROMERO L C. Primary malignant tumors of the small intestine：A retrospective analysis of 15 years experience［J］. Medicina Clinica, 2017, 149（3）：129-130.

［3］OGATA Y, YAMAGUCHI K. Treatment and outcome in small bowel cancer［J］. Gan to Kagaku Ryoho, 2010, 37（8）：1454-1457.

［4］王军英，涂彧，周菊英 . 异时性三原发癌 1 例［J］. 临床肿瘤学杂志，2007，12（9）：720.

［5］肖彩宏，吴万垠 . 重复癌 151 例临床分析［J］. 中国医学创新，2012（29）：118-120.

［6］王成峰，邵永孚，张海增，等 . 多原发恶性肿瘤［J］. 中国肿瘤临床，2000，27（6）：439-442.

［7］BOAVENTURA C S, GALVÃO J L S, SOARES G M B, et al. Synchronous gynecologic cancer and the use of imaging for diagnosis［J］. Revista Da Associacao Medica Brasileira, 2016, 62（2）：116-119.

病例 63 肝硬化，肝癌结节破裂出血

【一般情况】
患者，女，60岁，已婚，汉族。

【主诉】
间断便血、腹痛8年余，再发7天。

【现病史】
患者8年余前无明显诱因间断出现解暗红色血便，粪便量不多，具体不详，伴有腹部疼痛，为剑突下及左下腹阵发性绞痛，伴右后背部放射痛，每次持续时间不等，可自行缓解。7天前再次出现腹痛，性质同前，伴有便血，粪便为脓血便，量不多，2天前自诉解暗红色血块，伴乏力、头晕。

【既往史】
有"肝硬化"病史8年余，规律服用复方鳖甲软肝片，"胆囊炎"病史10余年。

【个人史及家族史】
无特殊。

【入院查体】
生命体征平稳，浅表淋巴结无肿大，双肺呼吸音清，心律齐、各瓣膜听诊区无杂音，腹平坦，未见肠型、蠕动波，腹壁软，无压痛，未触及包块，肝、脾未触及，肝区无叩痛，肠鸣音正常。

【入院分析】
患者为老年女性，因间断便血、腹痛入院，应鉴别引起消化道出血及腹痛的原因。

（1）消化性溃疡：是消化道出血常见病因之一，典型病例表现为周期性和节律性上腹部疼痛，也可有反酸、嗳气、胃灼热、上腹饱胀不适等消化不良症状。本例中患者既往有肝硬化病史，肝硬化患者由于低蛋白血症，胃肠淤血，黏膜屏障功能减退易于发生消化性溃疡，患者查胃镜示十二指肠见较大溃疡，不排除溃疡所致出血。

（2）急性糜烂出血性胃炎：也是引起上消化道出血常见的病因，常有服用NSAIDs史、严重疾病状态或大量饮酒史。该患者否认服用NSAIDs史及饮酒史等，因此暂不考虑该诊断。

（3）胃癌、食管癌等消化道肿瘤：多见于中老年患者，可以乏力、消瘦及上腹部不适为主要表现，查粪隐血试验可能为阳性，查胃镜及病理可明确诊断。本例中患者胃镜病理不支持。

（4）食管胃底静脉曲张破裂出血：一般为肝硬化失代偿期表现，胃镜可明确。本例中患者有肝硬化病史及失代偿表现，胃镜示食管中下段可见蓝色串珠状曲张静脉，故仍不可排除此种可能。

【院内观察与分析】

入院后完善相关检查，生化：白蛋白 23.5 g/L，谷丙转氨酶 42.9 U/L，谷草转氨酶 112.1 U/L，乳酸脱氢酶 264 U/L，γ-谷氨酰转肽酶 156.0 U/L，碱性磷酸酶 203.7 U/L，总胆红素 62.7 μmol/L，直接胆红素 27.9 μmol/L，间接胆红素 34.8 μmol/L。甲胎蛋白 57.8 ng/mL。腹部 CT 平扫＋增强：考虑弥漫性肝癌可能，肝脏小囊肿，肝硬化、脾大、食管胃底静脉曲张，胆囊体积增大，盆腔少量积液。胃镜：食管中下段可见蓝色串珠状曲张静脉，十二指肠球部小弯侧近后壁见较大溃疡面，附黄白苔及新鲜血痂，周边充血、水肿。入院第 7 天患者突发腹痛加剧，血红蛋白从入院时 107 g/L 急剧下降至 46 g/L，因既往有肝硬化病史，腹部 CT 示弥漫性肝癌，应警惕肝癌破裂所致出血可能。本例中患者系乙肝肝硬化、巨块型肝癌伴肝内转移，介入会诊无介入指征，一般情况差，单纯内镜下治疗静脉曲张，预后不良，继续予以护肝、止血、补液、预防感染、营养支持等治疗。后患者出现肝癌结节破裂出血，给予积极输血补液治疗，但由于本病预后差，病情出现进一步进展，导致患者死亡。

【诊断】

1. 十二指肠球部溃疡并出血；2. 肝硬化并食管静脉曲张；3. 肝癌结节破裂出血。

【治疗及随访】

患者入院后予以抗感染、抑酸、止血、保肝、增强免疫、减少内脏血流、输白蛋白及营养支持等积极治疗。后因突发肝癌结节破裂出血，抢救无效死亡。

病例讨论

腹痛及便血均是消化系统常见的症状，两者可伴随出现，其多见于各种肠炎，胃、十二指肠、胆和胰腺疾病，过敏性紫癜，肠系膜血管栓塞等。需考虑以下疾病可能：① 消化性溃疡。② 急性糜烂出血性胃炎。③ 胃癌、食管癌、肠癌等消化道肿瘤。多见于中老年患者，可以乏力、消瘦及上腹部不适为主要表现，查粪隐血试验可能呈阳性，查胃镜及病理可明确诊断，在本例中患者胃镜病理不支持，肠镜未有机会检查。④ 食管胃底静脉曲张破裂出血。本例中患者十二指肠见较大溃疡外，有肝硬化病史及失代偿表现，胃镜示食管中下段可见蓝色串珠状曲张静脉，故仍不可排除食管胃底静脉曲张破裂出血可能。

肝癌结节破裂出血是原发性肝癌的严重并发症之一，病情凶险，预后较差，病死率高，是原发性肝癌的主要死亡原因之一，其发生率为 3% ~ 14.5%。肝癌患者无或有由轻微外力诱发的突然剧烈右上腹痛，迅速波及全腹，继而出现贫血貌、腹膜刺激征、腹部移动性浊音（+）。腹腔穿刺抽出不凝固血液，影像学 B 超、CT 等检查提示肝占位病变及出血灶、腹腔内积血等可确诊。原发性肝癌结节破裂出血临床往往以腹痛或腹腔内出血为首要表现，有文献报告其误诊率高达 30% ~ 60%。急性腹内压增高的因素如咳嗽、呕吐等均可致肿瘤破裂出血。患者常以腹痛、腹胀、低血容量性休克就诊，因失血性休克或肝功能衰竭而死亡。出现种肿瘤双重因素的影响致使临床处理较为困难，存在着较高的病死率，是目前临床治疗最棘手的难题之一。肝癌结节破裂出血的发病机制主要有：① 肝癌位于包膜下。② 肿瘤生长迅速，致使其供血相对不足而出现缺血、缺氧，肿瘤中央坏死、液化。在肿瘤淤血高压力及坏死的基础上，轻微的外力如深呼吸、翻身、震动、体检等腹内压力增大的情况下，瘤内压力突破肿瘤周边包膜或正常薄弱的肝组织破裂，导致腹腔内大出血。③ 与肝硬化、门静脉高压症可能有一定关系。肝癌结节破裂出血的患者肝硬化发生率达 90% 以上，较无破裂出血的肝癌患者肝硬化发生率高。④ 肿瘤坏死、液化后感染可能是肿瘤破裂出血的因素之一。⑤ 肿瘤生长侵蚀、破坏血管。⑥ 肝癌患者常伴有肝硬化、肝功能损害及凝血机制异常，这也可能是导致肝癌结节破裂出血的因素。⑦ 巨块型肝癌中心区因供血不足，易发生坏死、出血，发生肝癌破裂、腹腔内出血。巨块型肝癌一般较少伴有肝硬化或硬化程度轻。

原发性肝癌自发性破裂出血的非手术治疗虽可在一定程度上改善患者出血症状，但其效果并不理想。对于原发性肝癌自发性破裂出血患者应给予急诊肝肿瘤切除手术治疗，以达到止血和切除肿瘤的治疗目的。一般认为急诊手术能早期切除肿瘤和清除因肿瘤破裂播散至腹腔的癌细胞，并认为肿瘤病灶的切除是最好的止血和改善预后的措施，但急诊肝切除可引起较高的住院死亡率。由于肿瘤分期和肝脏机能储备是不清楚的，急诊肝肿瘤切除可能疗效不理想，而且出血性休克的存在可能使肝功能比以往更差，如果患者肝功能差又合并凝血功能障碍将更加增加手术风险。近年来，随着介入治疗技术的发展，介入栓塞化疗技术被用于治疗肝癌结节破裂出血，显示出了满意的效果，具有适应证范围宽、止血确切、并发症少、恢复快的特点。

专家视野

原发性肝癌属于恶性肿瘤的一种，具有较高的发病率，患者多为年龄 40 ~ 50 岁的中年男性。其病程中多伴有不同程度的不适感，例如发热、肝区疼痛、腹泻、腹胀等，严重威胁患者健康。疾病早期缺乏典型的症状，2/3 病例发现时已是晚期。当以并发症破裂出血为首发症状时，诊断确有一定难度，而其具有发病急、病情发展快、预后差等特点，若不及时开展治疗极易导致患者死亡。

肝癌结节破裂出血的及时诊断是治疗的关键，除急腹症的临床表现外，还包括腹腔抽出不凝固血液、B 超或 CT 检查发现肿瘤及肝包膜断裂或包膜下积液、肝动脉造影可显示肝癌病灶大小以及出血部位范围等。同时应注意与脾破裂、宫外孕、消化道穿孔、急性胰腺炎等急腹症相鉴别。

对于肝功能较好、能够耐受手术的患者，手术治疗是最佳选择。肝癌切除术可将病灶彻底切除，并可有效对出血来源进行控制。对于多发性及年老体弱、肝功能 Child A～B 级、无门脉癌栓的患者可以考虑行急诊经导管动脉化疗栓塞术（TACE）治疗，对于伴门静脉癌栓的肝癌自发破裂的患者可以行选择性肝动脉栓塞（TAE）治疗，但也有学者认为门静脉癌栓是 TAE 和肝动脉结扎的禁忌证，可能造成急性肝功能衰竭。对于肝功能 Child C 级的肝癌结节破裂出血患者，手术及介入止血都不宜施行，应该采取内科保守治疗。本例中患者有多年肝硬化病史，入院时已为肝癌并发肝内转移，评估 Child 分级即为 C 级，全身情况差，不宜行手术及介入治疗，后患者出现肝癌结节破裂出血、肝性脑病，最终保守治疗无效。

参考文献：

［1］RATHOR M, LAL A, DHIMAN R K. Spontaneous Rupture of Hepatocellular Carcinoma［J］. British Medical Journal, 2010, 52（2）: 123–129.

［2］BOYER J C, ZINS M, VILGRAIN V, et al. Hemoperitoneum caused by spontaneous rupture of hepatocellular carcinoma. Value and prognostic factors of hepatic artery embolization［J］. Journal De Radiologie, 1995, 76（6）: 365–369.

［3］DÖHR O, PAINE M J, FRIEDBERG T, et al. Engineering of a functional human NADH-dependent cytochrome P450 system［J］. Proceedings of the National Academy of Sciences of the United States of America, 2001, 98（1）: 81–86.

［4］ZHANG X F, YI L, LIU C, et al. Early mortality of patients with spontaneously ruptured hepatocellular carcinoma: risk factors and treatment regimens［J］. Chinese Journal of Digestive Surgery, 2008, 7（3）: 189-191: .

［5］徐克育，黄约翰，陶崇林，等. 手术切除与肝动脉介入栓塞化疗治疗原发性肝癌破裂出血比较及预后分析［J］. 肝胆胰外科杂志，2014（1）: 9–11.

［6］顾自强，戴海强. 肝癌破裂出血行肝癌手术切除疗效分析［J］. 交通医学，2016，30（6）: 650–651.

［7］梁力建，贾雨辰，夏振龙. 肝动脉化疗栓塞术在肝癌治疗中的作用和地位［J］. 中华外科杂志，1999，19（11）: 696–703.

病例 64　　以便血为首发症状的过敏性紫癜

【一般情况】

患者，男，66 岁，已婚，汉族。

【主诉】

反复黑便 1 周，便血 12 小时余。

【现病史】

患者 1 周前无明显诱因反复出现黑色稀便，每天 2～4 次，量时多时少，无腹痛、发热等其他明显不适。12 小时前出现便血，共 10 余次，初有暗红色血块，后全为鲜血便。于外院就诊，查血常规示：白细胞计数 20.51×10^9/L，中性粒细胞计数 19.06×10^9/L，血小板计数 432.1×10^9/L，血红蛋白 148 g/L。粪常规示：隐血阳性，未见虫卵。凝血功能示：D- 二聚体 80 mg/L，纤维蛋白 6.02 g/L。C 反应蛋白 149.2 mg/L。后于我院急诊科就诊，查多排 CT 全腹部平扫示：升结肠、左中腹部分小肠肠管水肿明显，周围见渗出影，炎性肠病可能；腹主动脉旁及肠系膜间见多发小淋巴结影。病程中患者便血后稍有腹痛，乏力明显，无呕血、心慌、四肢发冷，无胸闷、胸痛，食欲差，睡眠尚可，小便量不多。

【既往史】

无特殊。

【个人史及家族史】

无特殊。

【入院查体】

生命体征平稳，浅表淋巴结无肿大，全身皮肤无皮疹、淤点、淤斑，双侧叩诊清音，双肺呼吸音清，未闻及干、湿性啰音及哮鸣音，心律齐，各瓣膜听诊区无杂音，腹平坦，未见肠型、蠕动波，腹壁软，无明显压痛，未触及包块，肝、脾未触及，肝区无叩痛，肠鸣音正常。双下肢无水肿。

【入院分析】

患者为老年男性，因便血入院，应与引起便血的常见原因相鉴别：

（1）炎症性肠病：患者腹部 CT 考虑炎性肠病可能，C 反应蛋白明显升高，肠镜检查有助于诊断。

（2）缺血性肠病：常发生于老年人，发病前常有明显腹痛，该患者 D- 二聚体升高，老年患者，需排除此病可能，但该患者症状与体征不符合，且腹部 CT 血管造影无明显阳性结果，故暂不支持该诊断。

（3）胃肠道肿瘤：老年患者，突发便血，肿瘤不能排除，影像学 + 内镜检查有助于鉴别诊断。

（4）胃肠道感染：粪便培养可见细菌，涂片可见虫卵等，但本例中患者查粪便涂片未见虫卵，故可排除。

【院内观察与分析】

除常见引起便血的原因外，过敏性紫癜也可引起便血。本例中患者以消化道出血为首发表现，入院第 3 天出现皮疹，以双下肢对称性分布，色鲜红，压之不褪色，血小板计数 187×10^9/L，C 反应蛋白 129 mg/L，血沉 39 mm/h，血尿素氮 10.7 mmol/L，血肌酐 165.5 μmol/L。尿常规：尿蛋白（++），尿隐血（+++），管型 6/μL。尿红细胞位相：红细胞计数 4.16×10^5/ml，多形型占 90%，均一型占 10%。根据其临床表现及实验室检查，经全科讨论及肾科会诊，考虑过敏性紫癜可能性大，遂转入肾科进一步诊治，转入肾科后予以注射用甲泼尼龙琥珀酸钠 40 mg 治疗原发病后患者皮疹较前减轻，黑便逐渐转黄，血肌酐较前降低，D- 二聚体持续下降，提示血管炎性病变得到控制。但内生肌酐清除率（Ccr）仍较低，提示肾脏损害较重。肾穿刺病理示：光镜下肾小球细胞数明显增多，系膜细胞节段性轻 - 中度增生，系膜基质局灶节段性轻度增多，毛细血管部分闭塞，可见少数微血栓、多数小球及球囊粘连、壁层上皮细胞增生、3 个细胞性小新月体、2 个细胞性半月体、1 个细胞性新月体。符合紫癜性肾炎。

【诊断】

1. 过敏性紫癜（混合型）；2. 紫癜性肾炎。

【治疗及随访】

入院后予抗感染、止血、抑酸、促肠黏膜修复、保护肾功能、注射用甲泼尼龙琥珀酸钠 40 mg 静滴等治疗，症状有所好转。确诊紫癜性肾炎后予注射用甲泼尼龙琥珀酸钠 500 mg 静脉滴注 3 天，后改为甲泼尼龙片 40 mg 每日一次，环孢素 75 mg 每日两次口服。出院带药服用 3 个月左右好转，停药。

病例讨论

便血多见于下消化道出血，特别是结肠与直肠病变的出血，但亦可见于上消化道出血。便血的颜色取决于消化道出血的部位、出血量与血液在胃肠道停留的时间。便血伴有皮肤、黏膜或其他器官出血现象者，多见于血液系统疾病及其他全身性疾病，如白血病、弥散性血管内凝血、过敏性紫癜等。

患者因反复便血入院，后逐步出现皮疹，结合实验室检查考虑过敏性紫癜可能。过敏性紫癜是一种全身性血管性疾病。小动脉和毛细血管对某些物质发生了过敏反应，引起广泛的毛细血管和小动脉出现无菌性炎性反应，因而致使血管通透性增高及渗出性出血和水肿。这些变化不仅表现于皮肤，而且在胃肠道、关节部位、肾脏及黏膜上均可发生。临床特征主要为皮肤非血小板减少性紫癜、关节炎或关节痛、腹痛、胃肠道出血及肾炎。具体有：① 皮肤损害。几乎所有患者皮肤上可以看到对称、明显的紫癜，以受压部位多见，主要是足踝部，也可以扩展至全身。② 关节损害。关节痛是很常见的，主要位于膝关节、踝关节，而关节炎比较少见。肌肉疼痛也可发生，但是不伴有肌酶的升高。③ 胃肠道损害。大概 2/3 的病例出现该临床表现，腹痛是最常见的症状，表现为典型的绞痛，严重的并发症为肠套叠、梗阻、穿孔。十二指肠下段和空肠末端也经常累及，内镜下可看到弥漫的肠黏膜红斑、瘀点、出血性糜烂和溃疡。CT 可见弥漫的肠壁增厚，伴有肠系膜血管充血表现。④ 肾脏损害。发生率为 45%～85%，镜下血尿是提示肾病最敏感和最早的体征，有 1/3 的病例高倍镜下可见血尿。⑤ 其他损害。心肌炎、睾丸炎、肺泡出血或者巩膜外出血非常少见。中枢或周围神经系统损害也可能发生，包括意识改变、抽搐、视力丧失及语言功能丧失。临床上过敏性紫癜可分为皮肤型、肠胃型、关节型及肾型过敏性紫癜，临床各型可以单独存在，也可以两种以上同时存在。本例中患者有皮肤紫癜、消化道出血症状及肾损害等，因而为混合型过敏性紫癜。该病呈自限性，病程 4 周左右，但约有 1/4 的患者愈后 3～6 个月易出现复发，肾脏损害的程度直接影响着疾病的严重性和预后。

紫癜性肾炎病理和 IgA 肾病类似，免疫荧光检查可见 IgA 在系膜区和毛细血管祥沉积，光镜下可表现为系膜增生性肾小球肾炎，并可伴不同程度新月体形成，但成年人特别是年龄偏大的患者预后相对较差。其具体病变类型只能借助肾脏穿刺活检获得，故建议尽早行肾穿刺活检。此病例中活检及时，诊断明确。

过敏性紫癜治疗药物种类较多，目前无特效治疗且无统一方案，一般以去除病因，抗过敏，糖皮质激素、免疫抑制剂等药物治疗为主。而尿激酶、人免疫球蛋白、孟鲁司特及血浆置换等应用有待进一步大样本临床观察。单纯型及关节、胃肠道症状不严重者，对症支持治疗即可；伴有严重关节症状和（或）严重胃肠道症状，病情严重者在对症支持治疗的同时加用糖皮质激素治疗；对表现急性肾炎综合征、肾病综合征、急进性肾炎者多主张对症支持治疗同时加用糖皮质激素、免疫抑制剂、抗血小板聚集及抗凝联合治疗；病情进展迅速、凶险者多应用冲击治疗，必要时可行血液净化治疗。结合中医中药治疗，可优势互补，进一步提高本病的疗效。

专家视野

当患者以便血为首发症状来消化科就诊时，临床医生应当做到以下两点。① 注意便血的特点：了解便血的发生和发展过程，分清便血性状、出血方式、颜色和出血量。② 注意便血的伴发症状。我们做出诊断时应当注意便血的原发病鉴别，不可仅仅局限于本科疾病，可根据便血的特点及伴随症状、实验室检查、影像学检查等综合判定。对于出现典型皮疹及典型胃肠道症状如阵发性腹痛、呕吐、腹泻、便血的患者诊断不难，早期无皮疹或单纯表现为胃肠道症状的患者应考虑到过敏性紫癜的可能。紫癜性肾炎的诊断标准：① 有过敏性紫癜的皮肤紫癜等肾外表现；② 有肾损害，在过敏性紫癜病程中（多数在 6 个月内），出现血尿、蛋白尿、高血压、肾功能不全等；③ 肾活检表现为系膜增生、免疫球蛋白 A 在系膜区沉积，三条件同时满足。因此本例中患者紫癜性肾炎诊断明确。紫癜性肾炎的有效治疗包括给予激素、免疫抑制剂、血管紧张素转化酶抑制剂，血浆置换，抗幽门螺杆菌及扁桃体切除术等多种方法。成人过敏性紫癜病情多较严重，可发生严重的并发症，但是目前还没有针对成人过敏性紫癜的诊治指南，因此更需要临床医生的重视和进一步研究和总结。关于糖皮质激素或者免疫抑制剂是否能改善肾脏预后和抑制终末肾病发展，目前仍然存在争议。因此，在以后的临床研究中，需要进行更多的随机对照研究来分析这些治疗的有效性和利弊。

参考文献：

［1］CHANG W L, YANG Y H, Wang L C, et al. Renal manifestations in Henoch–Schönlein purpura：a 10-year clinical study［J］. Pediatric Nephrology, 2005, 20（9）：1269–1272.

［2］WYATT R J, JULIAN B A. IgA nephropathy［J］. N Engl J Med, 2013, 368（25）：2402–2414.

［3］PILLEBOUT E, VERINE J. Henoch-Schönlein purpura in the adult［J］.Rev Med Internet, 2014, 35（6）：372–381.

［4］DAVIN J C. Henoch-Schonlein purpura nephritis：pathophysiology, treatment, and future strategy［J］. Clinical Journal of the American Society of Nephrology, 2011, 6（3）：679–689.

［5］KANG Y, PARK J, HA Y. et al. Differences in clinical manifestations and outcomes between adult and child patients with Henoch-Schönlein purpura［J］. Journal of Korean Medical Science, 2014, 29（2）：198–203.

［6］OHARA S, KAWASAKI Y, MIYAZAKI K, et al. Efficacy of cyclosporine A for steroid-resistant severe Henoch-Schönlein purpura nephritis［J］. Fukushima Journal of Medical Science, 2013, 59（2）：102–107.

病例 65　十二指肠球部溃疡伴梗阻合并高位小肠粪石性梗阻

【一般情况】

患者，男，49 岁，已婚，汉族。

【主诉】

腹痛腹胀伴肛门停止排便 1 个月，加重 1 周。

【现病史】

患者 1 个月前无明显诱因出现腹胀，伴肛门停止排便，肛门排气减少，伴右上腹胀痛，纳差，无恶心、呕吐，1 周前上述症状加重。外院曾行腹部平片：胃、十二指肠明显扩张，高位小肠梗阻可能。腹部 CT：① 食管、胃扩张，建议上消化道造影检查；② 胆囊结石，双肾囊肿，少量盆腔积液；③ 右肺中叶小结节。

【既往史】

有"糖尿病"病史 13 年。

【个人史及家族史】

父亲有胃癌病史。

【入院查体】

生命体征平稳，浅表淋巴结无肿大，咽部充血，双肺呼吸音清，心律齐，各瓣膜听诊区无杂音，腹膨隆，可见胃肠型，未见腹壁静脉曲张，上腹部压痛，无反跳痛，肝、脾肋下未及，未及明显包块，肝、肾区无叩痛，移动性浊音（-），肠鸣音 3 次/分，稍弱。

【入院分析】

患者为中年男性，因腹痛腹胀伴肛门停止排便入院，腹部平片示肠梗阻可能。肠梗阻原因考虑：

（1）机械性肠梗阻：指肠道肿瘤、肠外肿瘤压迫、肠道炎症、肠粘连等导致的肠梗阻，肠镜及腹部 CT 检查有助于明确诊断。

（2）动力性肠梗阻：腹部大手术后、腹膜炎、腹部外伤、低钾等全身性代谢紊乱可引起肠麻痹，肠道炎症及神经功能紊乱等可引起肠痉挛，均可导致肠梗阻。

（3）血供性肠梗阻：肠系膜血管栓塞或血栓形成和肠系膜静脉血栓形成是主要原因，但通常患者会有剧烈腹痛、便血等症状，该患者临床支持依据不足，暂不考虑。

【院内观察与分析】

动力性肠梗阻是引起肠梗阻的常见原因，入院后进一步完善相关检查，胃镜：胃窦溃疡性质待定，十二指肠球部溃疡，十二指肠梗阻可能。腹部平片：肠梗阻可能；右上腹高密度灶，胆囊结石可能（图 65-1）。腹部 CT：胃及十二指肠明显扩张；肝左叶多发小囊肿；胆囊结石；小副脾；双肾囊肿；盆腔少许积液；双侧腹股沟多发小淋巴结。结合患者有糖尿病病史 13 年，初步考虑糖尿病引起的胃肠动力障碍导致肠梗阻可能性大。胃肠道是糖尿病较易累及的主要系统之一，约 50%～76% 的糖尿病患者存在胃排空障碍，而糖尿病胃轻瘫的发病率也高达 30%～50%。本例中请针灸科协助治疗，改善病人胃肠功能，予以禁食、胃肠减压、抑酸、补液、营养支持。患者内科保守治疗后，腹胀症状稍改善，但复查腹部平片提示肠梗阻情况无明显好转，遂与患者家属沟通后转至胃外科行剖腹探查术，术中见：胃腔扩张明显，伴胃壁水肿，胃窦前壁及十二指肠球部后壁可扪及局部增厚，考虑溃疡可能；十二指肠球部、降部扩张，并向下延续至近端空肠；继续向下探查，见距十二指肠悬韧带下游约 70 cm 处肠腔内见一粪石，直径约 5 cm，质地硬，堵塞肠腔，远端小肠空虚，堵塞处小肠壁有小穿孔。遂行"远端胃大部切除 + 残胃空肠 Roux-en-Y 吻合术 + 部分小肠切除吻合术"，术后病理示：远端胃 + 部分肠管切除标本：（胃窦前壁大弯侧）黏膜急慢性炎伴消化性溃疡形成，病变大小 1 cm×0.5 cm×0.5 cm，溃疡深达全层，周围腺上皮示肠上皮化生伴轻度不典型增生。胃周淋巴结 23 枚，镜下示慢性炎。（小肠）肠壁全层急慢性炎伴间质水肿，局灶溃疡及脓肿形成，大小 1 cm×1 cm×0.5 cm，溃疡深达深肌层（图 65-2）。术后患者好转出院。

【诊断】

1. 十二指肠球部溃疡伴梗阻；2. 高位小肠粪石性梗阻；3. 胃窦部溃疡。

【治疗及随访】

术后患者恢复可，好转出院。出院后未再有症状反复。

病例讨论

患者因腹痛、腹胀、伴肛门停止排便入院，结合腹平片，诊断首先考虑肠梗阻。本例中患者因有糖尿病病史，血糖控制欠佳，且行腹部 CT 无结石梗阻征象，较易误诊为糖尿病所致的胃肠功能障碍。本例中考虑患者肠梗阻原因有二：一为患者查胃镜示十二指肠溃疡，应警惕其伴梗阻可能；二为剖腹探查过程中见一粪石堵塞肠腔所致的高位小肠梗阻。小肠梗阻的常见原因为粘连、腹外疝、肠道肿瘤，粪石原因所致的小肠梗阻较为少见。立位腹部平片是诊断小肠梗阻最基本的方法，约 60% 的肠梗阻患者有阳性所见，但难以显示粪石；CT 是诊断肠梗阻的关键检查，但在本例中并未发现结石影，扩张肠祥与正常或萎陷肠祥间移行区是 CT 诊断肠梗阻的关键。

肠梗阻的病因常做如下分类：

（1）机械性肠梗阻病因。① 肠外原因：a. 粘连与粘连带压迫。粘连可引起肠折叠扭转而造成梗阻。腹部手术或腹内炎症产生的粘连是成人肠梗阻最常见的原因。b. 嵌顿性外疝或内疝。c. 肠扭转。常由于粘连所致。d. 压迫。肠外肿瘤或肿块压迫。② 肠管本身的原因：a. 先天性狭窄和闭孔畸形。b. 其他因素所致的狭窄，例如炎症性肠病、肠结核、放射性损伤、肠肿瘤等。c. 肠套叠，在成人中较少见，多由息肉或其他肠管病变引起。③ 肠腔内原因：由成团蛔虫、异物或粪块等引起的肠梗阻已不常见；巨大胆石通过胆囊或胆总管－十二指肠瘘管进入肠腔，引发胆石性肠梗阻的病例时有报道。

（2）动力性肠梗阻病因。① 麻痹性肠梗阻病因：腹部大手术后腹膜炎、腹部外伤、低钾血症或其他全身性代谢紊乱均可并发麻痹性肠梗阻。② 痉挛性肠梗阻病因：肠道炎症及神经系统功能紊乱均可引起肠管暂时性痉挛。

（3）血管性肠梗阻病因：主要为肠系膜动脉栓塞或血栓形成，以及肠系膜静脉血栓形成。该患者无恶心、呕吐，主要症状表现为腹痛、腹胀、不排便等，腹部平片及腹部 CT 等均提示胃、十二指肠扩张，考虑肠梗阻可能性大，但未见明显梗阻灶。患者既往有多年糖尿病史且血糖控制欠佳，故不能明确是单纯机械性梗阻还是动力相关性肠梗阻，遂先于消化科保守治疗，效果欠佳后转至外科手术治疗。术中证明为十二指肠球部溃疡伴梗阻及粪石性高位小肠梗阻。

十二指肠球部溃疡伴梗阻：十二指肠溃疡是消化内科常见病和多发病，大约占消化性溃疡的 70%，约有 10% 的溃疡病人并发幽门梗阻。一旦发展为梗阻性十二指肠溃疡，内科治疗很难奏效，而且也易发生出血、穿孔和完全性瘢痕性梗阻，文献报道其并发症的发生率高达 30%～50%。因而只要病人的身体状况允许或经过内科治疗矫正后能耐受手术都是手术的适应证。

粪石性高位小肠梗阻：小肠梗阻是临床常见的急腹症之一，占肠梗阻的 60%～80%。但因小肠长约 5 m，游离于腹膜内并被肠系膜束缚形成多个复合肠祥，其病因的诊断和治疗方案的选择较为困难。小肠梗阻的病因较多，大致集中在以下几个方面：① 小肠粘连；② 肠道的良性及恶性肿瘤；③ 腹腔恶性肿瘤；④ 小肠疝形成；⑤ 克罗恩病；⑥ 其他原因：其他原因所致的肠梗阻占 5% 左右，包括放射性肠损伤合并肠梗阻、腹茧症、术后早期炎性肠梗阻、粪石性肠梗阻等。粪石性小肠梗阻较为少见，原因为：小肠内多为流质内容物，很难原位形成粪石，粪石多见于肠道运动功能障碍的老年人、营养不良者、糖尿病患者或长期便秘者，形成部位多为储存粪便的大肠。另外，胆石性肠梗阻发病率极低，多见于 65 岁以上老年女性，胆石嵌顿部位多为回肠远端（50%～75%）、空肠和近端回肠（20%～40%）、十二指肠或幽门部（10%）以及直肠。

小肠梗阻的诊断：病史（有无服用柿子、山楂等食物，有无手术史、恶性肿瘤等相关病史）＋症状（大多数表现为腹痛、呕吐、腹胀、不通气）＋体征（典型的腹部体征有腹部膨隆、肠鸣音亢进及消失、肠形及蠕动波、腹部压痛及腹部包块）＋辅助检查（腹部平片及 CT）。

小肠梗阻的治疗：首先需要明确是予以保守治疗还是手术治疗，以及手术时机的选择。有 80%～90% 的肠梗阻患者可予以保守治疗，主要包括禁食、灌肠、抑制消化液分泌、胃肠减压和营养支持等对症治疗。通常情况下认为，急性粘连性小肠梗阻传统治疗的时间为 3～5 d，如果肠梗阻症状无缓解，需要立即手术治疗。有研究报道，相对于 24 h 内手术的患者，如果患者手术推迟超过 72 h，其病死率可增加 3 倍，全身感染发生率增加 2 倍。有研究认为，CT 表现为绞窄性疝、肠运动障碍征象、回盲部直径 > 10 cm，血液学检查示顽固性代谢性酸中毒、白细胞计数高于 18×10^9/L、肌酐较入院前升高 2 倍，可能需要急诊手术探查。同时，对于反复发生梗阻 3 次以上的患者，也需行手术治疗。手术治疗目的是解除梗阻，防治绞窄，防治症状复发及最大限度保证术后生活质量。

专家视野

本例中患者为中年男性，既往有糖尿病病史，结合患者病史、症状、体征及辅助检查诊断肠梗阻明确，CT 示胃及十二指肠明显扩张，查胃镜示十二指肠球部溃疡，考虑十二指肠溃疡伴幽门梗阻，经内科保守治疗无效后行外科治疗。术中发现十二指肠球部后壁溃疡及小肠粪石双重梗阻。我们一般认为小肠内径 ≥ 2.5 cm 是诊断肠梗阻小肠扩张的可靠征象，但缺点是由于肠管分布面积较大，CT 扫描容易漏诊较小病灶。在本例中此病灶便被漏诊了。对于肠梗阻治疗，最近诊疗模式的不断进步提高了对于可能从保守治疗中获益患者的判断能力，但肠梗阻治疗的关键在于判断是否已经存在或即将发生肠绞窄，而早期并精准地判断哪些患者最终需要外科干预仍然是个挑战。目前对单纯性与绞窄性肠梗阻的鉴别尚无敏感和特异的方法，临床上仅依靠肠梗阻的起病情况、症状与体征及必要的辅助检查包括腹腔穿刺等来进行诊断。因为肠梗阻的病理过程是持续发展的，且症状多不典型，在临床中较难准确判断，需要我们密切注意患者病情发展，及时发现需要手术的情况，以降低肠梗阻的病死率。

参考文献：

［1］TEN BROEK R P G, KRIELEN P, DI Saverio S, et al. Bologna guidelines for diagnosis and management of adhesive small bowel obstruction（ASBO）：2017 update of the evidence-based guidelines from the world society of emergency surgery ASBO working group［J］. World Journal of Emergency Surgery, 2018, 13（1）：24.

［2］ABONGWA H K, BRESECIANI P, Tarasconi A, et al. Adhesive small bowel obstruction（ASBO）：role of CT scan in guiding choice and timing for treatment options［M］// CT scan in abdominal emergency surgery. cham：Springer Nature，2018：137-159.

［3］KENDRICK M L. Partial small bowel obstruction：clinical issues and recent techincal advances［J］. Abdom Imaging, 2009, 34（3）：329-334.

［4］RAMI R, Srinivas R, Cappell M S. A systematic review of the clinic of the clinical presentation, diagnosis,and treament of small bowel obstruction［J］. Curr Gastroenterol Rep, 2017, 19（6）：28.

［5］COSTA G, RUSCELLI P, BALDUCCI G, et al. Clinical strategies for the management of intestinal obstruction and pseudo-obstruction. A Delphi consensus study of SICUT（Società Italiana di Chirurgia d'Urgenza e del Trauma）［J］. Annali Italiani Di Chirurgia, 2016, 87：105.

病例 66 急性胆囊炎，胃肠道间质肿瘤（GIST）

【一般情况】

患者，男，64岁，已婚，汉族。

【主诉】

右上腹痛5天。

【现病史】

患者5天前无明显诱因出现腹部疼痛，主要位于右上腹部，呈持续性胀痛，无放射痛，伴畏寒、发热、恶心，无呕吐，无反酸、嗳气，肛门有排气。遂至我院急诊科就诊，查血常规：白细胞计数 11.30×10^9/L、中性粒细胞计数 9.17×10^9/L、中性粒细胞百分比81.2%。肝胆胰脾超声示：胆囊炎，胆囊积液。予抗感染、解痉等对症治疗后腹痛较前好转。病程中，患者无呕血、黑便，无咳嗽、咳痰，无胸闷、心慌，饮食可，睡眠欠佳，大小便未见明显异常，近期体重无明显减轻。

【既往史】

无特殊。

【个人史及家族史】

无特殊。

【入院查体】

生命体征平稳，全身浅表淋巴结无肿大，双肺呼吸音清，未闻及干、湿性啰音及哮鸣音，心界不大，心音清、律齐、各瓣膜听诊区无杂音，腹软，右上腹部压痛、反跳痛，Murphy征（＋），未见肠型、蠕动波，未触及包块，肝、脾未触及，肝区无叩痛，肠鸣音正常。其余体格检查大致正常。

【入院分析】

患者中年男性，右上腹痛，查体：腹软，右上腹部压痛、反跳痛，Murphy征阳性，白细胞计数 13.37×10^9/L、中性粒细胞百分比87.4%、C反应蛋白23.8 mg/L、降钙素原0.869 ng/ml，均升高。腹部CT示：急性胆囊炎，胆囊窝积液。故诊断急性胆囊炎明确。但患者全腹CT发现左侧中下腹空肠肿块，应与以下疾病鉴别：

（1）空肠肿瘤：一般发生于老年人，常表现为腹痛、肠道出血、肠梗阻、腹部包块、肠穿孔，类癌综合征等，但在本例中，除胆囊炎引起的右上腹痛外，余临床症状均不符合。

（2）淋巴瘤：小肠恶性淋巴瘤在小肠恶性肿瘤中占首位，临床主要症状为腹痛、腹部包块、间歇性黑便等，病理可明确，在本例中患者术后病理不支持。

【院内观察与分析】

患者因腹痛入院，诊断急性胆囊炎明确，予抗感染、抑酸护胃、解痉止痛、利胆等治疗后病情好转，但患者查全腹 CT 发现左侧中下腹空肠肿块，仔细查体示左髂可及一直径约 3 cm 肿块，质韧，不可移动，无压痛，活动未见异常。因患者急性胆囊炎合并小肠肿块性质待定，与患者及家属商量后决定转入胃外科行手术治疗。在本例中患者因急性胆囊炎就诊于消化科，偶然间发现的小肠肿块无特征性的症状，不易为患者所察觉，术前也不易明确诊断。

【诊断】

1. 急性胆囊炎；2. 小肠间质瘤。

【治疗及随访】

患者转至胃外科行"胆囊切除术（微创）+部分小肠切除吻合术"，术后病理示：（空肠）梭形细胞肿瘤，倾向胃肠道间质肿瘤（GIST）见图66-1，肿瘤大小 5.2 cm×3.3 cm×3.3 cm；肠周淋巴结未见肿瘤转移（0/21）；另送（吻合圈）未见肿瘤残留；慢性胆囊炎。免疫组化：（空肠）肿瘤细胞 CD117（+），CD34（+），DOG-1（++），S-100（-），SMA（灶 性+），Desmin（-），Ki-67（<5%+），SDHA（+），SDHB（+），Bcl-2（+），CD99（-），STAT6（-），结合 HE 切片，本例为胃肠道间质肿瘤（GIST），肿瘤大小 5.2 cm×3.3 cm×3.3 cm，核分裂象 0~1 个/50 HPF。基因检测：C-KIT 第 11 外显子为突变型，第 9、13、17 外显子均为野生型。PDGFR 第 12、18 外显子均为野生型。手术顺利，治愈出院。后患者于术后半年、1 年门诊复查腹部 CT 未见明显异常。

病例讨论

患者因右上腹痛入院，CT 示左侧中下腹空肠部分肠壁增厚，应警惕肿瘤可能。小肠肿瘤远少于胃、肠肿瘤，约占消化道肿瘤的 2%，以恶性为多，良性肿瘤较少，约占 25%，以脂肪瘤、血管瘤常见；可为小肠的腺瘤，以及类癌、平滑肌肉瘤、淋巴瘤等恶性肿瘤。

胃肠道间质瘤（gastrointestinal stromal tumors，GISTs）是胃肠道最常见的间叶源性肿瘤，占胃肠道恶性肿瘤的 1%~3%，估计年发病率约为 1~2/10 万，多发于中老年患者，40 岁以下患者少见，男女发病率无明显差异。大部分 GISTs 发生于胃（50%~70%）和小肠（20%～30%），发生于结直肠的约占 10%～20%，发生于食道的占 0～6%，发生于肠系膜、网膜及腹腔后的罕见。GISTs 的症状取决于肿瘤的大小和位置，通常无特异性，胃肠道出血是最常见症状，而在食管中，吞咽困难症状往往也常见，部分患者因肠穿孔就诊，可增加腹腔种植和局部复发的风险。GISTs 患者第一次就诊时约有 11%～47% 已有转移，主要转移到肝和腹腔，淋巴结和腹外转移即使在较晚期的患者中也较为罕见，转移瘤甚至可发生在原发瘤切除后 30 年内。小肠 GISTs 恶性程度和淋巴结转移率最高，而食道GISTs 恶性程度低，因此，严格来说，GISTs 无良性可言，或至少为一类包括潜在恶性在内的恶性肿瘤。CT、超声内镜、消化道造影可协助 GISTs 大小、局部浸润情况、转移情况、位置等的判断。根据患者消化道出血或不时出现的临床表现，结合内镜检查如胃镜、肠镜检查的非黏膜发生肿瘤结果，CT 或内镜超声显示的发生于胃肠道壁的肿瘤，可做出初步的诊断。消化道造影可帮助诊断肿瘤在胃肠道的确切位置及大致范围。但临床诊断不足以确诊 GISTs，GISTs 的确诊最终需病理切片及免疫组化的结果。典型的 GISTs 免疫组化表型为 CD117 和 CD34 阳性，近 30% 病例中 SMA 阳性，少部分病例 S-100 和 Desmin肌间蛋白阳性，但少数病例（＜5%）CD117 阴性，且存在一些 CD117 阳性的非 GISTs 肿瘤。因此，GISTs 的免疫组化诊断也并非绝对，尚需结合临床和一般病理结果，有时需通过免疫组化排除其他肿瘤。

　　传统的 GISTs 治疗以手术治疗为主，虽然最近 GISTs 病理及基础研究取得很大进展，新的化疗药物研究也取得了一定的进展，但手术治疗仍是目前取得临床治愈的最佳治疗方法。由于 GISTs 具有潜在恶性，临床怀疑 GISTs 的手术治疗均应按恶性肿瘤手术原则进行。胃 GISTs 直径 ＜3 cm 的可行局部切除或楔形切除，切缘距肿瘤至少 3 cm；直径3～5 cm 的宜行楔形切除或胃大部切除术；直径 ＞5 cm 的应按胃癌 D2 清扫范围手术。小肠 GISTs 因报道的淋巴结转移率达 7%～14%，故主张常规行淋巴结清扫，肠段切除要至少距肿瘤 10 cm。GISTs 总的 5 年生存率为 35%，肿瘤完全切除 5 年生存率 50%～65%，不能切除者生存期少于 12 个月。肿瘤位置、大小、核分裂象和年龄均与预后有关，食道GISTs 预后最佳，而小肠 GISTs 预后最差。

专家视野

　　间质瘤是近 20 年来才被认识的肿瘤，1983 年 Mazur 等首先提出间质瘤的概念，是不同于肌性和神经源性以外的间叶组织肿瘤，具有非定向分化的特性。病理学常根据肿瘤的大小和细胞核分裂象将间质瘤分为良性、交界性、恶性三种。多发生于上消化道，其中发生于胃的占 60%～70%，发生于空、回肠的占 20%～30%，10% 发生在结肠、直肠，发生于食管的少于 5%。小肠间质瘤（SISTs）的好发年龄为 50～60 岁，患者以中老年人为主，且无性别上的明显差异，好发部位是空肠，其次是十二指肠及回肠。最常见的临床表现为消化道出血，多为黑便，极少呕血。

SISTs 早期诊断主要依赖于内镜及相关影像学检查，但小肠解剖位置特殊，普通胃镜及结肠镜难以到达，双气囊小肠镜操作难度、检查风险相对较大，加上该病临床起病隐匿，症状缺乏特异性，SISTs 早期诊断较困难，出现症状时往往肿瘤较大或已侵犯周围器官发生转移，尤其是合并其他疾病时，容易漏诊、误诊。此病例通过全腹 CT 发现左侧中下腹空肠肿块，遂予外科切除取得病理确诊。

目前，外科手术是公认的最有效的唯一有可能治愈 SISTs 的首选治疗方法。分子靶向治疗药物为无法切除或复发、转移的 SISTs 患者带来希望。SISTs 患者 5 年总体存活率约为 50%，总体来说，预后不佳。影响其预后的主要因素包括：肿瘤大小、核分裂象、有无侵犯周围器官及远处转移、是否手术完整切除及分子靶向药物辅助治疗等。

参考文献：

［1］MIETTINEN M, LASOTA J, SOBIN L H. Gastrointestinal stromal tumors of the stomach in children and young adults：a clinicopathologic, immunohistochemical, and molecular genetic study of 44 cases with long-term follow-up and review of the literature［J］. American Journal of Surgical Pathology, 2005, 29（10）：1373-1381.

［2］MIETTINEN M, MAKHLOUF H, Sobin L H, et al. Gastrointestinal stromal tumors of the jejunum and ileum：a clinicpatholgic, immunohistochemical, and molecular genetic study of 906 case s before imatinib with long-term follow-up［J］. Am J Surg Pathol, 2006, 30（4）：477-489.

［3］ANZIDEI M, NAPOLI A, ZINI C, et al. Malignant tumors of the small intestine：a review of histopathology, multidetector CT and MRI aspects［J］. British Journal of Radiology, 2011, 84（1004）：677-690.

［4］GRIGNOL V P, TERMUHLEN P M. Gastrointestinal stromal tumor surgery and adjuvant therapy［J］. Surgical Clinics of North America, 2011, 91（5）：1079-1087.

［5］REICHARDT P, REICHARDT A, Gastrointestinal stromal tumour（GIST）：current standards in multimodal management［J］. Zentralblatt Fur Chirurgie, 2011, 136（4）：359.

［6］RUBIN B P, HEINRICH M C, CORLRSS C L. Gastrointestinal stromal tumour［J］. Lancet, 2007, 369（9574）：1731-1741.

［7］CASSIER P A, BLAY J Y. Imatinib mesylate for the treatment of gastrointestinal stromal tumor［J］. Expert Review of Anticancer Therapy, 2010, 10（5）：623-634.

病例 67 消化道出血，小肠血管畸形，二次血管栓塞术所致肠管缺血、坏死

【一般情况】

患者，女，84岁，已婚，汉族。

【主诉】

黑便2月余。

【现病史】

患者2月余前因黑便于外院诊治，初为糊状柏油样大便，后转为成形黑便，每日一次，中等量，无恶心、呕吐，患者多次复查大便试验隐血阳性。于外院查胃镜、结肠镜检查未见异常。全腹CTA：回肠肠壁结节性瘤状血管，考虑小肠动静脉畸形或静脉畸形，腹主动脉粥样硬化。行介入手术治疗后仍解黑便，初为糊状柏油样大便，后转为成形黑便，每日一次，无恶心、呕吐、呕血，无明显腹痛，无发热、皮疹，无明显消瘦。

【既往史】

有"高血压"病史30余年，"冠心病"病史20余年，"脑梗死"病史20余年，"糖尿病"病史30余年，40年前因子宫肌瘤行子宫切除术。

【个人史及家族史】

无特殊。

【入院查体】

生命体征平稳，全身浅表淋巴结无肿大，双肺呼吸音清，未闻及干、湿性啰音及哮鸣音，心律齐、各瓣膜听诊区无杂音，腹平坦，未见肠型、蠕动波，腹软，剑突下轻压痛，未触及包块，肝、脾未触及，肝区无叩痛，肠鸣音正常。其余体格检查大致正常。

【入院分析】

老年女性，黑便2月余，须鉴别引起黑便的常见疾病：

（1）老年女性，黑便，应警惕消化系统肿瘤，但本例患者于外院行胃肠镜、全腹iPCTA及检查未见肿瘤征象。

（2）老年女性，出现黑便，既往有脑梗病史，应鉴别阿司匹林等药物引起的NASIDs

相关性胃黏膜损害而致的黑便。但本例中患者否认服药史，查胃镜示慢性浅表性胃炎。

（3）消化性溃疡系引起黑便的最常见的原因之一，应与之鉴别，但本例中患者查胃镜未见溃疡征象。

（4）应激性溃疡、肝硬化食管胃底静脉曲张破裂出血、炎症性肠病。本例无相关病史或临床表现，且相关辅助检查结果不支持。

【院内观察与分析】

除常见引起黑便的病因外，小肠动静脉畸形也可引起便血的症状，小肠血管畸形是引起急慢性消化道出血的重要原因之一，小肠血管畸形在临床上罕见，发病率较低，却是小肠出血的重要原因之一。因为小肠在腹腔内活动度较大，加上小肠血管畸形出血缺乏特异的症状和体征，常规 X 线和内窥镜检查难以明确病变，造成诊断困难，误诊率较高。行血管造影检查可明确诊断。本例中患者既往有小肠动静脉畸形病史，应考虑小肠血管畸形可能性大。患者出血尚未控制，胶囊内镜等检查暂不宜进行，遂行介入诊治明确出血原因，术中造影示：空回肠动脉局部见一小血管畸形团，其供血动脉增粗，引流静脉亦增粗、早显，考虑为小肠动静脉畸形，行空回肠局部小动静脉畸形介入栓塞术（图 67-1）。术后患者仍解黑便，考虑仍未完全止血，遂转入结直肠外科行剖腹探查术示：见坏死肠管。术后病理示：符合肠坏死改变。本例中患者原发病为小肠血管畸形，第一次于外院行血管栓塞术失败，入我院后再次行介入治疗仍有出血，遂转外科行剖腹探查术，术后考虑从此次为血管栓塞术所致肠管缺血、坏死。血管栓塞的常见并发症为节段性肠缺血坏死，这也是最严重的并发症，发生率为 10%～25%。其发生的主要原因是栓塞范围过大，导致周围血管代偿不全或末梢血管受损，侧支循环不能建立。本例中患者行二次血管栓塞术，应高度警惕发生肠管缺血的风险。

【诊断】

1. 消化道出血；2. 小肠动静脉畸形介入术后；3. 高血压病；4. 糖尿病；5. 冠心病；6. 脑梗死。

【治疗及随访】

患者入院后经抑酸、止血、减少内脏血流、输血、补液、营养支持等治疗后仍解黑便，遂行介入诊治明确出血原因，术中考虑为小肠动静脉畸形，再次行空回肠局部小动静脉畸形介入栓塞术，术后患者仍解黑便，遂转入结直肠外科行剖腹探查术，术中见距离回盲部约 20 cm 处有约 30 cm 肠管管壁增厚，中间有约 4 cm 肠管发生缺血坏死改变，呈灰白色，分离后见该段肠管对系膜缘有约 0.5 cm×0.5 cm 穿孔。再行残端端吻合。术后病理示：符合肠坏死改变（图 67-2）。后复查 CT 未见明显异常，患者大便转黄，病情好转出院。出院后未再有症状复发，亦未复查。

病例讨论

　　黑便通常是由上消化道出血造成的。当血中的红细胞在肠道内分解时，血红蛋白铁在胃酸和肠道大肠杆菌等细菌的作用下，与粪便中的硫化物结合成为黑色的硫化铁，使粪便变黑。而且硫化铁刺激肠壁，使黏膜分泌大量黏液，大便因此呈现出似柏油的油性光泽。黑便也有可能是下消化道出血造成的，当血液在肠道内停留的时间比较长时，下消化道出血同样可以形成黑便。

　　小肠动静脉畸形：小肠出血并不常见，其患者约占消化道出血患者的 5%～10%。小肠血管畸形出血占小肠出血的 40%，且出血慢，经常表现隐匿出血，患者常因反复消化道出血或消化道大出血而就诊。常规检查及剖腹探查难以发现病灶部位，以致患者得不到治愈，或者给予错误的手术治疗。小肠血管畸形病变主要位于黏膜下层，包括动静脉畸形、血管扩张、血管瘤、血管发育不良等，随着病变发展也可累及黏膜层，当与小肠黏膜浅表小溃疡相通后在机械性损伤和（或）消化液的侵蚀作用下可发生出血，是隐匿性下消化道出血的重要原因。本病的病因及发病机制尚未完全明了，可能与先天性血管发育异常有关。患者的主要并发症为消化道出血和继发性贫血。

　　目前多数学者同意 Moore 的分类法，即根据血管造影结果，将肠道血管畸形分为 3 种类型：Ⅰ 型（孤立型）：病变呈局限性，发病年龄常大于 55 岁，好发于右半结肠，手术时往往未能发现，病变多属后天获得性。Ⅱ 型（弥漫型）：病变较大，且较广泛，发病年龄小于 50 岁，病变可位于肠道任何部位，手术时偶可发现，病变由厚壁和薄壁血管组成，可能系先天性病变。Ⅲ 型（斑点样血管瘤）：此型包括遗传性毛细血管扩张（Osler-Weber-Rendu 综合征），较少见，病变可位于胃肠道任何部位，伴皮肤毛细血管扩张，具有遗传性。

　　小肠血管畸形出血辅助检查方法的选择：① 内镜检查。只能显示肠腔黏膜表面的变化，对位于肠壁黏膜下层的血管畸形不能显示，不适用于诊断小肠血管畸形。② 消化道钡剂造影。虽然能显示小肠腔形态及黏膜皱襞表面的情况，但对位于小肠壁黏膜下层的血管畸形病变同样无法显示，同时在急性消化道出血的情况下也无法进行此检查。③ 放射性核素检查。此法可扫描检测出 0.1 ml/min 的肠道出血，敏感性较高，但由于特异性差，不能确定出血部位和原因，且常出现假阳性和定位误差。④ 多层螺旋 CT 对于急性消化道出血的检测和定位具有较高的敏感性和准确性，出血部位在增强扫描时表现为高密度的对比剂外溢至肠腔。小肠血管畸形的征象表现为在动脉期的小肠壁或肠周可见明显强化的、异常增粗的蚓条状血管团，并可见相应的供血动脉影以及回流静脉在动脉期的显影，具有较高的特异性，可作为诊断依据和数字减影血管造影（DSA）前的筛查。⑤ 有研究者报道 DSA 可确定胃肠道出血部位，相关文献报道活动性消化道出血患者 DSA 诊断阳性率高达 72%。出血速度达 0.5 ml/min 时，血管造影可清楚地显示对比剂外溢，此为消化道出血的直接征象。同时也可显示粗细不均、扩张、迂曲、异常血管团等常表现为消化道出血间接征象的血管畸形，并可对此病的定位和定性做出快速、精准的判断，是诊断小肠血管畸形出血的重要方法。

小肠血管畸形的治疗：① 手术。由于术中探查出血肠段的部位、范围的难度较大，即使是有经验的外科医生，凭自己的经验，也极易出现切除的肠段并非出血部位的情况，同时血管畸形出血部位大多分布广泛，难以通过一次手术完全切除干净，所以手术切除出血肠段存在一定的盲目性、缺乏针对性。有文献报道，肠道血管畸形出血手术后再出血的复发率可高达 90% 左右，所以手术不是首选治疗方法。② 血管栓塞术。血管造影对小肠血管畸形出血具有诊断与治疗的双重价值。一旦出血部位明确，可栓塞出血血管，其栓塞止血成功率近 100%，并发症发生率低于 5%，是首选的治疗方法。

专家视野

小肠出血（small intestinal bleeding）一般是指十二指肠悬韧带到回盲瓣之间的小肠病变引起的肠道出血，约占整个消化道出血的 1% ~ 5%，小肠出血原因很多，如肿瘤、炎症病变、血管畸形等。

小肠血管畸形可以没有症状，唯一的临床表现是胃肠道出血。一般反复间断便血，量中等，可呈现贫血。少数病例因出血量大，可发生休克。症状可持续发生，也可呈间歇性或阶段性。临床特点可归纳如下：① 病程迁延，呈无症状性出血，血管畸形不累及肠道功能，无疼痛，临床不易被重视，且诊断困难，故造成病史冗长，可达 20 年之久；② 出血多为间断、少量出血，有自限性，出血常来自扩张的毛细血管和小静脉，出血后局部压力降低而多易自止，少数也可有急性大出血；③ 多伴有慢性贫血；④ 诊断困难，误诊、漏诊率高，多经临床反复检查才得出诊断。

由于小肠系膜短、肠管长、排列折叠、腹腔内活动度大等解剖特点，小肠出血的诊断始终是困扰消化科及外科医生的临床难题。相当多的患者常常反复出血，辗转于多家医院就诊但仍不能明确具体出血部位，身心疲惫。选择性肠系膜血管造影对于出血速度大于 0.5 ml/min 的活动性出血检出率可达 50% ~ 72%，对出血部位定位准确，对肿瘤及血管病变可能有定性诊断价值，同时可进行术中注药及栓塞等手段，对临床治疗有重大意义。

血管栓塞治疗是消化道出血介入治疗方法之一，主要用于血管畸形、动脉瘤等引起的出血。栓塞剂主要包括明胶海绵、弹簧圈以及凝血块等，临床上主要以明胶海绵和弹簧圈为主。消化道出血行血管栓塞术治疗能及时控制出血，效果显著，即使血管发生栓塞，一般情况下也不会造成缺血，因此，在栓塞术中常选择在动脉弓处进行栓塞。临床上对于肠系膜栓塞造成肠管缺血坏死的争议较多，但是只要注意以下几点，还是可以尽量避免的。

① 栓塞部位和导管的选择：导管要尽量插入最近的出血处，在导管的选择上可以根据血管的大小、栓塞剂的大小等综合性考虑，选择合适的导管。② 栓塞剂的用量：严格把握栓塞剂的用量，尽量保持在最小范围内，一旦出血，立即停止栓塞。

上消化道血供丰富，栓塞治疗出血后一般不会发生脏器缺血坏死；而对于下消化道出血，Horiguchi 等认为进行栓塞的最理想部位是最靠近出血处供血直动脉的末级血管弓。栓塞消化道供血动脉后，严重并发症为肠管缺血、梗死，发生率为 3%～8%。根据空回肠动脉弓的解剖生理特点，理论上安全的栓塞部位为空回肠的各级动脉弓，但由于末级动脉弓与直动脉、肠壁干的直径非常接近，如控制不好则栓塞剂有可能进入肠壁干及其分支，因此安全的栓塞部位为空回肠动脉弓 1～3 级（近、中级）。在栓塞材料的使用方面，明胶海绵可被人体吸收，价格便宜，取材容易，大小易人为控制。其直径一般控制在 0.5～1 mm。栓塞剂过大不利于导管内注射，且有可能栓塞小肠动脉主干的分支而导致小肠节段性坏死。因此在行空回肠动脉栓塞时导管头端应严格操控，定位于肠动脉主干分支的远端和近端的动脉弓，避免栓塞远端的交通动脉弓和肠壁内血管网。栓塞剂过小则有可能进入肠壁内血管网，当栓塞剂直径在 0.15～0.4 mm 时，易引起肠壁梗死。

本例患者出现反复黑便，考虑小肠出血，曾两次行介入栓塞术，黑便仍存在，遂至外科行手术治疗，术中见肠管缺血、坏死，术后病理示肠管符合缺血、坏死改变；考虑血管栓塞术所致肠管缺血、坏死。血管栓塞的严重并发症即节段性肠缺血坏死，本例中患者曾行两次介入栓塞术，发生此并发症的概率大大增加。在以后的临床工作中，行介入栓塞时应对栓塞的部位、材料、范围等进行严格的把控，时刻警惕并发症的发生。对于曾行介入栓塞后仍有出血者应当考虑到介入栓塞所致的肠缺血坏死可能，及时诊断，及时手术治疗，从而改善患者预后。

参考文献：

［1］GERSON L B, FIDLER J L, CAVE D R, et al. ACG clinical guideline: diagnosis and management of small bowel bleeding［J］. Am J Gastroenterol, 2015, 110: 265-1287.

［2］KAMEDA N, HIGUCHI K, SHIBA M, et al. A prospective, single-blind trial comparing wireless capsule endoscopy and double-balloon enteroscopy in patients with obscure gastrointestinal bleeding［J］. Journal of Gastroenterology, 2008, 43（6）: 434-440.

［3］林黎明，兰俊，尚惺杰，等. 多层螺旋 CT 小肠造影结合肠系膜上动脉 CTA 诊断小肠血管畸形的价值［J］. 浙江临床医学，2014（6）: 963-965.

［4］刘西平，王立新. DSA 诊断小肠血管畸形的价值［J］. 实用放射学杂志，2001，17（1）: 41-43.

［5］李晓光，金征宇，孙昊，等. 多层螺旋 CT 与 DSA 检出与定位急性消化道出血的前瞻性对照研

究［J］. 中国医学影像学杂志，2009，17（3）：175-179.

　　［6］NUSBAUM M, BAUM S. Radiographic demonstration of unknown sites of gastrointestinal bleeding ［J］. Surg Forum, 1963, 14: 374-375.

　　［7］ZUCKERMAN G R, PRAKASH C, ASKIN M P, et al. AGA technical review on the evaluation and management of occult and obscure gastrointestinal bleeding ［J］. Gastroenterology, 2000, 118（1）：201-221.

　　［8］SILVER A, BENDICK P, WASVARY H. Safety and efficacy of superselective angioembolization in control of lower gastrointestinal hemorrhage ［J］. American Journal of Surgery, 2005, 189（3）：361-363.

　　［9］王兴清，吴菊英，陈明高. 小肠出血数字减影血管造影的临床分析［J］. 世界华人消化杂志，2004，12（8）：2002-2003.

　　［10］季博青，陆永. 肠血管畸形的血管造影诊断及导管治［J］. 中华放射学杂志，1992（10）：673-675.

　　［11］MELLINGER J D, BITTNER J G, EDWARDS M A, et al. Imaging of gastrointestinal bleeding［J］. Surgical Clinics of North America, 2011, 91（1）：93-108.

　　［12］MOAWAD F J. Small bowel is the primary source of obscure gastrointestinal bleeding［J］. Gastroenterology, 2008, 135（3）：1016-1020.

　　［13］HORIGUCHI J, NAITO A, FUKUDA H, et al. Morphologic and histopathologic changes in the bowel after super-selective transcatheter embolization for focal lower gastrointestinal hemorrhage［J］. Acta Radiologica, 2015, 44（3）：334-339.

　　［14］冯耀良，李麟荪，王杰. 不明原因消化道出血的血管造影诊断及介入治疗［J］. 介入放射学杂志，2001，10（3）：141-142.

　　［15］张金山主编. 现代腹部介入放射学［M］. 北京：科学出版社，2000：185-188.

　　［16］KUSANO S, MURATA K, OHUCHI H, et al. Low-dose particulate polyvinylalcohol embolization in massive small artery intestinal hemorrhage. Experimental and clinical results［J］. Investigative Radiology, 1987, 22（5）：388-392.

病例 68　腹腔结核感染

【一般情况】

患者，男，25 岁，未婚，汉族。

【主诉】

右上腹痛 20 余天。

【现病史】

患者 20 余天前无明显诱因出现右上腹痛，疼痛为间歇性绞痛，无放射痛，伴午后低热、盗汗，无恶心、呕吐，无反酸、嗳气，二便基本正常。外院查 B 超示：肝门部不均质低回声。上腹部增强 CT 示：胰头部占位。

【既往史】

4 月前有"结核性胸膜炎"病史，目前口服"利福平 450 mg 每日一次""盐酸乙胺丁醇 750 mg 每日一次""异烟肼 300 mg 每日一次"治疗。

【个人史及家族史】

无特殊。

【入院查体】

生命体征平稳，全身皮肤黏膜无黄染，无肝掌、蜘蛛痣，浅表淋巴结无肿大，双肺呼吸音清，未闻及干、湿性啰音及哮鸣音，心律齐，各瓣膜听诊区无杂音，腹平坦，未见肠型、蠕动波，腹软，无明显压痛及反跳痛，肝、脾肋下未及，全腹未及包块，Murphy 征（−），移动性浊音（−），肝区、肾区无叩痛，肠鸣音 4 次 / 分。

【入院分析】

患者为青年男性，出现右上腹痛，既往有结核性胸膜炎病史，抗结核治疗中，腹腔结核感染不能排除；仍应鉴别引起腹部的其他消化系统疾病。

（1）患者右上腹痛，上腹部 CT（平扫＋增强）示：肝门部囊实性团块影伴肝门部多发淋巴结肿大，不排除胆管或胰头部恶性肿瘤可能。应鉴别胰腺恶性肿瘤，但本例中患者无黄疸，血清淀粉酶、肝肾功能及肿瘤标志物均无异常，在超声胃镜下行胰腺肿物穿刺术，病理示未见恶性肿瘤细胞，见少量淋巴细胞及少许坏死。

（2）患者为青年男性，右上腹痛为间歇性绞痛，应鉴别胆结石，但本例中患者肝功能无明显异常，查体 Murphy 征阴性，且上腹部 MRCP 示：肝内外胆管未见明显扩张，未及结石影。

（3）患者右上腹痛，应警惕胆管癌，当胆管癌合并胆道感染时可出现右上腹疼痛。但本例中患者无黄疸等胆道梗阻的表现，影像学检查及病理均不支持。

（4）应与肠梗阻、阑尾炎、肝脓肿、原发性肝癌等相鉴别，本例均无相关临床表现。

【院内观察与分析】

除常见引起右上腹痛的病因外，该患者既往有结核性腹膜炎的病史，应当考虑腹腔结核感染也是引起腹痛的原因之一。肺外结核发病率占结核病的 15%～20%。腹腔结核发病率占肺外结核的 12%，其临床表现变化不定，腹部疼痛是最常见的临床表现，其次是厌食症、发热、体重下降等。本例患者完善相关检查，肝肾功能及肿瘤标志物（CA19-9、CEA）均无异常，C 反应蛋白 44.02 mg/L，血沉 45.00 mm/h。上腹部 CT 提示：胰头部囊实性肿块，增强后呈轻度环形强化，伴肝门部及后腹膜淋巴结肿大，不伴胰管扩张，且肝内无明显转移性占位征象。结合患者病史及影像学检查，考虑腹腔结核感染可能大，恶性肿瘤不排除。上腹部 CT（平扫＋增强）示：肝门部囊实性团块影伴肝门部多发淋巴结肿大，考虑来源于胆管或胰头部恶性肿瘤可能；胆囊炎；后腹膜数枚小淋巴结（图 68-1）。上腹部 MRCP 示：肝内外胆管未见明显扩张；胆囊炎；肝门部及后腹膜多发肿大淋巴结（图 68-2）。超声胃镜示：胰头部见一大小约 3.0 cm×5.8 cm 的低回声区，内部回声不均匀，局部见囊性无回声区，边界不清晰，肝门部受侵犯；近端胰管无扩张，肝总管及肝内胆管无扩张，周围有肿大淋巴结（图 68-3）。EUS-FNA 病理示：未见恶性肿瘤细胞，见少量淋巴细胞及少许坏死。遂考虑患者腹痛及发热与腹腔结核感染、结核侵犯胰腺、肝脏有关，嘱患者继续抗结核治疗，定期随访复查。

【诊断】

腹腔结核感染。

【治疗及随访】

患者继续抗结核治疗 2 年余，具体服药方案如下：利福平每次 3 粒，每天 1 次；盐酸乙胺丁醇每次 3 粒，每天 1 次；异烟肼每天 3 粒，每天 1 次；护肝宁每次 4 粒，每天 3 次；2 年后停药。后患者门诊定期复查，2 年半后行末次腹部 CT 示病灶完全消失。

病例讨论

此例考虑腹腔结核引起的腹痛，我国结核病患者数居世界第 2 位，每年新增数百万结核患者，其中大多数罹患肺结核，但罹患肺外结核者也不少见。腹腔结核是较常见的肺外结核病，腹腔结核早期诊断困难，文献报道误诊率达 50%。因其临床症状和体征缺乏特异性，术前确诊困难，易被误诊误治。

在临床工作中应注意以下几方面，以减少误诊率：① 腹腔结核多见于年轻患者，且部分患者伴有如低热、乏力、盗汗、消瘦等结核中毒症状，这些症状的出现应引起临床医生的高度警惕，进行结核方面的相应检查。② 绝大多数患者虽以腹部包块就诊，但多同时伴有腹痛、腹胀，且肿块边界不清、活动度差，扪诊腹部可有柔韧感或轻度腹膜刺激征，可有少量腹水。而腹腔内恶性肿瘤所致的腹部包块则常见于中老年患者，包块质地较硬，腹部无柔韧感或腹膜刺激征，除晚期患者外，一般无明显腹水。③ 有些患者可有肺结核或其他部位结核病。张铁坚等曾报告 34 例肺结核合并急腹症，其中 16 例肠梗阻有 14 例为结核所致，应引起重视。④ 腹腔结核的一般实验室检查无特异性，但结核菌素皮肤试验及抗 PPD 抗体强阳性，对诊断有帮助。⑤ 当腹腔结核有干酪样坏死，特别是有脓肿形成时，B 超检查对诊断有提示作用；CT 不但能准确地提供腹部包块的位置、数量及与周围围脏器的关系，而且对腹腔结核的诊断亦有帮助作用。

腹腔结核常累及肠、肝、脾、系膜淋巴结及腹膜，而累及胰腺的腹腔结核感染则更为罕见。胰腺结核（pancreatic tuberculosis，PT）无特异性表现，缺乏充分的诊断依据，多数靠手术所见及病理检查得到证实，临床表现多样化，主要包括：结核中毒症状，如不明原因发热、乏力、体重减轻；消化道症状，如慢性腹痛、胃肠道梗阻及出血，这与结核性溃疡、炎症粘连、淋巴结增生、压迫有关；胰头部肿块或肝门淋巴结尚可压迫胆管及血管，导致阻塞性黄疸和门脉高压症，虽然有的患者并无黄疸，但影像学上已出现胆管扩张的现象；腹部肿块是常见的症状，由于炎症侵袭多有压痛，有时肿块大小可变化。以上症状容易被误诊为胰腺癌、胆石症、门脉高压症、胰腺炎、溃疡病、消化道肿瘤等。

胰腺结核的诊断要点是：① 发病年纪轻，② 多有肺结核病史及陈旧性肺结核灶，③ 血沉升高及结核菌素试验阳性，④ 肿瘤标志物阴性，⑤ CT 检查多有钙化及增强效应，⑥ 胰周及肠系膜淋巴结多有肿大。合理的剖腹探查及手术、抗结核措施是胰腺结核治疗的选择，手术治疗仅针对合并胰腺脓肿、胆道阻塞、消化道梗阻的患者。单纯性胰腺结核明确诊断后可中止手术，对阻塞性黄疸多数主张做内引流来解除慢性肝损害，但有的研究认为胰胆道引流较合理，因随抗结核治疗胰内病变可以消退，使胆道阻塞得到解除。一般而言只要坚持系统的抗结核治疗，胰腺结核预后良好。

专家视野

胰腺结核是胰腺慢性特异性感染性疾病，临床罕见，常继发于常见部位的结核。随着 MTB 耐药菌株及各种免疫缺陷疾病的增多，近年国外有关胰腺结核的报道有增加趋势。由于发病率低，加之临床表现缺少特异性，因而常被误诊为胰腺肿瘤或慢性胰腺炎。国外文献报道，在粟粒性结核病患者尸检中累及胰腺者仅占 4.7%～14%，发病人群以中青年多见，老年人少见，男女发病率相近。但在肺外结核类型中，胰腺是极少受累的器官，即使是累及肺、肝的全身粟粒型结核，胰腺也很少受累，因为胰酶可干扰结核杆菌在胰腺生存。

胰腺结核的发病原因为：① 邻近器官的直接扩散。② 淋巴或血行播散。③ 既往腹部结核病灶复发或对全身结核的免疫反应等。④ 消化道传播。吞食被结核杆菌污染的食物或含结核杆菌的痰液经十二指肠乳头逆行侵犯胰管。

影像检查：胰腺结核 CT 表现多样，包括胰腺局灶性低密度肿块、多发低密度结节或弥漫性胰腺肿大，但最常见的表现是胰腺内局灶性蜂房状强化的肿块。低密度的胰腺肿块和门静脉周围淋巴结肿大伴周边环形强化以及其他播散结核灶是支持胰腺结核诊断的重要影像学表现。

胰腺结核的临床治疗措施应依据不同的情形而定。对于术前已明确胰腺结核的诊断且无明显并发症者，可先选择抗结核治疗及对症处理。如临床尚不能确诊尤其是与胰腺癌难以鉴别者应尽早手术探查，手术目的是明确诊断，清除病灶，解决相关并发症。术中应在胰腺肿块及胰周、腹腔淋巴结等处多点取材做冰冻病理检查，明确是否为结核病变。术中明确为结核病变又无胆道或胃肠梗阻表现者，则可终止进一步手术。

胰腺结核发病率低，较少合并胰周淋巴结结核，临床医师对其认识不足致诊断困难。文献报道胰腺癌和胰腺结核均可累及胰腺头部，且早期临床表现无特异性。胰腺结核及胰腺癌均可表现为腹部肿块及腹痛，阅片时若未密切结合临床资料进行综合分析，易造成漏诊、误诊。提高临床医师对本病的认识，及时查 EUS-FNA 判断病变性质是避免或减少误诊的关键。

参考文献：

[1] 黄华，欧希，潘海斌. 腹部结核 56 例诊治体会 [J]. 广东医学，2005，26（9）：1256-1258.

[2] 刘汉博，涂波. 结核病合并外科急腹症 26 例报告 [J]. 临床医学，2009，29（3）：110-111.

[3] 张贺秋. 现代结核病诊断技术 [M]. 北京：人民卫生出版社，2013.

[4] STAMBLER J B, KLIBANER M I, BLISS C M, et al. Tuberculous abscess of the pancreas [J]. Gastroenterology, 1982, 83（4）：922-925.

[5] MENON K V, GUTHRIE J A, FOO F J, et al. Pancreatic and Peripancreatic Tuberculosis Mimicking Malignancy [J]. Jop, 2007, 8（2）：201-205.

［6］KUMAR R, KAPOOR D, SINGH J, et al. Isolated tuberculosis of the pancreas：a report of two cases and review of the literature［J］. Tropical Gastroenterology Official Journal of the Digestive Diseases Foundation, 2003, 24（2）：76-78.

［7］ECHENIQUE ELIZONDO M, AMONDARAIN ARRATIBEL J, COMPTON C C, et al. Tuberculosis of the pancreas［J］. Surgery, 2001, 129（1）：114-116.

［8］翟文龙，叶健文，傅哲，等. 胰腺结核的诊断与治疗［J］. 中华消化外科杂志，2015，14（5）：430.

病例 69　以便血为首发症状的子宫内膜异位症

【一般情况】

患者，女，33 岁，已婚，汉族。

【主诉】

大便带血半年余。

【现病史】

患者自半年来常有大便带血，便血为鲜血，量不多，无发热，无腹痛，常有便秘，大便平均 3 天一次，偶有腹泻。

【既往史】

2 年前因宫外孕行左侧输卵管切除手术。5 个月前行腕管综合征手术。2 个月前因右侧甲状腺微小乳头状癌行右侧甲状腺全切 + 左侧甲状腺次全切除术。

【个人史及家族史】

无特殊。

【入院查体】

生命体征平稳，神志清，精神可，两肺呼吸音清，未及明显干、湿性啰音，心率 89 次 / 分，律齐，各瓣膜区未及杂音，全腹软，无压痛、反跳痛，肝、脾肋下未及，未及包块，肠鸣音正常，5 次 / 分，肛门指检未及明显异常。

【入院分析】

青年女性，半年余来常有大便带血，便血为鲜血，考虑下消化道出血，依据患者肠镜检查及小肠 CT，便血原因考虑乙状结肠占位相关，性质不明。

（1）结肠良性肿瘤：患者有便血，超声内镜（图 69-1）及小肠 CT（图 69-2）提示间质瘤可能，患者虽肿瘤标志物正常，但结肠癌不能除外。

（2）结肠癌：患者为青年女性，肿瘤标志物未见明显异常，肿物表面黏膜光滑，目前结肠癌依据不充分，需进一步病理确诊。

【院内观察与分析】

结肠占位除常见良恶性鉴别外，子宫内膜异位症尚需考虑。本例患者年龄较小，大便长期少量便血，既往有宫外孕行左侧输卵管切除手术史。入院后进一步完善相关检查，肿瘤标志物（CA125、AFP、CEA、CA19-9）未见明显异常。小肠 CT：乙状结肠占位，间质瘤可能，结肠癌不能完全排除，肝右叶小血管瘤，子宫多发小肌瘤，左卵巢内小囊性灶，卵泡可能。超声肠镜：距肛门 18 cm 处见一半球形隆起，表面黏膜光滑，超声示为低回声团块，内部回声欠均匀，截面大小约 1.9 cm×1.4 cm，起源于固有肌层深层，局部外侧边界不清晰。后患者转入外科行胃肠局部肿瘤切除术。病理：部分肠管切除标本：（乙状结肠）结肠内见一隆起型肿块，镜下示该区肠壁内散在浸润少量腺体，腺体周围见梭形细胞间质，考虑为子宫内膜异位，待免疫组化进一步补充报告；上下切缘及（吻合圈）未见病变残留；（241，253 组）淋巴结分别为 2 枚、3 枚示慢性炎；（242 组）淋巴结示脂肪纤维结缔组织；免疫组化结果：（乙状结肠）少量腺体示 CK-pan（＋），ER（＋＋），CDX-2（－），腺体周围梭形细胞 CD10（＋＋），PR（＋），Inhibin-α（－），结合 HE 切片，本例为子宫内膜异位症。

【诊断】

乙状结肠肿块（子宫内膜异位症）。

【治疗及随访】

患者术后恢复可，至今症状未再复发，亦未复查。

病例讨论

本例患者便鲜血，考虑下消化道出血，结合患者影像学检查结果考虑乙状结肠占位。乙状结肠占位的常见病因有：

（1）结肠良性肿瘤：患者有便血，超声内镜及小肠 CT 提示间质瘤可能，虽患者肿瘤标志物正常，但结肠肿瘤不能排除。

（2）结肠癌：患者为青年女性，肿瘤标志物未见明显异常，肿物表面黏膜光滑，目前结肠癌依据不充分，需进一步病理确诊。但本例中患者为育龄期妇女，既往有宫外孕手术病史，仍需考虑子宫内膜异位症侵犯结肠的可能性。

子宫内膜异位症（endometriosis，EMT）是育龄期妇女的一种多发病、常见病，指具有活性的子宫内膜组织（腺体和间质）出现在子宫内膜以外部位，简称"内异症"，常发生于生殖器官，以侵犯卵巢者最为多见，而异位子宫内膜组织侵犯肠道者较少见，约占 3%～37%。内异症的发病机制包括经血逆流种植学说、在位内膜决定论、体腔上皮化生学说、干细胞理论、血管及淋巴转移学说等理论。其中以经血逆流种植学说为主导理论，即逆流至盆腔的子宫内膜需经黏附、侵袭、血管形成等过程得以种植、生长、发生病变。相关基因的表达和调控异常、免疫炎症反应以及性激素受体表达异常等亦与内异症的发生密切相关。内异症有家族聚集性。一级亲属中有内异症患者的妇女发生内异症的风险升高7～10倍。

　　内异症最典型的临床表现是痛经、慢性盆腔痛（CPP）、性交痛、肛门坠痛等盆腔疼痛症状；侵犯肠道者可表现为腹痛、腹胀、便秘、便血、里急后重、肠痉挛、肠梗阻；泌尿系统内异症患者常出现尿频、尿急、尿痛、血尿、肾萎缩、肾功能丧失、高血压等症状；肺及胸膜内异症患者可出现经期咯血及气胸；剖宫产术后腹壁切口、会阴切口内异症表现为瘢痕部位结节、与月经期密切相关的疼痛，40%～50%的患者可合并不孕，而17%～44%的患者合并盆腔包块（子宫内膜异位囊肿）。

　　子宫内膜异位症侵犯肠道者可采用以下方法协助诊断：① 钡灌肠检查：肠腔病变部位有基底较宽的息肉状肿块、短的环行狭窄或长的漏斗型狭窄，伴黏膜不规则或充盈缺损。双重造影可发现黏膜外的肿块。② 肠镜检查。病变部位黏膜呈颗粒样改变，可见横向走行的皱襞、单侧性的隆起或肠腔狭窄，月经期病变处出血。经期和非经期镜下表现不同是其特点。③ CT检查。通常只累及浆膜和固有肌层，而很少累及黏膜。肠管子宫内膜异位症CT表现为形成实性肿块或管腔狭窄，一般不累及黏膜。病变可局限于肠道，亦可同时于肠外盆腔其他部位出现病变，CT平扫表现为等密度，边界不光滑，增强扫描由于异位结节中有子宫内膜血管，肿块呈轻中度强化。本例病变累及黏膜下层和肌层，CT表现为管腔狭窄并肠梗阻。有研究认为管腔狭窄的原因可能为异位子宫内膜累及肠壁肌层，反复微量出血刺激导致肠壁肌层纤维化反应，进而形成纤维性狭窄、挛缩，类似于子宫肌壁内膜异位所致的腺肌病改变，引起急慢性肠梗阻。因肠壁肌层相对比较致密，肌层异位内膜形成巨大血肿相对少见。④ 腹腔镜检查。腹腔镜检查是目前诊断子宫内膜异位症的新标准，通过腹腔镜可直接窥视盆腔，见到异位病灶即可明确诊断，且可进行临床分期，以决定治疗方案。

　　内异症的治疗原则为减灭和消除病灶，减轻和消除疼痛，改善和促进生育，减少和避免复发。需考虑患者年龄、生育要求、症状的严重性、既往治疗史、病变范围、患者的意愿等因素，并应强调治疗措施的个体化。目前的治疗方法包括手术治疗、药物治疗、介入治疗、中药治疗及辅助治疗（如辅助生殖技术治疗）等。肠道内异症症状明显者，手术仍是其主要治疗措施。无肠腔狭窄者，一般不主张切除肠壁或肠段，以病灶减灭为宜；病灶较大，造成肠腔狭窄甚至肠梗阻或者周期性便血者，则可行肠段切除、肠断段吻合术。术中应完整地切除肿块并反复冲洗盆腹腔，术后可根据病情选择一线或二线药物治疗，治疗药物包括NSAIDs、口服避孕药、高效孕激素、雄激素衍生物以及促性腺激素释放激素激动剂（GnRH-α）五大类。

专家视野

子宫内膜异位症无特异性临床表现，病变早期症状不典型，后期多周期性发作，患者往往因肠道症状就诊于外科。临床医生对该病认识不足，容易误诊为肠道肿瘤。故在临床上遇见育龄期妇女出现周期性腹痛、腹胀、腹泻、便血、肠梗阻等症或既往曾行盆腔手术并出现上述症状者，特别是文化程度不高、病史主诉不清者，应全面详细问诊，考虑本病的可能性。不明确者可行病理检查以确诊。近年来子宫内膜异位症的发病率逐渐增高，但临床诊断有一定的困难。对有周期性消化道症状的生育期妇女，尤其有子宫内膜异位症病史者，应高度警惕本病的发生。药物治疗虽可缓解症状，但不能根治。子宫内膜异位症可引起肠壁纤维化，导致肠腔狭窄、梗阻，如肠道症状明显，最终仍需手术处理。手术是唯一根治本病的方法。单纯的肠道子宫内膜异位症通常不需要术后药物治疗。手术目的是消除症状，但手术指征尚难于统一标准。① 对临床已明确诊断，而且病情早、症状轻的病例应采用激素治疗，缓解症状，但易复发。② 该病病因仍不清楚，临床症状也常与病变的严重程度不吻合，故部分医师认为对该病应尽量采取保守治疗。③ 众多报道均认为手术治疗对于消除肠道症状效果良好，复发率低。④ 对于直肠低位病变可采用吻合器、双吻合器进行吻合，对于病变较小的超低位病变可经肛门行局部切除术。⑤ 对于以妇科症状为主的病例，子宫切除加双侧卵巢切除术可缓解症状，明显改善预后。对于无生育要求、病变广泛、症状严重的病人，该手术应为首选。有人对卵巢未切除的病人进行腹腔镜随访，发现 18 个月内约 1/3 的患者腹腔内子宫内膜异位复发，提示切除卵巢的重要性。⑥ 怀疑恶性或有可能恶变是明确的手术指征，出现肠道梗阻、大量出血等并发症也是较明确的手术指征。总之，本病病变位置特殊、易复发、有恶变可能，需要妇产科、普外科、消化科等临床医师给予足够的重视。由于子宫内膜异位症是一种易复发、有侵袭性的良性疾病，虽然恶变率较低，但是随诊很重要。

参考文献：

［1］乐杰，谢幸. 妇产科学［M］. 7 版. 北京：人民卫生出版社，2009：325.

［2］DECKER D, NIG J, WARDELMANN E, et al. Terminal ileitis with sealed perforation-a rare complication of intestinal endometriosis：case report and short review of the literature［J］. Archives of Gynecology & Obstetrics, 2004, 269（4）：294-298.

［3］中华医学会妇产科学分会子宫内膜异位症协作组. 子宫内膜异位症的诊治指南［J］. 中华妇产科杂志，2015（3）：161-169.

［4］李亚里，张淑兰. 子宫内膜异位症［J］. 中国实用妇科与产科杂志，2002，18（3）：131-172.

［5］SAKAMOTO K, MAEDA T, YAMAMOTO T, et al. Simultaneous laparoscopic treatment for rectosigmoid and ileal endometriosis［J］. J Laparoendosc Adv Surg Tech A, 2006, 16（3）: 251-255.

［6］ABRAO M S, SAGAE U E, GONZALES M, et al. Treatment of rectosigmoid endometriosis by laparoscopically assisted vaginal rectosigmoidectomy［J］. Digest of the World Core Medical Journals, 2006, 91（1）: 27-31.

病例 70　外伤性胆道出血所致急性胰腺炎及肝脓肿

【一般情况】

患者，女，58 岁，已婚，汉族。

【主诉】

外伤后上腹部隐痛 2 周，黄疸伴发热 1 天。

【现病史】

患者 2 周前在浴室滑倒，右侧腰部受到撞击。患者自行服用活血止痛胶囊 2～3 天后，出现上腹部不适，呈胀痛，自服胃舒冲剂治疗。4 天前晚间，患者上腹痛明显，呈胀痛，疼痛剧烈，休息及改变体位均不能缓解，伴呕吐数次，呕吐物均为胃内容物，呕吐后疼痛无缓解，1 天前患者体温升高，至 38.5 ℃，出现皮肤及巩膜黄染，腹胀无明显好转，小便发黄。外院急诊就诊，查血常规：白细胞计数 12.6×10^9/L，中性粒细胞百分比 91.4%，血红蛋白 123 g/L。C 反应蛋白 40.41 mg/L。生化：总胆红素 73.7 μmol/L，直接胆红素 68.2 μmol/L，ALT 607 U/L，AST 417 U/L，ALP 419 U/L，GGT 1004 U/L。血淀粉酶 1107.0 U/L。尿淀粉酶 8435.0 U/L。胸部、盆腔 X 线未见明显骨折。肝胆胰脾 B 超示：脂肪肝；慢性胆囊炎、胆囊结石急性发作，胆囊体积肿大，胆汁淤积；胆总管上段扩张；胰腺体积饱满。上腹部平扫+增强 CT：急性胆囊炎；胰腺形态稍饱满伴周围少量渗出，肝内胆管及胆总管轻度扩张；腹腔及腹膜后多发小淋巴结；腹腔及盆腔少量积液；脂肪肝；动脉期胆囊窝周围肝实质片状强化，异常灌注。

【既往史】

有"高血压"病史 3 年。

【个人史及家族史】

无特殊。

【入院查体】

生命体征平稳，神志清晰，精神萎靡，全身皮肤黏膜黄染，无肝掌、蜘蛛痣，全身浅表淋巴结未扪及肿大。两肺呼吸音尚清，未闻及干、湿性啰音。心率 140 次/分，律齐，各瓣膜区未闻及病理性杂音。腹平，未见胃肠型及蠕动波，无腹壁静脉曲张，上腹部有压痛、反跳痛，肝、脾肋下未及，Murphy 征（－）。移动性浊音（－），肝肾区无叩击痛，肠鸣音 5 次 / 分。

【入院分析】

老年女性，外伤致右腰部疼痛，后出现上腹部疼痛不适，休息及改变体位后呕吐及疼痛均无明显缓解，后逐渐出现黄疸、高热，外院查白细胞计数、中性粒细胞百分比及 C 反应蛋白均明显升高，肝酶、胆酶明显升高，血、尿淀粉酶升高 3 倍以上，外院行腹部增强 CT 示胰腺形态饱满，周围有渗出，故诊断急性胰腺炎明确。但应警惕存在以下疾病可能：

（1）急性化脓性胆管炎：由阻塞引起的急性化脓性胆道感染，一般起病急骤，突然发作剑突下和（或）右上腹部持续性疼痛，伴恶心及呕吐，继而出现寒战和发热，半数以上的患者有黄疸。典型的病人均有腹痛、寒战及发热、黄疸等 Quincke 三联征，近半数患者出现神志淡漠、烦躁不安、意识障碍、血压下降等征象。本例中患者有典型的 Quincke 三联征，腹部 CT 示胆道出血可能，不排除胆道出血淤积导致的胆管炎可能。

（2）肝脓肿：临床上以寒战、高热、肝区疼痛、肝大和压痛为主要表现。在急性炎症期常被原发病所掩盖。一般起病较急，由于肝脏血运丰富，发生化脓性感染后，大量毒素进入血循环，引起全身脓毒性反应。在本例中患者查 B 超示：肝内片状不均质回声区，肝脓肿（早期改变）。入院后复查腹部 CT 提示：肝内胆管扩张，伴感染可能，继发肝脓肿可能。应警惕肝脓肿的存在及其引起的全身脓毒反应。

引起急性胰腺炎的原因有以下几种：① 胆道系统疾病。胆管炎症、结石、寄生虫、水肿、痉挛等病变使壶腹部发生梗阻，胆汁通过共同通道反流入胰管，激活胰酶原，从而引起胰腺炎。在本例中患者查肝胆胰脾 B 超及 CT 均示胆囊炎及胆囊结石，故不排除此种原因所致的胰腺炎。② 酗酒和暴饮暴食。酗酒和暴饮暴食使得胰液分泌旺盛，而胰管引流不畅，造成胰液淤积，胰胆管系统的压力增高，致使高浓度的蛋白酶排泄障碍，最后导致胰腺腺泡破裂而发病。在本例中患者无饮酒及暴饮暴食的病史，故排除此种可能。③ 手术损伤。胃、胆道等腹腔手术挤压到胰腺，或造成胰胆管压力过高。本例中患者无手术史，故暂不考虑。④ 感染。很多传染病可并发急性胰腺炎，症状多不明显。如蛔虫进入胆管或胰管，可带入细菌，能使胰酶激活引起胰腺炎症。本例中患者无外出或疫区游玩史，无明确感染灶，故暂不考虑。⑤ 高脂血症及高钙血症。高脂血症，脂肪栓塞胰腺血管造成局部缺血，毛细血管扩张，损害血管壁，导致胰液排泄困难；高钙血症：结石可阻塞胰管，引起胰腺炎。本例中患者相关检验结果均不支持，遂暂不考虑。

【院内观察与分析】

除了常见引起急性胰腺炎的原因外，外伤可导致胆道出血从而引起急性胰腺炎及肝脓肿，因其可引起胆管梗阻，从而引发急性胰腺炎。本例中患者有明确的外伤史，查腹部增强 CT 示：急性胆囊炎；胰腺形态稍饱满伴周围少量渗出，肝内胆管及胆总管轻度扩张；肝脓肿可能（图 70-1）。磁共振胰胆管成像示：肝内部分胆管略扩张，胆囊增大，壁增厚，胆囊边缘见模糊长 T1、长 T2 信号影，胆总管略扩张（图 70-2）。入院后行急诊经内镜逆行胰胆管造影术，诊断为：胆总管出血可能；完成经内镜逆行胰胆管造影（ERCP）+ 内镜下乳头括约肌切开术（EST）+ 胆管清理术 + 内镜下鼻胆管引流术（ENBD）。考虑患者为外伤后胆总管出血所致的胆管梗阻，从而诱发急性胰腺炎。并予以抗感染、止血、抑酸抑酶、保肝、纠正水电解质酸碱紊乱、营养支持、维持内环境稳态等治疗。患者体温下降，白细胞及中性粒细胞百分比较前下降，血清淀粉酶恢复正常，肝酶、胆酶指标较前明显下降，患者症状也逐步好转。

【诊断】

1. 急性胰腺炎；2. 肝脓肿；3. 胆道出血；4. 急性胆囊炎；5. 胆囊结石；6. 高血压。

【治疗及随访】

入院后行急诊 ERCP 术，诊断为：胆总管出血可能。完成 ERCP+EST+ 胆管清理术 +ENBD，予以抗感染，止血，抑酸抑酶，保肝，纠正水电解质、酸碱紊乱，营养支持，维持内环境稳态等治疗，患者好转带药（包括左氧氟沙星片等）出院，1 年半后于当地医院行胆囊切除术，治愈。

病例讨论

急性胰腺炎是多种病因导致胰酶在胰腺内被激活后引起胰腺组织自身消化、水肿、出血甚至坏死的炎症反应。临床以急性上腹痛、恶心、呕吐、发热和血胰酶增高等为特点。病变程度轻重不等，轻者以胰腺水肿为主，临床多见，病情常呈自限性，预后良好，又称为轻症急性胰腺炎。少数重者胰腺出血、坏死，常继发感染、腹膜炎和休克等，病死率高，称为重症急性胰腺炎。临床病理常把急性胰腺炎分为水肿型和出血坏死型两种。

急性胰腺炎病因迄今仍不十分明了，胆道梗阻是其最重要病因之一：在梗阻情况下，高压的胆汁逆流胰管，造成胰腺腺泡破裂，胰酶进入胰腺间质而发生胰腺炎。此外，酒精因素、胰腺血管栓塞、胰腺外伤、代谢性疾病均与疾病发生相关。

本例中患者急性胰腺炎考虑胆源性胰腺炎可能性大。广义的急性胆源性胰腺炎（acute biliary pancreatitis，ABP）指由胆道系统疾病所引起的急性胰腺炎，其中胆道系统疾病包括肝内外胆管结石、胆囊结石、胆道感染、胆道蛔虫、奥迪（Oddi）括约肌功能障碍、乳头旁憩室、胆胰合流异常等器质性及功能性病变。在我国，ABP 发病率约占急性胰腺炎（acute pancreatitis，AP）的 50% ~ 70%。一般认为符合下述条件即可诊断为 ABP：① 有 AP 的临床表现，存在不同程度的腹痛、腹胀、发热、恶心、呕吐、黄疸等症状和体征；

② 血清或尿淀粉酶高于正常值 3 倍以上；③血清胆红素及 ALT、AST 水平升高；④ B 超、CT、MRCP、ERCP 等证实存在胆道系统疾病；⑤ 不存在引起转氨酶及胆红素升高的其他系统疾病。

1901 年 Opie 提出了经典的"共同通道学说"及"反流学说"，认为各种原因导致肝胰壶腹部梗阻或奥迪括约肌功能障碍，致使胆汁、胰液排出不畅，胆汁及胰液逆流进入胰腺，导致胰管压力增高，胰腺腺泡损伤，胰酶在胰腺内部被激活，引起胰腺自身消化，发生胰腺炎。1974 年 Acosta 等又提出了"胆石通过学说"，此学说认为胆石通过胆管进入十二指肠，从而造成乳头括约肌的充血、水肿，致使胆汁、胰液排出不畅，引起胰腺炎。各种原因导致了胰液排出不畅，造成胰管内高压，活性胰酶被释放，炎性细胞被大量激活，释放炎症介质，通过网络效应扩大，引起胰腺的出血、坏死。Perides 等则从乳头功能障碍方面揭示了原因，一方面结石、胆泥团、胆固醇结晶等反复刺激乳头，或胆道炎症导致乳头水肿、充血，不能正常开启与关闭，造成胆汁及胰液引流不畅；另一方面，乳头水肿后可引起相关激素及细胞因子的平衡异常，细胞表面的 G 蛋白偶联胆汁酸受体激活，进一步导致胆囊及胆道括约肌收缩、舒张功能障碍，从而增加了胆道结石的成石率，导致更加严重的 ABP 发生。本例中患者有胆囊结石病史，有外伤史，腹部 CT 示：急性胆囊炎，胆管扩张，应当考虑胆源性胰腺炎可能。行急诊 ERCP 示胆道出血可能，考虑可能为胆道出血，血液淤积所致胆管梗阻而导致的急性胰腺炎及肝脓肿等。

胆道出血：胆道出血的典型症状为黄疸、上腹疼痛和消化道出血，即 Quincke 三联征。胆道出血缓慢而量少的则无典型的临床表现，仅表现血便或便潜血阳性，诊断不易。大量出血才出现 Ouincke 三联征。出血使胆道压力增高，加之血凝块的刺激，可出现胆绞痛、黄疸和上消化道出血的 Quincke 三联征。

肝脓肿是指因化脓性细菌侵入肝脏形成的肝内化脓性感染灶。本病可来自胆道疾病（占 16%～40%），门静脉血行感染（占 8%～24%），直接感染较少见，经肝动脉血行感染报告不一，最多者为 45%，隐匿性感染约占 10%～15%。致病菌以革兰阴性菌最多见，其中 2/3 为大肠埃希菌，粪链球菌和变形杆菌次之；革兰阳性菌以金葡菌最常见，感染常为混合性。细菌性肝脓肿约 70%～83% 发生于肝右叶，这与门静脉分支走向有关。发生于肝左叶者约占 10%～16%；左右叶均有脓肿者约占 6%～14%。脓肿多单发且大，多发者较少而小。少数细菌性肝脓肿病人的肺、肾、脑及脾等亦可有小脓肿。临床上以寒战、高热、肝区疼痛、肝大和压痛为主要表现。本例中患者考虑胆道出血及胆囊炎症等所致胆道疾病导致细菌进入肝脏引起肝脓肿。

急性胆源性胰腺炎的治疗可分为非手术治疗和手术治疗两种，对无梗阻型急性胰腺炎或者直接胆红素和间接胆红素升高不明显（不超过正常值的 2 倍）的急性胰腺炎采用非手术治疗。一般治疗包括禁食、胃肠减压，药物治疗包括解痉、镇痛、蛋白酶抑制剂和胰酶抑制剂治疗，同时包括液体复苏，维持水电解质平衡、器官功能的维护治疗，营养支持，抗生素应用，中药治疗等。对于一些有基础疾病的重症胰腺炎患者，上述临床措施非常重要。对梗阻型急性胆源性胰腺炎患者，应积极采取手术治疗，包括外科手术和内镜手术，尽早解除梗阻。外科手术方式包括：单纯胆囊切除、胆总管探查或切开取石 +T 管引流、胰腺包膜切开引流、胰腺坏死组织清除术、腹腔灌洗引流，具体手术方式根据术前影像学检查和术中探查结果施行，可开腹或者通过腹腔镜进行手术。内镜治疗包括早期行 ERCP 联合 EST 或 ENBD。

专家视野

　　ABP 指的是胆管结石、炎症等胆管疾病或胆管结构异常所致的急性胰腺炎。是中国最常见的急性胰腺炎类型，约占中国急性胰腺炎的 75%。本例中患者为外伤后出现腹痛、呕吐、发热、黄疸，行急诊 ERCP 术，诊断为：胆总管出血可能。完成 ERCP+EST+ 胆管清理术 +ENBD 术。因此我们认为患者为外伤致胆总管出血造成胆管梗阻，从而导致胆源性胰腺炎，此可为胆源性胰腺炎的又一发病机制。

　　急性胆源性胰腺炎的治疗：通常认为，胆道梗阻持续时间与 ABP 的严重程度呈正相关，24 h 内几乎所有病变都是可逆的，如果重症化，24 ~ 48 h 可见部分胰腺组织发生出血、坏死，超过 48 h 可出现广泛的出血、坏死。因此，在确诊 ABP 为梗阻型后，迅速采取外科手段解除梗阻能够使病情迅速缓解，改善总体预后，其疗效优于常规保守治疗。早期内镜干预可明显缩短梗阻型 ABP 各项指标的恢复时间，并显著降低并发症的发生率和患者病死率。

　　本例中患者有外伤史所致的胆道出血，血液淤积导致胆管梗阻从而产生的急性胆源性胰腺炎以及肝脓肿等。患者经 ERCP 解除梗阻后病情好转。胆道出血所致的急性胆源性胰腺炎较为少见，消化科医生在临床工作中应当警惕此种病因所导致的胰腺炎，及时行 ERCP 或外科手术解除梗阻，缓解患者症状，降低并发症发生率及患者死亡率。

参考文献：

　　［1］张家宾. 急性胆源性胰腺炎诊断与治疗进展［J］. 医学信息，2014（16）：388-389.

　　［2］OPIE E L, MEAKINS J C. Data concerning the etiology and pathology of hemorrhagic necrosis of the pancreas（acute hemorrhagic pancreatitis）[J]. Journal of Experimental Medicine, 1909, 11（4）：561.

　　［3］ACOSTA J M, LEDESMA C L. Gallstone migration as a cause of acute pancreatitis［J］. N Engl J Med, 1974, 290（9）：484-487.

［4］PERIDES G, LAUKKARINEN J M, VASSILEVA G, et al. Biliary acute pancreatitis in mice is mediated by the G-protein-coupled cell surface bile acid receptor gpbarl［J］. Gastroenterology, 2010, 138（2）, 715-725.

［5］王春友，李非，赵玉沛，等. 急性胰腺炎诊治指南（2014）［J］. 中国实用外科杂志，2015，35（1）：8-10.

［6］DACOSTA D W, SCHEPERS N J, RMKENS T E, et al. Endoscopic sphincterotomy and cholecystectomy in acute biliary pancreatitis［J］. Surgeon, 2016, 14（2）：99-108.

［7］张伟塘，陈隆武，吕振发，等. 手术与非手术治疗胆源性胰腺炎的对比观察［J］. 实用临床医学，2015（1）：34-35.

病例 71　慢性腹泻 3 个月

【一般情况】

患者，男，51 岁，已婚，汉族。

【主诉】

腹泻 3 个月。

【现病史】

患者 3 个月前进食变质中药后出现腹泻，大便次数 2~3 次 /d，粪便为不成形黄色软便，无黏液脓血，腹泻前有腹胀、腹痛，大便后腹痛缓解，偶有里急后重感，起初未予重视，持续 3~5 日仍有腹泻，经过抗感染、调节肠道菌群治疗后无明显好转，后出现水样便，大便次数达 5~8 次 /d，无腹痛、发热，无腹胀、恶心、呕吐，外院行结肠镜诊断为"结直肠多发息肉"，我院行内镜下结直肠息肉切除术后腹泻未见好转。我院曾查甲状腺功能：TSH 0.208 mIU/L↓。T-Spot：（−）。胸腹部增强 CT：两肺轻度肺气肿，肝右叶微小囊肿。患者自发病以来，饮食睡眠欠佳，近两月余体重下降 14 kg。

【既往史】

3 个月前胃镜示：① 十二指肠球部溃疡（H1 期）；② 慢性糜烂性胃炎；③ 反流性食管炎（B 级）。余无特殊。

【个人史及家族史】

无特殊。

【入院查体】

T 36.3 ℃，P 76 次 / 分，R 18 次 / 分、BP 98/72 mmHg，身 高 1.68 m，体 重 49 kg，BMI 17.36 kg/m^2。神志清，心肺无特殊，腹平坦，未见胃肠型、蠕动波，无腹壁静脉曲张，全腹软，无明显压痛、反跳痛及肌紧张，肝、脾肋下未及，全腹未及包块，Murphy 征（−），肝区、肾区无叩击痛，移动性浊音（−），肠鸣音正常。

【入院分析】

患者为老年男性，慢性腹泻。引起慢性腹泻的原因包括：

（1）肠道感染性疾病：引起感染性腹泻的病原体常见的有细菌、病毒等，其次还有真菌、寄生虫等，但患者粪培养结果暂无明显依据。

（2）肠道非特异性炎症：如炎症性肠病、放射性肠炎、憩室炎、缺血性肠炎等，患者结肠镜下表现示结直肠多发息肉，暂未见炎性肠病的特征性表现，仍需进一步完善小肠相关检查以排除。

（3）肿瘤：如小肠淋巴瘤、结肠癌、直肠癌、胃泌素瘤、血管活性肠肽瘤等，依据患者小肠增强 CT 及肠镜、小肠镜及肿瘤标志物，肿瘤目前暂无依据。

（4）内分泌系统疾病：如甲状腺功能亢进、糖尿病、低钙血症、甲状旁腺功能减弱等。

（5）药物或毒物：如硫酸镁、聚乙二醇、乙酰胆碱、大量使用抗生素导致的菌群失调以及药物过敏引起的腹泻等，患者病史中未服用促排泄药物，无使用抗生素病史，无药物、食物等过敏史。

（6）功能性疾病：如功能性腹泻、肠易激综合征等，患者入院后予调节肠道菌群等治疗，但治疗效果欠佳，故不支持。

【院内观察与分析】

除常见引起慢性腹泻的病因外，结缔组织病也可引起消化道症状，追问病史，患者有口干、眼干症状。完善相关检查。尿常规：尿蛋白（+）。生化全套：K 2.4 mmol/L↓，Ca 2.00 mmol/L↓，P 0.73 mmol/L↓，Mg 0.58 mmol/L↓，BUN 2.03 mmol/L↓，白蛋白 31.9 g/L↓，AST 13.8 U/L↓，GGT 60.8 U/L↑。AFP、CA19-9、CA72-4、NSE 未 见 异 常，CEA-5.3 ng/ml。胃泌素、胰高血糖素无异常，皮质醇及促肾上腺皮质激素分泌异常。小剂量地塞米松试验无明显异常。小肠 CT 示：末段回肠、降结肠、乙状结肠及直肠多处管壁增厚且显著强化，伴肠系膜周围多发淋巴结，考虑炎性肠病可能性大；肝脏微小囊肿，前列腺增生。垂体磁共振：垂体变薄，部分空蝶鞍。单气囊小肠镜：十二指肠、空肠炎性改变（图 71-1）。免疫五项示：补体 C3 0.705 g/L，抗核抗体（ANA）胞浆型，抗核抗体滴度（ANA-T）1∶320，AMA-M2 阳性。病理请外院诊断考虑自身免疫性肠病。遂请风湿免疫科会诊，继续完善以下检查。唇腺活检：小涎腺组织间质见少量淋巴细胞浸润。泪膜破碎时间：右眼 5～6 s，左眼 10～12 s。综上考虑结缔组织病，干燥综合征可能性大。

【诊断】

结缔组织病：① 干燥综合征？ ② 自身免疫性肠病？

【治疗及随访】

入院 3 周后加用甲泼尼龙琥珀酸钠 40 mg/d，羟氯喹 3 次 /d，每次 0.2 g，激素使用后第 5 天症状好转，后带药出院。出院随访显示电话已停机。

病例讨论

　　腹泻是指排便频率明显超过平日习惯，粪质稀薄，每日排粪量超过 200 g，或含未消化食物或脓血，慢性腹泻指病程在两个月以上的腹泻或间歇期在 2～4 周内的复发性腹泻。引起腹泻的常见原因有：① 感染。急性细菌、病毒感染及潜在感染如幽门螺杆菌感染可引起突发的水样便及腹痛或恶心、呕吐、发热，严重的水、电解质丢失可引起脱水的表现及休克。慢性结核菌、真菌及寄生虫感染引起的腹泻症状轻，持续时间长，伴有消化功能紊乱、恶心、体重下降，有可能出现黏液脓血便。② 类癌综合征。严重的腹泻常伴有头颈部潮红，主要是因为进食刺激性的食物、热水或酒精。其症状和体征主要表现为腹部绞痛、厌食、体重减轻、乏力、心脏疾病和抑郁。③ 痢疾。进食痢疾杆菌感染的水及食物后，患者出现急性水样便及呕吐，其他症状和体征还有口渴（由于水、电解质丢失）、乏力、肌肉绞痛、皮肤弹性降低、心动过速、血压减低，在不进行治疗的情况下于数小时内死亡。④ 克罗恩病。这种疾病常可导致腹泻、腹痛，伴随腹肌紧张、恶心，患者也可有发热、寒战、乏力、厌食、体重减轻的表现。⑤ 肠易激综合征。便秘与腹泻交替，表现为腹痛、腹胀、食欲减退、恶心。⑥ 药物。许多抗生素如氨苄西林、头孢菌素、四环素、克林霉素可引起腹泻，其他可引起腹泻的药物还有抑酸剂、秋水仙碱、乳果糖、丹曲林、甲芬那酸、氨甲蝶呤等。⑦ 食物。含有某种油类的食物可抑制食物吸收，导致急性腹泻及饥渴。⑧ 治疗。胃切除术、胃肠切除术、幽门成形术可导致腹泻，高剂量放疗也可导致腹泻发生。⑨ 结缔组织疾病。干燥综合征、系统性红斑狼疮等也可导致腹泻，这与患者体内免疫功能紊乱有关，常伴有关节疼痛、肿胀等。

　　根据国外资料，结缔组织病患者伴有消化系统症状的占 10%～40%。可见结缔组织病伴有消化系统症状者并不少见。在各种胃肠道症状中以食欲下降、腹痛、腹胀、恶心、呕吐、腹泻等为最常见。随着病情发展，胃肠道症状会日趋严重，可出现肝功能损害表现（如腹水）和消化道出血的表现（如呕血、黑便、麻痹性肠梗阻等）。结缔组织病消化系统损害的发病机制，除药物、感染、应激等引起外，主要由结缔组织病本身导致的免疫复合物沉积或血管炎引起，组织病理可见小血管壁免疫复合物及补体沉积，伴有炎症细胞浸润，也可有小血管内血栓形成，尤其多见于合并抗磷脂抗体者。结缔组织病导致患者出现消化系统炎症、溃疡、梗阻、出血、蠕动异常、腹膜炎及肠系膜血管栓塞，从而发生恶心、呕吐、腹痛、腹胀、肝功能损害、腹水及消化道出血等。在治疗方面，胃肠道症状轻者经激素治疗或对症治疗可渐渐好转。而胃肠道症状重者，用激素（必要时加免疫抑制剂）治疗常可有良好的疗效。治疗过程中应随时警惕胃肠道出血和穿孔的可能，特别是已有消化道出血者，应及时查胃镜以明确出血部位和原因，使用免疫抑制剂及止血药物。使用大量激素应慎重。对于经治疗无效者可予以外科手术治疗。

干燥综合征（Sjogren syndrome，SS）是一种侵犯外分泌腺体，尤以侵犯唾液腺和泪腺为主的慢性自身免疫性疾病。主要表现为口、眼干燥，也可有多器官、多系统损害。受累器官中有大量淋巴细胞浸润，血清中多种自身抗体阳性。女性发病多于男性，男女发病率之比为1∶9。发病年龄多数为40～60岁，但青少年也可发病。SS的很多临床表现跟血管受损有关，小血管壁或血管周围炎性细胞浸润、血管受损可涉及内脏损伤。抗SS A抗体和抗SS B抗体在SS中的阳性率高于其他结缔组织病，70%～80%的SS患者血液中可有抗SS A抗体和抗SS B抗体。该病临床症状多变，因此如缺少对疾病的了解，孤立地看待症状，就可能漏诊和误诊。SS可伴多系统受累。胃肠损害方面主要为萎缩性胃炎、慢性腹泻等，SS合并肠梗阻者少见。现一般认为SS以外分泌腺间质中淋巴细胞浸润为特征性病理改变，并可进一步使局部腺体萎缩、纤维组织增生，最终导致分泌腺功能丧失。SS引起腹泻的机制目前未明，推测可能与肠道变态反应、神经丛受累、胰腺功能受损或是负责吸收的肠上皮细胞结构功能受到破坏有关，有待进一步研究证实。而SS导致肠梗阻则可能与胃肠道黏膜萎缩、肠道平滑肌功能受损及血管损伤导致血供不足有关。总之，SS的临床症状表现不一，对以腹泻、肠梗阻等消化道症状为首发症状的病例亦应提高警惕，以早期诊断、早期治疗。SS的治疗包括局部治疗和系统性治疗两个方面。前者主要以替代治疗为主，改善口干、眼干以及其他部位的干燥症状；后者主要是应用糖皮质激素和（或）免疫抑制剂，来控制和延缓自身免疫反应引起的组织器官损害的进展。

自身免疫性肠病（autoimmune enteropathy，AIE）是一种以难治性腹泻、重度营养吸收不良、小肠绒毛萎缩、血清中存在抗肠上皮细胞抗体（anti-enterocyte antibody）或抗杯状细胞抗体（anti-goblet cell antibody）为特点的自身免疫性疾病。AIE主要见于儿童，在成人中非常罕见。近年来，随着AIE病例报告的增多，发现AIE患者还可伴发多种自身免疫性疾病，如：类风湿性关节炎、甲状腺炎、肾病综合征、干燥综合征、系统性红斑狼疮等。成人自身免疫性肠病（adult autoimmune enteropathy，AAE）则更为罕见，文献报道很少。AAE于1997年由Corazza等首次报道，可累及胃和结肠，主要累及小肠，以近段小肠为著，少数患者胃内出现萎缩性胃炎伴肠上皮化生，黏膜固有层出现CD4$^+$T细胞和浆细胞浸润。小肠黏膜的病变以近段受累多见。内镜下小肠多点活检是诊断AAE的基石，而胃镜和肠镜下活检有助于病变范围的判断。Akram等于2007年提出了AAE的诊断标准，包括：① 慢性腹泻6周以上；② 吸收不良；③ 小肠绒毛部分或完全变钝，深部隐窝淋巴细胞增多，隐窝凋亡小体增多，表面上皮内淋巴细胞增多不明显；④ 排除其他原因引起的绒毛萎缩（乳糜泻、难治性乳糜泻、淋巴瘤等）；⑤ 抗肠上皮细胞抗体或抗杯状细胞抗体阳性。其中第①至④条必备，自身抗体阳性更支持诊断，但阴性不能排除。AAE的发病机制尚不明确。有学者认为，患者体内存在针对小肠上皮细胞的抗体，一般情况下处于免疫耐受状态，在偶然感染的情况下，这种免疫耐受可能被打破，导致自身免疫紊乱。这可以解释一部分患者在感染之后发病，并且产生自身抗体。AAE 需要进行免疫抑制治疗，治疗药物主要包括激素、环孢素 A、他克莫司、霉酚酸酯，也有用生物制剂英夫利昔单抗（infliximab）治疗获得成功的报道，首选激素治疗。

专家视野

本例中患者因长期慢性腹泻至消化科就诊，胃镜、肠镜等检查未及明显器质性病变，按照胃肠炎等对症治疗后患者病情无明显好转；经追问病史后发现患者有眼干、口干等症状，查相关抗体阳性，完善相关风湿科检查，请专科会诊后诊断为结缔组织病，倾向 SS，予以激素治疗后腹泻症状明显好转。因此，在临床工作中遇到腹泻的患者应当注意其伴随症状，这对于明确诊断极有帮助。如本例中患者有口干、眼干的症状，对于诊断就极有帮助。

SS 是一种发病率仅次于类风湿性关节炎的第二大常见自身免疫性疾病。我国发病率为 0.33%～0.77%，目前 SS 发病机制不详，可能与遗传、病毒感染、性激素异常等因素引起的细胞免疫及体液免疫紊乱有关，可导致外分泌腺受累，主要侵犯唾液腺和泪腺，胃肠道黏膜腺体、肝脏、胰腺等均受到不同程度损伤。女性发病率显著高于男性，近年有增高趋势。其临床表现症状复杂、多变。口干、眼干、关节疼痛、低热、猖獗龋、腮腺肿大、白细胞计数降低等是其常见症状。其中口干、眼干、关节疼痛发生率最高，也是最常见的首发症状。外分泌腺慢性炎症为 SS 的基本病变，因此消化系统受累常见，几乎 100% 的患者唾液腺受累，出现口干、吞咽困难、消化功能下降。25% 的 SS 患者出现肝大、肝酶升高及黄疸等，少数患者脾大。当病变累及消化道时往往可引起唾液腺、食管 - 胃 - 肠道黏膜腺体萎缩，消化液分泌减少，患者多以咽部不适、吞咽梗噎感、上腹部饱胀不适、便秘等消化道症状就诊，忽略了眼干、口干、关节疼痛等症状，从而易造成漏诊、误诊。

此外，AIE 是一种病因不明、临床罕见的疾病，以往报道多见于婴幼儿，近年来成人病例报道逐渐增多。AIE 的主要临床表现为顽固性腹泻和营养吸收不良，病理检查可见小肠黏膜萎缩、黏膜固有层淋巴细胞和隐窝上皮内凋亡小体增多。AIE 的治疗首选皮质类固醇激素，部分患者可能需要免疫抑制剂治疗。临床上，对于长期慢性顽固性腹泻伴有吸收不良的患者，在无麸质饮食和抗感染等治疗无效时应当考虑 AIE 可能。

本例中患者有慢性腹泻，经抗感染治疗无效时，查相关抗体阳性，考虑自身免疫性疾病累及肠道可能性大，干燥综合征及自身免疫性肠病等不能排除。我们在临床工作中遇到慢性腹泻患者不应只局限于消化科疾病，只有注意腹泻相关鉴别诊断，才能做到对症治疗，取得好的疗效。

参考文献：

［1］PISTINER M, WALLACE D J, NESSIM S, et al. Lupus erythematosus in the 1980s: A survey of 570 patients［J］. Seminars in Arthritis & Rheumatism, 1991, 21（1）: 55.

［2］窦春江，王晋平，马文忠. 类风湿关节炎引起肝损害的临床分析［J］. 临床内科杂志，2005，22（1）：55.

［3］陆才生，韦明欣，叶任高，等. 406 例系统性红斑狼疮患者的胃肠道表现［J］. 中华消化杂志，1999，19（3）：198-199.

［4］唐福林. 原发性干燥综合征的发病机制［J］. 中华风湿病学杂志，2000，4（1）：50-53.

［5］郑小娟，高敏，罗灵和，等. 干燥综合征合并慢性假性肠梗阻一例［J］. 中华内科杂志，2005，44（9）：667.

［6］CORAZZA G R, BIAGI F, VOLTA U, et al. Autoimmune enteropathy and villous atrophy in adults［J］. Lancet, 1997, 350（9071）: 106-109.

［7］AKRAM S, MURRAY J A, PARDI D S, et al. Adult autoimmune enteropathy: Mayo Clinic Rochester experience［J］. Clin Gastroenterol Hepatol, 2007, 5（11）: 1282-1290.

［8］MURCH S. Advances in the understanding and management of autoimmune enteropathy［J］. Current Paediatrics, 2006, 16（5）: 305-316.

［9］ELWING J E, CLOUSE R E. Adult-onset autoimmune enteropathy in the setting of thymoma successfully treated with infliximab［J］. Digestive Diseases & Sciences, 2005, 50（5）: 928-932.

［10］HATRON P Y, TILLIELEBLOND I, LAUNAY, et al. Pulmonary manifestations of Sjögren's syndrome［J］. La Presse Medicale, 2011, 40（1 Pt 2）: e49-e64.

［11］徐欣萍，董怡，陈元方. 干燥综合征消化系临床表现 80 例分析［J］. 中华消化杂志，1996（1）：29-31.

［12］袁菲菲，滕春燕，王思思，等. 58 例原发性干燥综合征临床特点分析［J］. 中国实验诊断学，2014，18（9）：1541-1542.

［13］严淑敏，曾小峰. 原发性干燥综合征诊治进展［J］. 实用医院临床杂志，2007，4（3）：6-8.

病例72　腹痛伴便血半月

【一般情况】

患者，男，17岁，未婚，汉族。

【主诉】

间断腹痛伴便血半月。

【现病史】

患者于2016年7月初出现中腹部绞痛，无恶心、呕吐，无呕血、黑便，当地医院查胃镜未见异常。2016年7月7日患者再次出现脐周疼痛，后解血便1次，粪便糊状，量约100 ml，无呕血，无晕厥，外院就诊，全腹部增强CT示：① 脾大，腹腔少量积液；② 直肠壁增厚。为求进一步诊治，患者于2016年7月15日至我院，查小肠CT：右中腹部肠系膜根部多发肿大淋巴结，较大者直径约1.6 cm；脾脏增大。行经肛小肠镜：① 所见回肠未见明显异常；② 直肠出血。胶囊内镜示：小肠血管发育不良；小肠炎；结肠血管发育不良可能。予止血、补液对症治疗，无明显消化道出血后予出院。2016年9月6日患者解暗红色血便1次，再次就诊于我院。

【既往史】

无特殊。

【个人史及家族史】

无特殊。

【入院查体】

生命体征平稳，贫血貌，浅表淋巴结无肿大，无杵状指（趾），咽部充血，胸廓对称、双侧呼吸动度一致、语颤均等、双侧叩诊清音，双肺呼吸音清，未闻及干、湿性啰音及哮鸣音，心界不大，心音清、律齐、各瓣膜听诊区无杂音，腹平坦，未见肠型、蠕动波，腹壁软、无压痛、未触及包块，肝、脾未触及，肝区无叩痛，肠鸣音活跃。其余体格检查大致正常。

【入院分析】

青少年男性，反复腹痛伴便血。胃肠镜、腹部CT、经肛小肠镜及胶囊内镜均未见明确出血部位，故为不明原因消化道出血。因患者仅出现便血，无呕血、黑便，考虑下消化道出血可能性大，须进行以下鉴别：

（1）胃肠道间质瘤合并出血。胃肠道间质瘤多发生于胃和小肠，间质瘤可因糜烂溃疡而发生出血，一般发生于较大肿瘤，但该患者小肠 CT 未见胃肠道肿瘤征象。

（2）血管畸形。血管畸形扩张可伴或不伴皮肤损害，血管畸形扩张出血往往随着年龄增长而增加。该患者胶囊内镜观察到小肠、结肠血管发育不良可能，血管发育畸形伴出血不能排除。

（3）炎症性肠病伴出血。多有反复腹痛或黏液血便的慢性病史，有时合并肠道外表现，如虹膜炎、关节痛等，肠镜、小肠镜检查可观察到溃疡性结肠炎或克罗恩病的内镜下表现，病理可协助诊断。该患者急性起病，不符合该病表现。

【院内观察与分析】

入院后查血常规示血红蛋白 74 g/L，再次查肠镜检查示肠腔内见血迹，未见明确出血部位。因此前已行经肛小肠镜未见明确小肠出血部位，故此次入院完善经口小肠镜检查：经口顺利插入至回肠上段（距幽门约 250 cm 处），退镜观察，所见空、回肠、十二指肠黏膜散在点片状充血，空肠中段局部黏膜稍粗糙，见白色颗粒样增生，余所见胃窦、胃角、胃体、贲门及食管黏膜光滑，未见出血灶及肿块。继续予以止血、抑酸、补液、营养支持、输血等对症支持治疗。

2016 年 11 月 4 日行手术治疗，术中所见距十二指肠悬韧带约 160 cm 处以下肠管形成闭袢性肠梗阻，肠管颜色发黑、坏死，长约 10 cm，行部分肠切除术后病理示：（部分肠管＋憩室切除标本）（小肠憩室）胃体黏膜示慢性炎，符合梅克尔憩室之改变。

【诊断】

梅克尔憩室出血。

【治疗及随访】

患者术后予禁食、补液、营养支持对症治疗，未再出血，无手术并发症。术后患者恢复良好出院。术后随访，患者一般情况良好，未再发生腹痛、消化道出血症状。

病例讨论

消化道出血是消化科最常见临床症状之一。不明原因消化道出血指通过常用的消化道内镜（包括胃镜、结肠镜）检查、小肠造影检查等仍未找到出血来源的，持续、反复发作的消化道出血。本病例中患者为青少年男性，反复便血，行胃镜、结肠镜、小肠 CT 均未见明确出血病灶，属于不明原因消化道出血。该患者仅有便血表现，故考虑出血为下消化道出血。

患者因内科保守治疗无效，最终行急诊手术，明确诊断为梅克尔憩室出血。梅克尔憩室是卵黄管的肠端未闭所致。男性梅克尔憩室发生率为女性的 2 倍，大多数患者无症状，仅 8%～22% 可有并发症，临床症状可在任意年龄出现，但多见于儿童和青少年，主要表现为反复的大出血，多出现暗红色或鲜红色血便。梅克尔憩室发生出血的概率约为 3%～5%。一般表现为腹痛，但肠道受积血刺激发生肠痉挛亦可导致腹痛。大多数梅克尔憩室出血可暂时自行停止，但仍会再次出血。

憩室位于距回盲瓣 100 cm 以内的回肠上，在肠系膜的对侧缘，有自身血供，口径为 1～2 cm，憩室腔较回肠腔为窄，长度为 1～10 cm，盲端游离于腹腔内。约半数的憩室内有迷生组织，如胃黏膜、胰腺组织、空肠黏膜等。憩室可因迷生组织分泌消化液，损伤肠黏膜而引起溃疡、出血及穿孔，也可因扭转、套叠、疝入、粘连等形成肠梗阻。

对于有症状的梅克尔憩室，可采取外科切除的方法进行治疗，腹腔镜或者开腹手术均可。

专家视野

对于儿童和青少年的无痛性便血，需要考虑到梅克尔憩室出血可能。本病例中小肠镜、胶囊内镜及小肠 CT 检查均未发现憩室存在，提示关于梅克尔憩室诊断方法的选择。对于梅克尔憩室，较敏感的诊断方法是 ^{99m}Tc 核素显像。憩室发生活动性出血时，数字减影血管造影（DSA）也可能发现梅克尔憩室存在。CT 对于憩室炎、憩室所致肠梗阻可有较好的诊断效果。也曾有在核素显像阴性的成年梅克尔憩室出血的患者中，使用小肠镜检查发现梅克尔憩室的报道。

参考文献：

［1］ALEXANDER A, FARISHI-WILLIFORD H, HASHMI M. Recognizing and treating Meckel diverticulum［J］. JAAPA, 2015, 28（9）: 1-2.

［2］SILVA M, CARDOSO H, LOPES S, et al. Luminal duplication wireless capsule endoscopy detection of Meckel's diverticulum［J］. Acta Gastroenterol Belg, 2017, 80（4）: 555-556.

［3］IRVINE I, DOHERTY A, HAYES R. Bleeding meckel's diverticulum: a study of the accuracy of pertechnetate scintigraphy as a diagnostic tool［J］. Eur J Radiol, 2017, 96: 27-30.

［4］LEQUET J, MENAHEM B, ALVES A, et al. Meckel's diverticulum in the adult［J］. J Visc Surg, 2017, 154（4）: 253-259.

［5］BRENES R A, ABBAS H M, PALESTY J A, et al. Difficulty in identifying a bleeding Meckel's diverticulum: case report and review of the literature［J］. Conn Med, 2010, 74（6）: 333-335.

［6］MANNER H, MAY A, NACHBAR L, et al. Push-and-pull enteroscopy using the double-balloon technique（double-balloon enteroscopy）for the diagnosis of Meckel's diverticulum in adult patients with GI bleeding of obscure origin［J］. Am J Gastroenterol, 2006, 101（5）: 1152-1154.

病例 73　　反复进食不畅

【一般情况】

患者，女，25岁，已婚，汉族。

【主诉】

反复进食不畅3年余，加重1年。

【现病史】

患者3年前无明显诱因间断出现进食困难，有梗噎及阻滞感，进食质硬食物及固体食物时明显，未予重视。近1年来，患者感进食困难较前频发，偶伴有恶心、呕吐，呕吐物为胃内容物，无反酸、嗳气，无腹胀、腹痛，无声音嘶哑，无呼吸困难，无发热，无呕血、黑便，遂至当地医院就诊，查上消化道造影示食管下段与贲门交界处管腔变窄，呈鸟嘴样，病变上段食管明显扩张，诊断贲门失弛缓可能。患者为求进一步诊治入我院消化科住院治疗，病程中，患者无畏寒、发热，无咳嗽、咳痰，无头晕、头痛，无嗳气，无腹胀等不适，目前可进食稀饭、面条等半流质食物，睡眠可，大小便正常，近期体重无明显变化。

【既往史】

无特殊。

【个人史及家族史】

无特殊。

【入院查体】

生命体征平稳，浅表淋巴结无肿大，无杵状指（趾），咽部充血，胸廓对称、双侧呼吸动度一致、语颤均等、双侧叩诊清音，双肺呼吸音清，未闻及干、湿性啰音及哮鸣音，心界不大，心音清、律齐、各瓣膜听诊区无杂音，腹平坦，未见肠型、蠕动波，腹壁软、无压痛，未触及包块，肝、脾未触及，肝区无叩痛，肠鸣音正常。其余体格检查大致正常。

【入院分析】

青年女性，反复进食不畅，进行性加重，须鉴别上消化道系统疾病。

（1）伴食管狭窄的反流性食管炎。多有长期反流病史，反流物多呈酸臭味，有时可含胆汁，但该患者无反流病史，暂不支持该诊断。

（2）结缔组织病。青年女性，应考虑结缔组织病，如硬皮病、系统性红斑狼疮、皮肌炎、淀粉样变性都可出现吞咽困难、胸痛、反食等，但结缔组织病多有长期不规则发热、关节痛、皮肤和内脏损害病史，实验室检查可发现免疫球蛋白增高，食管测压有助于鉴别。

（3）弥漫性食管痉挛。为一种原发性食管动力障碍性疾病，食管造影可见开塞钻样表现，食管测压可协助诊断。

（4）贲门失弛缓症。以下食管括约肌松弛障碍和食管体部无蠕动为特征的食管动力疾病，主要表现为吞咽困难、食管反流、胸骨后疼痛等，食管造影可见"鸟嘴征"，食管测压亦可协助确诊。

（5）食管癌。多见于中老年人，也出现吞咽困难，消瘦、贫血等，内镜检查可明确。

【院内观察与分析】

患者入院后行血常规、生化、肿瘤标志物检查均正常。结合外院上消化道造影（图73-1）：食管下段与贲门交界处管腔变窄，呈鸟嘴样，病变上段食管明显扩张。进一步完善超声胃镜示：贲门进镜有阻力，食管距门齿 28 ~ 40 cm 贲门处管壁 5 层结构完整，管壁最厚 4.2 mm。食管测压示（图 73-2）：胃食管交界处（EGJ）综合松弛压（IRP）62 mmHg。诊断考虑贲门失弛缓症 II 型。

【诊断】

贲门失弛缓症。

【治疗及随访】

入院后排除禁忌，行经口内镜下肌切开术（peroral endoscopic myotomy，POEM），手术过程如下：距门齿 40 cm 达贲门，贲门紧闭，进镜有阻力（图 73-3）。于距门齿 28 cm 处左侧壁黏膜下注射生理盐水 + 靛胭脂 + 肾上腺素，局部黏膜充分抬举后，用 Dual 刀切开黏膜层，形成一纵切口，用 KD-640L 刀分离，形成隧道口，后用 T 型海博刀探入隧道口沿食管左侧壁（距门齿 28 ~ 41 cm 处）切开食管环肌和部分纵肌，保持纤维膜完整，其中距门齿 32 ~ 34 cm 处黏膜下层与固有肌层有粘连，分离困难。隧道口用 5 枚钛夹纵行夹闭，确认没有活动性出血后退镜。手术过程顺利，术后常规予禁食 24 小时，之后流质饮食，逐渐过渡至半流质饮食。抗感染、止血对症治疗 3 天，PPI 抑酸治疗 1 个月。患者术后进食不畅感无明显好转。

6 个月后，患者接受第二次 POEM 术治疗。手术方式如下：食管下段左侧壁见术后疤痕，遂选择食管右侧壁（距门齿 35 cm 处）黏膜下注射生理盐水 + 靛胭脂 + 肾上腺素，局部黏膜充分抬举后，用 KD-640L 刀切开黏膜层，形成一纵切口，用 KD-640L 刀分离，形成隧道，分离至贲门下约距门齿 45 cm 处。后用 KD-640L 刀在隧道内沿食管右侧壁（距门齿 37～45 cm 处）切开食管环肌和部分纵肌，保持纤维膜完整。隧道内止血后，退出内镜观察贲门口，贲门口稍松弛。给予胃腔及隧道内充分吸气吸水后退出至隧道口，隧道口用 6 枚钛夹纵行夹闭。术后患者常规接受抑酸、抗感染、止血等治疗，进食不畅感较前明显缓解。

病例讨论

　　进食不畅、吞咽困难最常见的病因是食道病变：① 食道动力性疾病。原发性食管动力性疾病如贲门失弛缓症、弥漫性食管痉挛，可伴有胸痛、胸骨后不适、反食等；继发性食管动力性疾病多由结缔组织病累及消化道导致，如硬皮病、皮肌炎、红斑狼疮等，多有皮肤、内脏损害、关节炎等表现。② 食道狭窄。各种原因所致食管腔狭窄，如食管癌、食管黏膜下肿瘤（如间质瘤、平滑肌瘤、纵隔来源肿瘤）压迫食管腔，手术后瘢痕狭窄或反流所致食管狭窄等，均可导致进食不畅，恶性肿瘤多见于中老年人，伴消瘦、贫血等慢性消耗症状。

　　贲门失弛缓症是一种原因不明的原发性食管动力障碍性疾病，以下食管括约肌松弛障碍、食管体部无蠕动为主要特征。常见症状除吞咽困难外，还可能有食物反流及下段胸骨后疼痛或不适，可伴有体重减轻甚至营养不良，多严重影响患者生活质量。需注意其吞咽困难很少有类似食管癌的从固体到流质的规律性吞咽困难发病过程。反食常在进餐时或餐后发生，反流物为潴留在食管内的食物，体位改变即可反流出来，如误吸，则可发生咳嗽、咳痰，甚至吸入性肺炎。重症贲门失弛缓症病程较长时，患者可出现体重减轻，但营养不良一般不严重。

　　贲门失弛缓症在西方发生率有上升趋势，在我国尚缺乏大样本流行病学资料。本病多见于 30～40 岁成年人，男女发病率相似，其他年龄段也可发病。

　　本病例中患者为青年女性，以进食不畅为主诉，进食困难时轻时重，无明显消瘦、贫血，平素无反酸、反流，提示考虑贲门失弛缓症可能。食管钡剂造影为本病的首选诊断方法，有确诊价值，动态造影可见食管的推进性蠕动消失，食管体部远端明显扩张，与近端形成鲜明对比，食管下括约肌（LES）不随吞咽松弛，远端食管光滑变细，如鸟嘴状。胃镜检查是本病鉴别诊断必不可少的方法，可见食管体部扩张，有时腔内可见残留食物及液体，食管下段括约肌持续收缩，贲门紧闭，推镜有阻力感。超声内镜可见食管层次清楚，管壁肌层增厚明显。食管测压可用于协助诊断，其特征性改变可出现在钡剂造影、内镜等检查所见特征性改变之前，对于疾病早期诊断有意义。

　　贲门失弛缓症的治疗方法包括药物治疗、内镜下治疗等。药物治疗可使用硝酸酯类、钙离子拮抗剂，如硝苯地平。药物治疗的短期有效率可达 50%～70%，但长期疗效差，可用于临时缓解或术前准备。内镜下治疗为主要治疗方法：① 肉毒素注射治疗。在内镜下于食管下括约肌的四个象限内注射。超声引导下注射可加强注射的准确性，使肉毒素最大限度发挥效用，但也存在疗效时间短、易复发的问题。② 扩张治疗。探条扩张或球囊扩张，可达到较好疗效，注意有合并穿孔并发症可能。③ POEM 术。通过隧道内镜进行食管下段肌切开的微创技术。该技术创伤小、疗效好、患者恢复快，目前为治疗贲门失弛缓症的首选方法。

专家视野

随着近 10 年的发展，POEM 术已成为一项成熟的内镜治疗技术，目前为贲门失弛缓症治疗的首选方法。确诊贲门失弛缓症的患者均可行 POEM 治疗，如食管扩张明显、既往外科胸腔镜下食管下段贲门肌层切开术（Heller 术）或 POEM 术治疗失败或症状复发、术前接受过肉毒素注射患者均可接受 POEM 治疗，但手术技术难度有所上升。完全、有效、足够的肌切开是保证 POEM 成功及术后疗效的关键。通常肌切开长度为 8~10 cm，至少应超过 EGJ 下方 2 cm。对于曾经接受 POEM 治疗或 Heller 术的患者，为避免手术瘢痕粘连影响，可选择原手术区域对侧进行操作。

术后疗效评估通常于术后 2~4 周进行。主观症状评估可采用症状评分系统，术后 Eckardt 评分 ≤ 3 分者，认为手术有效。客观检查包括胃镜检查、食管测压、钡剂造影等。胃镜检查有助于了解食管创面愈合、贲门阻力情况。食管测压检查，术后 LES 静息压小于或等于 10~15 mmHg 是治疗长期有效的良好预测指标。通过钡剂造影可了解食管扩张、贲门通畅程度。根据复旦大学中山医院的研究，术后良好预测指标包括：年龄小于 40 岁，Ⅱ 型贲门失弛缓症，疾病早期，术后 LES 静息压 ≤ 10~15 mmHg，吞钡 1 min 后残余钡剂高度低于术前基础值的 50%。

术后 6 个月以上 Eckardt 评分 ≥ 4 分者，结合食管测压、X 线钡剂造影、胃镜检查，可考虑诊断为复发。可进一步治疗，包括再次行 POEM 术、球囊扩张术、支架置入等。

参考文献：

［1］徐美东，周平红，姚礼庆.隧道内镜治疗学［M］.上海：复旦大学出版社，2017.

［2］SCHAHEEN L W, SANCHEZ M V, LUKETICH J D. Peroral endoscopic myotomy for achalasia［J］. Thorac Surg Clin, 2018, 28（4）：499-506.

［3］LIU Z Q, LI Q L, CHEN W F, et al. The effect of prior treatment on clinical outcomes in patients with achalasia undergoing peroral endoscopic myotomy［J］. Endoscopy, 2019, 51（4）：307-316.

［4］ZANINOTTO G, BENNETT C, BOECKXTAENS G, et al. The 2018 ISDE achalasia guidelines［J］. Dis Esophagus, 2018, 31（9）: 1–29.

［5］SANAKA M R, PARIKH M P, THOTA P N, et al. Peroral endoscopic myotomy is effective for patients with achalasia and normal lower-esophageal sphincter relaxation pressures［J］. Clin Gastroenterol Hepatol, 2019, 17（13）: 2803–2805.

［6］KROCH D A, GRIMM I S. POEM for achalasia. Am Surg, 2018, 84（4）: 489–495.

［7］CHO Y K, KIM S H. Current status of peroral endoscopic myotomy［J］. Clin Endosc, 2018, 51（1）: 13–18.

病例 74　腹围进行性增大 1 个月

【一般情况】

患者，男，63 岁，已婚，汉族。

【主诉】

腹围进行性增大 1 个月。

【现病史】

患者 1 个月前无明显诱因出现腹胀，腹围进行性增大，左上腹隐痛，疼痛呈阵发性，与进食、体位无明显相关性，伴活动后气促，无腹泻，无恶心、呕吐，无呕血、黑便，无尿黄、皮肤瘙痒，无胸痛、胸闷，无咳嗽、咳痰，无寒战、发热，无皮疹、关节疼痛。至当地医院住院，查生化：谷草转氨酶 687 U/L，谷丙转氨酶 557 U/L，乳酸脱氢酶 479 U/L，总胆红素 29.7 μmol/L，间接胆红素 23.4 μmol/Lmol/L，白蛋白 34.7 g/L。肿瘤标志物：CEA 1.34 ng/ml，AFP 1.21 ng/ml，CA19-9 8.70 U/ml，NSE 18.72 μg/L。抗 ENA 抗体阴性。输血前八项：乙肝核心抗体阳性，自身免疫性肝病抗体阴性。胸部 CT 示：右肺中叶及两下肺炎症，两侧胸腔积液，心包少量积液。全腹部 CT 示：胃体部、胃壁增厚，直肠上段管壁增厚，肝右叶多发小囊肿，双肾多发囊肿，腹膜后多发小淋巴结，胆囊炎，腹、盆腔大量积液，两肺下叶少许炎症，双侧少量胸腔积液，心包少量积液。胃镜示：浅表糜烂性胃炎，十二指肠球降部多发溃疡。肠镜示：糜烂性肠炎。行腹腔穿刺后，腹水生化：白蛋白 13.5 g/L，LDH 95 U/L，ADA 3 U/L。腹水常规：单个核细胞百分比 54.70%，多个核细胞百分比 45.30%。李凡他试验（+）。予以保肝、护胃等治疗，患者自觉症状无明显好转。现为进一步诊治收治入院。病程中患者进食较前减少，睡眠一般，大便基本正常，尿量减少，体重近期无明显变化。

【既往史】

无特殊。

【个人史及家族史】

吸烟 10 年，20 支/d，现已戒；偶有饮酒，2 个月前喝过"土三七"泡过的酒，约 100 g/d，共 2 个月。

【入院查体】

生命体征平稳，浅表淋巴结无肿大，无杵状指（趾），咽部充血，胸廓对称、双侧叩诊清音，双肺呼吸音清，未闻及干、湿性啰音及哮鸣音，心界不大，心音清、律齐、各瓣膜听诊区无杂音，腹膨隆，未见肠型、蠕动波，腹壁软、无压痛，未触及包块，肝、脾未触及，肝区无叩痛，肠鸣音正常，移动性浊音（＋）。其余体格检查大致正常。

【入院分析】

老年男性，腹胀，外院检查明确大量腹水，实验室检查提示肝损害、低蛋白血症，胃镜见十二指肠球部溃疡，主要需鉴别腹水原因：

（1）老年男性，有饮酒、药物服用史，饮酒、服用药物后出现腹胀症状，实验室检查提示肝损伤、低蛋白血症，需考虑肝硬化、酒精性肝病、静脉闭塞性疾病等引起门脉压力升高所致的腹水。

（2）老年男性，缓慢起病，需排除腹腔恶性肿瘤所致腹水。此类腹水多伴有消瘦、贫血等消耗表现，腹水可呈血性，或腹水内可查找到肿瘤细胞。

（3）结核性腹膜炎。多有发热、盗汗、消瘦表现，PPD试验、血清结核抗体、γ干扰素测定阳性可协助诊断。

（4）结缔组织病。常有多浆膜腔积液，并可伴有皮肤损害、内脏损害、关节痛、雷诺现象等。该患者无上述表现，暂可排除。

（5）巴德－基亚里综合征。也可表现为腹腔积液、肝脾大，但影像学检查可发现下腔静脉或肝静脉阻塞部位，可明确诊断。

【院内观察与分析】

血常规：血红蛋白180 g/L，血小板计数65×10^9/L。凝血功能：凝血酶原时间16.60 s，部分凝血活酶活化时间38.10 s，纤维蛋白原1.39 g/L，D-二聚体4.06 mg/L。生化：ALT 81.4 U/L，AST 99.6 U/L，LDH 367 U/L，TBIL 68.9 μmol/L，DBIL 30.0 μmol/L，白蛋白26.7 g/L。肿瘤标志物：CA125 758.3 μ/ml。免疫五项：补体C3 0.552 g/L；甲乙丙丁戊肝指标均阴性。结核指标：阴性。复查腹水常规：白细胞计数0.15×10^9/L，单个核细胞百分比65%。李凡他试验弱阳性。腹水生化：总蛋白14.7 g/L，乳酸脱氢酶70 U/L。结核菌涂片：阴性。腹水肿瘤标志物：CA125 1131 U/mL。腹水中未见恶性肿瘤细胞。完善腹部CTA+CTV（图74-1，图74-2）：肝静脉及其属支显示差，符合肝静脉闭塞改变；腹腔积液；门静脉主干及肠系膜上静脉密度欠均匀，考虑伪影可能；肝脏多发囊肿；左肾囊肿；两肺炎症；两侧胸腔少量积液并两肺下叶局部膨胀不全。入院后予抗凝、改善循环、保肝、利尿、白蛋白支持、PPI护胃治疗后，患者腹水较前消退，病情好转后予出院。

【诊断】

肝小静脉闭塞病（veno-occlusive disease of the liver，VOD）。

【治疗及随访】

3 个月后随访患者，患者腹胀已明显好转，于当地医院复查生化示肝功能恢复正常，腹部 B 超示未见腹水。

病例讨论

根据腹水中血清 - 腹水蛋白梯度（SAAG）可将腹水分为门脉高压性腹水和非门脉高压性腹水两类。门脉高压性腹水（SAAG ≥ 11 g/L）常见于肝硬化引起的门脉高压、心源性腹水、急性肝衰竭、巴德 - 基亚里综合征、门静脉血栓、静脉闭塞性疾病、妊娠脂肪肝等。非门脉高压性腹水（SAAG < 11 g/L）多见于腹腔恶性肿瘤、结核性腹膜炎、胰源性腹水、胆源性腹水等。本病例因患者结核感染指标均阴性，腹水脱落细胞检查未见肿瘤细胞、腹部 CT 也未见肿瘤征象，因此腹腔结核、腹腔恶性肿瘤暂可排除。多次腹水常规检查均提示为漏出液，SAAG > 11 g/L，支持本病例为门脉高压性腹水。腹部 CTV+CTA 示肝静脉及其属支显示差。结合患者既往服用"土三七"病史，考虑诊断为 VOD 可能性大。

VOD 是指肝小叶中央静脉和小叶下静脉等小静脉发生内膜炎及纤维化，导致管腔狭窄、广泛闭塞，引起肝细胞坏死、肝内窦后性门脉高压的肝血管性疾病。在我国，VOD 发病原因多与食用含吡咯双烷生物碱（pyrrolizidine alkaloids，PA）的中草药如土三七相关。在国外，多见于造血干细胞移植或使用大剂量化学治疗或放疗的报道。

VOD 的实验室检查可见肝细胞性黄疸、肝功能不全，血 CA125 升高。其影像学检查的特征性表现为肝静脉变细、管壁增厚、管腔狭窄或闭塞。肝活组织穿刺检查是诊断 VOD 的金标准，但如果在疾病早期穿透或穿刺部位并非坏死最严重部位，可能无法检出肝小静脉壁增厚、管腔狭窄、管壁闭塞等典型表现，仅可见肝窦扩张、淤血、肝细胞坏死等非特异性改变。但结合患者土三七服用史、临床表现及影像学典型特征，同样可做出准确诊断。

VOD 治疗尚无特效措施，目前治疗以抗凝为主，辅以支持、对症处理。应用的抗凝药物如低分子肝素、抗凝血酶Ⅲ、前列腺素 E1 脂微球载体制剂等，其作用有抗血小板聚集，选择性抑制凝血因子 Xa，减轻炎性反应应答，减少缺血再灌注损伤，防止血栓形成等，但也有出血的不良反应。对于严重病例、终末期患者，肝移植是最佳选择。

专家视野

食用土三七所致 VOD 应引起临床医生的重视。目前肝活体组织穿刺为该疾病的诊断金标准，但如有土三七服用史、临床表现及影像学典型表现，也可做出临床诊断。除肝静脉变细、管壁增厚、管腔狭窄或闭塞的特征性改变，有研究进一步观察 VOD 的影像学变化：CT 可见肝脏体积增大、腹水、肝实质密度不均匀减低，门静脉期可表现为全肝呈弥漫性地图状、斑片状增强区和低灌注区；DSA 示肝静脉、下腔静脉显示不清或受压变细，肝内外无异常粗大交通支；超声示肝实质内呈豹纹状低回声区，肝静脉及下腔静脉肝段虽受压变细，但无闭塞，无远端扩张，无异常交通支，无门静脉血流变慢等。因此，结合病史、临床表现及影像学表现可协助诊断 VOD。

　　VOD 目前尚无特效治疗方案。国外报道其病死率高达 64%～90%，死亡原因多为合并多脏器功能衰竭；但国内研究报道病死率为 30%。如 VOD 能早期诊断、治疗，可获得较好预后，降低患者病死率。

参考文献：

［1］COPPELL J A, BROWN S A, PERRY D J. Veno-occlusive disease：cytokines, genetics, and haemostasis［J］. Blood Rev, 2003, 17：63-70.

［2］SENZOLO M, GERMANI G, CHOLONGITAS E, et al. Veno occlusion disease：update on clinical management［J］. World J Gastroenterol, 2007, 13：3918-3924.

［3］陈卫星，杨铭，虞朝辉，等. 土三七致肝小静脉闭塞病 2 例［J］. 中华肝脏病杂志, 2005, 13：394-395.

［4］CHEN Z, HUO J R. Hepatic veno-occlusive disease associated with toxicity of pyrrolizidine alkaloids in herbal preparations［J］. Neth J Medm, 2010, 68：2252-2260.

［5］DELEVE L D, VALLA D C, GARCIA-TSAO G. Vascular disorders of the liver［J］. Hepatology, 2009, 49：1729-1764.

［6］JEVTIC D, ZECEVIC Z, VELJKOVIC D, et al. Veno-occlusive disease in pediatric patients after hematopoietic stem cell transplantation：relevance of activated coagulation and fibrinolysis markers and natural anticoagulants［J］. J Pediatr Hematol Oncol, 2011, 33：227-234.

病例 75 阵发性腹痛 6 天

【一般情况】

患者，女，48 岁，已婚，汉族。

【主诉】

阵发性腹痛 6 天。

【现病史】

患者 2016 年 6 月 30 日晚饭后出现全腹部绞痛，持续不缓解，伴恶心、呕吐，呕吐物为胃内容物，遂由家属送至当地医院就诊，自诉查腹部立位平片未见明显异常（具体报告未见），予以解痉、消炎等对症治疗后症状缓解，解黑便一次，粪便干结、较硬。出院后，患者仍有间断性全腹部疼痛不适，疼痛时有便意，便后缓解，大便 2～3 次/d，粪便黄色糊状，表面无黏液脓血，遂于 2016 年 7 月 4 日至我院就诊，全腹部增强 CT 示：双肾囊肿，盆腔少量积液，余腹未见明确异常。患者自发病以来，精神、食欲尚可，小便正常，体重稳定。

【既往史】

3～4 年前因"子宫肌瘤"于当地医院行"子宫切除术"，手术顺利，术后恢复可。

【个人史及家族史】

无特殊。

【入院查体】

生命体征平稳，浅表淋巴结无肿大，无杵状指（趾），咽部充血，胸廓对称、双侧呼吸动度一致、语颤均等、双侧叩诊清音，双肺呼吸音清，未闻及干、湿性啰音及哮鸣音，心界不大，心音清、律齐、各瓣膜听诊区无杂音，腹平坦，未见肠型、蠕动波，左下腹轻压痛，无反跳痛，未触及包块，肝、脾未触及，肝区无叩痛，肠鸣音正常。其余体格检查大致正常。

【入院分析】

中年女性，急性起病，腹痛，须首先鉴别消化系统疾病：

（1）溃疡性结肠炎。多见于中青年人，缓慢起病，病程长，易反复，主要表现为腹痛、黏液脓血便，肠镜表现为自直肠开始逆行向上的结肠黏膜充血、水肿、呈沙砾样外观，血管纹理消失，病变连续，但该患者起病急、病程短，不符合溃疡性结肠炎表现。

（2）急性细菌性肠炎。如细菌性痢疾、沙门菌肠炎等，由各种细菌感染，急性发作时腹痛、发热明显，粪便检查可分离出致病菌，抗生素治疗效果良好。

（3）急性出血坏死性肠炎。是以广泛出血、坏死为特征的肠道急性蜂窝组织炎症，病变主要位于小肠，起病急、病情重，临床表现可有腹泻、腹痛、便血、发热、呕吐、腹胀。本病例患者一般情况可，无发热，暂可排除。

【院内观察与分析】

除上述常见腹痛疾病，缺血性肠病也是中老年患者的常见病之一。主要表现为腹痛，常突发，疼痛部位位于脐周和下腹部，阵发性，有时伴便血，粪便呈鲜红或暗红色。患者入院后完善血常规、生化、凝血功能、尿常规、肿瘤指标、结核感染指标 T-Spot、血清 CMV、EBV、粪便培养均无明显异常。粪常规：粪便硬、胨状，粪隐血试验阳性。抗核抗体分型及抗 ENA 抗体示：抗核抗体（ANA）斑点型，抗核抗体滴度（ANA-T）1∶100，抗着丝点抗体阳性，抗 SmD1 抗体阳性。血沉 54.00 mm/h。C 反应蛋白 11.10 mg/L。肠镜所见（图 75-1）：距肛门 20 ~ 35 cm 处肠腔见深溃疡及铺路石样隆起，占管腔全周；表面充血水肿，黏液附着；余肠腔未见明显异常。腹部增强 CT（图 75-2）：双肾囊肿，盆腔少量积液；余腹未见明确异常。患者为中年女性，急性起病，腹痛伴便血，查体提示左下腹有轻压痛，肠镜明确乙状结肠溃疡、充血、水肿，余结肠黏膜正常。腹部 CT 未见特殊阳性表现。全腹 CTA 未见明显异常。结核、巨细胞病毒、EB 病毒、粪便细菌培养指标阴性，暂排除肠道感染。

【诊断】

缺血性结肠炎。

【治疗及随访】

予以禁食、营养支持、修复肠道黏膜、改善循环及其他对症支持治疗，患者病情好转。因患者存在自身免疫抗体指标阳性，请风湿科会诊示：患者抗核抗体滴度低，无关节病、口腔溃疡、皮疹表现，诊断自身免疫病依据不足，建议定期原治疗方案，定期复查自身免疫抗体。3 个月后复查肠镜未见结肠黏膜异常（图 75-3）。

病例讨论

缺血性肠病是由各种原因引起小肠、结肠血液供应不足导致不同程度的肠壁局部组织坏死和一系列症状的疾病。本病例患者病变部位位于结肠，属缺血性结肠炎。多种病因可导致肠道血液供应障碍：肠系膜栓塞、血栓形成导致持续性供血不足，休克、低血压、肠腔内压力升高（便秘、腹泻）、血管痉挛造成暂时性供血不足，或者避孕药物等也可能使得肠道血液供应障碍。本病的发生还取决于缺血时间长短、缺血程度、侧支循环的建立、肠壁代谢状态。本病是 60 岁以上患者发生腹痛、便血的原因之一，患者多伴有心血管功能不全。根据缺血情况不同，缺血性结肠炎可分为坏死型、狭窄型、短暂自限型三类。本例患者病情轻，治疗后恢复快，其所患缺血性结肠炎属于短暂自限型。

肠镜检查对本病有协助诊断意义，但坏死型为肠镜禁忌证。本病好发于以脾区为中心的左侧或右侧结肠，呈区域性、局限性分布于某肠段，其次为升结肠上部、直肠乙状结肠移行部。内镜下表现为红色瘀斑，融合后出现蓝紫色小结节，之后可有糜烂、溃疡，病变与正常黏膜分界清楚，随访观察病变恢复快。

缺血性结肠炎的初期治疗以支持治疗为主，包括补液，营养支持，维持水、电解质平衡，必要时给予抗生素抗感染，如合并肠梗阻，应禁食、胃肠减压。大部分短暂型缺血性结肠炎患者治疗效果良好。如患坏死型缺血性结肠炎，则应立即手术治疗。

专家视野

缺血性肠病属肠道血管性疾病，分为急性肠系膜缺血、慢性肠系膜缺血、缺血性结肠炎三类。缺血性肠病发病率较低，好发于老年人，随着我国人民生活方式改变、饮食结构改变，老龄人口增加，该病发病率近年有所上升。我国一项研究表明，在老年患者中，缺血性结肠炎最常见，其次为急性肠系膜缺血。缺血性结肠炎的风险因素包括年龄大于 60 岁，糖尿病，高血压，低蛋白血症，需药物干预的慢性便秘等。目前多篇关于缺血性结肠炎的报道中均提到，大多数缺血性结肠炎为短暂自限性缺血性结肠炎，经治疗后预后良好，2 周内可完全恢复。但如伴有肠管坏死，则必须外科干预，且病死率可高达 30%。

参考文献：

［1］TROTTER J M, HUNT L, PRTER M B. Ischaemic colitis ［J］. BMJ, 1969, 3（5662）: 68.

［2］MISIAKOS E P, TSAPRALIS D, KARATZAS T, et al. Advents in the diagnosis and management of ischemic colitis ［J］. Front Surg, 2017, 4（4）: 47.

［3］DIAZ NIETO R, VARCADA M, OGUNBIYI G, et al. Systematic review on the treatment of ischaemic colitis ［J］. Colorectal Dis, 2011, 13（7）: 744-774.

［4］NIKOLIC A L, KECK J O. Ischaemic colitis: uncertainty in diagnosis, pathophysiology and management ［J］. ANZ J Surg, 2018, 88（4）: 278-283.

［5］刘献民，张瑜，白艳丽，等. 老年缺血性肠病患者的临床特点分析 ［J］. 中华全科医师杂志, 2018, 17（7）: 538-543.

［6］MARSTON A, PHEILS M T, THOMAS M C. Ischemic colitis ［J］. Gut, 1966, 7: 1-10.

病例76 十二指肠淋巴管瘤

【一般情况】

患者，男，29岁，已婚，汉族。

【主诉】

反复恶心10余年。

【现病史】

患者10年前无明显诱因出现恶心症状，受凉后或应激时自觉恶心症状加重，偶伴嗳气，无反酸，无呕吐，无腹痛、腹泻，无呕血、黑便，未予重视。在当地医院做胃镜检查提示慢性胃炎（未见正式报告），未予特殊处理。5年前在外查胃镜示：慢性胃炎；十二指肠降部隆起（性质待定）；幽门螺杆菌（＋）。病理示：（十二指肠降部）十二指肠黏膜、黏膜固有层内多个淋巴管扩张；（窦大）轻度慢性浅表性胃炎。患者起病以来，精神、食欲可，二便正常，体重稳定。

【既往史】

无特殊。

【个人史及家族史】

无特殊。

【入院查体】

生命体征平稳，浅表淋巴结无肿大，无杵状指（趾），咽部充血，胸廓对称、双侧呼吸动度一致、语颤均等、双侧叩诊清音，双肺呼吸音清，未闻及干、湿性啰音及哮鸣音，心界不大，心音清、律齐，各瓣膜听诊区无杂音，腹平坦，未见肠型、蠕动波，腹壁软、无压痛、未触及包块，肝、脾未触及，肝区无叩痛，肠鸣音正常。其余体格检查大致正常。

【入院分析】

青年男性，反复恶心，须首先鉴别消化系统疾病。

（1）青年，反复恶心，应鉴别消化性溃疡、幽门梗阻等，但本例中患者无腹痛，恶心不伴呕吐、呕血、黑便等病史，外院多次查胃镜未见溃疡、幽门梗阻表现。

（2）肠道疾病，如肠梗阻、腹型过敏性紫癜等，但该患者始终无腹痛表现，排便正常，病程中无皮疹出现。

（3）肝胆胰疾病，如肝炎、肝硬化、肝淤血、胆囊炎、胰腺炎，但患者无烟酒嗜好，无肝炎病史，体格检查无阳性体征。

（4）中枢神经系统疾病，如颅内感染、脑血管疾病、颅脑损伤等，但患者无相关临床表现。

（5）全身性疾病，如尿毒症、糖尿病酮症酸中毒、肾上腺皮质功能不全，低钠血症等，但患者无相关病史，也无相关临床表现。

【院内观察与分析】

患者入院前胃镜检查示十二指肠降部隆起，病理示黏膜固有层内多个淋巴管扩张（图76-1）。遂重点明确该病变性质。进一步完善相关检查。① 小肠 CT 示：十二指肠降部囊样低密度影，呈多房性，分隔强化；结合病史，考虑淋巴管瘤；乙状结肠管壁稍增厚；肝脏小囊肿。小肠 MR 示：十二指肠降部压脂稍低信号影；肝脏小囊性灶；乙状结肠炎症可能。MRCP 未见明显异常，排除了胆胰系统疾病。超声胃镜示：十二指肠降部黏膜下病变，起源于黏膜下层（淋巴管瘤可能）。结合此前活检病理所见，考虑临床诊断为十二指肠淋巴管瘤。

【诊断】

十二指肠淋巴管瘤可能。

【治疗及随访】

与患者及家属沟通后，告知考虑良性病变可能，患者及家属表示愿意切除病变并承担相关风险。排除禁忌后，行内镜下治疗。术后病理（图76-2）：淋巴管瘤。术后半年复查胃镜示（图76-3）：球降交界处内镜治疗部位无明显痕迹。术后随访，患者未再出现恶心等不适症状，疾病痊愈。

病例讨论

恶心是临床常见症状，常伴随呕吐，但也可仅有恶心而无呕吐。引起恶心的消化系统疾病有：① 咽部疾病。如吸烟、鼻咽部炎症或溢脓刺激咽部。② 胃十二指肠疾病。急、慢性胃肠炎，消化性溃疡，急性胃扩张，幽门梗阻等，多伴有上腹痛，梗阻时合并呕吐宿食，胃镜可明确诊断。③ 肝胆胰疾病。肝硬化、肝淤血、急慢性胆囊炎、胰腺炎等，多有相关病史如肝炎病史、心功能不全病史，或有油腻饮食史等，肝功能、淀粉酶异常有助于诊断，保肝、抗感染等对症治疗可缓解。引起恶心的其他系统疾病包括：① 中枢神经系统疾病，如脑炎、脑膜炎、脑出血、脑栓塞等，可合并意识障碍、发热、偏瘫等神经系统症状，头颅 CT 及脑脊液检查可协助诊断，减轻颅内压可缓解症状。② 全身性疾病，如糖尿病酮症酸中毒。有糖尿病史，血糖控制不良，随机血糖明显升高及尿酮阳性、动脉血气分析示代谢性酸中毒可协助明确诊断，补液、降糖、纠酸治疗有效。

十二指肠淋巴管瘤（lymphangioma）是一种相对罕见的疾病，属于十二指肠的良性肿瘤。通常认为淋巴管瘤发生是由于淋巴管阻塞或淋巴组织发育不良，缺乏与淋巴系统交通支。病理学特征表现为黏膜下扩张的淋巴管。淋巴管瘤根据病理表现可分为三种类型：毛细管型、海绵型和囊状型。十二指肠淋巴管瘤为黏膜下肿瘤，多呈白色颗粒状表面，有时内镜下使用活检钳挤压可见白色液体自白色颗粒表面溢出。

淋巴管瘤为良性肿瘤，除非合并感染、出血或瘘等，很少需要特殊治疗。如肿瘤体积迅速增长往往由淋巴液流速增加或感染等因素阻塞淋巴回流通道导致。也曾经有报道发现肿瘤组织呈出芽方式侵犯周边组织，但无恶性肿瘤表现。

专家视野

淋巴管瘤的发生与淋巴组织发育不良、淋巴管阻塞相关。淋巴管瘤为良性肿瘤，多发生于颈部、腋下。消化道淋巴管瘤的发生率极低，十二指肠淋巴管瘤发生更为罕见。曾有学者报道，淋巴管瘤仅占十二指肠病变的 0.4%。其临床表现可能包括恶心、腹痛、黑便，十二指肠乳头部位的淋巴管瘤可继发胰腺炎等。影像学诊断对小肠淋巴管瘤的敏感性不高，曾有报道，39 例小肠淋巴管瘤中，仅 3 例有影像学阳性表现。内镜下表现多可协助十二指肠淋巴管瘤的诊断，其内镜下所见为黏膜下肿瘤样隆起，表面黏膜光滑，呈白色颗粒状，活检钳触之质地稍韧，加压后有时可见乳白色液体自白色颗粒表面溢出。因扩张的淋巴管多位于黏膜或黏膜下，活检病理可见扩张的淋巴管，能够确诊。

因淋巴管瘤为良性疾病，常不需特殊处理，如有临床症状，局部切除即可。十二指肠部位的淋巴管瘤可经内镜下治疗实现完整切除。

参考文献：

［1］IKURA Y, HASHIMOTO T, TAKAMINE Y, et al. Lymphangioma of the duodenum：report of a case［J］. Surg Today, 1994, 24（2）：160-163.

［2］NOUJAIM M G, HANNA E, FARAJ W, et al. Solitary cavernous lymphangioma of the duodenum：a case report［J］. Acta Gastroenterol Belg, 2015, 78（1）：60-61.

［3］DAVIS M, FENOGLIO-PREISER C, HAQUE A K. Cavernous lymphangioma of the duodenum：case report and review of the literature［J］. Gastrointest Radiol, 1987, 12（1）：10-12.

［4］TERADA T. Pathologic observations of the duodenum in 615 consecutive duodenal specimens：I. benign lesions［J］. Int J Clin Exp Pathol, 2012, 5（1）：46-51.

［5］IWAMURO M, KAWAI Y, TAKATA K, et al. Observation of lymphangioma of the duodenum by a magnifying endoscope with a narrow-band imaging system［J］. Case Rep Gastroenterol, 2013, 7（2）：229-233.

［6］BREIDAHL W H, MENDELSON R M. Retroperitoneal lymphangioma［J］. Australas Radiol, 1995, 39：187-191.

［7］SRIRAM P V, WEISE C, SEITZ U, et al. Lymphangioma of the major duodenal papilla presenting as acute pancreatitis：treatment by endoscopic snare papillectomy［J］. Gastrointest Endosc, 2000, 51：733-736.

病例 77　进食梗噎感 4 年

【一般情况】

患者，男，43 岁，已婚，汉族。

【主诉】

进食梗噎感 4 年。

【现病史】

患者近 4 年来进干食时反复出现梗噎感，流质饮食尚可，症状间断发作，一直未予重视。平时无胸骨后疼痛，无恶心、呕吐，无反酸、嗳气，无腹痛、腹胀、腹泻，无心慌、胸闷、气喘，无畏寒、发热，无咳嗽、咳痰，无头晕、头昏，无肢体麻木及意识障碍，为进一步诊治收入消化科。病程中患者食纳、睡眠、体力可，大小便外观正常，近期体重无明显变化。患者自发病以来，精神、食欲好，二便正常，体重稳定。

【既往史】

患者曾行"声带息肉"手术。

【个人史及家族史】

无特殊。

【入院查体】

生命体征平稳，浅表淋巴结无肿大，无杵状指（趾），咽部充血，胸廓对称、双侧呼吸动度一致、语颤均等、双侧叩诊清音，双肺呼吸音清，未闻及干、湿性啰音及哮鸣音，心界不大，心音清、律齐、各瓣膜听诊区无杂音，腹平坦，未见肠型、蠕动波，腹壁软、无压痛、未触及包块，肝、脾未触及，肝区无叩痛，肠鸣音正常。其余体格检查大致正常。

【入院分析】

中年男性，进食梗噎感，须首先鉴别消化系统疾病。

（1）伴食管狭窄的反流性食管炎：多有长期反流病史，反流物多呈酸臭味，有时可含胆汁，但该患者无反流病史，暂不支持该诊断。

（2）结缔组织病：多见于青年女性，应考虑结缔组织病，如硬皮病、SLE、皮肌炎、淀粉样变形都可出现吞咽苦难、胸痛、反食等，但多有长期不规则发热、关节痛、皮肤和内脏损害病史，实验室可发现免疫球蛋白增高，食管测压可有助于鉴别。

（3）弥漫性食管痉挛：为一种原发性食管动力性障碍击疾病，食管造影可见开塞钻样表现，食管测压可协助诊断。

（4）贲门失弛缓症：以下食管括约肌松弛障碍和食管体部无蠕动为特征的食管动力疾病，主要表现为吞咽困难、食管反流、胸骨后疼痛等，食管造影可见"鸟嘴征"，食管测压亦可协助确诊。

（5）食管癌：多见于中老年人，也呈吞咽困难，消瘦、贫血等，内镜检查可明确。

【院内观察与分析】

患者入院后完善相关检查，血常规、生化、肿瘤标志物、凝血功能均未见异常。胃镜检查示（图 77-1）：距门齿 30～32 cm 处见一巨大憩室，憩室黏膜光滑。胸部 CT 示（图 77-2）：食管中段管腔扩张，其内见部分食物影，考虑憩室可能。

【诊断】

食管憩室。

【治疗及随访】

患者入院后排除禁忌，行内镜经黏膜下隧道憩室间脊切开术（submucosal tunneling endoscopic septum division，STESD）。手术方式如下：内镜前端置放透明帽，使用 I 型海博刀于距门齿 27 cm 处黏膜下注射生理盐水＋靛胭脂，用海博刀切开黏膜层，形成一竖切口，分离黏膜下层后形成一隧道，隧道内见憩室处固有肌层缺损，下缘处形成一脊，继续往脊下分离黏膜下层约 3 cm 后用海博刀切开憩室下缘的脊，分离至脊消失，隧道内热钳止血，隧道口用钛夹纵行夹闭，确认没有活动性出血后退镜。

术后 6 月随访患者未诉进食梗噎、反流等不适，复查胃镜示（食管）距门齿 30～33 cm 处见食管憩室术后改变，食管腔扩大，原憩室基底与食管腔基本平齐（图 77-3）。

病例讨论

该病例通过胃镜检查明确诊断为食管憩室。食管壁局限性全层膨出为真性食管憩室，黏膜和黏膜下层自薄弱的肌层疝出则为假性食管憩室。食管憩室较少见，男性发病率较女性高。按照憩室发生部位，可分为三类：咽下部憩室（又称为 Zenker 憩室）、食管中段憩室和膈上憩室。国外以 Zenker 憩室多见，而我国以食管中段多见。食管中段憩室可能由邻近纵隔、气管、支气管淋巴结炎症、粘连或疤痕收缩向外牵拉导致，属真性憩室。

憩室小且无并发症者常无明显症状，部分患者早期可有吞咽时胸骨后异物感或刺激性咳嗽，憩室增大或引流不畅时可有吞咽困难、食物反流，夜间反流可导致吸入性肺炎。憩室可并发憩室炎、瘘管形成、癌变、脓肿、出血、穿孔等。本例患者暂未观察到憩室并发症。

食管 X 线钡剂造影检查、胃镜检查均可诊断食管憩室。内镜下可见食管壁有憩室开口，憩室口与食管腔间常有一脊突样间隔，周围肌力增强、蠕动减少。

一般憩室小而无症状、无并发症的患者无须特殊治疗，如出现食物潴留或夜间反流症状，可先行保守治疗，如清淡饮食、PPI 抑酸、体位引流等。以往对于内科保守治疗无效或合并严重并发症患者，需采取外科手术治疗。本例患者采用的内镜经黏膜下隧道憩室间脊切开术是 2016 年新开展的内镜技术。其操作方法为：距食管憩室间脊 3 cm 处，行黏膜下注射病切开黏膜，朝向室间脊建立黏膜下隧道，脊暴露满意后，内镜分离至憩室底部，夹闭隧道入口处黏膜。

专家视野

对于 Zenker 憩室，近年来的报道认为相较传统外科手术，内镜下治疗 Zenker 憩室可降低穿孔并发症的发生率，但长期复发率仍有 25%。

对于食管中段憩室，传统的内镜下治疗方法包括针刀、氩气刀进行间脊切开术。内镜经黏膜下隧道憩室间脊切开术是由我国复旦大学中山医院内镜中心首创并报道的内镜治疗技术，主要针对食管中段憩室的治疗。自 2016 年开始，该方法已用于治疗数名食管憩室患者。该方法保留了憩室的黏膜层，避免了穿孔并发症，并能使间脊切开更彻底。中山医院对于这些患者进行回顾性分析，内镜经黏膜下隧道憩室间脊切开术对于食管憩室短期疗效良好，术后患者症状评分可明显下降，但该方法的远期疗效仍需进一步随访观察。

参考文献：

［1］蔡明琰，徐美东，李全林，等.内镜经黏膜下隧道憩室间脊切开术治疗食管憩室初探［J］.中华胃肠外科杂志,2017,20（5）:530-534.

［2］LI L Y, YANG Y T, QU C M, et al. Endoscopic needle-knife treatment for symptomatic esophageal Zenker's diverticulum: a meta-analysis and systematic review［J］. J Dig Dis, 2018, 19（4）: 204-214.

［3］ISHAQ S, HASSAN C, ANTONELLO A, et al. Flexible endoscopic treatment for Zenker's diverticulum: a systematic review and meta-analysis［J］. Gastrointestinal Endoscopy, 2016, 83（6）: 1076-1089.

［4］TABOLA R, LEWANDOWSKI A, CIROCCHI R, et al. Zenker diverticulum：experience in surgical treatment of large diverticula［J］. Medicine, 2018, 97（19）：e0557.

［5］HUBERTY V, EL B S, BLERO D, et al. Endoscopic treatment for Zenker's diverticulu：long-term results（with video）[J］. Gastrointest Endosc, 2013, 77（5）：701-707.

［6］ISHIOKA S, SAKAI P, MALUF F F, et al. Endoscopic incision of Zenker's diverticula［J］. Endoscopy, 1995, 27（6）：433-437.

［7］MOU Y, ZENG H, WANG Q, et al. Giant mid-esophageal diverticula successfully treated by per-oral endoscopic myotomy［J］. Surg Endosc, 2016, 30（1）：335-338.

病例 78　食管病变 EPMR 术后 3 年，发现食管病变 1 个月

【一般情况】

患者，女，65 岁，已婚，汉族。

【主诉】

食管病变 EPMR 术后 3 年，发现食管病变 1 个月。

【现病史】

患者 2013 年因食管不典型增生在我院行食管病变 EPMR 术，术后恢复佳，无反酸、恶心、呕吐、腹痛等不适。出院后定期复查胃镜，2016 年 6 月 15 日胃镜检查示：距门齿 30 cm 处食管左侧壁可见术后疤痕；距门齿 32 cm 处食管后壁局部黏膜充血、糜烂（图 78-1）；距门齿 35 cm 处食管右侧壁局部黏膜粗糙（图 78-2）；贲门未见异常；胃窦部黏膜红白相间。超声所见：距门齿 32 cm 及 35 cm 处黏膜层次结构清晰，未见异常回声结构，固有肌层完整。诊断：① 食管病变性质待定，② 慢性胃炎。病理示：（距门齿 28 cm 处）食道黏膜慢性炎，伴鳞状上皮中至重度不典型增生；（距门齿 30～31 cm 处）食道黏膜慢性炎，伴鳞状上皮轻至中度不典型增生。现为进一步诊治收入消化科。病程中，患者精神可，饮食、睡眠良好，偶有反酸、嗳气，无腹痛、腹泻，大小便外观未见明显异常，体重无明显增减。

【既往史】

1979 年因"阑尾炎"行阑尾切除术，2002 年因"子宫肌瘤"行手术治疗。2013 年因食管不典型增生行食管病变 EPMR 术。

【个人史及家族史】

无特殊。

【入院查体】

生命体征平稳，浅表淋巴结无肿大，无杵状指（趾），咽部充血，胸廓对称、双侧呼吸动度一致、语颤均等、双侧叩诊清音，双肺呼吸音清，未闻及干、湿性啰音及哮鸣音，心界不大，心音清、律齐、各瓣膜听诊区无杂音，腹平坦，未见肠型、蠕动波，腹壁软、无

压痛、未触及包块，肝、脾未触及，肝区无叩痛，肠鸣音正常。其余体格检查大致正常。

【入院分析】

老年女性，既往有食管早癌 EPMR 术史。此次行胃镜检查再次发现食管病变，病理示中至重度不典型增生。入院诊断明确。

【院内观察与分析】

入院后完善超声胃镜检查：距门齿 30 cm 处食管左侧壁可见术后疤痕，距门齿 32 cm 处食管后壁局部黏膜充血、糜烂，距门齿 35 cm 处食管右侧壁局部黏膜粗糙。病变处黏膜层次结构清晰，固有肌层完整。病变局限于黏膜层，不连续分布于食管中段。

【诊断】

食管鳞状上皮中至重度不典型增生。

【治疗及随访】

入院后排除禁忌，行内镜下食管病变射频消融术，手术过程如下：胃镜见食管中段黏膜粗糙，给予食管全程染色，食管距门齿 26～31 cm 处可见花斑样淡染，其中距门齿 30 cm 处环周黏膜不着色。碘染后，标记，用 Barrx90 电极片（尺寸 20 mm × 13 mm）进行消融治疗（104 W，12 J/cm^2），每个部位消融时间 300 ms，消融一次后清除病灶面，然后再进行消融，共 36 次完成手术。经过顺利，治疗范围为距门齿 25～31 cm 的食管（图 78-3）。术后予禁食 24 小时、PPI 抑酸、止血、补液、营养支持等对症治疗，患者恢复良好，后予出院。

患者术后 6 个月复查胃镜示（图 78-4）：距门齿 24 cm 处右侧壁见白色疤痕；距门齿 26～27 cm 处后壁局灶黏膜粗糙，有糜烂；给予卢戈氏碘液染色后距门齿 26～28 cm 处右侧壁及后壁局灶黏膜不着色。活检病理示低级别上皮内瘤变。术后 18 个月复查胃镜示（图 78-5）：距门齿 22 cm、26 cm 处各见一环形狭窄，表面黏膜光滑；距门齿 31 cm 处见一白色疤痕，疤痕处管腔稍狭窄，镜身能通过，齿状线清晰；予卢戈氏液染色后距门齿 26 cm 处左右见散在不规则不染区，距门齿 31 cm 疤痕处见不染区。活检病理示：距门齿 26 cm、31 cm 处鳞状上皮乳头状增生。

病例讨论

食管鳞状上皮中到重度不典型增生属癌前病变。早期食管癌指癌变局限于黏膜层内而未突破黏膜肌层。二者均应进行早期治疗。早期食管癌（SCCA）内镜下常表现为黏膜粗糙、糜烂、白斑等。在白光内镜下，早期食管癌和癌前病变处的黏膜与周围正常黏膜差异较小，多数早期食管癌呈扁平状。内镜下以卢戈氏碘溶液喷洒染色，观察食管黏膜染色情况，正常黏膜呈棕色，病变黏膜不着色。研究表明，所有的早期食管癌和大多数食管鳞状上皮不典型增生碘染后不着色。如内镜下碘染发现有食管黏膜不着色区域应进行多点靶向活检，进一步病理诊断。近年，窄带成像技术对早期食管鳞状上皮癌的检出率与碘染色色素内镜相当。

目前早期食管癌和癌前病变的微创治疗技术主要包括内镜下黏膜切除术（endoscopic mucosal resection，EMR）、内镜黏膜下剥离术（endoscopic submucosal dissection，ESD）。其他方法包括氩离子凝固术（argon plasma coagulation，APC）、射频消融术（radiofrequency ablation，RFA）等。EMR指内镜下将黏膜病灶整块套切，EPMR指内镜下将黏膜病灶分块套切。EPMR用于传统EMR不能一次完整切除的较大病灶，适用于直径大于2 cm的平坦病变，但分片切除的组织标本难以复原，故而难以评估根治效果，易导致病变局部残留或复发。ESD是在进行黏膜下注射后使用电刀将病变黏膜完整剥离切除，术后标本完整，可做到病理复原，能够很好地评估切除效果。RFA采用射频消融方法，既往主要应用于巴雷特（Barrett）食管及其不典型增生的治疗，但近年来陆续有研究表明其对于食管鳞状上皮早期癌及癌前病变也可达到很好的缓解效果。RFA通过热效应导致黏膜病变凝固、坏死，消融深度可达0.5～1.0 mm，达到损毁黏膜病灶的效果，对于早期食管癌是安全有效的治疗方式。但其术后无法获得标本，无法评估疗效。

专家视野

RFA是一种通过热效应导致黏膜病变凝固、坏死的治疗方式，既往主要用于巴雷特食管及其不典型增生的治疗。一项欧洲的多中心研究表明：联合使用RFA和EMR治疗巴雷特食管引发的高级别上皮内瘤变及早期腺癌患者共132例，平均随访27个月，完全缓解率为98%，局部复发率为3%，淋巴转移率为0。我国的研究报道显示，RFA在食管和胃低级别上皮内瘤变治疗中，轻、中度不典型增生病灶消除率达92.3%。国外一项研究表明，RFA治疗0—Ⅱb型食管鳞状上皮早期癌和癌前病变，术后1年完全缓解率达87%～97%，狭窄发生率为19%～21%。但RFA治疗受浸润深度限制，对于黏膜下层早期癌的治疗受限，同时因缺乏病理标本，影响病变的分期判断。RFA对于食管早期癌及癌前病变的疗效仍需要大规模临床研究、远期疗效观察，以进行进一步探讨。

参考文献：

［1］李隆松，柴宁莉，令狐恩强，等.射频消融术联合内镜下黏膜剥离术治疗食管早癌1例［J］.中华胃肠内镜电子杂志，2016，3（4）：181-183.

［2］王强，童强，李胜保，等.内镜染色指示下射频治疗食管不典型增生的研究［J］.临床消化病杂

志，2007, 19（3）: 155-156.

[3] PHOA K N, POUW R E, BISSCHOPS R, et al. Multimodality endoscopic eradication for neoplastic Barrett oesophagus: results of an European multicenter study（EURO-II）[J]. Gut, 2015, 65（4）: 555-562.

[4] BERGMAN J J, ZHANG Y M, HE S, et al. Outcomes from a prospective trial of endoscopic radiofrequency ablation of early squamous cell neoplasia of the esophagus [J]. Gastrointest Endosc, 2011, 74（6）: 1181-1190.

[5] HE S, BERGMAN J J, ZHANG Y, et al. Endoscopic radiofrequency ablation for early squamous cell neoplasia of safety and effectiveness from a large prospective trial [J]. Endoscopy, 2015, 47（5）: 398-408.

病例影像学、病理等检察图片

病例 1

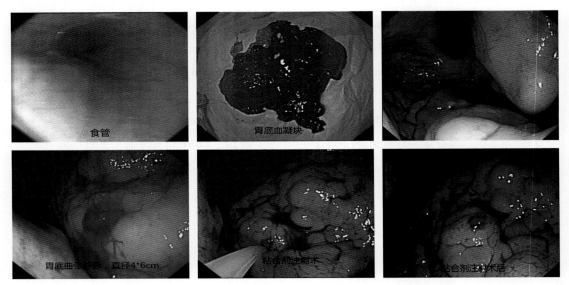

食管

胃底血凝块

胃底曲张静脉，直径4*6cm

粘合剂注射术

粘合剂注射术后

图 1-1　胃镜下检查及止血治疗

注：胃底及胃体见多条静脉曲张团，见血凝块及陈旧性出血，予三明治夹心法注射粘合剂 4 ml，拔针后喷血，再注射 2 ml 出血停止。

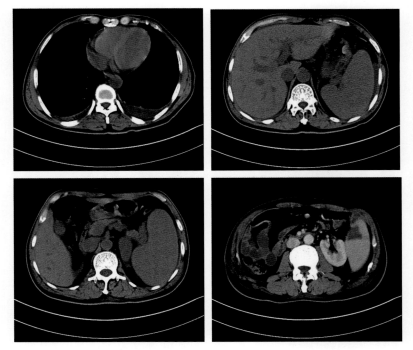

图 1-2　腹部 CT

注：未见肝硬化表现，脾肿大，局部斑片状低密度影，梗死可能性大；食管胃底静脉曲张（脾静脉明显增宽，胃底部静脉局部增粗扭曲）。

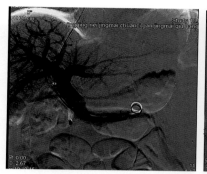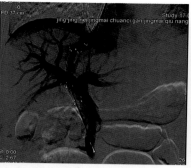

图 1-3　TIPS

注：门静脉主干及其分支血流通畅，胃冠状静脉未显影门静脉血经分流道向肝右、下腔静脉回流；术前门静脉主干压力为 16 cm H_2O，术后为 14 cm H_2O。

病例 3

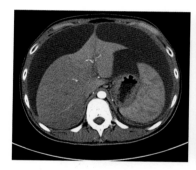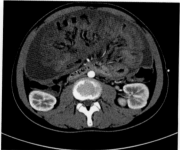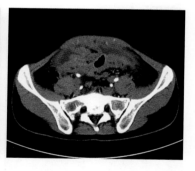

图 3-1　腹部 CT

注：大量腹水，左侧少量胸腔积液。所示肠管向肠系膜根部聚拢，管壁增厚，网膜增厚。乙状结肠管壁增厚，周围结构紊乱。

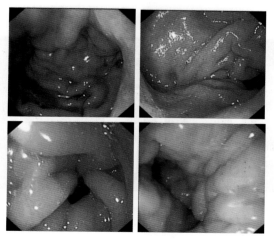

图 3-2　胃镜下检查及止血治疗

注：胃体腔明显缩小，黏膜肿胀增大，胃窦黏膜肿胀粗大。

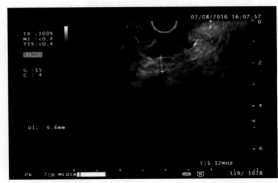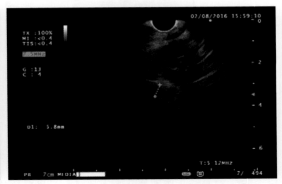

图 3-3　超声胃镜

注：腹腔内见大片状液性暗区，胃底体交界至胃体大弯侧胃壁增厚，第2~4层呈低回声改变，局部融合层次不清。

病例 4

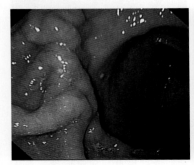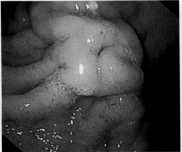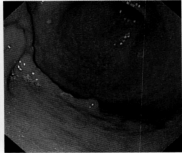

图 4-1　胃镜

注释：窦体交界前壁及大弯近胃角见巨大不规则条状隆起，黏膜纠集，局部见一枚大小约0.2 cm×0.3 cm 息肉。

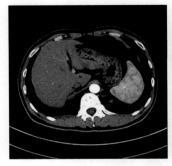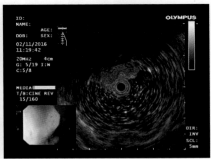

图 4-2　上腹 CAT

注：未见明显异常。

病例 8

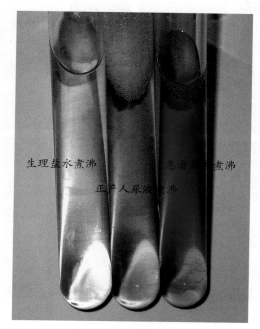

生理盐水煮沸　　　　患者尿液煮沸
正产人尿液煮沸

图 8-1　尿卟胆原检查

注：将生理盐水、正常人尿液及患者尿液酸化煮沸如图，患者尿液色呈典型的樱桃红色。

病例 9

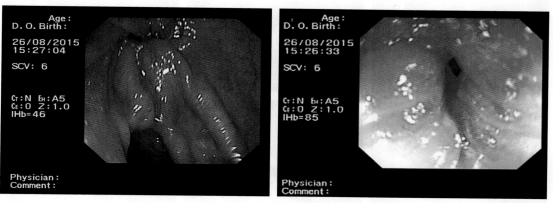

图 9-1　肠镜检查

注：横结肠近肝曲可见一瘘口样改变，周围黏膜明显充血水肿。

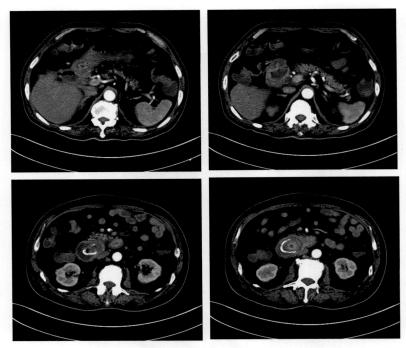

图 9-2　全腹部 CT

注：胆囊显示欠清，胆囊窝周围见较多气体影，十二指肠降部与水平部交界处见结节状高密度影，大小约 4.2 cm×2.8 cm，其上端肠腔稍扩张。

病例 10

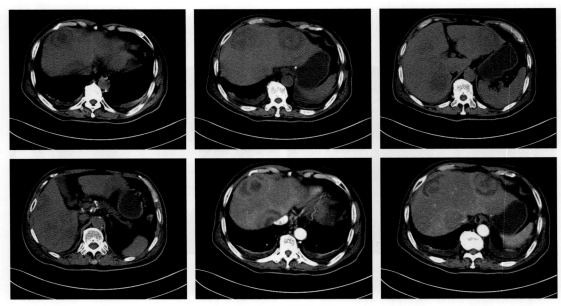

图 10-1　腹部 CT

注：肝内多发类圆形低密度影，其内密度不均，边界尚清，增强环形强化，可见三环征。

病例 11

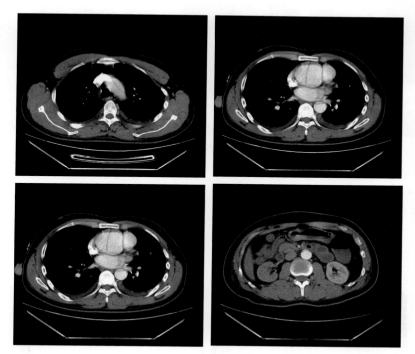

图 11-1　胸腹部 CTA

注：自升主动脉至双侧髂总动脉管腔内见内膜片撕脱移位，部分层面假腔内见血栓形成。腹腔干及肠系膜上动脉、肠系膜下动脉均发自假腔，起始部管腔内充盈缺损。

病例 12

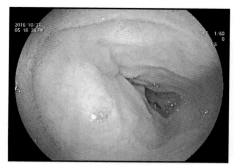

图 12-1　经肛双气囊小肠镜

注：回肠黏膜散在点片状充血，黏膜下血管显露、迂曲。

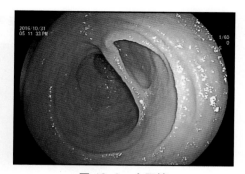

图 12-2　小肠镜

注：距回盲瓣 50 cm 见一憩室，镜身无法到达憩室盲端，所见憩室内黏膜尚光整。

病例 13

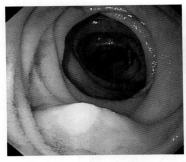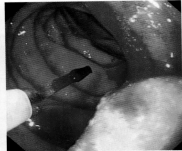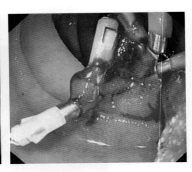

图 13-1　经口小肠镜

注：a. 十二指肠空肠上段黏膜分别见一隆起性病变，表面白色颗粒样改变；

　　b. 十二指肠近空肠处隆起表面伴片状充血糜烂，见新鲜血迹流出，予以 5 枚钛夹夹闭出血部位，局部反复冲洗观察，未见活动性出血。

病例 14

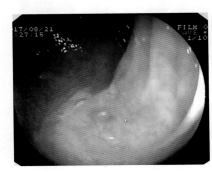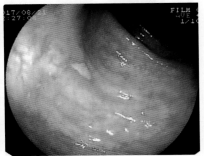

图 14-1　结肠镜检查

注：结直肠黏膜充血水肿，肝曲、横结肠见多发浅表溃疡。

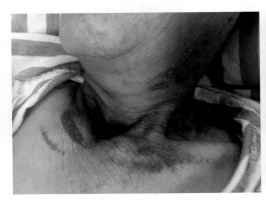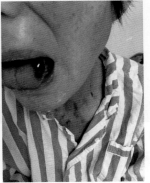

图 14-2　皮肤黏膜瘀斑

注：颈部甲状腺手术切口周围及颈前区可见新发瘀斑，舌缘出现暗红色大血疱。

病例 15

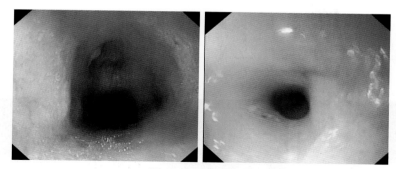

图 15-1　胃镜检查

注：胃镜见食管内食物潴留，距门齿 40 cm 见食管狭窄。

病例 18

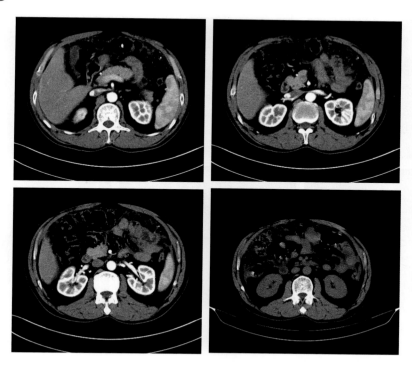

图 18-1　腹部 CT

注：中上腹小肠肠壁似增厚，大网膜弥漫性结节状增厚，盆腹腔积液。

病例 19

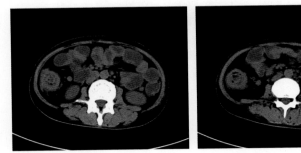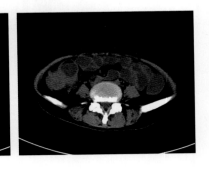

图 19-1　小肠 CT

注：小肠、结肠、直肠多发节段性管壁增厚，周围血管增多；空肠 - 空肠套叠。

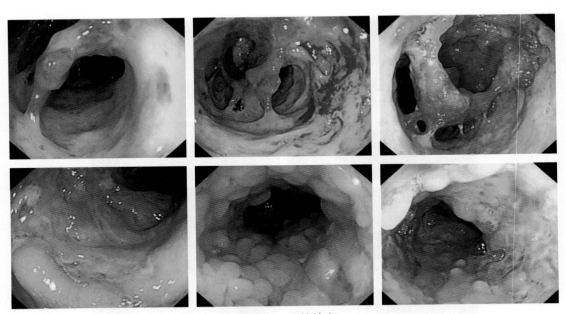

图 19-2　肠镜检查

注：距肛门 35~65 cm 处见三段节段性病变，呈环周分布，不规则溃疡形成，部分呈环形，局部见较多假性息肉样隆起，见黏膜桥形成。

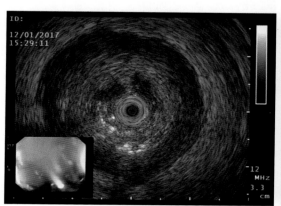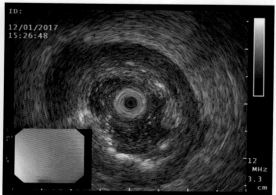

图 19-3　超声检查

　　超声所见：病变处黏膜及黏膜下层增厚呈偏低回声改变，界限欠清，固有肌层明显增厚，固有肌层完整。

病例 20

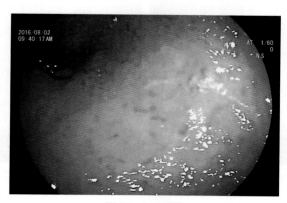

图 20-1　肠镜

　　注：末端回肠（距回盲瓣 10~15 cm）见黏膜片状充血、粗糙。

病例 24

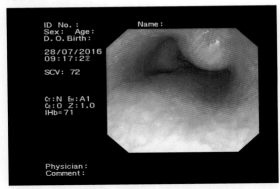

图 24-1　白光胃镜

注：距门齿 36 cm 右后壁见大小约 2.5 cm × 2.0 cm 隆起。

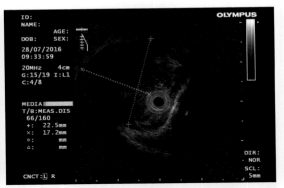

图 24-2　超声胃镜

注：食管距门齿 36 cm 右后壁隆起处见一巨大低回声团块凸向腔内外，起源于固有肌层，远场窥视欠清，局部截面大小约 2.4 cm × 1.9 cm。

病例 26

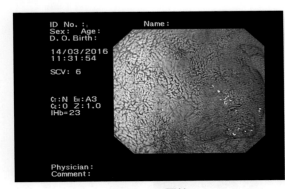

图 26-1　胃镜

注：十二指肠球部及降部粘膜苍白，呈脑回样改变，绒毛消失。

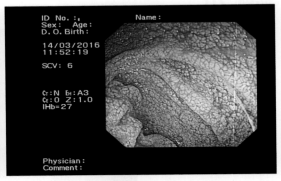

图 26-2　肠镜

注：回肠末端黏膜苍白，呈脑回样改变，绒毛消失。

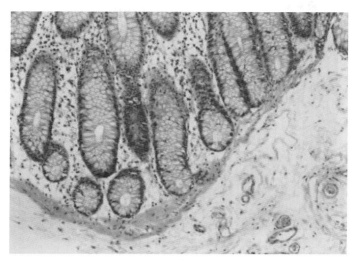

图 26-3　肠镜活检病理

注：小肠黏膜固有层间质内可见嗜伊红淀粉样物沉积。

病例 28

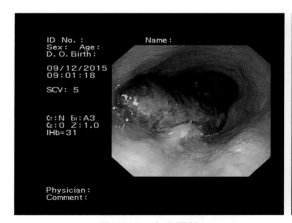

图 28-1　白光胃镜

注：食管距门齿 25~28 cm 处见一隆起，呈深蓝色，约 1.4 cm×3.0 cm，表面稍糜烂。

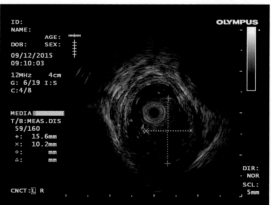

图 28-2　超声胃镜

注：食管距门齿 25~28 cm 隆起处黏膜肌层连续性中段，表面见大团低回声，内部回声欠均匀，截面大小约 1.5 cm×1.0 cm，黏膜下层及固有肌层连续完整。

病例 30

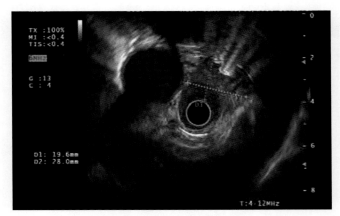

图 30-1　患者超声内镜结果

注：于食管距门齿 30 cm 后方可见 1.9 cm×2.8 cm 低回声团，形态不规则，边界不清，内部回声不均匀。

病例 31

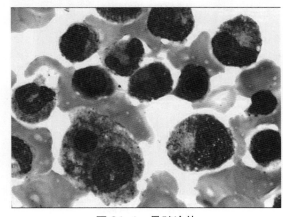

图 31-1　骨髓涂片

注：粒系、红系、巨核系增生明显活跃。

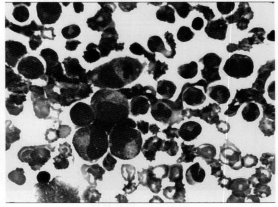

图 31-2　骨髓涂片

注：阅片易见组织细胞及吞噬组织细胞，可见海蓝细胞。诊断：噬血细胞综合征。

病例 32

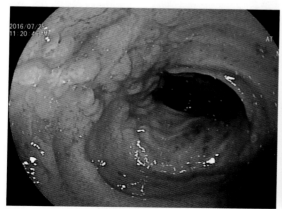

图 32-1　小肠镜

注：回肠黏膜散在纵行溃疡，周围黏膜呈铺路石样改变，黏膜充血水肿，溃疡呈节段性分布。

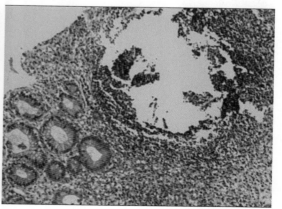

图 32-2　小肠病理

注：黏膜重度急慢性炎，伴隐窝脓肿形成。

病例 33

病例 34

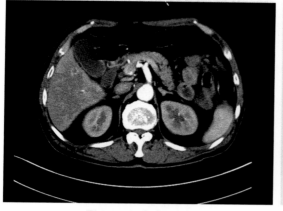

图 33-1　全腹 CTA

注：右下腹部分回肠壁稍增厚伴强化。

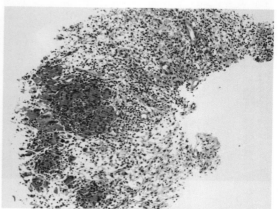

图 34-1　右枕后皮下结节活检病理

注：局部肉芽组织，伴慢性炎细胞浸润，以及组织细胞、多核细胞反应。

病例 35

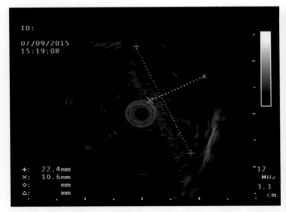

图 35-1 超声肠镜

注：阑尾开口处一、二、三层明显增厚，内部回声不均匀，可见片状无回声区。

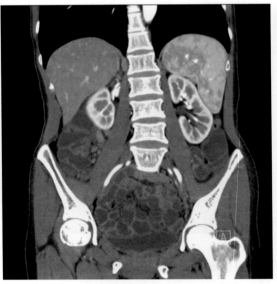

图 35-2 小肠 CT

注：右中腹部末端回肠壁增厚，强化明显。

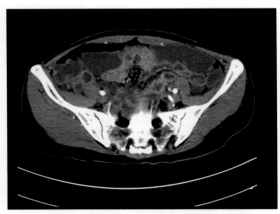

图 35-3 小肠 CT

注：右中腹部末端回肠壁增厚，强化明显。

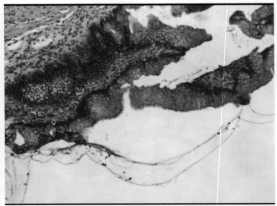

图 35-4 阑尾病理

注：黏液性囊腺瘤，伴慢性阑尾炎急性发作。

病例 37

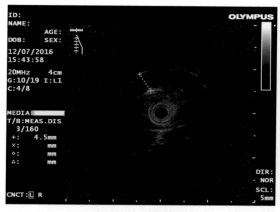

图 37-1　超声胃镜

注：贲门黏膜结构层次清晰，固有肌层稍增厚。

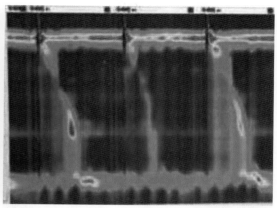

图 37-2　食管测压

注：50% 蠕动性收缩，中远段表现为同步增压，50% 无效吞咽。

病例 38

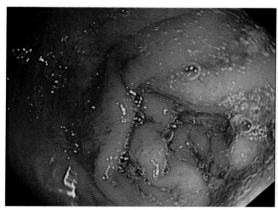

图 38-1　肠镜

注：距肛门 30 cm 见黏膜充血水肿明显，呈颗粒样增生，管腔明显狭窄。

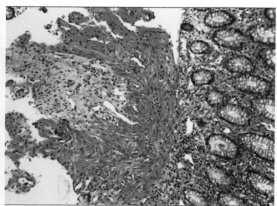

图 38-2　距肛门 20 cm 病理

注：黏膜慢性炎，间质见少许细胞，免疫组化：CK-pan（＋）、CK-L（＋）、CDX-2（＋）、Syn（－）、LCA（－）、S-100（－），Ki-67（＋）。结合 HE 切片，本例符合低分化腺癌。

病例 39

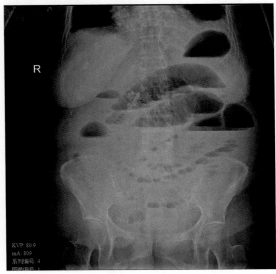

图 39-1　腹部平片

注：上中腹肠管聚集，肠管稍积气扩张，并见气液平。

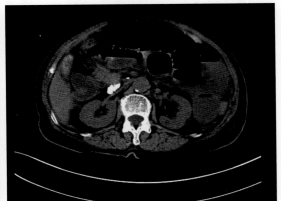

图 39-2　多排CT全腹（平扫＋增强）

注：左下腹小肠管结构稍旋转伴扩张，局部小肠壁水肿增厚。

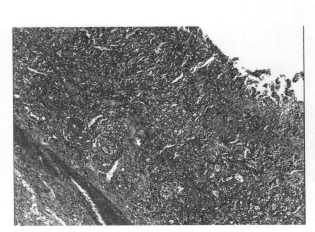

图 39-3　术后病理

注：（小肠）黏膜糜烂伴急慢性炎细胞浸润及肉芽组织增生，肠壁内见出血坏死伴纤维素性渗出及母细胞增生。

病例 40

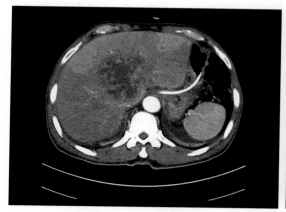

图 40-1 上腹部增强 CT

注：肝脏近肝门部见类圆形稍低密度影，最大层面约 8.1 cm×7.0 cm，增强呈蜂窝状强化。

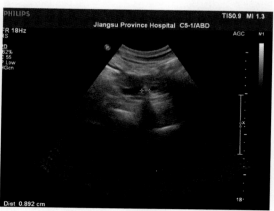

图 40-2 复查肝脏超声

注：肝脏形态大小正常，表面平滑，包膜光整，肝实质未见明显异常回声。

病例 41

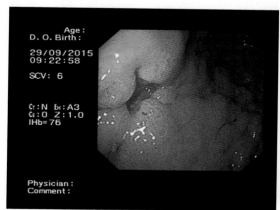

图 41-1 胃镜

注：体大弯偏前壁可见一大小 0.8 cm×1.0 cm 深溃疡，周围黏膜充血水肿。

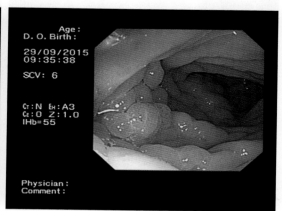

图 41-2 肠镜

注：距肛门 5~20 cm 见肠黏膜呈偏心性结节样改变，表面充血水肿。

病例 42

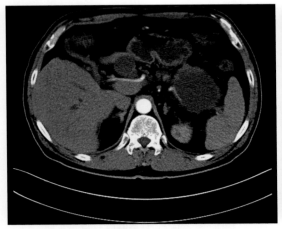

图 42-1 上腹部 CT（平扫 + 增强）

注：胰腺尾部见巨大囊实性包块，最大截面约为 8.5 cm×6.2 cm，增强后实性部分强化较明显，囊性部分无强化。

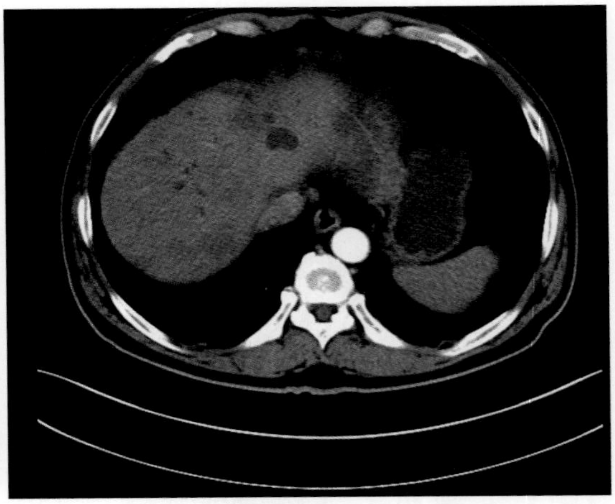

图 42-2 上腹部 CT（平扫 + 增强）

注：肝密度不均，多发类圆形稍低密度影，境界不清，增强后边缘强化较明显，呈靶环征。

病例 43

病例 44

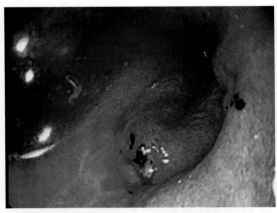

图 43-1 胃镜

注：球部黏膜色偏白，球降交界部狭窄，胃镜无法通过。

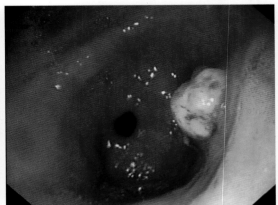

图 44-1 胃镜

注：胃窦后壁见一大小约 1.0 cm×1.5 cm 黏息肉样隆起，表面分叶状，覆白苔。

病例 45

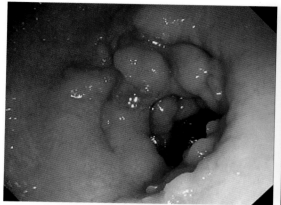

图 45-1　胃镜

注：幽门口变形狭窄，环腔结节样组织增生。

病例 46

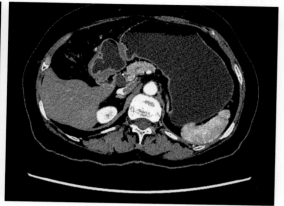

图 46-1　腹部增强 CT

注：胃窦部胃壁增厚，胃体未见明显胃壁增厚。

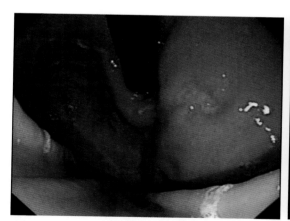

图 46-2　胃镜

注：胃体前壁小弯侧近贲门见一溃疡。

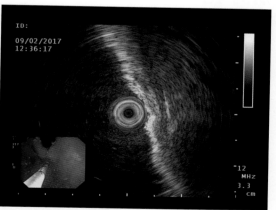

图 46-3　超声胃镜

注：胃体病变处黏膜层稍增厚，中央略凹陷，内部回声欠均匀，黏膜下层及固有肌层尚完整。

病例 47

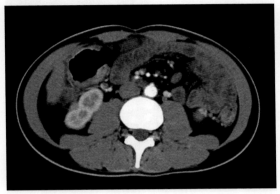

图 47-1　腹部增强 CT

注：结肠多发肠管管壁增厚伴强化，肠系膜内多发肿大淋巴结。

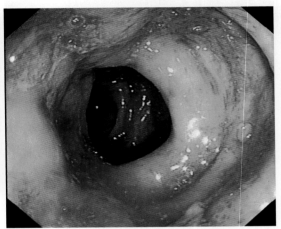

图 47-2　结肠镜

注：回肠末端见散在点状糜烂及小溃疡，结肠及直肠黏膜充血水肿，散在片状糜烂、出血点及多枚溃疡，以环形为主，肠腔内大量脓性分泌物。

病例 48

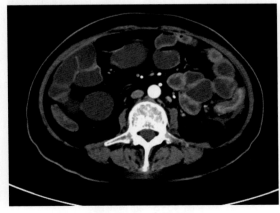

图 48-1　小肠 CT

注：结肠脾曲及降结肠肠管水肿增厚，黏膜强化、周围见絮状渗出密度影。

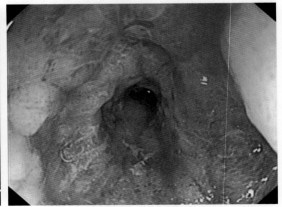

图 48-2　结肠镜

注：结肠黏膜粗糙，充血糜烂，溃疡形成，管腔狭窄。

病例 49

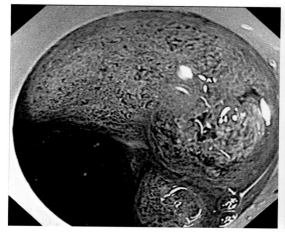

图 49-1　胃镜

注：贲门下后壁黏膜粗糙、糜烂。

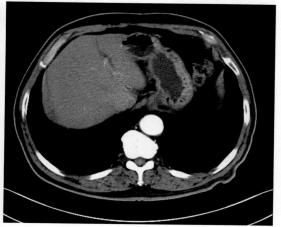

图 49-2　腹部增强 CT

注：贲门部胃壁稍厚，周围未见明确肿大淋巴结。

病例 53

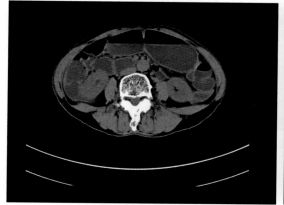

图 53-1　腹部平扫 CT

注：小肠未见明显异常强化，直肠局部管壁稍厚。结肠内致密影，考虑残留钡剂。

病例 56

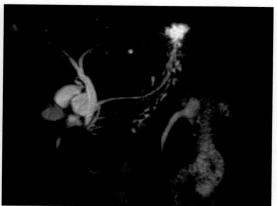

图 56-1　胰胆管造影

注：胆囊结石；肝多发圆形长 T2 信号影，囊肿或血管瘤。

病例 57

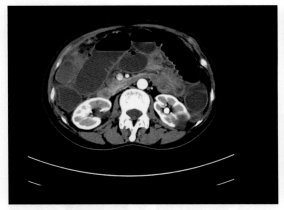

图 57-1　腹部 CT

注：回盲部及回肠末端管壁明显增厚，部分管壁内见低密度影，考虑溃疡性结肠炎可能性大。小肠梗阻。结肠肝区管壁增厚。阑尾管壁稍厚，盆腹腔积液。

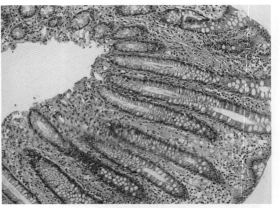

图 57-2　活检病理

注：（回盲瓣对侧）黏膜慢性炎。

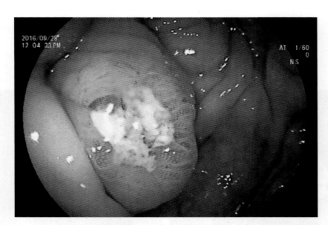

图 57-3　单气囊小肠镜

注：经肛顺利插入距回盲瓣回肠侧 100 cm。退镜观察，所见回肠黏膜未见明显糜烂、溃疡及新生物。回盲瓣口对侧见黏膜隆起表面片状糜烂，上覆脓性分泌物。阑尾开口旁见黏膜隆起，表面光滑。结直肠黏膜散在片状充血糜烂，直肠近肛门口似见一瘘口，表面见脓性分泌物。

病例 59

病例 60

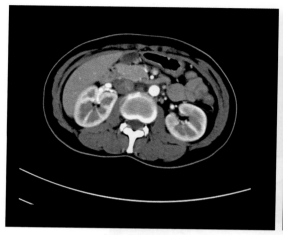

图 59-1　腹部 CT

注：中腹部腹主动脉右前方系膜根部囊性病变，良性，肠源性囊肿？淋巴管囊肿？胆囊炎。渗出。右肾囊肿。副脾。盆腔少许积液。

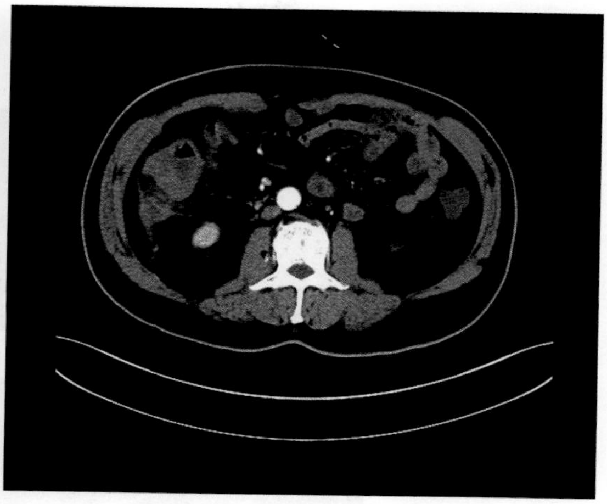

图 60-1　治疗前腹部 CT

注：治疗前，考虑阑尾炎伴周围包裹性

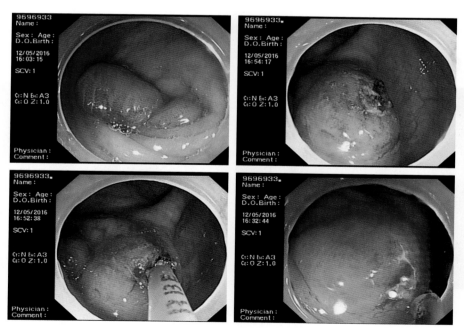

图 60-2　肠镜

注：阑尾开口处水肿、组织增生，阑尾黏膜脱出，阑尾开口旁见隆起并可见脓性液体溢出，在脓液流出之开口予以 APC 烧灼至黏膜发白。

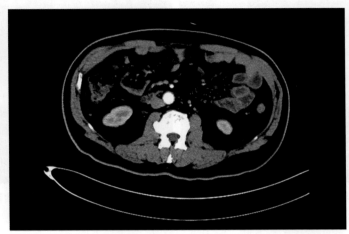

图 60-3　治疗后腹部 CT

注：治疗后，阑尾炎伴周围包裹性渗出较前片明显吸收好转。

病例 61

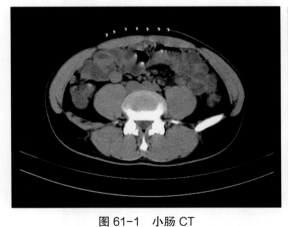

图 61-1　小肠 CT

注：远段回肠纠集，肠壁显著增厚，局部管腔明显狭窄，似呈软组织肿块改变。

病例 62

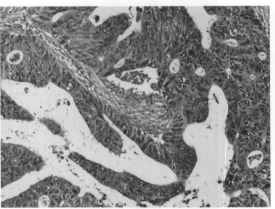

图 62-1　部分小肠切除术后病理

注：（空肠）腺癌，Ⅱ-Ⅲ级，灶性坏死。

病例 65

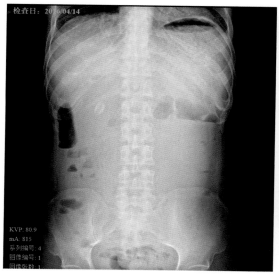

图 65-1　腹部平片

注：两膈下未见游离气体，腹腔内局部肠管积气扩张，其内可见阶梯状气液平，右上腹见一枚大小约 1.8 cm×1.2 cm 的高密度灶。

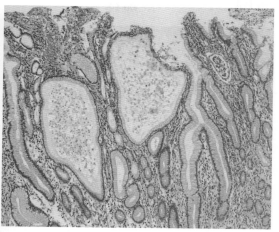

图 65-2　远端胃 + 部分肠管切除术后病理

注：（小肠）肠壁全层急慢性炎伴间质水肿，局灶溃疡及脓肿形成，大小 1 cm×1 cm×0.5 cm，溃疡深达深肌层。

病例 66

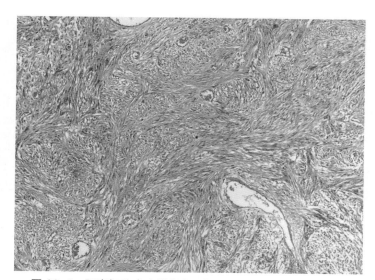

图 66-1　胆囊切除术（微创）+ 部分小肠切除吻合术后病理

注：（空肠）梭形细胞肿瘤，倾向胃肠道间质肿瘤（GIST）。

病例 67

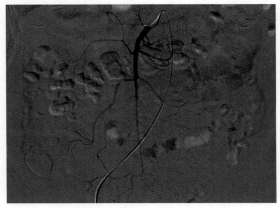

图 67-1 介入造影图

注：空回肠动脉局部见一小血管畸形团，其供血动脉增粗，引流静脉亦增粗、早显，考虑为小动静脉畸形。

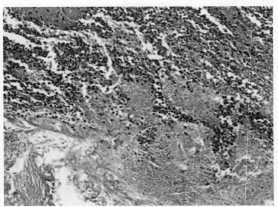

图 67-2 剖腹探查术后病理

注：部分区肠壁呈暗红色坏死样，镜下示该区肠壁全层广泛出血坏死，多量急慢性炎细胞浸润，组织细胞反应，脓肿形成，血管扩张充血，两侧切缘示黏膜慢性炎，结合临床，符合肠坏死改变。

病例 68

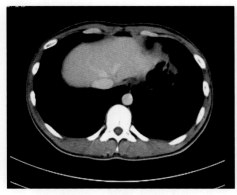

图 68-1 上腹部增强 CT

注：肝门处见不规则软组织影，大小约 34.6 mm×19.5 mm，增强后强化不明显。

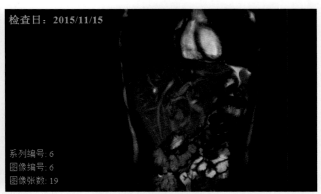

图 68-2 MRCP

注：肝门部可见囊实性团块影，呈不均匀长 T2 信号，门静脉及下腔静脉受压推移，病灶内侧与胰头关系密切，肝门部胆管显示不清。肝门部及后腹膜见多发增大淋巴结。

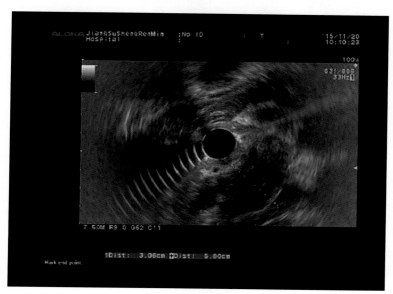

图 68-3　超声胃镜

　　注：胰头部见一大小约 3.0 cm×5.8 cm 的低回声区，内部回声不均匀，局部见囊性无回声区，边界不清晰，肝门部受侵犯，近端胰管无扩张，胆总管及肝内胆管无扩张，周围有肿大的淋巴结。

病例 69

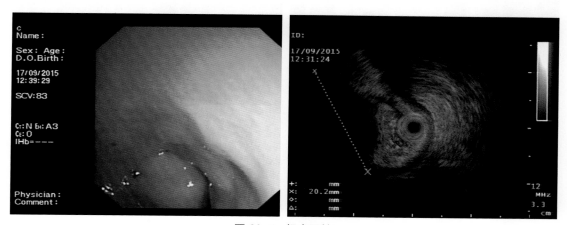

图 69-1　超声肠镜

　　注：结肠隆起处可见一低回声团块，内部回声不均匀，截面大小 1.9 cm×1.4 cm，起源于固有肌层深层。局部外侧边界不清晰。

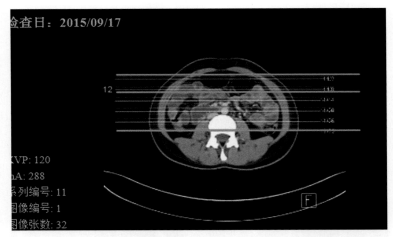

图 69-2　小肠 CT

　　注：乙状结肠见偏心性肿块影，大小约 1.5 cm×2.5 cm，表面光整，增强后见明显强化，静脉期仍呈明显均匀强化改变。

病例 70

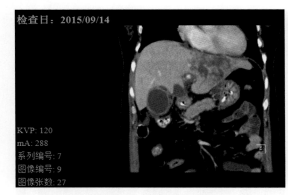

图 70-1　腹部增强 CT

　　注：胆囊增大，壁增厚，原囊内高密度影消失；胰腺形态饱满，周围脂肪间隙稍模糊，胰管稍扩张。

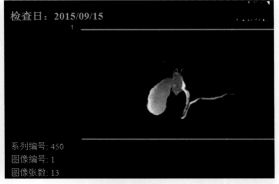

图 70-2　MRCP

　　注：肝内部分胆管略扩张，伴周围不规则片状长 T1 长 T2 信号影；胆囊增大，壁增厚，胆囊边缘见模糊长 T1 长 T2 信号影；胆总管略扩张；胰腺形态饱满，周围脂肪间隙稍模糊，胰管稍扩张。

病例 71

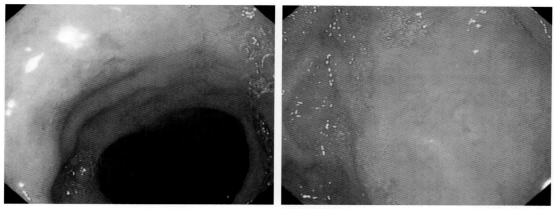

图 71-1 单气囊小肠镜

注：十二指肠、空肠炎性改变。

病例 73

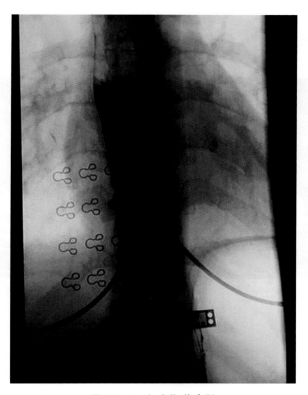

图 73-1 上消化道造影

注：上消化道造影，可见食管下段"鸟嘴征"。

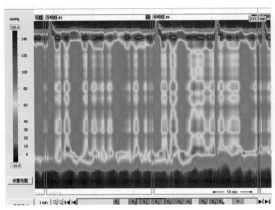

图 73-2　食管测压

注：食管蠕动消失，食管下段括约肌无松弛。

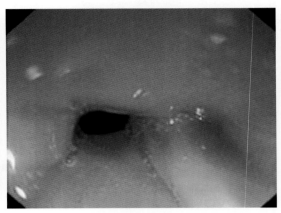

图 73-3　胃镜检查

注：食管黏膜光滑，贲门松弛欠佳，胃镜通过时有阻力。

病例 74

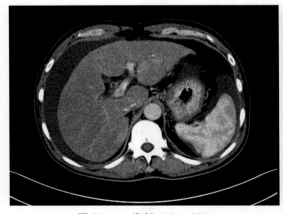

图 74-1　腹部 CTA+CTV

注：肝静脉及其属支显示差。

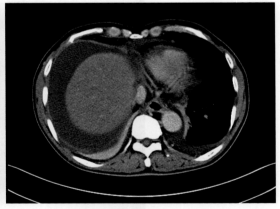

图 74-2　腹部 CTA+CTV

注：下腔静脉未见明显充盈缺损。

病例 75

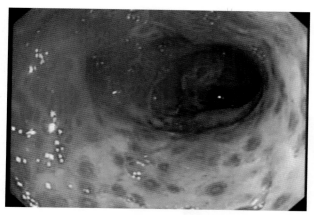

图 75-1　肠镜检查

注：距肛门 20~35 cm 肠腔处见深溃疡及铺路石样隆起，占管腔全周。表面充血水肿，黏液附着。

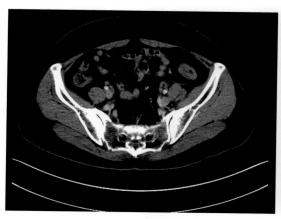

图 75-2　腹部增强 CT

注：未见肠道炎症、肿瘤等异常征象。

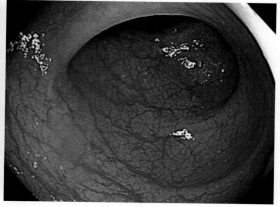

图 75-3　复查肠镜

注：治疗后 3 月后，见乙状结肠黏膜光整，无明显异常。

病例 76

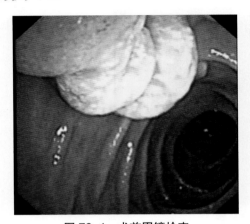

图 76-1　术前胃镜检查

注：十二指肠降部隆起性病变，黏膜表面可见白色颗粒样。

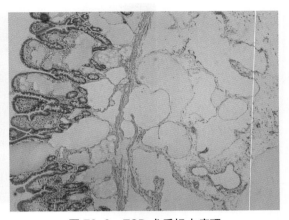

图 76-2　ESD 术后标本病理

注：ESD 术后病理示淋巴管瘤。

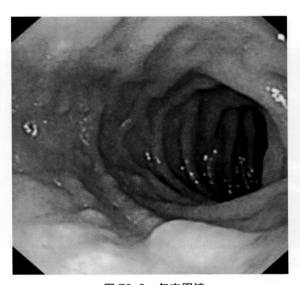

图 76-3　复查胃镜

注：术后 6 月复查胃镜，原手术部位未见明显异常。

病例 77

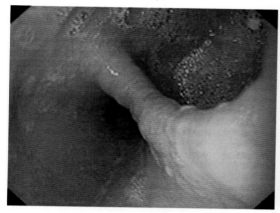

图 77-1　胃镜检查

注：食管中段憩室，憩室与食管腔间可见脊存在。

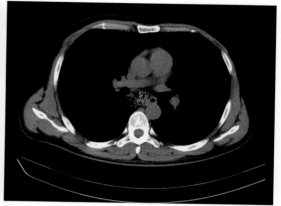

图 77-2　胸部 CT

注：食管中段管腔扩张，内有潴留食物，结合病史，考虑为食管憩室。

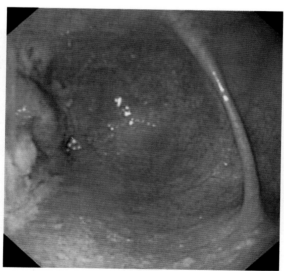

图 77-3　复查胃镜

注：术后 3 月复查胃镜见距门齿 30~33 cm 见食管憩室术后改变，食管腔扩大，有食物潴留，原憩室基底与食管腔基本平齐。

病例 78

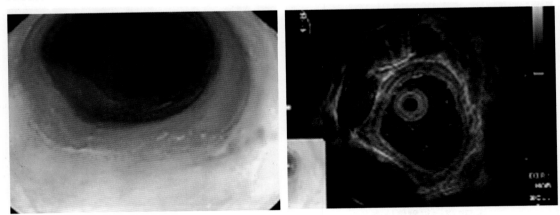

图 78-1　胃镜及超声胃镜检查

注：距门齿 32 cm 食管病变，白光下可见黏膜粗糙、发红、糜烂，超声内镜见病变局限于黏膜层，固有肌层完整。

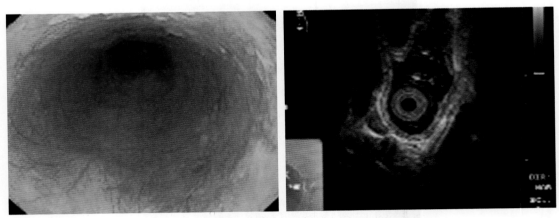

图 78-2　胃镜及超声胃镜检查

注：距门齿 35 cm 食管病变，白光下可见黏膜稍粗糙，超声内镜也示病变局限于黏膜层。

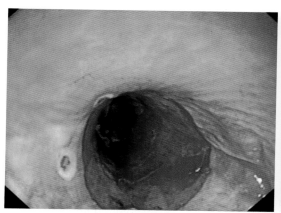

图 78-3　射频消融术后改变

注：射频消融术后，病变局部黏膜剥脱，周边黏膜稍水肿。

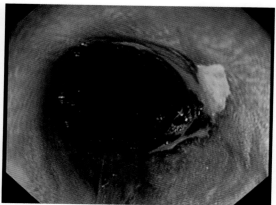

图 78-4　术后 6 月复查胃镜

注：射频消融术后 6 月复查胃镜，碘染后见距门齿 26~28 cm 右侧壁及后壁局灶黏膜不染区。

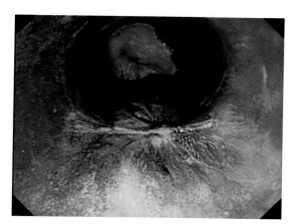

图 78-5　术后 18 个月复查胃镜

注：射频消融术后 18 月复查胃镜，碘染后见距门齿 26 cm 左右见散在不规则不染区、31 cm 疤痕处见不染区。